Christoph-J. Kirchner
Martina Stadeler
Hans-Christoph Scholle

Prävention von arbeitsbedingten Gesundheitsgefahren und Erkrankungen

19. Erfurter Tage

Verlag Bussert & Stadeler
2013

Bibliografische Information der Deutschen Nationalbibliothek

Die Deutsche Nationalbibliothek verzeichnet diese Publikation in der Deutschen Nationalbibliografie; detaillierte bibliografische Daten sind im Internet über http://dnb.d-nb.de abrufbar.

Dokumentation der 19. Erfurter Tage der Berufsgenossenschaft Nahrungsmittel und Gastgewerbe und des Kompetenzzentrums für interdisziplinäre Prävention an der Friedrich-Schiller-Universität Jena, Dezember 2012.

Layout: Helmut Stadeler
ISBN 978-3-942115-25-4

Inhaltsverzeichnis

Psychosoziale Gesundheit im Beruf

Aktuelle Herausforderungen für die Prävention

Prävention von Lärmschwerhörigkeit

Schlusswort

Die Autoren

Eröffnung der 19. Erfurter Tage

Klaus Marsch

Meine sehr verehrten Damen und Herren, ich heiße Sie zu den 19. Erfurter Tagen herzlich willkommen. Ich begrüße die Vertreter unseres Ehrenamtes, an der Spitze die Vorsitzenden von Vorstand und Vertreterversammlung, Herrn Fäth und Herrn Kraushaar.

Herzlichen Dank an Sie, dass Sie uns die Aktivitäten ermöglichen, die wir hier im Rahmen der Erfurter Tage vorstellen.

Nach der Workshop-Atmosphäre gestern ist heute der Plenarsaal gefragt. Ein umfangreiches Programm, mit interessanten Beiträgen aus Forschung und Praxis wartet auf Sie.

Forschung und Praxis, zwei wichtige Begriffe, die nicht nur für die Erfurter Tage, sondern auch für das Kompetenzzentrum für Interdisziplinäre Prävention (KIP) an der Friedrich-Schiller-Universität Jena stehen.

Im August dieses Jahres wurde die seit 2001 bestehende Kooperation zwischen der BGN und der Universität Jena verlängert, viel mehr noch: Sie wurde manifestiert. Die Kooperation stellt den wissenschaftlichen Austausch und die Fortbildung im Hinblick auf die Gesundheitsprävention am Arbeitsplatz in den Vordergrund. Mein besonderer Gruß gilt an dieser Stelle Herrn Prof. Dr. Schaible, der ein Grußwort an Sie richten wird. Das Besondere an unserer Zusammenarbeit ist, dass die gewonnenen Forschungsresultate schnell in die Praxis umgesetzt werden und in funktionierende Präventionskonzepte münden.

Wir sind damit vielen anderen Institutionen immer einen Schritt voraus. Dies zeigt sich auch bei der neuen Präventionskampagne »Denk an mich. Dein Rücken«, bei der wir einerseits unseren Verband, aber auch andere Unfallversicherungsträger inhaltlich unterstützen.

Nochmals: Wichtig ist der Transfer aus der Grundlagenforschung in die Praxis. Und dabei profitieren wir von dem Prinzip in der gesetzlichen Unfallversicherung »Alles aus einer Hand«. Es ist einzigartig für unser System, dass Prävention und Rehabilitation in dieser Art und Weise vernetzt sind. Dies ist ein Garant für unsere erfolgreiche Arbeit.

Mein Dank gilt jetzt schon allen Menschen, die vor und hinter den Kulissen für einen guten Verlauf dieser Erfurter Tage sorgen. Ich wünsche Ihnen zwei interessante Tage, spannende Diskussionen und einen regen Gedankenaustausch.

Zur Eröffnung

Grußwort

Hans-Georg Schaible

Meine Damen und Herren, ich freue mich, heute die 19. Erfurter Tage mit eröffnen zu dürfen. Ich möchte mich kurz vorstellen. Ich bin Physiologe, Mitglied des Fakultätsrates der Medizinischen Fakultät der Universität Jena und Vorsitzender der Kommission für Haushalt und Forschung. Ich bin auch Mitglied des KIP-Vorstandes und kenne daher aus eigener Anschauung das Arbeitsgebiet, das auf dieser Tagung diskutiert wird.

Ich möchte mein Grußwort beginnen mit einigen generellen Bemerkungen zu den derzeitigen wissenschaftlichen Rahmenbedingungen, innerhalb derer auch diese Tagung stattfindet. Wir leben in einer Zeit, die durch eine große Vielfalt an wissenschaftlichen Fragen und Möglichkeiten gekennzeichnet ist. Dies ist zunächst sehr zu begrüßen. Aber die Situation bringt auch einige Probleme mit sich. Die Vielfalt führt zu einem erheblichen Wettbewerb um den wissenschaftlichen Nachwuchs, um Fördermittel und auch um die Darstellung von Forschungsergebnissen. Es genügt heutzutage oft nicht mehr, gute wissenschaftliche Arbeit zu machen, um auf sich aufmerksam zu machen. Das wird oft gar nicht mehr bemerkt. Man muss häufig auch ein öffentlichkeitswirksames Forum schaffen, um die Ergebnisse der Wissenschaft auch darzustellen.

Ein weiterer Aspekt von Wissenschaft in heutiger Zeit ist, dass sich die ursprünglichen Fachgrenzen teilweise auflösen. Heute wird wesentlich mehr als bisher interdisziplinär zusammengearbeitet, was in vielen Fällen die Wissenschaft voranbringt. Das bringt nebenbei auch Probleme für die Fachgesellschaften mit sich. Es ist für viele unter uns viel interessanter zu einer Tagung zu gehen, in der interdisziplinär über gemeinsame Fragestellungen diskutiert wird, als zu der Tagung der eigenen Fachgesellschaft.

Damit komme ich zu dieser Tagung. Diese Tagung, die 19. in einer Reihe, ist Ausdruck eines erfolgreichen Konzeptes, wenn man die eben genannten Rahmenbedingungen betrachtet. Es gelingt hier Jahr für Jahr, einen Kreis von Personen aus unterschiedlichen Fachrichtungen zusammenzubringen, die ein gemeinsames Interesse an einer medizinisch wichtigen Fragestellung haben, nämlich an der Vermeidung von berufsbedingten Erkrankungen. Es geht noch darüber hinaus: bei dieser Tagung treffen sich Wissenschaft, praktischer Arbeitsschutz und Organisation von Arbeitsschutz, also die ureigensten Gebiete der Berufsgenossenschaft. So ist es folgerichtig, dass die wissenschaftliche Leitung dieser Tagung gemeinsam von der Berufsgenossenschaft, in Person von Frau Dr. Stadeler, und von der Universität Jena, in Person von Herrn Prof. Scholle, wahrgenommen wird. Diesen beiden gebührt der Dank für die Organisation der Tagung. Diese Tagung ist ein wichtiges Forum für die Außenwirkung.

Dass die Thematik Prävention arbeitsbedingter Gesundheitsgefahren und Erkrankungen für die Gesellschaft äußerst relevant ist, muss nicht extra betont werden. Dennoch ist es nicht selbstverständlich, dass dieses wichtige Thema bei der wissenschaftlichen Wettbewerbssituation auch wissenschaftlich bearbeitet wird. Es gibt eine Vielzahl interessanter Fragestellungen, denen sich ein junger Mediziner oder Forscher zuwenden kann, z. B. Stammzellen, Alzheimer, Gentherapie, um nur einige zu nennen. Weshalb soll sich also ein junger Mensch gerade für Rückenschmerzen oder für Schutzmaßnahmen gegen Schalltraumata interessieren?

Auch hier hat sich das Zusammenwirken von Berufsgenossenschaft und Wissenschaft und das Schaffen eines entsprechenden Forums als sehr fruchtbar erwiesen. Am Standort Jena wurde ein Kompetenzzentrum für interdisziplinäre Prävention (KIP) geschaffen, das berufsgenossenschaftliche und wissenschaftliche Interessen zusammenführt. Dies hat das Thema Prävention für junge und ältere Wissenschaftler attraktiv gemacht. Das Kompetenzzentrum fördert gezielt Projekte aus verschiedenen Bereichen und Wissenschaftler können unter Einsatz vielfältiger Methoden eine moderne Forschung betreiben. Damit hat sich die Berufsgenossenschaft auch dazu bekannt, nicht nur den Status quo zu regeln, sondern aktiv auch zum Gewinn neuer Erkenntnisse für die Prävention beizutragen.

Das Programm dieser Tagung erstreckt sich von Erkrankungen des Bewegungssystems über arbeitspsychologische Themen und Prävention der Lärmschwerhörigkeit bis hin zu dem exotischen Thema der elektrischen Zigarette. Ich musste mich erst einmal informieren, was eine elektrische Zigarette ist. Für jemand, der gelegentlich mal am Abend eine Pfeife raucht, ist dies etwas Kurioses. Ob auch eine gelegentliche abendliche Pfeife berufsgenossenschaftlich relevant ist, weiß ich nicht. – Mir als Schmerzforscher stehen am nächsten die Erkrankungen des Bewegungssystems, die auf der Tagung einen großen Raum einnehmen. Insgesamt leiden in Europa etwa 20 % der Erwachsenen an signifikanten chronischen Schmerzen. Das muskuloskelettale System ist eine Hauptquelle chronischer Schmerzen, wobei Rückenschmerzen und Arthroseschmerzen ganz oben stehen. Es ist unklar, mit welchem Anteil berufliche Tätigkeiten an der Entstehung solcher Schmerzen beteiligt sind. Aber, ob berufsbedingt oder nicht: die Schmerzen sind sicherlich ein wesentlicher Grund für Arbeitsausfälle und Berufsunfähigkeit. Trotz der großen Bedeutung von Schmerzen für das Berufsleben spielen präventive Aspekte bei internationalen und nationalen Tagungen über Schmerzen, die ich regelmäßig besuche, kaum eine Rolle. Das Aufgreifen dieser Thematik auf dieser Tagung füllt also auch eine echte Lücke in der Schmerzforschung.

Nun will ich Sie nicht weiter davon abhalten, mit Ihrem wissenschaftlichen Programm zu beginnen. Es bleibt mir also, noch einmal den Organisatoren der Tagung für ihre Arbeit zu danken, Ihnen allen als Tagungsteilnehmer für das Kommen und die aktive Teilnahme zu danken und allen zusammen einen erfolgreichen Verlauf der Tagung zu wünschen.

Eröffnungsvortrag

Christoph-J. Kirchner

Meine sehr geehrten Damen und Herren, »Was kommt auf uns zu, was muss sich ändern? In unseren Städten, beim Einkaufen, am Arbeitsplatz, an der Art zu kommunizieren?« »Wie leben und arbeiten wir in 18 Jahren? Die Zukunft wird heute erfunden. Morgen beginnt heute.« Diese Überschriften begegnen uns bei aktueller Automobilwerbung oder als Themen innovativer Wirtschaftsforen. Es handelt sich nicht um Science-Fiction, nicht um fliegende Straßenbahnen, sondern um Machbarkeitsgeschichten, die uns mit der Tageszeitung oder auf anderen Informationswegen erreichen: Elektromobilität, energiesparende Gebäudetechnik, enorme Fortschritte im Gesundheitswesen, die digitale Fabrik, Smartphone-unterstützte Verkehrsmanagementsysteme und einschneidende Veränderungen an den Arbeitsplätzen spielen bei diesem Blick in die Glaskugel eine wichtige Rolle. Moderne Produktionsanlagen werden durchgängig miteinander vernetzt sein: Fertigungsstätten werden komplett am Computer entwickelt und mit »digitalen Bauklötzen« simuliert, inklusive der einzelnen zugeordneten Arbeitsplätze und Arbeitsverfahren. Der gesamte Produktionsablauf wird softwaregesteuert sein. Die Vorteile liegen auf der Hand: kürzere Entwicklungszeiten, weniger Fehler bei der Produktion, weniger Störungen – weniger Unfälle...!? Und das Ziel der Industrie: Mit weniger mehr schaffen; das nennt sich Ökoeffizienz.

Zugleich vollziehen sich bereits heute mit immer zunehmendem Tempo grundlegende Veränderungen in der Welt der Medien: Gemeint ist damit der Trend, über soziale Medien wie Facebook, Twitter, YouTube und Wikipedia zu kommunizieren. Auch wir müssen uns als Berufsgenossenschaft vermehrt mit der Frage auseinandersetzen und dazu positionieren, wie wir die sozialen Medien nutzen und einsetzen wollen. Eine abgestimmte Kommunikationsstrategie zu Social Media wurde bereits in diesem Jahr von der DGUV gemeinsam mit den einzelnen Trägern entwickelt und verabschiedet. Im vergangenen Monat stand im Mittelpunkt des DGUV-Kommunikationsforums ebenfalls die Diskussion zur Nutzung von Social Media-Plattformen durch die UVT.

Auch die BGN-Prävention berücksichtigt zunehmend mit aktuellen Forschungsprojekten Fragestellungen der modernen Mediennutzung: In einem Kooperationsprojekt mit der FSA und der Universität Mannheim stehen z. B. Fragen zum Social Marketing im Focus – also Untersuchungen und Lösungen, ob und wie über die Nutzung moderner Medien neue Zugänge zu bestimmten Zielgruppen gefunden werden können.

Im Verbundprojekt INDIGHO (Innovation und demographischer Wandel im Gaststätten- und Hotelgewerbe), das gemeinsam mit Fachverbänden und Sozialpartnern, dem Bundeswirtschaftsministerium, dem Land NRW und der Sozialforschungsstelle Dortmund durchgeführt wird, werden bspw. neue Wege gesucht, Unternehmer der Gastronomie und Hotellerie zu erreichen und zu unterstützen. Hierbei soll erforscht werden, wie der demografische Wandel erfolgreich in allen

Lebensphasen in den Berufsverläufen des Gastgewerbes zu meistern ist. Neben Qualifizierungsbausteinen zur Gesundheitskompetenz, zur Personalentwicklung und zu lebensphasenorientierter Arbeitsgestaltung für zukünftige Führungskräfte und auch für junge Auszubildende werden u. a. auch unterschiedliche Kommunikationswege unter Einsatz moderner Medien angesprochen. Die Mischung von Handlungskonzepten mit Handlungshilfen und Instrumenten zur Förderung der Innovations- und Beschäftigungsfähigkeit – insbesondere für kleine und mittlere Unternehmen – bilden eine wirksame Unterstützung bei der Bewältigung demographisch bedingter Veränderungsprozesse.

Ein weiteres Projekt, das die BGN gemeinsam mit der FSA vor Kurzem abgeschlossen und darüber auch vorgeschaltet zu diesem Kongress gestern im Workshop berichtet hat, zeigt die Möglichkeiten zur Stärkung psychischer und körperlicher Gesundheit von Jugendlichen auf: Hierbei wurde festgestellt, dass über Erholungsaktivitäten und -prozessen im Freizeitbereich speziell von jugendlichen Mitarbeitern noch sehr wenig bekannt ist. Auch hier kann der Schlüssel zum Zugangsweg bei einer Social Media-Einbindung liegen, um dem Ziel für ein Präventionsangebot zur Gestaltung von erfolgsversprechenden Regenerations- und Bewältigungsstrategien näher zu kommen.

In den vergangenen Jahren haben wir Sie regelmäßig über die Fortentwicklung der Gemeinsamen Deutschen Arbeitsschutzstrategie (GDA) informiert.

Ein wesentlicher Inhalt der GDA ist die Vereinbarung gemeinsamer Ziele zur Prävention in den Unternehmen. Auf dieser Grundlage werden bis zum nächsten Jahr die laufenden Arbeitsprogramme der ersten GDA-Periode abgeschlossen und evaluiert.

Unter Federführung der BGN standen gemeinsame Programme zu Sicherheit und Gesundheitsschutz bei einseitig belastenden und bewegungsarmen Tätigkeiten in der Gastronomie und Hotellerie sowie an Produktionsarbeitsplätzen der Ernährungsindustrie.

Zu Letzterem wird Herr Dr. Bradl im ersten Themenblock vertieft informieren.

Erfahrungen aus der ersten GDA-Periode haben allerdings aufgezeigt, dass die Vielzahl der Arbeitsprogramme deutlich zu Überforderung für ein gemeinsam abgestimmtes Vorgehen in den Unternehmen geführt hat und hierbei auch an die Grenzen der bereitgestellten Personalressourcen besonders für die Länder und aber auch für die Unfallversicherungsträger (UVT) gestoßen ist. Zudem wurden vermehrt die Unternehmen selbst – also die eigentliche Zielgruppe – nur bedingt erreicht oder gar begeistert oder motiviert für ihre betriebliche Präventionsarbeit.

Im Rahmen der Dachevaluation fand in diesem Herbst eine von der NAK veranlasste GDA-Online-Befragung der Aufsichtsdienste statt. Hierbei sind die Aufsichtspersonen der Länder und der UVT zu ihren Kooperationserfahrungen mit den Kollegen und Kolleginnen des jeweils anderen Trägers befragt worden.

Obwohl die offizielle Auswertung noch nicht vorliegt, sind bisher schon einige Ergebnisse aus der Dachevaluation der ersten GDA-Periode bekannt geworden. Als Datengrundlage liegen hierbei die Auswertungen der sogenannten Kopfdaten der durchgeführten Arbeitsprogramme und die Ergebnisse der AP-Befragung zu Grunde. Hierzu gehören auszugsweise folgende Ergebnisse: »Doppelbesichtigungen« der Unternehmen mit gleichem Sachverhalt und fehlender Abstimmung konnten nur in 1 – 3 % der Besichtigungen festgestellt werden. Mit den Unternehmen abgestimmte gemeinsame Betriebsbesuche von Arbeitsschutzverwaltung (ASV) und UVT fanden dagegen in 34 % der Besuche statt. Eine gute Überschaubarkeit der Zuständigkeit der Aufsichtsdienste wurde zu 67 % von den Betrieben bestätigt, ebenso wie die kompetente Beratung durch Aufsichtsdienste mit 68 %. Zudem wurden die Aufsichtsdienste von Betrieben mit hohem Potential physischer Belastungen besonders positiv beurteilt.

Von besonderem Interesse ist allerdings die Frage: Erreicht die GDA ihre selbstgesteckten Ziele?

Hierzu gehören die Senkung der Arbeitsunfälle, die Verringerung der Muskel-Skelett-Erkrankungen und der psychischen Belastungen ebenso wie die Kostenentlastung der sozialen Sicherungssysteme. Auch die Verbesserung der Wettbewerbsfähigkeit sowie die Produktivität der Unternehmen, auf die ich eingangs beim kurzen Ausblick in die Zukunft schon hingewiesen habe, sind hierbei eine wichtige Zielgröße.

Viele Fragen können wohl kaum nach Abschluss der Dachevaluation beantwortet werden; allerdings werden die Auswertungen der einzelnen Arbeitsprogramme in den speziellen Handlungsfeldern gerade hierzu Antworten suchen müssen.

Für die nächste GDA-Periode 2013 bis 2018 haben sich Bund, Länder und Unfallversicherung zusammen mit den Sozialpartnern nur auf drei Ziele festgelegt, aus denen aktuell die neuen Arbeitsprogramme abgeleitet werden. Wir werden in diesem Zeitraum folgende drei Ziele im Fokus haben:

- Die Verbesserung der Organisation des betrieblichen Arbeitsschutzes.
- Die Verringerung von arbeitsbedingten Gesundheitsgefährdungen und Erkrankungen im Muskel- und Skelett-Bereich.
- Schutz und Stärkung der Gesundheit bei arbeitsbedingter psychischer Belastung.

Nach wie vor liegt allerdings die Beteiligung der Sozialpartner als gleichberechtigter Entscheidungsträger an der Steuerung der GDA noch im Argen, insbesondere in der Nationalen Arbeitsschutzkonferenz (NAK). Wir, die UVT setzen uns dafür ein, eine Mitwirkung der Sozialpartner auf Augenhöhe zu erreichen.

Über das SGB VII ist der gesetzliche Auftrag für die Zusammenarbeit zwischen staatlicher Aufsicht und UVT im § 20 vorgegeben: Hierzu gehören im Kontext der Beratungs- und Überwachungsstrategie auch die Abstimmung allgemeiner Grundsätze zur methodischen Vorgehensweise bei

1. der Beratung und Überwachung der Betriebe,
2. der Festlegung inhaltlicher Beratungs- und Überwachungsschwerpunkte, aufeinander abgestimmter oder gemeinsamer Schwerpunktaktionen und Arbeitsprogramme und
3. der Förderung eines Daten- und sonstigen Informationsaustausches, insbesondere über Betriebsbesichtigungen und deren wesentliche Ergebnisse.

Den gesetzlichen Auftrag zu einem Daten- und sonstigen Informationsaustausch im Visier, konnten allerdings bis heute keine verbindlichen Regelungen inhaltlich und datenschutzrechtlich getroffen werden. Die Einhaltung der Datenschutzbestimmungen vorausgesetzt, sieht die BGN nach wie vor die Nutzung der Daten dort als sinnvoll, wo Synergien und ein abgestimmtes Arbeitsschutzhandeln für die Prävention in den Mitgliedsbetrieben unterstützt oder gestärkt werden können.

Flankierend zur GDA führt die gesetzliche Unfallversicherung Dach- und Trägerkampagnen zu identifizierten Schwerpunktzielen durch. Ich darf in diesem Zusammenhang auf recht erfolgreiche Kampagnen im Zusammenhang mit Sturz-, Stolper- und Rutschunfällen (Aktion Sicherer Auftritt), auf die »Hautkampagne« (Die wichtigsten 2 m^2) und zuletzt auf die in diesem Jahr evaluierte Aktion »Risiko Raus« hinweisen.

Auf Hochtouren laufen die Vorbereitungen für unsere gemeinsame Präventionskampagne zur Verringerung von arbeitsbedingten Rückenbelastungen. Sie startet ab Januar 2013 mit dem Slogan »Denk an mich – Dein Rücken«. Derzeit werden zahlreiche Medien und Maßnahmen mit verhältnis- und verhaltenspräventiven Ansätzen konzipiert. Vertiefte Informationen hierzu werden Sie ebenfalls im ersten Themenblock dieses Kongresses erhalten. – Übrigens: bundesweit eine der ersten öffentlichen Informationsmaßnahmen für das neue Kampagneprogramm! –

Aber auch die BGN selbst wird die Kampagneziele wegen der zu erwartenden breiten Wirkung in unseren versicherten Branchen mit einer intensiven Trägerkampagne zu MSE über die nächsten drei Jahre begleiten. Hierüber werden wir ab Januar 2013 intensiv über unsere Medien informieren.

Als weiteres Schwerpunkthema hat uns in diesem Jahr auch wieder die betriebliche Umsetzung der DGUV Vorschrift 2 »Betriebsärzte und Fachkräfte für Arbeitssicherheit« beschäftigt.

Anfang 2011 ist bei fast allen UVT die neue DGUV Vorschrift 2 in Kraft getreten. Hinsichtlich der Regelbetreuung mit den veränderten Anforderungen hat ein Paradigmenwechsel weg von festen Einsatzzeiten, hin zu bedarfsgerecht über Gefährdungsbeurteilungen ermitteltem Betreuungsaufwand stattgefunden. Wegen der Komplexität der Vorschrift und der damit verbundenen schwierigen Umsetzung und damit verbundenem erheblichem Beratungsbedarf durch die UVT hatten sich erstmalig die Träger der GDA darüber vereinbart, dass während des ersten Jahres nach Inkrafttreten der Vorschrift seitens der Aufsicht zunächst keine Sanktionen zu den veränderten Anforderungen angeordnet werden. Vielmehr verständigte man sich auf Beratung und Hilfestellung zur Umsetzung der Regelbetreuung.

Diese »Schonfrist« ist seit 2012 allerdings abgelaufen. Die staatliche Aufsicht ordnet im Rahmen einer systemischen Betriebskontrolle bei bestehenden Umsetzungsdefiziten die Einhaltung der Vorschrift an. Auch die Aufsicht der UVT kann sich hierbei nicht mehr nur auf die Beratung zurückziehen. Unsere im letzten Monat durchgeführte BGN-Erhebung zur Regelbetreuung nach DGUV Vorschrift 2 hat übrigens ergeben, dass erst ca. 50 % der bei uns versicherten Unternehmen Vereinbarungen zu Inhalten und Umfang der Grund- und betriebsspezifischen Betreuung nachweisen können. Hier besteht also akuter Handlungsbedarf.

Allerdings nimmt die BGN im Zusammenhang mit der Vorschrift 2 eine Sonderrolle ein – besonders aber nur im Hinblick auf die alternative Betreuung:

Erst seit Januar 2012 wurde die neue BGN-DGUV Vorschrift 2 für die fusionierte BGN in Kraft gesetzt. Neben der zuvor schon erfolgreich praktizierten Branchenbetreuung für Betriebe mit bis zu 10 Beschäftigten wird jetzt die alternative Betreuung im sog. Unternehmer-Modell für alle versicherten Unternehmen der BGN mit mehr als 10 und bis zu 50 Beschäftigten angeboten. Unternehmen der Fleischwirtschaft haben mit diesem Modell zuvor schon sehr gute Erfahrungen gemacht.

Die ansteigende Teilnehmerquote am neuen Unternehmermodell der BGN lässt vermuten, dass auch bei den sonstigen BGN-Branchen an diesem Angebot großes Interesse besteht.

Gegenwärtig befinden wir uns auch in einer direkten Abstimmungsphase mit der Aufsicht von verschiedenen Bundesländern mit dem Ziel, breite Zustimmung zu unserem pragmatischen Vorgehen – besonders im Zusammenhang mit der alternativen Betreuung – zu erzielen.

Ein aktuelles Thema, das besonders im Zusammenhang mit der arbeitsmedizinischen Betreuung zunehmend bis in die Politik hinein diskutiert wird, ist der Fachkräftemangel und hier besonders an Betriebsärzten.

In verschiedenen regionalen Bezirken oder gar Bundesländern stehen zu wenig oder gar keine Ressourcen mehr zur Verfügung, die den Bedarf an arbeitsmedizinischer und teilweise auch an sicherheitsfachlicher Beratungsleistung in der nächsten Zeit abdecken könnten.

Hierzu wurde in diesem Jahr von der Bundesanstalt für Arbeitsschutz (BAUA) ein Forschungsauftrag an die Fa. Systemkonzept vergeben, in dem es darum geht, den künftigen Bedarf an Betriebsärzten mit den derzeitigen und künftigen Betreuungskapazitäten der Arbeitsmediziner zu bilanzieren. Hierbei wird auch erwartet, dass Vorschläge für die Übernahme einzelner Aufgaben durch andere Fachdisziplinen diskutiert werden. Ergebnisse werden in die ab 2013 anlaufende Evaluation der Vorschrift 2 und einer möglicherweise damit verbundenen Vorschriftenanpassung einhergehen. Wir werden Sie hierzu auf dem Laufenden halten.

Parallel zum aktuellen Forschungsauftrag der BAUA liegt ganz aktuell der Abschlussbericht zu der sog. SIFA-Längsschnittstudie »Wirksamkeit und Tätigkeit von Fachkräften für Arbeitssicherheit«, die über die letzten 12 Jahre im Auftrag der DGUV mit breiter Unterstützung der UVT durchgeführt wurde. Die Studie wurde an vier renommierte Forschungsinstitute vergeben. Die wissenschaftliche Leitung erhielt Prof. Trimpop von der Universität Jena.

Fachkräfte für Arbeitssicherheit sind neben den Betriebsärzten zentrale Akteure des Deutschen Arbeitsschutzsystems. Sie haben die gesetzliche Aufgabe, den Arbeitgeber beim Arbeitsschutz und bei der Unfallverhütung in allen Fragen der Arbeitssicherheit zu unterstützen. Sie sind ein wesentlicher Eckpfeiler für die Erhaltung und Weiterentwicklung des Arbeitsschutzes in Unternehmen und öffentlichen Verwaltungen.

Im Rahmen der Längsschnittstudie wurden folgende übergeordnete Tätigkeitsgebiete identifiziert:

- verhaltensbezogene organisatorische Schutzmaßnahmen,
- Analyse von Gefährdungsfaktoren,
- Management des Arbeitsschutzes,
- technisch-organisatorische Gestaltung von Arbeitssystemen,
- Analyse eingetretener Ereignisse.

Man kann feststellen, dass SiFas vor allem in den Bereichen tätig sind, die wir heute der Grundbetreuung der Vorschrift 2 zuordnen.

Bezüglich der Wirksamkeit von Fachkräften ist das Thema Gefährdungsbeurteilung von zentraler Bedeutung:

Je intensiver sich die Fachkraft für Arbeitssicherheit mit einem betrieblichen Gesamtkonzept der Gefährdungsbeurteilung beschäftigt, desto stärker erlebt sie sich in allen Gebieten als wirksam – ein Beleg für die Intention, dass das Beurteilen der Arbeitsbedingungen die Grundlage für das Einleiten von Maßnahmen ist, um Sicherheit und Gesundheit in den Betrieben ständig zu verbessern – bzw. um den Leistungskatalog für die konkrete Grund- und betriebsspez. Betreuung festzulegen.

Ein weiteres qualitätsbestimmendes Merkmal für die Wirksamkeit ist die Kooperation.

Eine Vernetzung mit anderen Sifas sowie mit anderen Akteuren im Arbeitsschutz (Betriebsärzten) ist hochwirksam, notwendig, wird aber oft (noch) nicht gewünscht.

Von Bedeutung ist ebenfalls, inwieweit eine direkte und regelmäßige Zusammenarbeit mit der Geschäfts- bzw. Betriebsleitung gegeben ist. Dabei haben die Rahmenbedingungen wie Betriebsgröße, Betreuungsform, Beschäftigungsverhältnis der Sifa hinsichtlich des Einflusses auf die Wirksamkeit im Vergleich zu anderen Einflussgrößen einen eher geringeren Stellenwert. Das heißt, hoch wirksame Sifas kommen aus allen Betriebsgrößen; der jeweilige Vorbildungsstand ist dabei nicht ausschlaggebend für die Wirksamkeit des Tätigwerdens.

Auch in kleineren Betrieben – z. B bei den alternativen Betreuungsformen – können Sifas vergleichbar wirksam sein.

Die wichtigsten Einflussgrößen auf ein effektives Wirken sind nach der Studie dann gegeben, wenn eine funktionierende Sicherheits- und Gesundheitskultur im betreuten Betrieb vorliegt. Zudem soll ein regelmäßiger bzw. direkter Zugang zur Unternehmensleitung (z. B. durch regelmäßige Teilnahmen bei Sitzungen) und das Vorhandensein von Managementsystemen (das gilt für AMS als auch für andere Gesundheits-Management-Systeme) besondere Effektivität hervorbringen.

Meine sehr geehrten Damen und Herren, den Auftakt zu diesen 19. Erfurter Tagen bildeten gestern Workshops und eine wissenschaftliche Exkursion, in der Ihnen unsere Projekte und Arbeitsfelder aus Forschung und Praxis vorgestellt wurden. Dabei ging es u. a. um Themen zu Methoden zur Reduzierung von Belastungen und Beanspruchungen an Arbeitsplätzen in der Produktion, insbesondere zur Rückenprävention, um Möglichkeiten zum Schutz von Mitarbeitern vor Insektiziden in Mehlsilos sowie um Risiken durch Müdigkeit im Straßenverkehr .

Der heutige Tag steht zunächst unter dem Leitthema »Psychosoziale Gesundheit im Beruf«. Am Nachmittag wollen wir uns den »Aktuellen Herausforderungen für die Prävention« stellen, zu denen auch Fragen zur Risikoakzeptanz und zur Prävention in Zeiten des demographischen Wandels diskutiert werden.
Das Thema Demographie steht übrigens auch im Brennpunkt europäischer und nationaler Anforderungen, der wir uns bei der aktuellen politischen und fachlichen Diskussion stellen müssen: Als zentrales Element eines Weißbuchs der EU-Kommission (Agenda für angemessene, sichere und nachhaltige Pensionen und Renten), sollen Maßnahmen zur Gesundheitsförderung sowie der Arbeitsplatzgestaltung für eine längere Lebensarbeitszeit durch gesundes und aktives Altern besonders gefördert werden. Dem Gesundheitsschutz gegen Ende der Erwerbsfähigkeit wird deshalb für die nahe Zukunft eine besondere Bedeutung zugeschrieben werden, wenn die EU-Kommission diese Vorstellungen umsetzt. Dies könnte hier zu einer weiteren Intensivierung der bestehenden Aktivitäten auf dem Gebiet der Prävention und der Forschung führen.
Morgen werden wir zum Schwerpunktthema »Lärmprävention« und zu neuesten wissenschaftlichen Erkenntnissen auf diesem Fachgebiet informiert.
Veranstaltungen wie diese sollen Ihnen und uns als Präventionsexperten sowohl Hintergrundwissen vermitteln als auch durch Beiträge zu aktuellen Forschungsergebnissen informieren und uns damit zu einem breiten Erfahrungsaustausch zum Wohle unserer Unternehmen anregen. Nur zielgerichtete, abgestimmte und gemeinsam getragene Präventionsstrategien werden letztlich für den Transfer in die Unternehmen geeignet und erfolgreich sein können.
Ich wünsche uns eine erfolgreiche Veranstaltung.

Arbeitsbedingte Erkrankungen des Bewegungssystems und deren Prävention

Die Gemeinsame Deutsche Arbeitsschutzstrategie in der Nahrungsmittelindustrie – eine Zwischenbilanz

Ingo Bradl · Kai Seiler

Zusammenfassung

Das seit November 2009 laufende Arbeitsprogramm »Sicherheit und Gesundheitsschutz bei einseitig belastenden und bewegungsarmen Tätigkeiten an Produktionsarbeitsplätzen in der Ernährungsindustrie« widmet sich im Rahmen der Gemeinsamen Deutschen Arbeitsschutzstrategie (GDA) der Förderung der Präventionskultur in den Unternehmen und der Erhöhung der Gesundheitskompetenz der Beschäftigten, der Optimierung von Belastungen und Beanspruchungen sowie der Verbesserung der Systematik des Arbeitsschutzes. Schwerpunkt sind Belastungen des Muskel-Skelett-Systems unter Berücksichtigung psychischer Fehlbelastungen.

Im Unterschied zu anderen GDA-Programmen hat dieses Programm eine zweiteilige Struktur: In einer Basisbesichtigung wurden bei 580 Betrieben der Nahrungsmittelindustrie Belastungen des Muskel-Skelett-Systems und der Psyche auf relativ einfachem Niveau abgefragt. Ist dahingehender Handlungsbedarf erkennbar, so kann der Betrieb freiwillig ein dreistufiges Verfahren zur genaueren Diagnose und Intervention, das Stufenkonzept, in Anspruch nehmen. Eine Zweitbesichtigung nach 9 bis 12 Monaten soll Veränderungen erfassen und der Evaluation des eingesetzten Instrumentariums dienen. Dieses Instrumentarium wird nach Programmende der regulären Aufsichtstätigkeit zur Verfügung stehen.

Mit Stand vom 20. Januar 2013 sind in 491 Betrieben (85 %) die Basisbesichtigungen erfolgt. Erste Auswertungen zeigen, dass die betriebsärztliche und sicherheitstechnische Betreuung in aller Regel gewährleistet ist. Handlungsbedarf besteht vor allem im Arbeitsschutzmanagement, in der betrieblichen Gesundheitsförderung, in der betrieblichen Arbeitsschutzorganisation und in der Durchführung der Gefährdungsbeurteilungen. Der Anteil von Arbeitsplätzen mit physischer und/oder psychischer Belastung im Betrieb wird im Mittel mit 40 % für physische und 33 % für psychische Belastungen angegeben. Schwerpunkt ist meist der Bereich »Produktion«. In den Betrieben vorhandene ergonomische Gegebenheiten werden als gut eingeschätzt; die Nutzung dieser Gegebenheiten wird überwiegend sehr gut bewertet.

Eigenen Angaben zufolge stellt knapp die Hälfte der besichtigten Betriebe keine Ressourcen für die betriebliche Gesundheitsförderung bereit. Knapp ein Viertel zeigt umfangreiche Aktivitäten. In Betrieben, in denen Maßnahmen zur Gesundheitsförderung durchgeführt wurden, liegen in der Akzeptanz bei den Beschäftigten Verbesserungen in Arbeitsorganisation und Ergonomie klar an der

Spitze. Es folgen Gesundheitstage, Schulungen, Seminare, verteilte Medien und zuletzt organisierter Betriebssport.

In der Gesamtbewertung der Belastungssituation durch die besichtigende Aufsichtsperson wurde 13 Betrieben (3 %) erheblicher Handlungsbedarf bescheinigt (Ampel rot). In weiteren 212 Betrieben (43 %) sind Maßnahmen zur Verbesserung der Belastungssituation anzuraten (Ampel gelb). 266 Betrieben (54 %) konnte bescheinigt werden, dass sie hinsichtlich der in diesem Programm untersuchten Thematik gut aufgestellt sind (Ampel grün).

Für das Stufenkonzept waren im Projektplan 20 Betriebe vorgesehen. Im Januar 2013 wurden 43 Betriebe in diesem Programm betreut.

Einleitung

Die Gemeinsame Deutsche Arbeitsschutzstrategie (GDA) wird von Bund, Ländern und Unfallversicherungsträgern getragen. Ziel dieser seit 2008 institutionalisierten Zusammenarbeit der drei Träger ist die Verbesserung und Förderung der Sicherheit und Gesundheit der Beschäftigten durch einen präventiv ausgerichteten und systematisch wahrgenommenen Arbeitsschutz. Hauptansatzpunkt ist dabei die Stärkung des Sicherheits- und Gesundheitsbewusstseins sowohl bei den Arbeitgebern als auch bei den Beschäftigten. Im Rahmen der ersten GDA-Periode standen Arbeitsunfälle, Muskel-Skelett-Erkrankungen in Verbindung mit psychischen Fehlbelastungen und Hauterkrankungen im Fokus der insgesamt 11 Arbeitsprogramme.

Mit Beschluss der NAK (Nationale Arbeitsschutzkonferenz) wurde am 12. November 2009 das GDA-Arbeitsprogramm »Sicherheit und Gesundheitsschutz bei einseitig belastenden und bewegungsarmen Tätigkeiten an Produktionsarbeitsplätzen in der Ernährungsindustrie« gestartet. Es widmet sich der Optimierung von Belastungen des Muskel-Skelett-Systems unter Berücksichtigung psychischer Fehlbelastungen vornehmlich an Arbeitsplätzen, die durch einseitige und bewegungsarme Tätigkeiten gekennzeichnet sind. Der Zugang zum Problem wird dabei bilateral gesucht: Über eine gleichzeitige Stärkung der Präventionskultur in den Unternehmen und der Kompetenz zum eigenverantwortlichen gesundheitsförderlichen Handeln der Beschäftigten soll versucht werden, zu einer Verringerung von Muskel-Skelett-Erkrankungen und Rückenschmerzen in der Ernährungsindustrie beizutragen. Hauptinstrument ist die Sensibilisierung für das Thema und seine Facetten in sowohl verhältnis- als auch verhaltenspräventiver Hinsicht. Unternehmen profitieren von einer langfristigen Sicherung ihrer Handlungsfähigkeit durch gesunde Beschäftigte.

Methode

Hauptinstrument der Intervention im GDA-Arbeitsprogramm »Ernährungsindustrie« ist das Stufenkonzept, das dieses Programm auch von allen anderen GDA-Programmen unterscheidet. In einem dreistufigen Verfahren werden mit sukzessive steigendem diagnostischen Aufwand individualspezifische und arbeitsplatzbezogene Ansatzpunkte bedient und Wege zur Belastungsoptimierung gesucht.

In der Stufe 1 wendet sich ein »Gesundheits-Check« direkt an die Beschäftigten. Ein doppelseitiger Fragebogen erfasst verschiedene Items aus den wesentlichen Bereichen, in denen sich physische oder psychische Fehlbelastungen im Allgemeinen niederschlagen. Ein anhand der Angaben im Fragebogen erstelltes individuelles Antwortschreiben mit entsprechendem Informationsmaterial soll die Beschäftigten motivieren, eigenverantwortlich auf ein gesundheitsförderliches Verhalten hinzuarbeiten.

Die Stufe 2 fokussiert eher auf einen verhältnispräventiven Ansatz. Im »Ergo-Check« werden spezielle Arbeitsplätze im Betrieb, an denen physische und/oder psychische Fehlbelastungen bekannt sind oder vermutet werden, auf ergonomische Reserven hin untersucht. Dabei kommen je nach Situation verschiedene Methoden der Belastungsabschätzung zum Einsatz. Unter anderem sind zu nennen die drei Leitmerkmalmethoden, der Fragebogen nach Slesina, der Ergo-Check der SUVA sowie im Bedarfsfall auch aufwändigere Verfahren wie z. B. die OWAS-Methode. Die Ergebnisse werden dem Betrieb in Form eines Berichtes zur Verfügung gestellt, der darüber hinaus auch Vorschläge zur Optimierung der Belastungs-Beanspruchungs-Relation an den besichtigten Arbeitsplätzen enthält. Dabei werden sowohl technische als auch organisatorische und personenbezogene Lösungsansätze berücksichtigt.

An Arbeitsplätzen, an denen einfachere ergonomische Analysemethoden nicht zum Erfolg führen oder eine Zuordnung subjektiver Beschwerden der Beschäftigten zur Tätigkeit nicht möglich ist, kann in der 3. Stufe des Stufenkonzeptes eine messtechnisch gestützte Belastungs-Beanspruchungs-Analyse durchgeführt werden. Dabei werden bei einer größeren Zahl von Beschäftigten am fraglichen Arbeitsplatz die einwirkenden Belastungen und die daraus resultierenden Beanspruchungen untersucht. In der Regel erfolgen dazu simultan eine Bewegungsanalyse und eine Messung der Aktivierung wesentlicher Muskeln während der normalen Arbeitstätigkeit. Zusätzlich werden das subjektive Belastungsempfinden, Beschwerden am Muskel-Skelett-System sowie Arbeitsintensität und Tätigkeitsspielraum erfasst.

Voraussetzung für die Durchführung des Stufenkonzeptes ist die Basisbesichtigung. Sie wird in einer vergleichsweise großen Anzahl von Betrieben der Nahrungsmittelindustrie durchgeführt und erfasst Belastungen des Muskel-Skelett-Systems und der Psyche in relativ einfacher und allgemeiner Art und Weise. Dabei werden in weitgehend deckungsgleichen Fragebögen einerseits die Sichtweise des Betriebes (Selbsteinschätzung der Situation durch Vertreter der Betriebsleitung, der Arbeitnehmervertretung, der sicherheitstechnischen und betriebsmedizinischen Betreuung usw.) und andererseits die Sichtweise der den Betrieb betreuenden Aufsichtsperson (Fremdeinschätzung im Ergebnis einer Betriebsbegehung) berücksichtigt. Je nach Höhe und Umfang der vorhandenen Belastungen erfolgt im Ergebnis der Fremdeinschätzung eine Einstufung des Betriebes in eine von drei an ein Ampelschema angelehnten Kategorien:

- Grün – geringer Handlungsbedarf, Betreuung im Rahmen der normalen Aufsichtstätigkeit,
- Gelb – erhöhter Handlungsbedarf, Empfehlung für das Stufenkonzept,
- Rot – dringender Handlungsbedarf, Stufenkonzept sollte durchgeführt werden.

Basis für die Durchführung des Stufenkonzeptes ist das Einverständnis des Betriebes. Es wird im Rahmen der Basisbesichtigung standardmäßig mit abgefragt, wobei der Betrieb zwischen zwei Prioritätsstufen wählen kann.

Neun bis zwölf Monate nach der ersten Basisbesichtigung wird mit identischem Instrumentarium die Situation hinsichtlich physischer und psychischer Belastungen erneut erhoben. Dadurch sollen Veränderungen erfasst werden, die entweder durch reine Sensibilisierung für das Thema im Rahmen der ersten Besichtigung und anschließende Aktionen des Betriebes oder aber in Folge von Interventionen im Stufenkonzept entstanden sind. Unter anderem dient dies der Evaluation des im Stufenkonzept eingesetzten Instrumentariums.

Ergebnisse

Das GDA-Arbeitsprogramm »Ernährungsindustrie« war ursprünglich für eine bundesweite Durchführung ausgelegt. Entsprechend finden sich im Projektplan Zahlen von 1000 Betrieben für die Basisbesichtigung und 32 Betrieben für das Stufenkonzept (zwei Betriebe pro Bundesland). Allerdings war die bundesweite Umsetzung – wie für alle Kategorie-II-Programme der GDA – nicht obligatorisch, das heißt, dass die Entscheidung über eine Beteiligung im Ermessen der Bundesländer lag (Abbildung 1). Effektiv wurde das Programm in Baden-Württemberg, Brandenburg, Bremen, Hessen, Sachsen und Sachsen-Anhalt durchgeführt. Nordrhein-Westfalen zog sich nach vorheriger Zusage unmittelbar vor Start der Basisbesichtigungen zurück, so dass hier die Last der Betriebsbesichtigungen allein durch die Aufsichtspersonen der BGN ge-

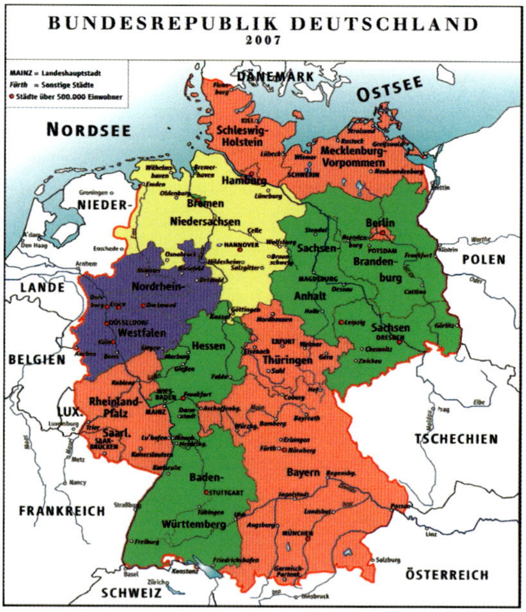

Abbildung 1: Beteiligung der Bundesländer am GDA-Arbeitsprogramm »Ernährungsindustrie«: grün – Teilnahme, blau – Teilnahme (nur BGN), gelb – Teilnahme (nur Pilotphase), rot – keine Beteiligung. Quelle: www.weltkarte.com; Landkarte Deutschland (politische Karte/bunt); farblich verändert.

Tabelle 1: Besichtigungen nach Bundesländern und nach Träger im GDA-Arbeitsprogramm »Ernährungsindustrie«.
BGN – Berufsgenossenschaft Nahrungsmittel und Gastgewerbe, GA – Gewerbeaufsicht bzw. gleichgestellte Institutionen der Länder, BGN & GA –Besichtigung durch beide Träger gemeinsam. Länder: BW – Baden-Württemberg, BB – Brandenburg, HB – Bremen, HE – Hessen, NW – Nordrhein-Westfalen, SN – Sachsen, ST – Sachsen-Anhalt, NI – Niedersachsen

Land	BGN	GA	BGN & GA	Summe
BW	42	48	9	99
BB	21	17	0	38
HB	7	9	1	17
HE	32	37	0	69
NW	114	0	0	114
SN	37	40	5	82
ST	31	35	3	69
NI	1	0	2	3
Summe	285	186	20	491

tragen wurde. Niedersachsen sagte von vornherein eine Beteiligung nur an der Pilotphase des Programms zu. Bedingt durch die damit verbundenen Einschnitte in den Ressourcen verfügbarer Industriebetriebe einerseits und vorhandener Personalkapazität andererseits mussten die Planzahlen auf 580 Basisbesichtigungen und 20 Betriebe im Stufenkonzept reduziert werden.

Zum Abschluss der ersten Phase der Basisbesichtigungen zum Jahreswechsel 2012/2013 lagen Fragebögen aus 491 Betrieben vor. Das entspricht 85 % der für die Basisbesichtigung zugewiesenen Unternehmen. Die verbleibenden 15 % gliedern sich in 37 Betriebe, die zwar kontaktiert, aber aus objektiven Gründen (z. B. zwischenzeitliche Insolvenz) nicht besichtigt werden konnten, und 52 Betriebe, die im Wesentlichen aufgrund technisch-organisatorischer Probleme nicht besucht wurden. Die genaue Verteilung der Besichtigungszahlen kann Tabelle 1 entnommen werden. Aus dieser Tabelle geht auch hervor, dass mit Ausnahme von Nordrhein-Westfalen in allen an der Umsetzung beteiligten Bundesländern die von der Nationalen Arbeitsschutzkonferenz vertretene Vorgabe einer Gleichverteilung der Lasten auf beide Träger, Länder und BGN, sehr gut eingehalten wurde.

Im Ergebnis der ersten Basisbesichtigung konnten 266 der 491 besuchten Betriebe (54 %) aufgrund eines nur geringen Umfangs physischer und psychischer

Belastungen in die Kategorie »grün – geringe Belastungen« eingeordnet werden. In 212 weiteren Betrieben (43 %) wurde mit der Ampeleinstufung »gelb« Handlungsbedarf bescheinigt. Hohe Belastungen (rote Ampel) ergaben sich nur in 13 Betrieben (3 %). Diese Bewertungen basieren ausschließlich auf den Ergebnissen der Fremdeinschätzung; die Sicht der Betriebsvertreter geht hier nicht ein.

Dem Angebot des Stufenkonzeptes standen 233 Betriebe (48 %) ablehnend gegenüber, 173 Betriebe (35 %) stimmten einer Durchführung zu und 82 Betriebe (17 %) zeigten hohes Interesse an den angebotenen Maßnahmen. Bei gleichzeitiger Betrachtung der Ampeleinstufung der Betriebe ergibt sich, dass der Anteil der Betriebe, die einer Durchführung zustimmten, sich nicht wesentlich verändert (grüne Ampel – 31 %, gelbe Ampel – 42 %, rote Ampel – 31 %). Jedoch sinkt der Prozentsatz der Betriebe mit ablehnender Haltung von grüner Ampel (59 %) über gelb (34 %) nach rot (15 %) hin deutlich ab. Umgekehrt steigt die Anzahl der Betriebe, die verstärktes Interesse am Stufenkonzept zeigten, von 10 % (grün) über 24 % (gelb) auf 54 % (rot).

Von den insgesamt 255 Betrieben, die dem Stufenkonzept aufgeschlossen bzw. interessiert gegenüberstehen, konnten bis zum 20. Januar 2013 bereits 39 in die Betreuung aufgenommen werden. Ein weiterer Betrieb, dem das Konzept in einer gesonderten Beratung ausführlich vorgestellt wurde, sah im Nachgang aufgrund vielfältiger eigener Initiativen von einer Durchführung ab. Hinzu kommen außerdem drei Betriebsstätten, die nicht in Bundesländern liegen, in denen das GDA-Programm durchgeführt wird. Alle drei Betriebe gehören zu Unternehmen, die auch Standorte in teilnehmenden Bundesländern haben. Diese Betriebsstätten werden im Stufenkonzept betreut. Die Ausweitung auf die anderen Standorte erfolgte auf ausdrücklichen Wunsch der jeweiligen Unternehmensleitung. Allerdings liegen für diese Betriebsteile keine Daten aus der Basisbesichtigung vor, da diese nicht durchgeführt wurde. Insgesamt beträgt die Anzahl der im Stufenkonzept betreuten Betriebsstätten also 43.

Mit Stand vom 20. Januar 2013 waren in 34 Betrieben die Stufe 1 (Gesundheits-Check), in 15 Betrieben die Stufe 2 (Ergo-Check) und in zwei Betrieben die Stufe 3 (Arbeitsplatzanalyse) des Stufenkonzeptes abgeschlossen (Abbildung 2). In weiteren sechs Betrieben befand sich der Gesundheits-Check in unmittelbarer Vorbereitung. Denselben Status wies der Ergo-Check in zehn Unternehmen auf. Klärungsbedarf bestand hinsichtlich der Durchführung des Ergo-Checks in fünf Betrieben und hinsichtlich der Belastungs-Beanspruchungs-Analyse in elf Betrieben. Dass bei drei Betrieben die Stufe 1 nicht durchgeführt wurde und sie dennoch in der Auflistung erscheinen erklärt sich daraus, dass die Stufen 1 und 2 entkoppelt wurden. Es kommt also vor, dass Betriebe – zumeist aufgrund eigener Umfragen – auf die Durchführung des Gesundheits-Checks verzichten, den Ergo-Check dagegen gern in Anspruch nehmen. Im Gegensatz dazu ist die Durchführung der Stufe 3 zwingend an den Abschluss der Stufe 2 gebunden. Aus Abbildung 2 geht auch hervor, dass dem von Stufe zu Stufe steigenden Aufwand in der Durchführung ein umgekehrter Trend in der Inanspruchnahme gegenübersteht. Das war erwartet worden.

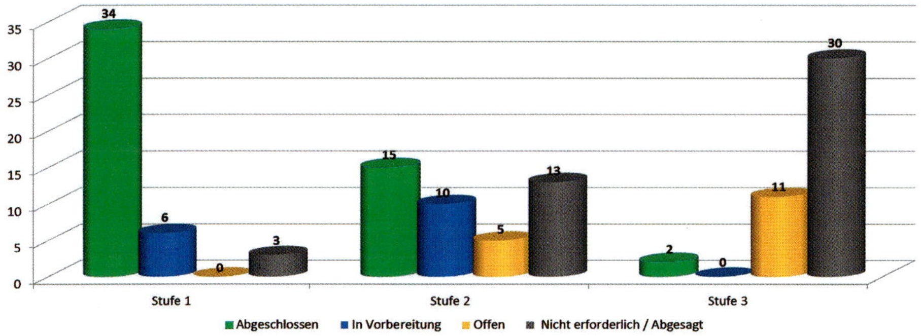

Abbildung 2: Betreuung von Betrieben im Stufenkonzept des GDA-Arbeitsprogramms »Ernährungsindustrie«

Von den insgesamt 43 Betrieben im Stufenkonzept befinden sich elf in Sachsen, acht in Nordrhein-Westfalen, sieben in Brandenburg, fünf in Baden-Württemberg, vier in Hessen, drei in Sachsen-Anhalt und zwei in Niedersachsen (Teilnehmer an der Pilotphase des Programms). Hinzu kommen jeweils ein Standort im Saarland sowie in Schleswig-Holstein und Niedersachsen.

Eine erste Auswertung der Antworten auf allgemeine Fragen zum Arbeits- und Gesundheitsschutz zeigte, dass es hinsichtlich der betriebsärztlichen und sicherheitstechnischen Betreuung kaum Handlungsbedarf gibt. Bestellte Sicherheitsfachkräfte und Betriebsmediziner sind die Regel, eine alternative Betreuung die Ausnahme. In der überwiegenden Anzahl der Betriebe (414, entsprechend 84 %) konnte eine geeignete Arbeitsschutzorganisation festgestellt werden. Eine gegenteilige Einschätzung liegt aus sechs Betrieben (1 %) vor, während die Arbeitsschutzorganisation in 71 Betrieben (15 %) als »teilweise geeignet« bewertet wurde. Anders stellt sich die Situation im Arbeitsschutzmanagement, in der betrieblichen Gesundheitsförderung, in der betrieblichen Arbeitsschutzorganisation und in der Durchführung der Gefährdungsbeurteilungen dar: Über ein Arbeitsschutzmanagement-System verfügen 34 % der besuchten Betriebe, in 42 % werden Maßnahmen der betrieblichen Gesundheitsförderung angeboten. Eine Gefährdungsbeurteilung liegt in 98 % der Betriebe vor, aber nur in 68 % wurde sie als angemessen eingeschätzt.

Die gesonderte Betrachtung der Angaben aus den Betrieben, die bereits im Stufenkonzept betreut werden, liefert in 97 % der Fälle eine geeignete Arbeitsschutzorganisation (3 % »teilweise geeignet«). In 38 % der Betriebe existiert ein Arbeitsschutzmanagement-System. Maßnahmen der betrieblichen Gesundheitsförderung werden in 51 % der Betriebe angeboten. Die Gefährdungsbeurteilung wurde in 74 % dieser Unternehmen als »angemessen« und in 23 % als »nicht angemessen« eingeschätzt. Nur in 3 % der Betriebe im Stufenkonzept war sie zum Besichtigungszeitpunkt nicht durchgeführt worden. Damit ergibt sich ein Bild, das eher Betriebe im Stufenkonzept zeigt, die hinsichtlich Arbeits- und Gesundheitsschutz bereits sensibilisiert bzw. aktiv sind. Damit ergibt sich die Frage,

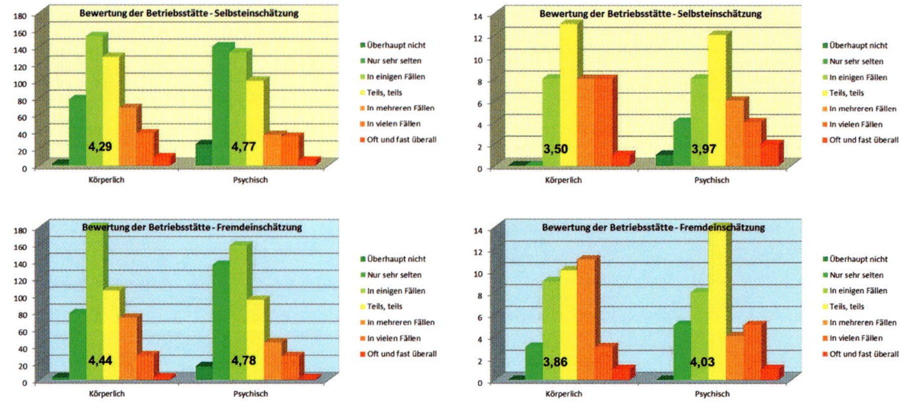

Abbildung 3: Einschätzung der Bedeutung (Häufigkeit) physischer und psychischer Belastungen in Bezug auf die gesamte Betriebsstätte; Selbsteinschätzung vs. Fremdeinschätzung und Betriebe im Stufenkonzept (N=39) vs. Gesamtheit aller Betriebe (N=491). Die auf den Häufigkeitsverteilungen angegebenen Werte stellen jeweils den Schwerpunkt der Verteilung dar, wenn die Kategorien von rechts (»oft und fast überall«) nach links (»überhaupt nicht«) mit den Werten 1 bis 7 belegt werden.

ob mit den Angeboten des Stufenkonzeptes tatsächlich die richtigen Betriebe erreicht werden. Die Antwort liefert eine Untersetzung der allgemein gehaltenen Fragen zum Arbeitsschutz durch die arbeitsprogrammspezifischen Erhebungen zur Belastungssituation.

Die Angaben zum Anteil von Arbeitsplätzen mit vorhandener physischer bzw. psychischer Belastung bezogen auf die gesamte Betriebsstätte liegen im Mittel über alle Betriebe bei 40 % für physische und bei 33 % für psychische Belastungen. Die Schwankungsbreiten (1. – 3. Quartil) reichen dabei von 20 % bis 70 % bei körperlicher Belastung und von 10 % bis 71 % bei mentaler Belastung. Im Gegensatz dazu finden sich bei den im Stufenkonzept betreuten Betrieben Anteile von 60 % für die physische Belastung und von 50 % für die psychische Belastung. Die Streumaße (wieder 1. – 3. Quartil) sind bei der physischen Belastung mit 40 % bis 70 % deutlich geringer, bei der psychischen Belastung mit 20 % bis 81 % jedoch äquivalent zur Situation in der Gesamtheit aller besichtigten Betriebsstätten. Eine Überprüfung mittels Mann-Whitney-U -Test ergab allerdings, dass die Unterschiede zwischen Betrieben im Stufenkonzept und der Gesamtheit aller Betriebe statistisch zufällig sind. Statistisch sicher hingegen ist, dass der Anteil von Arbeitsplätzen mit psychischer Belastung geringer eingeschätzt wird als der Anteil von Arbeitsplätzen mit physischer Belastung (Irrtumswahrscheinlichkeit $p < 0{,}007$).

Detailliertere Informationen liefern die in Abbildung 3 dargestellten Häufigkeitsverteilungen der Antworten auf die Frage »Inwiefern sind körperliche und psychische Belastungen in der Betriebsstätte von Bedeutung?«. Grundlage der Auswertung sind für die beiden linken Grafiken alle 491 Betriebe, für die beiden rechten Grafiken die 39 Betriebe, in denen das Stufenkonzept durchgeführt wird

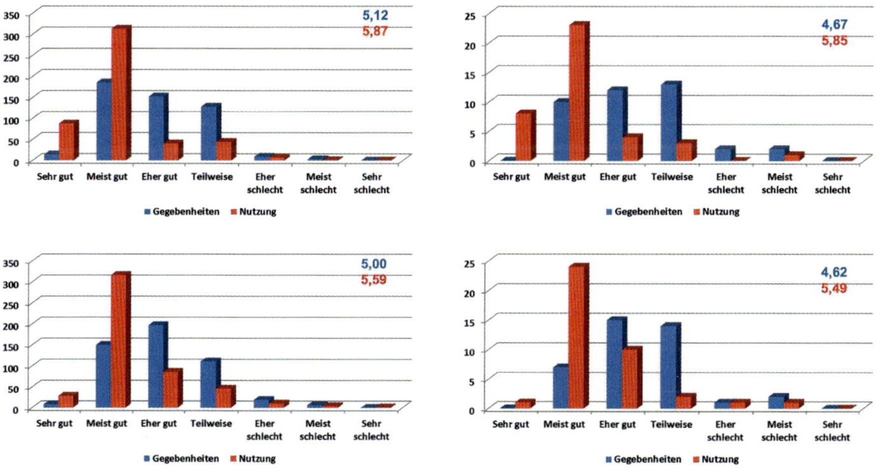

Abbildung 4: Einschätzung der ergonomischen Gegebenheiten in der Betriebsstätte sowie der Nutzung dieser Gegebenheiten durch die Beschäftigten; Selbsteinschätzung (oben) vs. Fremdeinschätzung (unten) und Betriebe im Stufenkonzept (N=39, rechts) vs. Gesamtheit aller Betriebe (N=491, links). Die rechts oben neben den Häufigkeitsverteilungen angegebenen Werte stellen jeweils den Schwerpunkt der Verteilung dar, wenn die Kategorien von rechts (»sehr schlecht«) nach links (»sehr gut«) mit den Werten 1 bis 7 belegt werden.

und von denen Daten aus der Basisbesichtigung vorliegen. Eine weitere Unterscheidung erfolgt zwischen der Einschätzung der Situation durch Vertreter des Betriebes (Selbsteinschätzung, obere Grafiken) und der davon unabhängigen Einschätzung durch die betreuende Aufsichtsperson (Fremdeinschätzung, untere Grafiken). Der Bewertung liegt eine 7-stufige Skala mit Antwortmöglichkeiten zwischen »oft und fast überall« (Wert 1) und »überhaupt nicht« (Wert 7) zugrunde.

Im Vergleich zwischen Selbst- und Fremdeinschätzung für die Gesamtheit aller Betriebe (Abbildung 3) fallen auf den ersten Blick leichte Differenzen ins Auge, die auf eine kritischere Sicht der Vertreter des Betriebes hinzuweisen scheinen. Das lässt sich sofort an den in jedem Diagramm angegebenen Schwerpunkten der einzelnen Verteilungen nachvollziehen (siehe Bildunterschrift zu Abbildung 3). Diese Unterschiede zwischen Selbst- und Fremdeinschätzung sind hinsichtlich körperlicher Belastungen statistisch signifikant, hinsichtlich psychischer Belastungen jedoch statistisch zufällig (Wilcoxon-Vorzeichen-Test). Das Ausmaß der Verschiebungen der Verteilungsschwerpunkte ist allerdings mit Werten < 2 % sehr gering und somit praktisch nicht relevant. Bei den Betrieben im Stufenkonzept fallen alle Unterschiede in den Bereich der statistischen Zufälligkeit.

Der Vergleich zwischen der Bewertung für Betriebe im Stufenkonzept und der Bewertung für die Gesamtheit aller Betriebe zeigt, dass die Verteilungen für die erstgenannte Gruppe deutlicher nach rechts, also zu negativeren Einschätzungen hin verschoben sind. Die Verschiebungen betragen in der Selbsteinschätzung für die physischen und für die psychischen Belastungen jeweils 11 %. In der

Fremdeinschätzung liegen die Werte bei 8 % für physische und bei 10% für psychische Belastungen. Eine genauere Analyse einzelner Bereiche (Produktion, Verpackung, Lager, Andere) zeigt, dass für die Bewertung physischer Belastungen die Einschätzung der Situation in der Produktion den Ausschlag gibt. Bei den psychischen Belastungen trifft dies nicht zu. Alle genannten Differenzen zwischen der Gesamtgruppe und der Gruppe der Betriebe im Stufenkonzept sind statistisch sicher mit einer Irrtumswahrscheinlichkeit $p < 0{,}002$ (Mann-Whitney-U-Test). Die Belastungssituation wird also in den Betrieben im Stufenkonzept kritischer bewertet als in der Gesamtheit aller Betriebe.

Beim Vergleich der Verteilungen zur Einschätzung der ergonomischen Gegebenheiten in der Betriebsstätte und zur Nutzung derselben durch die Beschäftigten (Abbildung 4) fällt zunächst auf, dass die ergonomischen Gegebenheiten in den Stufenkonzept-Betrieben nicht so gut bewertet werden wie in der Gruppe aller Betriebe. Die Verteilungsschwerpunkte liegen für die Gesamtgruppe bei 5,12 (Selbsteinschätzung) und 5,00 (Fremdeinschätzung), während für die Betriebe im Stufenkonzept nur Werte von 4,67 (Selbsteinschätzung) bzw. 4,62 (Fremdeinschätzung) erreicht werden. Der Unterschied in der Selbsteinschätzung ist mit einem Wert von 6 % statistisch signifikant ($p < 0{,}01$). Die Differenzen in der Fremdeinschätzung sind jedoch mit einer Verschiebung des Verteilungsschwerpunktes um 5 % statistisch zufällig.

Im Gegensatz dazu weist die Einschätzung der Nutzung der vorhandenen Möglichkeiten durch die Beschäftigten keine nennenswerten Differenzen auf. Die Verteilungsschwerpunkte verschieben sich um 1 % oder weniger; eine statistische Signifikanz ist erwartungsgemäß nicht nachweisbar.

Beim Vergleich zwischen Selbst- und Fremdeinschätzung findet sich eine gute Übereinstimmung. Die geringen Unterschiede von 2 % für die ergonomischen Gegebenheiten und von 4 % für die Nutzung derselben sind statistisch signifikant ($p < 0{,}001$), aufgrund der Geringfügigkeit zumindest hinsichtlich der Gegebenheiten jedoch praktisch kaum von Bedeutung. Die Selbsteinschätzung ist hier günstiger als die Fremdeinschätzung, d. h. die betreuenden Aufsichtspersonen bewerten die Situation etwas kritischer als die Vertreter des jeweiligen Betriebes.

Für Maßnahmen der betrieblichen Gesundheitsförderung stellen 45 % der besichtigten Betriebe eigenen Angaben zufolge überhaupt keine Ressourcen bereit. 34 % der Betriebe gaben an, in geringem Umfang Mittel zur Verfügung zu stellen, während 21 % für solche Zwecke Mittel in großem Umfang einplanen. Bei Beschränkung der Auswahl auf die Betriebe, die am Stufenkonzept teilnehmen, verändern sich die Anteile erwartungsgemäß: Immer noch 42 % der Betriebe stellen keine Ressourcen für die betriebliche Gesundheitsförderung bereit, jedoch kehrt sich die Relation zwischen den Antworten »in geringem Umfang« (24 % der Betriebe) und »in großem Umfang« (34 % der Betriebe) um.

Die Akzeptanz von Maßnahmen zur betrieblichen Gesundheitsförderung durch die Beschäftigten zeigt bei Verbesserungen in der Arbeitsorganisation und bei ergonomischen Maßnahmen ein deutliches Maximum. Beide Kategorien liegen auch hinsichtlich der Anzahl mit Anteilen von 23 % und 25 % an der Summe aller durchgeführten Maßnahmen klar an der Spitze. In der Rangfolge der Akzeptanz treten ab der dritten Stelle Gesundheitstage, Schulungen, nicht kategorisierte Maßnahmen, Seminare, verteilte Medien und zuletzt organisierter Betriebssport auf. Hinsichtlich des Anteils an allen Maßnahmen nehmen Medien den dritten Rang ein; es folgen Schulungen, Seminare, Gesundheitstage, Betriebssport und nicht kategorisierte Maßnahmen.

Diskussion und Ausblick

Zusammenfassend kann festgestellt werden, dass mit einer Quote von 85 % der – bei Berücksichtigung der vorhandenen Ressourcen – verfügbaren 580 Betriebe in der Ersterhebung der Basisbesichtigung eine gute und solide datentechnische Grundlage für die Evaluation des Stufenkonzeptes geschaffen werden konnte. Insbesondere die gegenüber dem Plan deutlich vergrößerte Anzahl von Betrieben, die im Stufenkonzept betreut werden konnten, trägt ebenfalls zur Verbesserung dieser Voraussetzzungen bei.

Bewährt hat sich die gewollte Redundanz in den Erfassungsbögen hinsichtlich der Selbst- und Fremdeinschätzung. Die Antwortverteilungen unterscheiden sich in der Bewertung physischer Belastungen um 2 %, was zwar statistisch signifikant, jedoch praktisch nicht relevant ist. Bei der Bewertung psychischer Belastungen sind keine Unterschiede nachweisbar. Die Einschätzung der ergonomischen Gegebenheiten in der Betriebsstätte liefert ebenfalls eine statistisch gesicherte Differenz von nur 2 %. Mit 4 % ist der Unterschied in der Bewertung der Nutzung vorhandener ergonomischer Gegebenheiten durch die Beschäftigten etwas größer. Es kann daher nicht ausgeschlossen werden, dass die im Vergleich zur Sicht des Betriebes kritischere Einschätzung der Aufsichtspersonen verhaltenspräventive Reserven aufzeigt.

Für Betriebe im Stufenkonzept fällt im Vergleich zur Gesamtheit aller Betriebe die Einschätzung der Belastungssituation sowohl in physischer als auch in psychischer Hinsicht kritischer aus. Dabei liegen die statistisch gesicherten Differenzen sowohl in der Selbsteinschätzung als auch in der Fremdeinschätzung zwischen 8 % und 11%, sind also durchaus als relevant zu betrachten. Ein gleichlaufender Unterschied in der Bewertung der ergonomischen Gegebenheiten beträgt 6 %. Hinsichtlich der Nutzung ergonomischer Gegebenheiten kann kein Unterschied zwischen den Einschätzungen in Betrieben der Basisstufe und in Betrieben im Stufenkonzept gefunden werden. Im Kontext der Differenzen zwischen beiden Gruppen in den Angaben zu allgemeinen Fragen zum Arbeitsschutz kann vermutet werden, dass die Beteiligung am Stufenkonzept eher mit einer bereits vorhandenen Sensibilisierung für das Thema physischer und psychischer Belastungen im Betrieb gekoppelt sein könnte.

Insgesamt wird das Stufenkonzept sowohl seitens der teilnehmenden Betriebe als auch von den einbezogenen Aufsichtspersonen positiv reflektiert. Eine quantitative Bewertung der mit den Interventionen im Stufenkonzept erreichten Effekte ist nach Abschluss der Zweiterhebungen in der Basisstufe zu erwarten.

Denk an mich. Dein Rücken
Neue Präventionskampagne der Berufsgenossenschaften und Unfallkassen, der Sozialversicherung für Landwirtschaft, Forsten und Gartenbau und der Knappschaft

Andreas Baader · Elke Rogosky

In den Jahren 2013 bis 2015 werden sich Berufsgenossenschaften und Unfallkassen gemeinsam mit ihren Partnern, der Sozialversicherung Landwirtschaft, Forsten und Gartenbau und der Knappschaft, der Prävention von Rückenbelastungen widmen. Über zahlreiche Medien und Kanäle wird umfassend informiert, was jeder einzelne zur eigenen Rückengesundheit beitragen kann, aber auch welche Rahmenbedingungen am Arbeitsplatz und in der Schule einen Beitrag zu mehr Rückengesundheit leisten können.

Große Ereignisse werfen ihren Schatten voraus – so sagt man. Das Großereignis »gemeinsame Präventionskampagne« hatte diesmal besonders lange Schatten. Bereits zu Beginn der ersten Periode der Gemeinsamen Deutschen Arbeitsschutzstrategie (GDA) im Jahr 2008 haben die DGUV-Gremien entschieden, eine Kampagne zum Thema Muskel-Skeletterkrankungen (MSE) durchzuführen. Doch Muskel-Skeletterkrankungen umfassen eine Vielzahl von Erkrankungen, selbst wenn man nur arbeitsbezogene MSE in den Blick nimmt. Zuviel für eine gute Kampagne, denn Kampagnen sollten möglichst monothematisch ausgerichtet werden.

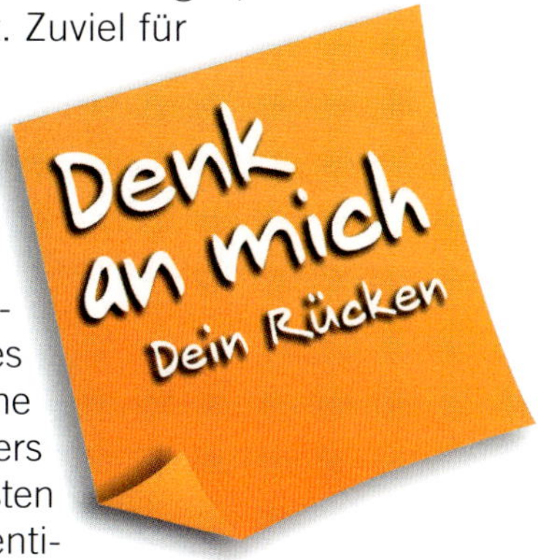

Daher wurde zur Eingrenzung des Kampagnenthemas zunächst eine Literaturstudie bei der Deutschen Gesellschaft für Arbeits- und Umweltmedizin in Auftrag gegeben, deren Ergebnisse mit internationalen Experten in einer Konferenz im Oktober 2009 diskutiert wurden. Konkret ging es um die Frage, welche der vielen MSE sich besonders für eine Kampagne anbieten: Welche Erkrankungen treten besonders häufig auf, sind berufsbedingt und verursachen die höchsten Kosten? Für welche dieser Erkrankungen existieren Präventionskonzepte, deren Wirksamkeit validiert wurde?

Im Ergebnis wurden Beschwerden und Erkrankungen des unteren Rückens als Kampagnenthema empfohlen. Nach eingehender Diskussion im Dresdner Forum Prävention 2010 und in den DGUV-Gremien wurde das Thema »Reduktion von Rückenbelastungen« für die 2013 beginnende Kampagne festgelegt. Eine interdisziplinäre Arbeitsgruppe erhielt den Auftrag, ein Fachkonzept vorzulegen, das im Herbst des gleichen Jahres fertig gestellt wurde. Dieses Konzept war die Basis für die Ausschreibung einer Präventionskampagne mit Vergabe eines Auftrags an eine PR-Agentur.

Kampagnenvorbereitung

Mit der Gründung eines Steuerungskreises im Mai 2011, in dem alle Unfallversicherungsträger und Partner der Kampagne sowie die relevanten hauptamtlichen Gremien der DGUV vertreten sind, und der Auswahl der PR-Agentur »Ketchumpleon« für die Ausgestaltung und Begleitung der Kampagne im Oktober 2011 war der Startschuss der konkreten Kampagnenvorbereitung gefallen. Seitdem wird in Arbeitsgruppen und im Steuerungskreis intensiv über Aktivitäten, Angebote, Medien und Maßnahmen der Kampagne beraten und entschieden. Dort stehen vor allem die gemeinsamen Aktivitäten im Fokus, die auch als »Dachkampagne« bezeichnet werden. Sie sollen in erster Linie Aufmerksamkeit für die Kampagne erreichen. Alle Kampagnenträger ergänzen diese Aktivitäten um eigene branchen- bzw. zielgruppenspezifische Medien und Aktionen. Übrigens eines der Erfolgsrezepte der Kampagnen der gesetzlichen Unfallversicherung: Mit gemeinsamen Ressourcen Aufmerksamkeit generieren, um darauf aufbauend zielgruppengerechte Angebote zu unterbreiten.

Intern vor extern – Grundsatz guter Kommunikation

Im Vorfeld der Kampagne musste dafür Sorge getragen werden, dass neben den Steuerungskreismitgliedern weitere Multiplikatoren der Kampagnenträger über die Vorbereitungen informiert wurden und an ihnen partizipieren konnten. Neben einem Newsletter und einer Extranet-Seite sorgten vor allem ein Workshop und der interne Kick-off für die Einbeziehung der Multiplikatoren.

Erfolgsaussicht durch Verhältnis- und Verhaltensprävention

Beide Präventionsansätze sind in den Präventionskampagnen der gesetzlichen Unfallversicherung fest verankert. Dies ist nicht nur ein weiteres Erfolgsrezept, sondern im Falle der Rückenprävention ein Alleinstellungsmerkmal. »Denk an mich. Dein Rücken« fängt dort erst richtig an, wo Aktionen anderer aufhören: bei der Änderung der Arbeitsbedingungen in Unternehmen und der Lern- und Arbeitsbedingungen in Bildungseinrichtungen. Dabei wird das persönliche Verhalten einzelner, das ebenfalls maßgeblich zur Rückengesundheit beitragen kann, nicht vernachlässigt. Durch die Präsenz in den Unternehmen und Schulen sowie durch ihre Seminarangebote haben aber auch hier die Unfallversicherungsträger die Nase vorn. Denn Berufsgenossenschaften und Unfallkassen können vor allem im direkten Dialog Überzeugungsarbeit leisten, was nachgewiesen weit wirksamer ist als über Medien vermittelte Informationen.

Das Kommunikationskonzept

Das richtige Maß an Belastung hält den Rücken gesund – das ist die Kernbotschaft der neuen Kampagne. Die Kommunikation der Kampagne soll weder mit erhobenem Zeigefinger daherkommen, noch die Schmerzvermeidung in den

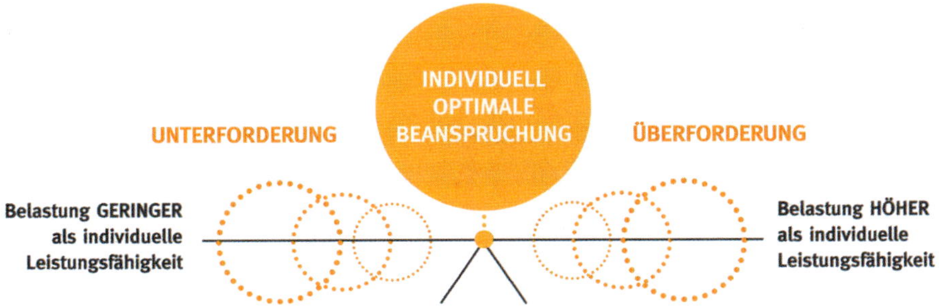

Abbildung 1: Das richtige Maß an Belastung finden

Mittelpunkt stellen, denn im Idealfall sollen primärpräventive Aktivitäten schon vor dem Auftreten erster Beschwerden greifen. Daher wird mit einem Augenzwinkern der Rücken zum Protagonisten der Kampagne gemacht. Er bringt sich selbst in Erinnerung, und zwar bevor es zwickt und zwackt. Er erinnert mit dem Slogan »Denk an mich. Dein Rücken«, platziert auf einem gelben Post-it als Logo, dass wir am besten jeden Tag ein wenig für unseren Rücken tun sollten. Die Bildsprache der Motive zur Kampagne zeigt Menschen in alltäglichen Arbeits- und Schulsituationen. Das Post-it mit der Erinnerung »Denk an mich. Dein Rücken« prangt auf ihrem Rücken. Dazu eine Headline, die die Leistung dieser Menschen wertschätzt.

Öffentliche Aufmerksamkeit

Im Zeitalter von Informationsflut gilt es zunächst, Aufmerksamkeit und Interesse bei den Zielgruppen zu wecken. Diese Aufgabe übernimmt eine intensive Presse- und Medienarbeit. Dabei werden über viele Kanäle wie Tageszeitungen, Fachzeitschriften, Hörfunksender und Online-Medien die Präventionsbotschaften in redaktionellen Beiträgen verbreitet. Zentral dabei sind die beruflichen Rückenbelastungen und deren Vermeidung oder Verminderung. Aber auch Servicetipps für Familie und Freizeit sollen als Türöffner für die Kampagnenbotschaft genutzt werden. Inwieweit Social Media-Kanäle sinnvoll genutzt werden können, wird derzeit noch intensiv beraten. Die redaktionellen Beiträge werden durch so genannte Medienkooperationen und Gewinnspiele sowie Anzeigen ergänzt.

Medien

Die Kampagnenmotive stehen als Poster im A 2-Format zur Verfügung. Sie finden ihren Platz an schwarzen Brettern oder direkt am Arbeitsplatz. Darüber hinaus gibt es eine Reihe von Broschüren. Zielgruppen dieser kurzen Informationen im A 5-Format sind Unternehmerinnen und Unternehmer, Beschäftigte, Betriebsärztinnen und -ärzte, Eltern sowie Lehrerinnen und Lehrer. Die Broschüre für Beschäftigte ist auch für Menschen mit einer Lernschwäche in so genannter leichter Sprache verfügbar.

Mit dem Kampagnentrailer, einem 2-Minuten-Kurzfilm, kann Aufmerksamkeit für die Kampagne geweckt werden. Auch ein neuer Napo-Film setzt den Slogan

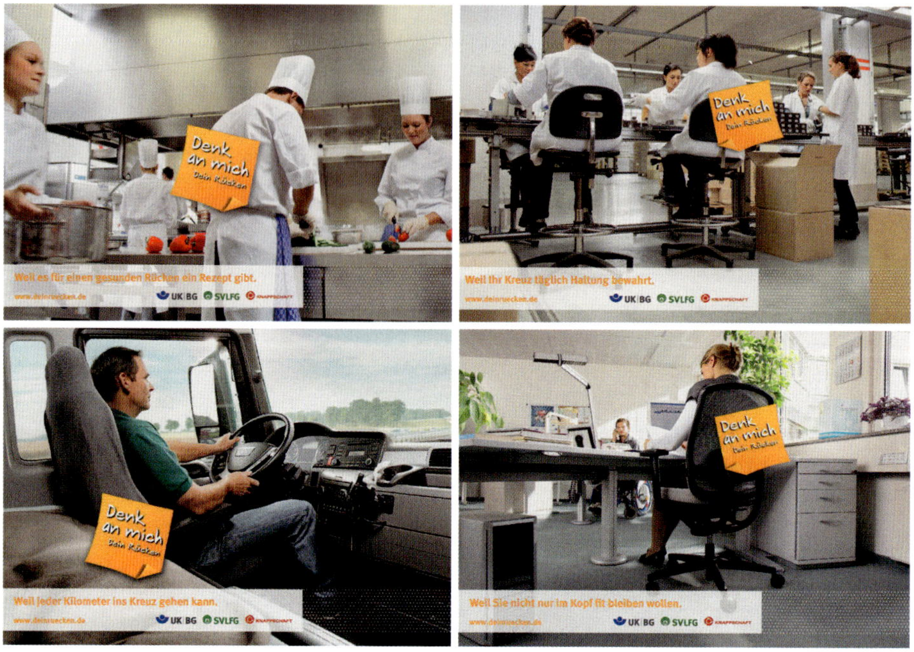

Abbildung 2 bis 5: Kampagnenmotive

»Denk an mich. Dein Rücken« auf unterhaltsame Weise um. Weitere Filme sind in Planung. Zum Beispiel sollen diverse Best Practice Beispiele der betrieblichen Prävention in kurzen Filmsequenzen dargestellt werden. Und schließlich gibt es eine Reihe von Werbemitteln im Kampagnen-Look, die ebenfalls eine Erinnerungsfunktion erfüllen.

Internet

Zentrale Informationsplattform ist der Internetauftritt www.deinruecken.de mit allen Medien und Materialien zur Kampagne. Ein Presseportal bietet Pressemitteilungen, Pressefotos, Audio- und Video-Dateien zur Veröffentlichung an. Der Werbemittelkatalog sowie der Katalog der Veranstaltungsmodule mit Reservierungskalender sind ebenfalls dort zu finden. Das so genannte Unternehmerportal richtet sich an alle Verantwortlichen für Arbeits- und Gesundheitsschutz im Unternehmen und bietet konkrete Hinweise für die Gefährdungsbeurteilung und die betriebliche Prävention. Links auf weiterführende Informationen insbesondere einzelner UV-Träger werden nutzerfreundlich, weil thematisch gegliedert und mit einer kurzen Inhaltsbeschreibung versehen, angeboten.

Veranstaltungsmodule

Ein weiteres Herzstück der Präventionskampagne »Denk an mich. Dein Rücken« sind die Veranstaltungsmodule für Aktions- und Gesundheitstage in Schulen und

Präventionsziele der Kampagne »Denk an mich. Dein Rücken«

- Mehr Betriebe sollen Arbeitsplätze, -stätten und –abläufe ergonomisch optimieren.
- Zahl und Qualität der Gefährdungsbeurteilungen mit Schwerpunkt Rücken sollen sich erhöhen.
- Mehr Betriebe sollen arbeitsmedizinische Vorsorgeuntersuchungen nach dem Grundsatz G 46 durchführen.
- Die Präventionskultur in Unternehmen und Schulen soll verbessert werden.
- Mehr Versicherte sollen Angebote zur Prävention von Rückenbeschwerden wahrnehmen.
- Die individuelle Gesundheitskompetenz der Versicherten soll zunehmen.
- Mehr Schulen sollen das Konzept »Gute gesunde Schule« umsetzen.
- Unternehmen und Einrichtungen sollen konkrete Präventionsprodukte angeboten werden (Umsetzung von Forschungsergebnissen für die Praxis).

Betrieben. Belastungen oder Präventionsmöglichkeiten werden so erfahrbar und erlebbar und daher auf besonders nachhaltige Weise vermittelt. Alle Module der DGUV werden kostenlos entliehen; für einige Module ist eine vorherige Einweisung erforderlich.

Zusammenfassung

Wir alle dürfen gespannt sein, wie die Kampagne bei Unternehmerinnen und Unternehmern, Arbeitsschutzakteuren, Betriebsärztinnen und Betriebsärzten, Beschäftigten sowie Schülerinnen und Schülern ankommt. Alle Kampagnenträger und -akteure sind aufgerufen die Kampagne mit ihrem positiven Tenor spannend und gewinnbringend für die Zielgruppen umzusetzen. Diesmal beträgt auf Wunsch vieler Unternehmen und Unfallversicherungsträger die Laufzeit drei Jahre. Eine wesentliche Voraussetzung und zugleich Ansporn, viel zu erreichen!

Mehr erfahren Sie unter www.deinruecken.de

Rückenschmerzen und psychische Beanspruchung – Vorstellung einer Stufendiagnostik

Constanze Nordbrock · Ellen Schwinger
Bettina Hunger · Manfred Hannig · Andreas Pitz
Jörg Jochims · Dieter Kleinböhl · Rupert Hölzl

Die multifaktorielle Entstehung von Muskel- und Skeletterkrankungen

Psychischen Einflussfaktoren werden auch im Prozess der Entstehung und Aufrechterhaltung von Muskel-und Skeletterkrankungen eine wesentliche Rolle zugeordnet (z.B. Flor, 1991). In der aktuellen gesellschaftlichen Diskussion stehen besonders die psychischen Beanspruchungsfolgen im Fokus der Aufmerksamkeit. Der deutliche Anstieg der AU Tage aufgrund psychischer Störungen sowie der steigende Anteil von psychischen Diagnosen am Gesamtanteil von Frühverrentungen werden in der Öffentlichkeit diskutiert (Jacobi, 2012). Für die arbeitsmedizinische Betreuung kann dies heißen, dass ein erhöhter Bedarf an geeigneten Methoden zur Identifikation von Risikobereichen oder gefährdeten Personen entsteht.

Psychische Beanspruchung und Gesundheit am Arbeitsplatz

Mit der Herausforderung einer sequentiellen Risikodiagnostik psychischer Beanspruchung beschäftigt sich seit 2008 das Kooperationsprojekt »Psychische Beanspruchung und Gesundheit am Arbeitsplatz« des Otto-Selz-Instituts der Universität Mannheim, des Arbeitsmedizinischen und Sicherheitstechnischen Dienstes der Berufsgenossenschaft Nahrungsmittel und Gastgewerbe sowie der Berufsgenossenschaft Nahrungsmittel und Gastgewerbe. Um ein in der arbeitsmedizinischen Praxis handhabbares Instrument zu erhalten, wurde der Ansatz eines sequientiellen Methodeninventars gewählt. Die Risikodiagnostik besteht auf Stufe 1 aus einem Screening (Fragebogen 1) und auf Stufe 2 aus einer erweiterten Stress- und Komorbiditätsdiagnostik (Fragebogen 2). Beide Fragebögen wurden im Rahmen des Projektes an klinischen Außenkriterien validiert (Hölzl et al., 2012; Hölzl & Kleinböhl, 2012). Seit 2008 wurden ungefähr 1.400 Betriebe kontaktiert und um Unterstützung des Forschungsvorhabens gebeten. An den Querschnitterhebungen T1 (2008-2010) nahmen 812 Probanden teil. Für die Querschnitterhebung T2 (2010-2011) konnten 352 Teilnehmer gewonnen werden. Aus der »Umsetzungsstudie 2012« bei der Erfahrungen zur praktischen Anwendung des Gesamtinstrumentes im Vordergrund standen, liegen Daten von 302 Probanden vor. Bundesweit nahmen 16 Dienstleistungszentren mit 54 Ärzten an dem Projekt teil (Nordbrock, 2011).

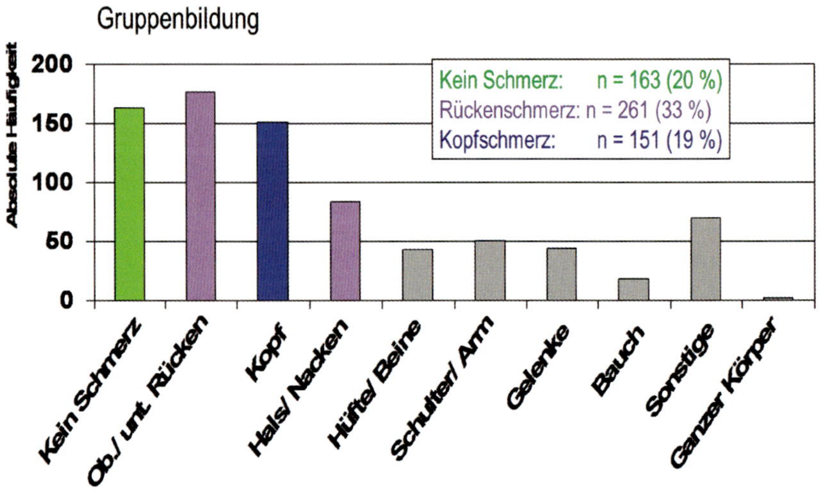

Abbildung 1: Wahrgenommene Schmerzen, Ergebnisse aus T1, n=812

Im Rahmen der Erhebungen wurden verschiedene Merkmalsbereiche berücksichtigt:

- Hinweise auf körperliche Erkrankungen
- Stresserleben
- Depressive Symptome
- Angstsymptome
- Psychosomatische- und Körperbeschwerden
- Gesundheitsverhalten
- Schmerzen

Die Bedeutung von Rückenschmerzen für die Befragten des Gast- und Backgewerbes wird durch die Angaben zum wahrgenommenen Schmerz deutlich:

Fast 50% der Probanden aus T1 (aus der ersten Querschnittserhebung) geben drei und mehr Schmerzorte an. Von diesen schildern 30% »Schmerzen im Rücken«. Gleichzeitig schildern diese Probanden tendenziell mehr subjektiv wahrgenommene psychische Belastungen am Arbeitsplatz und weniger Ressourcen im Betrieb.

Mehrebenen-Diagnostik Somatopsychischer Komorbidität–Psyche (MDSK-P)

In der Umsetzungsstudie 2012 wurde das Screening, als Basisdiagnostik, auf einem USB-Stick hinterlegt. Das Interview wurde mit Hilfe eines Laptops im Betrieb durchgeführt. Am Ende des Interviews erhielt der Arbeitsmediziner die Auswertung des Screenings (Fragebogen 1) mit Befund. Abbildung 3 veranschaulicht diesen Befundbogen.

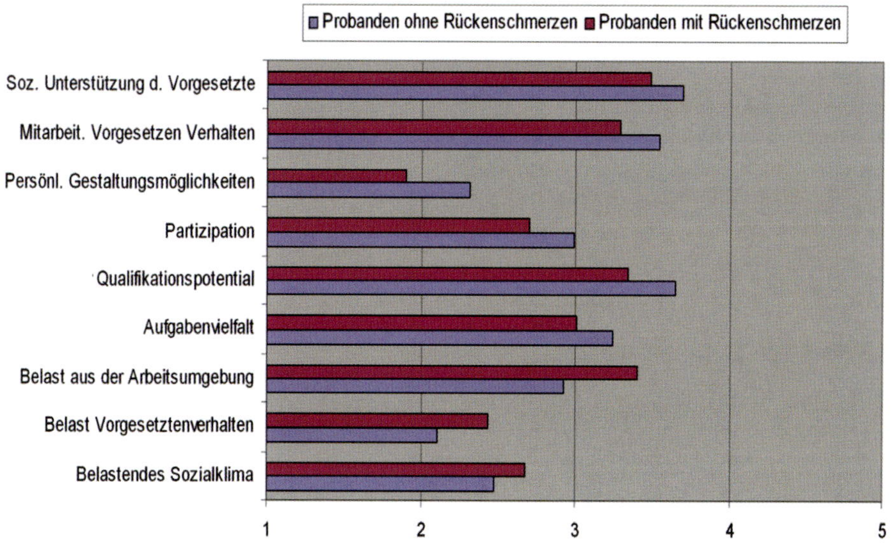

Abbildung 2: Mittelwerts-Vergleiche psychischer Arbeitsplatzmerkmale nach der Salutogenetischen subjektiven Arbeitsplatzanalyse (SALSA, Rimann & Udris, 1997) [1=fast nie; 5=fast immer], n=812

Merkmalsbereich	Flagge	Merkmal (Instrument)	Schwellwert	Rel. Position	Wert	Befund	Textbausteinnr.
Hinweise für körperliche Erkrankungen		Aktuelle und frühere Erkrankungen	> 0*	0 11	1	Auffällig	
Stresserleben		Subj. wahrgenommener Stress (PSS 4)	>= 7	0 16	7	Auffällig	FB1.1
Depressive Symptome		vermindertes Wohlbefinden (WHO 5)	<= 13	0 25	10	Auffällig	FB1.2
Angstsymptome		Ängstlichkeit (GAD 2)	>= 3	0 6	5	Auffällig	FB1.3
Psychosomatische und Körperbeschwerden		Somatische Komorbidität (PHQ 15)	>= 10	0 30	15	Auffällig	FB1.4
Gesundheitsverhalten		Nikotinkonsum (Fagerström)	>= 5	0 10	7	Auffällig	FB1.5.1
		Alkoholkonsum (Audit-C)	M: > 3 / W: > 2	0 12	8	Auffällig	FB1.5.2
		Drogenkonsum	>= 2	0 4	4	Auffällig	FB1.5.3
		Medikamenteneinnahme	> 0	0 6	2	Auffällig	FB1.5.4
		BMI-Klasse	<= 1 >= 4	1 6	1	Auffällig	FB1.5.6
Schmerzen		Schmerzen (DGSS FB)	> 0	0 11	1	Auffällig	FB1.6
Merkmalsbereich	Flagge	Merkmal (Instrument)	Schwellwert	Rel. Position	Wert	Befund	Textbausteinnr.

* Maßgeblich für die Red Flag ist ein Beeinträchtigungsgrad von > 5 (von 10) bei mindestens einer körperlichen Erkrankung.

*Abbildung 3: Befundbogen zur arbeitsmedizinischen Untersuchung Fragebogen 1 © Universität Mannheim, BGN, ASD*BGN*

Merkmalsbereich	Flagge	Merkmal (Instrument)	Schwellwert	Rel. Position	Wert	Befund	Textbausteinnr.
Depressive Störung		Depressivität (ADS)	>=24	0 60	18	o.B.	
Angststörungen		Paniksyndrom (PHQ-D)	=1	0 1	0	o.B.	
		Andere Angstsyndrome (PHQ-D)	=1	0 1	0	o.B.	
Psychosomatische und Körperbeschwerden		Subj. körperliche Beschwerden (GBB-24)	>75	0 100	92	Auffällig	FB2.3
Gesundheitsverhalten		Alkoholkonsum (PHQ-D)	=1	0 1	0	o.B.	
		Essstörungen (PHQ-D)	=1	0 1	0	o.B.	
Schmerzen		Schmerzchronifizierung (CPG)	>1	1 4	2	Auffällig	FB2.5
Merkmalsbereich	Flagge	Merkmal (Instrument)	Schwellwert	Rel. Position	Wert	Befund	Textbausteinnr.

*Abbildung 4: Befundbogen zur arbeitsmedizinischen Untersuchung Fragebogen 2© Universität Mannheim, BGN, ASD*BGN*

Dem Probanden kann bei Bedarf ein Fragebogen zur erweiterten Stress- und Komorbiditätsmessung übergeben werden. Abbildung 4 zeigt den entsprechenden Befundbogen.

Beide Befundbögen sind nach dem gleichen Prinzip aufgebaut. Es wird zunächst der Merkmalsbereich genannt, dann mit einer roten oder grünen Flagge signalisiert, ob es hier zu einem auffälligen Befund kommt. In der Spalte »Merkmal (Instrument)« sind die Kurzbezeichnungen der zugrunde liegenden Erhebungsinstrumente aufgeführt. Die Spalten »Schwellenwert« und »Relative Position« erlauben eine Einschätzung der Befundlage vor dem Hintergrund der Referenzpopulation. Es folgen der individuelle Punktwert des Probanden sowie eine verbale Bewertung dieser Befundlage.

Ausblick

Es ist vorgesehen, zunächst allen Leistungserbringern des ASD*BGN (Arbeitsmedizinischer und Sicherheitstechnischer Dienst der Berufsgenossenschaft Nahrungsmittel und Gastgewerbe) die Stufendiagnostik zur Verfügung zu stellen. Der Arbeitsmediziner entscheidet nach dem Screening (Fragebogen 1) über das weitere Vorgehen. Informationsmaterial zu bundesweiten Anlaufstellen zur Weiterbehandlung steht dem Arbeitsmediziner zur Verfügung. Angedacht ist ein Folgeprojekt zur Optimierung der Beratung auffälliger Personen.

Literatur

Flor, H. (1991). Psychobiologie des Schmerzes. Bern: Huber.

Hölzl, R., Ecken, K., Beyer, N. et al.(2012). Abschlussbericht: Psychische Beanspruchung und Gesundheit am Arbeitsplatz – Gefährdungs- und Risikobewertung, Abschlussbericht 2011, Revision und Erweiterung 2012 (unveröffentlicht)

Hölzl, R., & Kleinböhl, R. (2012). Stress is not disease. Interventionsorientierte Mehrebenen-Diagnostik psychischer Beanspruchung und Gesundheit. Vortrag beim 2. Fachgespräch Psychische Gesundheit. Dresden: DGVU, CD-ROM-Dokumentation.

Jacobi, F.(2012). Psychische Erkrankungen in der Arbeitswelt: Epidemiologische Befunde. DGUV-Kongress »Psychische Erkrankungen in der Arbeitswelt: Schnittstellen zwischen Arbeitsschutz, Rehabilitation und Psychotherapie«, Dresden, 20.-21.09. 2012.

Nordbrock, C. (2011). Die ASD*BGN-Studie »Psyche und Gesundheit am Arbeitsplatz«. In Berufsgenossenschaft Nahrungsmittel und Gastgewerbe (2011). Jahrbuch Prävention 2011. http://praevention.portal.bgn.de/9539?wc_lkm=8982&wc_cmt=c4815569b89f93127cfc87a3bf9a4771

Rimann, M., & Udris, I. (1997). Subjektive Arbeitsplatzanalyse: Der Fragebogen Salsa. In Strohm, O. & Ulrich, E. (Hrsg.), Unternehmen arbeitspsychologisch bewerten. Ein Mehr-Ebenen-Ansatz unter besonderer Berücksichtigung von Mensch, Technik und Organisation (S. 281–298). Zürich: vdf Hochschulverlag.

Mehrkörpersimulation einer detaillierten Lendenwirbelsäule – ein Werkzeug für die Präventionsforschung?

Syn Schmitt · Michael Günther · Tille Karoline Rupp
Alexandra Bayer· Falk Mörl · Ingo Bradl

Zusammenfassung

Zur Berechnung interner Dynamik biologischer Strukturen stehen heutzutage mindestens zwei Ansätze zur Verfügung: die Finite Elemente (FE) Methode und die Starrkörpermethode (MKS). Es existieren detaillierte FE-Modelle einzelner Wirbelsäulenstrukturen, wie z.B. der Bandscheibe, aber ebenso mehrsegmentige MKS-Modelle.

Die Grundlage für die hier vorgestellte Modellierung des menschlichen Bewegungsapparats bildet die Starrkörpermethode (MKS). Die Gelenkaktuierung erfolgt über Muskeln, dargestellt, in Form von Hillschen Muskelmodellen. Passive Weichteile, wie z. B. Bänder, Fersenpolster, Schwabbelmassen und Bandscheiben, werden durch nichtlineare Kraftelemente repräsentiert. Die Geometrie des Menschmodells wird in einem Präprozessorschritt in Abhängigkeit von drei Parametern (Geschlecht, Körpermasse, Körperhöhe) vorberechnet. Die Ansteuerung des MKS-Modells erfolgt durch das lambda-Modell (EPT: equilibrium point theory). Zur Erzeugung der Bewegungsgleichungen und deren Lösung wird das MKS-Paket demoa verwendet, ein eigener C/C++-Programmcode. Die Animation der Simulation erfolgt ebenso mit demoa.

Die Herausforderung der Simulation eines Ganzkörpermenschen mit dem Fokus auf der Wirbelsäule besteht erstens in der notwendigen Abstraktion des Modells hinsichtlich der peripheren Körpersegmente, -eigenschaften und –dynamik, in diesem Fall sind die Beine von besonderem Interesse. Zweitens besteht die Herausforderung in der Erstellung geeigneter Ansteuerungsalgorithmen der beteiligten Muskulatur, speziell an der Wirbelsäule und drittens in der Validierung sowohl der einzelnen modellierten Elemente als auch des Gesamtmodells.

Erst die erfolgreiche Validierung des Modells erlaubt die Simulation als Werkzeug für die Präventionsforschung einzusetzen. Zum Beispiel, wie hier in ersten Ergebnissen vorgestellt, sind Belastungsaussagen benachbarter Wirbelsegmente bei dauerhafter Versteifung eines Bewegungssegments möglich. Dadurch wird eine tiefere Einsicht in die Vorgänge interner Strukturen möglich.

Einleitung

Die Methode der Mehrkörpersimulation (MKS), auch Mehrkörperdynamik genannt, ist eine direkte Weiterentwicklung der Mechanik seit Johannes Kepler (1571-1630) und Isaac Newton (1642-1726) (Schiehlen, 1997). In der Wissenschaft liegt der Hauptanwendungsbereich in der Robotik, im Fahrzeugbau und in der Biomechanik. Bereits 1906 wurde die Mehrkörperdynamik zur Modellierung des menschlichen Ganges von Otto Fischer verwendet (Fischer, 1906). Moderne Rechenverfahren und Rechnersysteme erlauben heutzutage die Simulation großer Modelle mit zahlreichen Freiheitsgraden in akzeptablen Rechenzeiten. Deshalb bietet die Mehrkörperdynamik neben der prinzipiellen Stärke der zeitlichen Vorhersage der Entwicklung der Modelle immer noch eine erhebliche Zeitersparnis in der Ergebnisgewinnung gegenüber der Finite Elemente Methode.

Das Ziel der Mehrkörperdynamik ist die Berechnung und Vorhersage von interner Dynamik des modellierten Systems bei gleichzeitigem Aufbringen von äußeren, externen Störungen oder sonstigen Einflüssen, wie z.B. das Durchführen einer Bewegung. Für ein detailliertes Wirbelsäulenmodell bedeutet dies die Möglichkeit der Berechnung von Kräften und Verschiebungen innerhalb der Wirbelsäule als Folge von Bewegungen des Menschen oder Störungen auf den Menschen.

Aus medizinischer Sicht ist der Bereich des unteren Rückens ein besonders interessanter, weil besonders betroffener Bereich. Rückenschmerz ist eines der größten Gesundheitsprobleme mit erheblicher ökonomischer Auswirkung (Wenig, 2008). Rückenschmerz ist der Hauptgrund berufsbedingter Gesundheitsprobleme (Parent-Thirion, 2007). Dabei könnte Rückenschmerz eine Folge von mechanischer Überlastung sein. Beide Aspekte, Rückenschmerz sowie Überlastung im unteren Rücken, sollen hier jedoch nicht im Blickpunkt stehen. Dieser Beitrag wird ein detailliertes mechanisches Modell vorstellen, das mechanische Belastungsaussagen liefern kann. Aus medizinischer Sicht ist das der Bereich von biologischer Degeneration und dabei insbesondere der mechanischen Einflussgrößen von Degeneration, z.B. der täglichen Arbeit, Sport, falsche Körperhaltung, etc. Mechanische Belastung induziert Degenerationsprozesse. Durch Berechnung interner Kräfte und Deformation bei bestimmten Belastungsfällen könnte eine bessere Grundlage zur Untersuchung von Ursachen biologischer Degeneration bereitgestellt werden.

In diesem Beitrag soll die Leistungsfähigkeit des vorgestellten Mehrkörpermodells dadurch gezeigt werden, indem anhand des Schlüsselbeispiels Wirbelversteifung konkrete Ergebnisse errechnet werden. Deyo et al. (Deyo, 2004) berichten von einer Zunahme von Wirbelversteifungsoperationen in der US-Bevölkerung. Gleichzeitig ist bekannt, dass eine Wirbelversteifung nicht immer ohne längerfristige Komplikationen bleibt (Hilibrand, 2004). Es kommt häufig nach Versteifungsoperationen zu einer fortschreitenden Degeneration in den benachbarten Segmenten (Hilibrand, 2004). Die Ursache dieser Komplikationen oder Folgeerscheinungen ist unbekannt. In anderen Worten formuliert bedeutet dies, dass die Auswirkungen von Wirbelversteifung auf die interne Dynamik benachbarter Wirbelsegmente noch ungeklärt ist. Mit der Methode der Mehrkörpersimulation könnte die interne Dynamik berechnet werden. In der Literatur sind Wirbelsäulenmodelle mit einer detaillierten Lendenwirbelsäule bekannt (de Zee, 2007; Christophy, 2012). Diese beinhalten bereits separate Strukturen für die Wirbelkörper, die Bänder, die Muskel-Sehnen-Komplexe und die Bandscheiben. Sie unterscheiden sich hauptsächlich in der Anzahl und Modellierung der implementierten Elemente. Christophy et al. (Christophy, 2012) stellten kürzlich ein Modell vor, das alle notwendigen Elemente der Lendenwirbelsäule enthält. Zur Berechnung interner Kräfte und Deformation benötigt dieses Modell allerdings Bewegungsbahnen der Körpersegmente eines Menschen als Eingabedaten. Diese Bewegungsdaten müssen für jede zu simulierende Bewegung durch Probandenversuche aufgenommen werden. Darüber hinaus sind weitere Modellannahmen notwendig, damit eine eindeutige Lösung des Problems möglich ist. Zum Beispiel muss die Verteilung des äußeren Lordosewinkel auf innere Segmentwinkel mit einer Zusatzbedingung vorgegeben werden (Christophy, 2012).

Damit die Methode der Mehrkörpersimulation detaillierter biologischer Strukturen, als Werkzeug zur Prävention verwendet werden kann, müssen beliebige Bewegungen durch das Modell erzeugt werden können. Die Bewegungen müssen als Folge von Muskelkräften entstehen, um die Belastung der internen Strukturen konsistent abzubilden. Das hier vorgestellte Modell kann Muskelkräfte simulieren und dadurch die zu untersuchende Bewegung erzeugen.

Methode

Das Computermodell enthält 452 Freiheitsgrade, dabei entfallen 48 Freiheitsgrade auf das mechanische System der 15 Körpersegmente. 404 Freiheitsgrade entfallen auf die 202 Muskel-Sehnen-Komplexe (Abbildung 1). Das Menschmodell stellt einen 1,78 m großen und 64 kg schweren Mann dar (NASA,1978), die anatomischen und physiologischen Parameter der Bänder (Panjabi,1982; Chazal, 1985) und Muskeln (Bogduk, 1992a,b; Bogduk,1998; Hansen, 2006; Christophy, 2012) sind der Literatur entnommen. Die Muskel werden als aktivierbare Hill-Typ Muskeln modelliert (Günther, 2003; Günther, 2007; Mörl, 2012) und mit der EPT (engl.: equilibrium point theory) angesteuert. Die 58 Bänder sind als einfache nicht-lineare Feder-Dämpfer-Elemente modelliert. Ein plastischer oder Versagens-Bereich der Bandstrukturen ist nicht modelliert. Das integrierte Bandscheibenmodell repräsentiert ein kontinuummechanisches, kalibriertes Bandscheibenmodell (Karajan, 2009; Karajan, 2012a). Dieses Bandscheibenmodell wurde durch einen

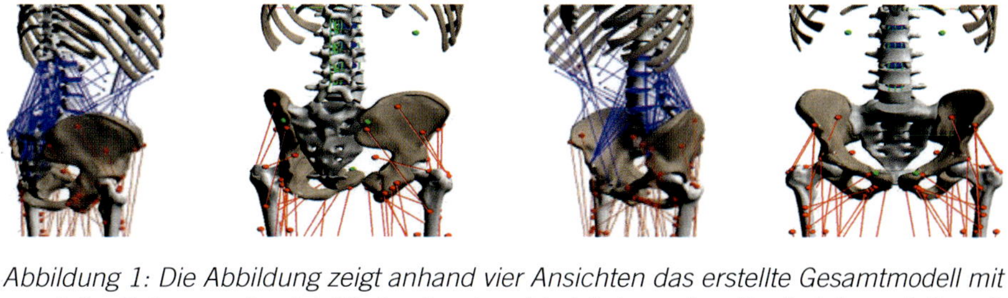

Abbildung 1: Die Abbildung zeigt anhand vier Ansichten das erstellte Gesamtmodell mit spezieller Betonung der detaillierten Lendenwirbelsäulenregion. Es sind dargestellt a. die Muskeln der unteren Extremität in rot, b. die Muskeln im Lendenwirbelsäulenbereich in blau, c. die Bänder in grün und d. die Bandscheibenelemente als blaue Elemente zwischen den Wirbelkörpern.

Polynomialansatz homogenisiert (Karajan, 2012b) und in das Mehrkörpermodell eingebaut.

Das Gesamtmodell wurde durch eigene, experimentelle Messungen validiert. Dafür wurde die Kinematik der oberen Extremität, die Dynamik zweier Bodenkraftmessplatten und die Muskelaktivität von 16 Rumpfmuskeln an zehn Probanden aufgezeichnet.

Das Computerexperiment wurde mit zwei Modellvariationen durchgeführt. Erstens wurde das vollständige Modell verwendet und eine Beugebewegung nach vorne simuliert. Zweitens wurden die mechanischen Freiheitsgrade zwischen den Wirbelkörpern L5 und L4 fixiert und dadurch die Wirbelversteifung repräsentiert. Mit diesem Modell wurde ebenso eine Beugebewegung nach vorne simuliert.

Zum Vergleich der beiden Simulationen werden die Zugkräfte der posterioren Bänder und die Kräfte in Normalrichtung der Bandscheibenmittelpunkte und die Verschiebung in Beugerotationsrichtung dargestellt. Die Messergebnisse werden über den Lordosewinkel aufgetragen. Dieser wird bestimmt als Winkel zwischen der Senkrechten auf der Tangente der Deckplatte von L1 und der Senkrechten auf der Tangente der Bodenplatte von L5 (Polly, 1996).

Ergebnisse

Die Voreinstellungen des Modells, die Definition der Rand- und Anfangsbedingungen, wurden anhand Literaturdaten vorgenommen. So wurde der Bewegungsumfang der Wirbelsäule mit Daten des überstrichenen Lordosewinkels (Consmüller, 2012) und der Bewegung einzelner Segmente gewählt (Mörl, 2005). Die Werte der Normalkraft für eine Ruhebelastung und einer alltäglichen Belastung bei Schmidt et al. (Schmidt, 2010) entsprechen den hier simulierten Werten. Die errechneten Wirbelverschiebungen entsprechen ebenso denen von Schmidt et

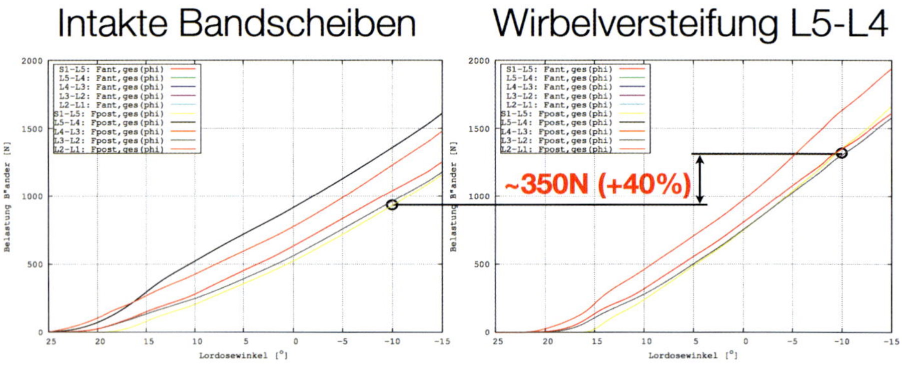

Abbildung 2: Bei der Vorwärtsbeugung auftretende Kräfte in den posterioren Bändern aufgetragen über den Lordosewinkel. Links ist das Ergebnis der intakten Lendenwirbelsäule dargestellt und rechts das Ergebnis mit versteiftem L5-L4-Segment. Die beispielhaft hervorgehobenen Bänder am Segment S1-L5 tragen bei versteiftem L5-L4-Segment 40% höhere Kräfte als ohne Versteifung.

al. (Schmidt, 2010). Miller et al. (Miller, 1986) verwendet ähnlich hohe Rotationsmomente zur Testung seiner Wirbelpräparate unter einer starken Beugung wie in diesem Beitrag gezeigt.

Im Folgenden wird der Vergleich der beiden Simulationen gezeigt. Dabei sind immer auf der linken Seite der Abbildung das Modell mit intakten Wirbelsegmenten dargestellt und auf der rechten Seite die Ergebnisse des versteiften Wirbelsegments L5-L4. Alle Ergebnisse sind über den Lordosewinkel aufgetragen. Abbildung 2 zeigt den Vergleich der auftretenden Kräfte zwischen Ansatz- und Ursprungspunkt der Bänder. Abbildung 3 zeigt den Vergleich der Rotationsauslenkung in den einzelnen Wirbelsegmenten. Abbildung 4 zeigt den Vergleich der Normalkräfte zwischen zwei Wirbelkörpern.

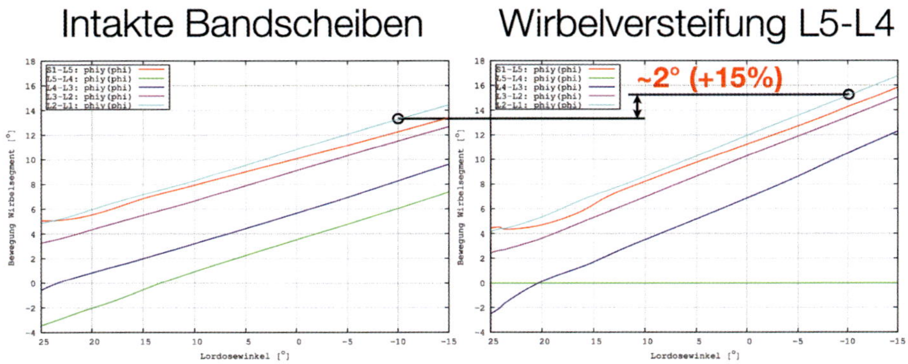

Abbildung 3: Bei der Vorwärtsbeugung auftretende Rotation zwischen den Wirbelsegmenten aufgetragen über den Lordosewinkel. Links ist das Ergebnis der intakten Lendenwirbelsäule dargestellt und rechts das Ergebnis mit versteiftem L5-L4-Segment. Die beispielhaft hervorgehobene Rotation im L2-L1-Segment wird durch die Versteifung um 15% erhöht.

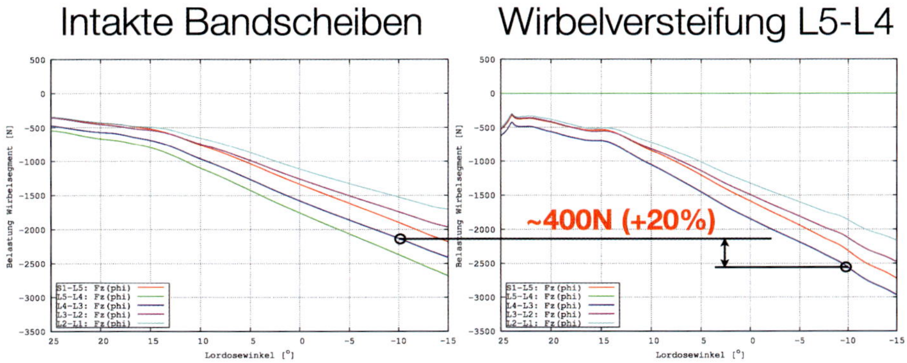

Abbildung 4: Bei der Vorwärtsbeugung auftretende Kräfte in der Bandscheibe in Normalrichtung aufgetragen über den Lordosewinkel. Links ist das Ergebnis der intakten Lendenwirbelsäule dargestellt und rechts das Ergebnis mit versteiftem L5-L4-Segment. Das beispielhaft hervorgehobene L4-L3-Segment trägt 20% höhere Lasten.

Diskussion

Das vorgestellte Gesamtmenschmodell mit einer detaillierten Struktur der Lendenwirbelsäule entspricht noch nicht dem notwendigen Grad an Vollständigkeit, um alle wichtigen mechanischen Zwänge abzubilden. So fehlen dem Modell erstens die Facettengelenke an den Wirbelkörpern. Für die hier simulierte Vorwärtsbewegung wird der Einfluss nicht signifikant vermutet, allerdings wurde dies nicht untersucht. Desweiteren muss betont werden, dass zweitens die Muskeln lediglich einen passiven Kraftbeitrag liefern und nicht aktiv angesteuert werden. Bei einer natürlichen Vorwärtsbewegung ist dies allerdings der Fall. Es wird vermutet, dass durch aktivierte Muskeln die Kräfte in den posterioren Bandstrukturen geringer ausfallen würden. Aufgrund von Aktivierung der Muskeln könnten aber gleichzeitig die Kräfte in den Bandscheiben noch erhöht sein. Die modellierten Muskeln üben derzeit drittens keine Kontaktkräfte auf die sie umgebenden Strukturen aus. Vor allem beim starken nach vorne Beugen steigt der Einfluss von Kontaktkräften der Muskeln auf die anderen biologischen Strukturen. Für künftige Modellerweiterungen muss dies dringend berücksichtigt werden. Die modellierten Muskeln sind viertens nicht über Knochenstrukturen umgelenkt. In dem hier vorgestellten Fall sollte das keinen Einfluss machen, allerdings bei zum Beispiel Geh- oder Hüpfbewegungen der unteren Extremität sind umgelenkte Muskelpfade unumgänglich. Fünftens sind die Bandscheibeneigenschaften stark vereinfacht, so sind alle Bandscheibeneigenschaften der Lendenwirbelsäule gleich, obwohl in der Natur dies nicht der Fall ist. Zum Beispiel unterscheidet sich die Geometrie der Bandscheiben von L5 bis L1 im Modell nicht, in der Biologie aber signifikant.

Trotz der aufgeführten aktuellen Schwächen des Modells kann die hier vorgestellte Mehrkörpersimulation mit detaillierter Lendenwirbelsäule die interne Dynamik (Kräfte und Deformation) im Vergleich mit der Literatur gut vorhersagen. Durch weitere Modellvariation ist dadurch eine Untersuchung von Einflüssen der modellierten Strukturen möglich. Dies wird in zukünftigen Simulationen durchgeführt und somit dieses Modell zum Einsatz als Werkzeug zur Prävention weiterentwickelt. Zukünftig ist zum Beispiel vorstellbar, dass mit diesem Modell eine Bewertung von unterschiedlichen Bewegungen am Arbeitsplatz möglich wird, ebenso wie die Bewertung von Präventionsmaßnahmen hinsichtlich einer direkten Auswirkung auf die internen mechanischen Belastungen.

Die Weiterentwicklung der Mechanik führt in konsequenter Weise zu einer Weiterentwicklung der Biomechanik. Dadurch können unter Einsatz einer etablierten Methode mit neuen Mitteln der Simulationstechnologie weitere Bereiche der Wissenschaft am Menschen aufgestoßen werden.

Danksagung

Das Projekt wurde durch die Deutsche Forschungsgemeinschaft (DFG) innerhalb des Exzellenzclusters für Simulationstechnik (Universität Stuttgart: EXC310/1) und durch die Berufsgenossenschaft Nahrungsmittel und Gastgewerbe, Geschäftsbereich Prävention unterstützt.

Literatur

Bogduk N, Macintosh JE, Pearcy MJ (1992a) A universal model of the lumbar back muscles in the upright position. Spine 17(8):897–913

Bogduk N, Pearcy MJ, Hadfield G (1992b) Anatomy and biomechanics of psoas major. Clin Biomech 7(2):109–119

Bogduk N, Johnson G, Spalding D (1998) The morphology and biomechanics of latissimus dorsi. Clin Biomech 13(6):377–385

Chazal, J., Tanguy, A., Bourges, M., Gaurel, G., Escande, G., Guillot, M., Vanneuville, G. (1985) Biomechanical properties of spinal ligaments and a histological study of the supraspinal ligament in traction. Journal of Biomechanics 18, 167–76

Christophy, M., Faruk Senan, N., Lotz, J., and O'Reilly, O. (2012). A muscu- loskeletal model for the lumbar spine. 11(1-2):19–34

Consmüller, T., Rohlmann, A., Weinland, D., Druschel, C., Duda, G., and Taylor, W. (2012). Comparative evaluation of a novel measurement tool to assess lumbar spine posture and range of motion. 21(11):2170–2180

Deyo, R. A., Nachemson, A., and Mirza, S. K. (2004). Spinal-fusion surgery —the case for restraint. New England Journal of Medicine, 350(7):722–726

de Zee M, Hansen L, Wong C, Rasmussen J, Simonsen EB (2007) A generic detailed rigid-body lumbar spine model. J Biomech 40(6):1219–1227

Fischer, O. (1906) Einführung in die Mechanik lebender Mechanismen, Leipzig

Günther M, Ruder H (2003) Synthesis of two-dimensional human walk- ing: a test of the lambda-model. Biol Cybern 8(2):89–106

Günther, M., Schmitt, S., Wank, V. (2007) High-frequency oscillations as a consequence of neglected serial damping in Hill-type muscle models. Biological Cybernetics 97(1), 63-79

Hansen L, de Zee M, Rasmussen J, Andersen TB, Wong C, Simon- sen EB (2006) Anatomy and biomechanics of the back muscles in the lumbar spine with reference to biomechanical modeling. Spine 31(17):1888–1899

Hilibrand, A. S. and Robbins, M. (2004). Adjacent segment degeneration and adjacent segment disease: the consequences of spinal fusion? The spine journal : official journal of the North American Spine Society, 4(6):190–194

Karajan N (2009) An extended biphasic description of the inhomo- geneous and anisotropic intervertebral disc. Dissertation, Bericht Nr. II-19 aus dem Institut für Mechanik (Bauwesen), Universität Stuttgart

Karajan N (2012a) Multiphasic intervertebral disc mechanics: theory and application. Arch Comput Methods Eng 19:261–339

Karajan, N., Röhrle, O., Ehlers, W., Schmitt, S. (2012b). Linking Continuous and Discrete Intervertebral Disc Models through Homogenisation. Biomechanics and Modeling in Mechanobiology, in press.

Miller, J. A. A., Schultz, A. B., Warwick, D. N., and Spencer, D. L. (1986). Mechanical properties of lumbar spine motion segments under large loads. Journal of Biomechanics, 19(1):79–84

Mörl, F., Wagner, H., and Blickhan, R. (2005). Lumbar spine intersegmental motion analysis during lifting. Pathophysiology, 12(4):295–302

Mörl, F., Siebert, T., Schmitt, S., Blickhan, R., Günther, M. (2012). Electro-mechanical delay in Hill-type muscle models. Journal of Mechanics in Medicine and Biology, 12(5), 85-102

NASA (1978) The internal properties of the body and it's segments. Technischer Bericht, NASA Scientific and Technical Information Office, Johnson Space Center, Houston, TX. Anthropometric Source Book

Panjabi MM, Goel VK, Takata K. 1981 Volvo Award in Biomechanics. "Physiological Strains in Lumbar Spinal Ligaments, an in vitro Biomechanical Study." Spine 7 (3): 192-203, 1982

Parent-Thirion, A., Marcías, E. F., Hurley, J., Vermeylen, G. (2007) Fourth European working conditions survey. European Foundation for the Improvement of Living and Working Conditions, Dublin

Polly, D. W. J., Kilkelly, F. X., McHale, K. A., Asplund, L. M., Mulligan, M., and Chang, A. S. (1996). Measurement of lumbar lordosis: Evaluation of intraobserver, interobserver, and technique variability. Spine, 21(13)

Schiehlen, W. (1997). Multibody system dynamics: Roots and perspectives. 1(2):149–188

Schmidt, H., Shirazi-Adl, A., Galbusera, F., and Wilke, H.-J. (2010). Response analy- sis of the lumbar spine during regular daily activities—a finite element analysis. Journal of Biomechanics, 43(10):1849–1856

Wenig, C. M., Schmidt, C. O., Kohlmann, T., Schweikert, B. (2009) Costs of back pain in Germany. European Journal of Pain 13, 280–286

Biomechanische Modellierung des Schultergelenks zur Vorhersage von Rotatorenmanschetten-Rupturen bei Unfallereignissen

Falk Mörl · Michael Günther
Ingo Bradl · Romano Grieshaber

Einleitung

Unfälle, welche die Schulter belasten, führen häufig zum Riss der Rotatorenmanschette. Der Versicherte hat mit dieser Verletzung heftige Funktionseinbußen der Schulter und natürlich erheblichen Verlust an Lebensqualität. Aus Sicht der Berufsgenossenschaften ist nicht eindeutig geklärt, ob das Unfallereignis allein zum Riss der Rotatorenmanschette führt. Körperinnere Kräfte, welche zum Riss einer Sehne (Riss der Sehne des M. supraspinatus = Riss der Rotatorenmanschette) führen, sind von außen nicht messbar. Experimente mit unfallähnlichen Belastungen, auch abgeschwächt, können mit Menschen aus ethischen Gründen nicht durchgeführt werden. Außerdem ist es im Experiment nicht möglich, bestimmte Eigenschaften (z.B. altersbedingte Gewebeveränderungen) gezielt einzustellen. Um ursächliche Zusammenhänge aufzudecken, ist die Methode der Wahl die Computersimulation. Das Computer-Modell des Schultergelenks hat die genannten Einschränkungen nicht, kann die Daten zusammen führen und Belastungen berechnen. Außerdem können mit einem Computermodell Variationsrechnungen durchgeführt werden, welche im Experiment nicht möglich sind. Beispielsweise können Eigenschaften des Sehnenmodells verändert werden, so dass eine altersbedingt degenerierte Sehne simuliert wird. Letztlich muss ein Computermodell natürlich immer validiert werden, d.h. seine vorhergesagten Daten mit entsprechenden Experimentaldaten (z.B. äußere Kräfte, Muskelstimulationen, Bewegungskinematik) verglichen werden.

Hintergrund für die durchgeführten Untersuchungen ist eine unklare Belastungssituation während eines Unfallereignisses: Maximalkräfte, die zum Riss der Supraspinatussehne führen, sind in vitro gemessen worden (Itoi et al., 1995, Huang et al., 2005, Barber et al., 2008). Welche äußeren mechanischen Umstände zu diesen inneren Kräften führen, ist weitgehend unbekannt. Auch die Wirkungsweise eines Unfallereignisses und die daraus resultierenden inneren Kräfte wurden nicht hinreichend untersucht. Wieder ist die Computersimulation die Methode der Wahl, um die gestellten Fragen beantworten zu können.

Ziel der Simulationsstudie ist es, die Frage zu beantworten: Welche äußeren mechanischen Bedingungen führen zum Riss der Rotatorenmanschette? Gleichzeitig wird die Thematik der Degeneration der Supraspinatussehne mit beleuchtet. Auch hier kann die Simulationsstudie (Parameter-Variation) Antworten geben.

Methode

Beim biomechanischen Modellieren besteht einerseits der Anspruch, die Realität genau abzubilden. Andererseits sollte das Modell nicht zu komplex sein, da der technische Aufwand dadurch sehr groß wird und zudem die Ergebnisinterpretation schwieriger wird. Im Laufe der Simulationsstudie wurde das Schultermodell daher Stück für Stück erweitert, um dem Vorbild des realen Schultergelenks allmählich näher zu kommen. Die erste Ausbaustufe bestand aus einem Scharniergelenk als Schultergelenk, dem Oberarm als Starrkörper und einer fest im Raum aufgehängten Scapula (Schulterblatt). Von der Scapula über das Schultergelenk zog eine Muskelverlaufslinie, welche mit ihren mechanischen Eigenschaften das Verhalten des M. supraspinatus simulierte. Die Muskelverlaufslinie orientiert sich an den tatsächlichen anatomischen Verhältnissen. Segmentlängen, Segmentmassen und Trägheitseigenschaften wurden einer anthropometrischen Datenbank entnommen (NASA, 2000).

Die Sehne des M. supraspinatus lenkt als einzige Sehne der Rotatorenmanschette den horizontalen Kraftverlauf am Humeruskopf in einen vertikalen Verlauf um (Bassett et al., 1990, Clark et al, 1992). In der zweiten Ausbaustufe wurde dies durch ein Umlenken der Muskelverlaufslinie an einem Hebel ab einem bestimmten Adduktionswinkel simuliert (Abb. 1).

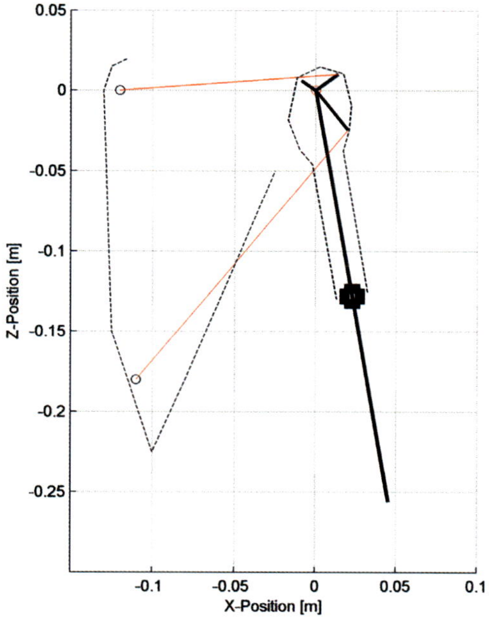

Abbildung 1: Skizze des Schultermodelles mit Hebeln am Oberarm (schwarze Linien), Muskelverlaufslinien (rote Linien) und Orientierung am Schultergelenk (gestrichelte Linien). Der M.suprapinatus (obere rote Linie) lenkt bei Abduktion um den Hebel ohne Muskelansatz um.

Modell des Muskel-Sehnen-Komplexes

Der Muskel-Sehnen-Komplex (MSK, Muskelmodell) wurde durch ein Hill-Typ-Muskelmodell repräsentiert. Der MSK besteht aus einem Kontraktilem Element (CE), welches das Zusammenspiel von Myosin und Aktin simuliert, einem Parallel Elastischen Element (PEE), welches Steifigkeiten von parallel dem CE verlaufendem Bindegewebe (z.B. Titin) simuliert, einem Seriell Elastischen Element

(SEE, Sehnenmodell), welches mechanische Eigenschaften der Sehne abbildet und einem Seriellen Dämpfungselement (SDE), welches Dämpfungseigenschaften der Sehne modelliert. Die Eigenschaften des MSK wurden mit experimentellen Daten validiert und verschiedene Testsituationen wurden mit dem MSK bereits erfolgreich untersucht (Günther et al., 2007, Siebert et al., 2008, Mörl et al., 2012).

Das Sehnenmodell ist ein passives Dehnelement, welches bei Dehnung über die Ruhelänge hinaus Kräfte erzeugt. In Anlehnung an das Vorbild der Biologie hat das SEE eine nicht lineare Anlaufzone (auch toe-zone), in welcher die Kraft allmählich ansteigt. Der Dehnbereich der nicht linearen Zone beträgt 4,2%. Bei weiterer Dehnung hat das SEE ein lineares Kraft-Dehnungs-Verhältnis bis 10% Dehnung. In der Realität wird danach der Anstieg der Kraft-Dehnungs-Kurve einer Sehne wieder flacher. Es entstehen bereits Mikrotraumata, bevor bei etwa 12,5% Dehnung die Sehne reißt (Ker, 1981, Ker, 1999). Das SEE rechnet in beiden kritischen Zonen weiter linear (Abb. 2). Das Kraft-Dehnungs-Verhalten des Sehnenmodells ist mit Daten aus experimentellen Untersuchungen vergleichbar (Itoi et al., 1995, Huang et al., 2005, Barber et al., 2008).

Bei den Unfallsimulationen wurde als Haupt-Parameter die Dehnung des Sehnenmodells untersucht. Anlaufzone und linearer Bereich wurden als physio-

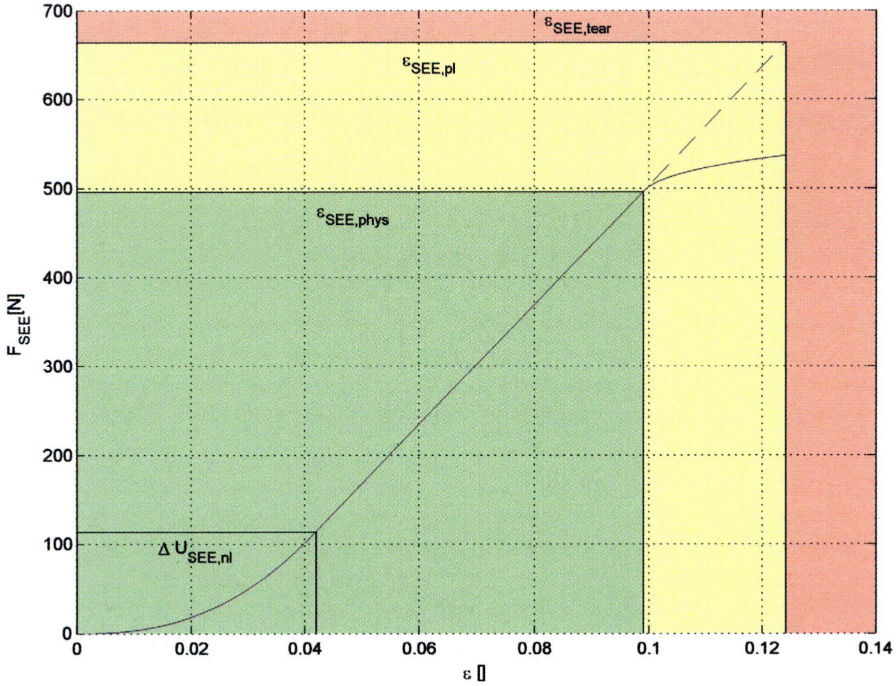

Abbildung 2: Kraft-Dehnungs-Verhalten einer physiologischen Sehne (durchgezogene Linie) und des Sehnenmodells (gestrichelte Linie). Im physiologischen Arbeitsbereich werden bis zu 500 N erzeugt. Darüber hinaus werden Mikrotraumata voraus gesagt. Bei etwa 670 N würde eine physiologische Sehne reißen.

logischer Arbeitsbereich definiert. Bei einer Dehnung von mehr als 10% wurde plastisches Verformen voraus gesagt, ab 12,5% Dehnung wurde ein Riss voraus gesagt.

Schultergelenk als Bandgelenk

Das Schultergelenk ist knöchern nicht geführt. Vielmehr umgibt ein ausgeprägter Bandapparat den großen Gelenkkopf des Humerus, welcher mit einer viel zu kleinen Gelenkpfanne an der Scapula artikuliert. Um diesem anatomischen Vorbild etwas näher zu kommen, wurde in einer weiteren Ausbaustufe des Modells ein Kontakt-Bandgelenk anstelle des Scharniers eingebaut. Hier wird der Radius des Humeruskopfes auf Kontakt mit einer ungekrümmten Gelenkfläche an der Scapula geprüft. Bei Kontakt entstehen das Gelenk auseinander treibende Kräfte (Kontaktkraft). Zusammen gehalten wird das Gelenk durch vier Ersatzbänder, welche bei Dehnung Zugkräfte erzeugen. Alle Ersatzbänder wurden auf kritische Längen geprüft. Bei einer Dehnung, welche ein physiologisches Band zum Reißen bringen würde, wurde die Simulation abgebrochen.

Unfall-Simulationen und Parameter-Variation

Um definierte Anfangsbedingungen bei unterschiedlichen Aktivierungsniveaus des MSK zu ermöglichen, wurde ein weiterer Muskel der Rotatorenmanschette, der M. teres minor eingebaut. Über eine somit mögliche Kokontraktion konnte bei verschiedenen Aktivierungsniveaus der Abduktionswinkel (Frontalebene) des Oberarms vor der Unfallwirkung eingestellt werden. Die untersuchten Anfangswinkel waren 10° und 20° Abduktion. Die verwendeten Aktivierungen des MSK des M. supraspinatus reichten von gering (stim = 0.135) bis mittel (stim = 0.535, stim = 1 entspricht der Aktivierung aller Fasern).

Die Unfallkraft wurde entweder vertikal oder horizontal auf den Ellbogen eingeleitet. Ersteres simulierte das plötzliche Fangen eines 35 kg schweren Gegenstandes, letzteres das Fallen auf den Ellbogen. Die wirkende Unfallkraft wurde mittels des Impulses abgeschätzt, welcher nach einer bestimmten Falldistanz eines frei fallenden Gegenstandes entsteht. Dieser Impuls muss, unter der Annahme, dass das Gewicht wieder zur Ruhe kommen soll, vollständig während der Kraftwechselwirkung mit dem Modell abgebaut werden. Je nach zeitlicher Länge der Kraftwechselwirkung entstehen unterschiedlich große Unfallkräfte. Die verwendete Unfallwirkung (Bremszeit) dauerte 0,01 bis 0,15 Sekunden beim Fangen des 35 kg Gegenstandes und 0,02 bis 0,34 Sekunden beim Fallen auf den Ellbogen. Die Unfallkraft wurde in Form einer verschobenen Cosinuskurve modelliert. Er steigt zunächst stetig von 0 an, erreicht nach der Hälfte der Bremszeit den Maximalwert und fällt mit gespiegeltem Zeitverhalten wieder auf 0 (Abb. 3). Die Maximalwerte der Unfallkraft erreichen beim Fangen des 35 kg Gegenstandes bis zu 13,7 kN, beim Fallen auf den Arm bis zu 23,5 kN.

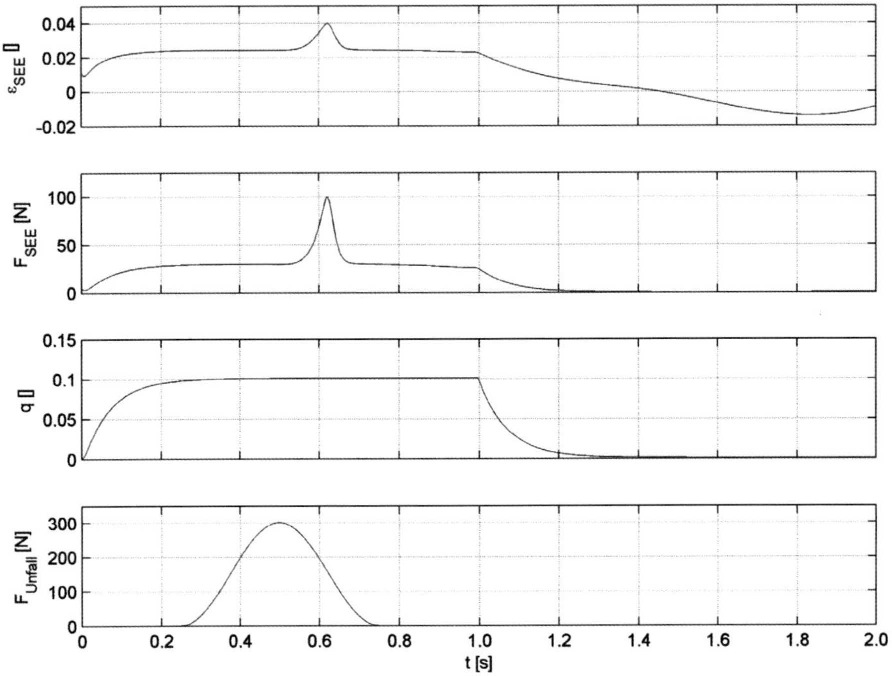

Abbildung 3: Ausgewählte Parameter einer Simulation im zeitlichen Verlauf. Von oben nach unten, Dehnung der Sehne (ε_{SEE}), Kraft der Sehne (F_{SEE}), Aktivierung (q) und von extern auf den Ellbogen wirkende Unfallkraft (F_{Unfall}).

Ergebnisse

Schultermodell mit Scharniergelenk

Beim Fangen des schweren Gegenstandes werden mit 10° Abduktionswinkel bei allen Unfallsimulationen keine kritischen Dehnungen des Sehnenmodells erreicht. Wäre das Schultergelenk ein Scharniergelenk, würde bei einem derartigen Unfall keine Schädigung der Supraspinatussehne entstehen.

Bei 20° Abduktionswinkel verändert sich die Situation drastisch: Bereits ab einer Maximalbelastung von 981 N werden Dehnungen erreicht, welche eine physiologische Sehne nur mit plastischen Veränderungen überstehen würde. Ab einer Unfallkraft von 1526 N und einer hohen Aktivierung der Muskelmodelle wird Riss einer physiologischen Sehne voraus gesagt (Abb. 4).

Beim Fallen auf den Arm (horizontale Unfallkraft) wird bei allen Simulationen Riss der Supraspinatussehne voraus gesagt.

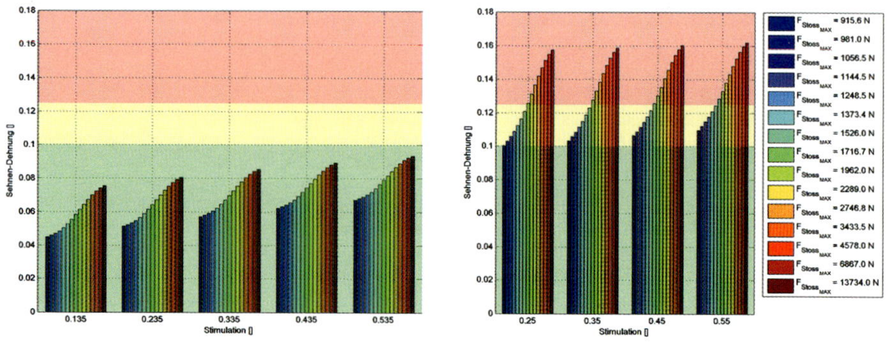

Abbildung 4: Dehnung der Sehne des M. supraspinatus bei 10° (links) und 20° (rechts) Abduktionswinkel des Oberarms in Abhängigkeit der Unfallkraft und der Aktivierung (Modell mit Scharniergelenk). Bei kleinem Abduktionswinkel (10°) werden keine Schädigungen voraus gesagt, wogegen bei größerem Abduktionswinkel schon bei geringen Kräften plastische Verformung und bei mittleren Kräften Riss voraus gesagt wird.

Schultermodell mit Band-Kontaktgelenk

Beim Fangen des 35 kg schweren Gegenstandes werden ab 1249 N Unfallkraft (Unfalldauer 0,11 s) plastische Veränderungen und ab 1717 N (Unfalldauer 0,08 s) ein Riss der Sehne voraus gesagt (Abduktionswinkel 20°). Der Abduktionswinkel des Oberarms hat dabei einen starken Einfluss auf die Wahrscheinlichkeit einer Schädigung: Bei 10° Abduktion treten plastische Veränderungen erst ab 4578 N (Unfallzeit 0,03 s) auf, der Riss der Rotatorenmanschette wird erst bei größerer Aktivierung der Muskulatur voraus gesagt. In beiden Fällen führt größere Aktivierung der Muskulatur zu größeren Kräften der Sehne (Abb. 5).

Im Vergleich zum Modell mit Scharniergelenk werden deutlich geringere Kräfte toleriert.

Diskussion

Der Abduktionswinkel bei den hier untersuchten Unfallereignissen hat klaren Einfluss darauf, ob die Sehne des M. supraspinatus Schaden nimmt oder nicht. Der mechanische Hintergrund ist das abfangende Moment im Schultergelenk, was durch die anatomisch nachempfundenen Strukturen erzeugt wird. Das Moment, das als Antwort auf die durch die extern angreifende Unfallkraft erzeugte Gelenkbewegung entsteht, ist bei 20° Abduktion größer, als bei 10° Abduktion (bei 20° Abduktion und vertikal wirkender Kraft ist der wirkende Hebelarm größer). Somit können bei 10° Abduktion die Unfallwirkungen bei günstigen Umständen (Unfallkraft nicht zu groß, geringe Voraktivierung) ohne Schädigung toleriert werden, wogegen bei 20° Abduktion mehrheitlich Schädigungen voraus gesagt werden. Daraus lässt sich präventiv ableiten, dass – falls der Unfall vorhersehbar ist und man noch agieren kann – es günstiger ist, den Oberarm an den Körper zu pressen, als den Arm vom Körper weg zu führen.

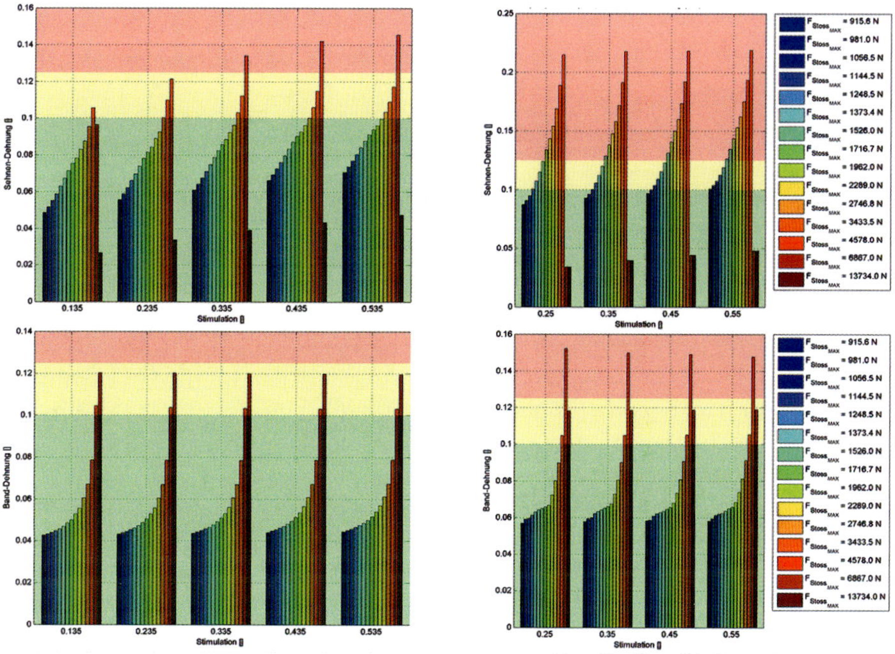

Abbildung 5: Dehnung der Sehne des M. supraspinatus (oben) bei 10° (links) und 20° (rechts) Abduktionswinkel des Oberarms und Dehnung eines Gelenkbandes (unten) in Abhängigkeit der Unfallkraft und der Aktivierung (Modell mit Kontakt-Band-Gelenk). Bei kleinem Abduktionswinkel (10°) werden weniger Simulationen mit Schädigungen voraus gesagt. Im Vergleich zum Scharniergelenk wird auch bei 10° Abduktion bei großer Unfallkraft ein Riss vorausgesagt.

Beim Modell mit Scharniergelenk wird ein Großteil der inneren Belastung durch den Zwang des Scharniers kompensiert. Beim Modell mit Kontakt-Band-Gelenk werden deutlich größere Dehnungen in der Sehne des M.supraspinatus voraus gesagt. Auch treten große Dehnungen in den Gelenkbändern auf, welche bei ungünstigen Umständen (großer Abduktionswinkel, hohe Voraktivierung) zu Rissen der Bänder führen. Haupteinflussfaktor ist die zu fangende Masse und deren Impuls (Wie weit ist diese Masse frei gefallen, bis sie aufgefangen wurde?), welcher beim Unfall wieder abgebaut werden muss. Auch die Zeitspanne, die zur Verfügung steht, den fallenden Gegenstand wieder abzubremsen, hat einen großen Einfluss: Wenig Unfallzeit zieht große Unfallkräfte nach sich, so dass eine Schädigung wahrscheinlicher wird. Dies wird vor allem am Modell mit Kontakt-Bandgelenk deutlich, beim Modell mit Scharniergelenk wird der Einfluss der Unfallkraft insbesondere bei 10° Abduktion durch das Scharnier kompensiert.

Eine große Aktivierung führt zu einem größeren Risiko, die Strukturen der Rotatorenmanschette zu verletzen. Die externe Unfallkraft erzeugt über den langen Ellbogenhebel ein sehr großes Moment. Der Hebelarm des M. supraspinatus und dessen wirkende Kraft können nur ein viel geringeres Gegenmoment erzeugen, was bedeutet, dass sich der MSK insgesamt durch die Unfallwirkung deutlich dehnt. Bei niedriger Aktivierung wird eher das Kontraktile Element und damit auch das Parallel Elastische Element gedehnt. Bei größerer Aktivierung erzeugt der MSK eine größere Kraft und dadurch erfährt seine Sehne eine größere Dehnung. Somit steigt die Gefahr, eine Schädigung zu erleiden.

Ungebremstes Fallen auf den Arm führt fast immer zu Schädigungen am Schultergelenk, wenn die große Masse des Körpers nicht vorher durch andere Vorgänge abgebremst wird und auch keine Hilfsmuskulatur beim Fall auf den Arm entlastend wirkt.

Das Schultermodell hat nur zwei Muskeln der Rotatorenmanschette. Schädigungen anderer Muskeln der Rotatorenmanschette sind wenig dokumentiert, so dass eine Untersuchung dieser nicht im Vordergrund stand. Tatsächlich wurde der M. teres minor nur eingebaut, um eine Kokontraktion für die Einstellung des Anfangswinkels erzeugen zu können. Während des Unfalls wird das SEE des M. teres minor-MSK gestaucht, so dass ein Riss sehr unwahrscheinlich ist.

Größere Muskeln der Schulter, wie z.B. der M. deltoideus, können Kräfte erzeugen, die das wirkende Unfallmoment teilweise kompensieren und somit schützend für den M. supraspinatus wirken. Für diese Situationen kann das Modell in seiner jetzigen Ausbaustufe keine Aussagen treffen. Da es sich jedoch um ein Unfallereignis handelt, besteht die Möglichkeit, dass die umliegende Schultermuskulatur nicht aktiv ist oder aufgrund der biomechanischen Situation (MSK-Länge), keine aktuelle Kraft erzeugen kann. Für diese Fälle macht das Schultermodell gute Voraussagen.

Veränderungen mechanischer Eigenschaften von Sehnen und Bändern bei Degeneration sind wenig untersucht worden. Bekannt ist, dass die Ruhelänge kleiner, die nicht lineare Anlaufzone größer, die Steifigkeit kleiner wird und der physiologische Arbeitsbereich deutlich kleiner ist (Maganaris et al., 2006, O'Brien et al., 2009, Reeves et al., 2003). Zusammen gefasst ist eine degenerierte Sehne deutlich weniger dehnbar und erzeugt dabei weniger Kraft. Die hier beschriebenen Simulationen wurden mit Parametern gesunden Sehnenmaterials durchgeführt. Mit dem Modell ist eine Parameter-Variation hin zu degeneriertem Material möglich. Aus dem oben beschriebenen Eigenschaften kann jedoch jetzt schon abgeleitet werden, dass degenerierte Strukturen das Risiko, während eines Unfalls eine Schädigung der Supraspinatussehne zu erleiden, deutlich erhöhen.

Literatur

Barber, F. A., Herbert, M. A., Boothby, M. H., Jan 2008. Ultimate tensile failure loads of a human dermal allograft rotator cuff augmentation. Arthroscopy 24 (1), 20–24. URL http://dx.doi.org/10.1016/j.arthro.2007.07.013

Bassett, R. W., Browne, A. O., Morrey, B. F., An, K. N., 1990. Glenohumeral muscle force and moment mechanics in a position of shoulder instability. J Biomech 23 (5), 405–415.

Clark, J. M., Harryman, D. T., Jun 1992. Tendons, ligaments, and capsule of the rotator cuff. gross and microscopic anatomy. J Bone Joint Surg Am 74 (5), 713–725.

Günther, M., Schmitt, S., Wank, V., Jul 2007. High-frequency oscillations as a consequence of neglected serial damping in hill-type muscle models. Biol Cybern 97 (1), 63–79. URL http://dx.doi.org/10.1007/s00422-007-0160-6

Huang, C.-Y., Wang, V. M., Pawluk, R. J., Bucchieri, J. S., Levine, W. N., Bigliani, L. U., Mow, V. C., Flatow, E. L., Jul 2005. Inhomogeneous mechanical behavior of the human supraspinatus tendon under uniaxial loading. J Orthop Res 23 (4), 924–930. URL http://dx.doi.org/10.1016/j.orthres.2004.02.016

Itoi, E., Berglund, L. J., Grabowski, J. J., Schultz, F. M., Growney, E. S., Morrey, B. F., An, K. N., Jul 1995. Tensile properties of the supraspinatus tendon. J Orthop Res 13 (4), 578–584. URL http://dx.doi.org/10.1002/jor.1100130413

Ker, R. F., Aug 1981. Dynamic tensile properties of the plantaris tendon of sheep (ovis aries). J Exp Biol 93, 283–302.

Ker, R. F., Dec 1999. The design of soft collagenous load-bearing tissues. J Exp Biol 202 (Pt 23), 3315–3324.

Maganaris, C. N., Reeves, N. D., Rittweger, J., Sargeant, A. J., Jones, D. A., Gerrits, K., Haan, A. D., Jan 2006. Adaptive response of human tendon to paralysis. Muscle Nerve 33 (1), 85–92. URL http://dx.doi.org/10.1002/mus.20441

Mörl, F., Siebert, T., Schmitt, S., Blickhan, R., Günther, M., 2012. Electro-mechanical delay in Hill-type muscle models, JMMB.

NASA, 2000. Man-systems integration standards, anthropometry and biomechanics. Tech. rep., National Aeronautics and Space Administration.

O'Brien, T. D., Reeves, N. D., Baltzopoulos, V., Jones, D. A., Maganaris, C. N., Dec 2009. Mechanical properties of the patellar tendon in adults and children. J Biomech. URL http://dx.doi.org/10.1016/j.jbiomech.2009.11.028

Reeves, N. D., Narici, M. V., Maganaris, C. N., Jul 2003. Strength training alters the viscoelastic properties of tendons in elderly humans. Muscle Nerve 28 (1), 74–81. URL http://dx.doi.org/10.1002/mus.10392

Siebert, T., Rode, C., Herzog, W., Till, O., Blickhan, R., Feb 2008. Nonlinearities make a difference: comparison of two common hill-type models with real muscle. Biol Cybern 98 (2), 133–143. URL http://dx.doi.org/10.1007/s00422-007-0197-6

Arbeitsplatzbezogene muskuloskelettale Rehabilitation (ABMR) als neues Verfahren der DGUV – Charakteristik und erste Ergebnisse

Wolf-Dieter Müller · Axel Lohsträter
Silvia Germann · Thomas Kohlmann

Hintergrund

Zentrale Zielsetzung des Heilverfahrens der gesetzlichen Unfallversicherung ist es, mit allen geeigneten Mitteln die Gesundheit und Leistungsfähigkeit der unfallverletzten Versicherten wieder herzustellen und den Betroffenen die Teilhabe am Arbeitsleben und am Leben in der Gemeinschaft schnell und dauerhaft wieder zu ermöglichen. Bei den bisher dafür genutzten komplextherapeutischen Rehabilitationsverfahren (BGSW, EAP) stehen struktur- und funktionsbezogene Behandlungsansätze im Vordergrund. Arbeits- oder erwerbstätigkeitsorientierte Behandlungsinhalte sind in den Handlungsanleitungen und Behandlungsvorgaben zu diesen Rehabilitationsverfahren nicht abgebildet. Um dieses Defizit zu beseitigen, wurde als manualisiertes und standardisiertes Gesamtkonzept die Arbeitsplatzbezogene Muskuloskelettale Rehabilitation (ABMR) entwickelt.

Worum handelt es sich bei der ABMR?

Die ABMR ist ein spezielles neues Rehabilitationsverfahren der Deutschen Gesetzlichen Unfallversicherung, bei welchem nach erfolgtem Ausgleich verletzungsbedingter Struktur-, Funktions- und Aktivitätsstörungen noch bestehende arbeits(platz)bezogene Aktivitäts- bzw. Teilhabedefizite durch spezifische arbeits(platz)bezogene Therapie ausgeglichen werden.

Um ABMR handelt es sich, wenn während der medizinischen Rehabilitation nicht nur Funktions- und Strukturstörungen zu beseitigen oder zu kompensieren sind, sondern wenn vielmehr auch konkret benötigte arbeitsrelevante Aktivitäten in die Therapie zu integrieren sind. Dies geschieht mit Hilfe einer spezifischen Arbeitsorientierung, um eine ausreichende funktionelle Belastbarkeit für die möglichst unmittelbar anschließenden Arbeitstätigkeiten im Sinne einer vollständigen Rückkehr an den (bisherigen) Arbeitsplatz zu erreichen (1).

Therapieelemente der ABMR

Neben »klassischen« Therapiebestandteilen wie Krankengymnastik, physikalischer Therapie und medizinischer Trainingstherapie beinhaltet die ABMR zusätzlich Elemente der Ergotherapie, der am Arbeitsplatz ausgerichteten medizinischen Trainingstherapie (»workconditioning«), des Arbeitssimulationstrainings (»workhardening«) und des Praxistrainings in der realen Arbeitswelt.

Zielgruppe und Indikationen zur ABMR

Die Zielgruppe der ABMR sind Menschen nach Verletzungen des muskuloskelettalen Systems, welche körperlich arbeiten oder spezifischen körperlichen Arbeitsbelastungen unterliegen, die bezogen auf die verletzte Körperregion bedeutsam sind (»kritische Arbeitsbelastungen«). Des Weiteren kommen Fälle für eine ABMR in Betracht, die die speziellen Kriterien zur Fallauswahl des Handlungsleitfadens zum Reha-Management der DGUV, Ziffer 2.1 erfüllen (2).

Voraussetzungen und Therapiegrundsätze zur ABMR

Wichtigste Voraussetzung zur Teilnahme an einer ABMR ist die vorhandene medizinische Grundbelastbarkeit des Rehabilitanden für Tests und Therapie, d.h. die struktur-, funktions- und aktivitätsbezogene Rehabilitation sollte weitgehend abgeschlossen sein. Weiterhin muss zu Beginn einer ABMR-Maßnahme die Prognose des Erreichens der Arbeitsfähigkeit innerhalb der nächsten 4 Wochen grundsätzlich gegeben sein (eine Arbeits- und Belastungserprobungsfähigkeit ist nicht ausreichend).

Rehabilitationsmanagementfälle, bei denen bereits in der Rehaplanung eine mögliche ABMR absehbar ist, sollten für vorgeschaltete Rehabilitationsbehandlungen (EAP/BGSW) bereits in zur ABMR zugelassene Rehabilitationseinrichtungen gesteuert werden. Eine unabdingbare Voraussetzung zur Durchführung einer ABMR ist die Bereitstellung aktueller Befundberichte und des beruflichen Anforderungs- bzw. Tätigkeitsprofils durch den Unfallversicherungsträger.

Die Therapiegrundsätze der ABMR werden geprägt durch das Training des gesamten Körpers, nicht nur verletzter Strukturen, die Schulung und Vermittlung einer ergonomischen Arbeitsweise sowie das Erlernen geeigneter Bewegungs- und Aktivitätsmuster zur Kompensation eventuell dauerhaft verbleibender unfallbedingter funktionaler Einschränkungen.

Verfahrensablauf

Zu Beginn des Heilverfahrens muss im Rahmen einer Untersuchung durch den Arzt der ABMR-Einrichtung die zur Durchführung der Maßnahme erforderliche medizinische Grundbelastbarkeit des Rehabilitanden festgestellt werden. Danach folgt die Erhebung des jeweiligen Arbeitsplatzanforderungsprofils durch das Reha-Team der ABMR-Einrichtung, wobei eine detaillierte standardisierte funktionale Tätigkeitsanalyse mit Identifikation der kritischen Belastungselemente des jeweiligen Arbeitsplatzes nach Abstimmung mit dem vorliegenden Tätigkeitsanforderungsprofil des UV-Trägers gemeinsam mit dem Rehabilitanden vorgenommen wird.

Auf der Basis dieser Arbeitsplatzanforderungen erfolgt die Erhebung des Rehabilitandenfähigkeitsprofils unter Nutzung von sogenannten FCE-Screeningtests (FCE = Functional Capacity Evaluation). Dabei werden die sogenannten kritischen Arbeitsbelastungen mit Hilfe standardisierter praktischer Tests aus etablierten FCE-Systemen (z.B. EFL nach Isernhagen bzw. Ergos) überprüft. In der Regel beschränkt sich diese Überprüfung der kritischen Arbeitsbelastungen auf 5 bis max. 7 Arbeitssimulationstests; vollständige FCE-Tests (wie beispielsweise der zweitägige EFL-Test nach Isernhagen) sind im ABMR-Verfahren nicht vorgesehen.

Im Anschluss erfolgt ein Abgleich des ermittelten Patientenfähigkeitsprofils mit dem funktionalen Arbeitsplatzanforderungsprofil. Die dabei identifizierten körperlichen und funktionalen Rehabilitandendefizite stellen die Grundlage zur Therapieplanung und Rehabilitationszielvereinbarung mit dem Rehabilitanden dar. Zur anschaulichen und übersichtlichen Darstellung dieses Abgleichs zwischen Arbeitsplatzanforderungs- und Rehabilitandenfähigkeitssprofil ist die Anwendung etablierter Profilvergleichssysteme wie beispielsweise des Systems IMBA (Integration von Menschen mit Behinderungen in die Arbeitswelt) vorteilhaft.

Auf der Grundlage dieses Eingangsassessments wird dann ein adäquater Therapieplan mit den Elementen Krankengymnastik, physikalische Therapie, Ergotherapie, arbeitsplatzbezogene medizinische Trainingstherapie und Arbeitssimulationstraining erstellt. Der Therapieplan soll so gestaltet sein, dass 3–6 Stunden Therapiezeit an mindestens fünf Tagen in der Woche, verbunden mit kontinuierlicher Steigerung von Therapiedauer und -intensität gewährleistet sind.

Der Therapieplan und die Therapieziele werden mit dem Rehabilitanden abgestimmt und besprochen und in einer vom Rehabilitanden und vom behandelnden Arzt unterschriebenen Zielvereinbarung festgehalten.

Zum Abschluss der ABMR wird ein erneuter FCE-Screeningtest durchgeführt, bei welchem adäquat zum Eingangstest die kritischen Arbeitsbelastungen nochmals abgeprüft werden. Die Ergebnisse fließen in einen abschließenden Profilvergleich zwischen Arbeitsplatzanforderungs- und Rehabilitandenfähigkeitsprofil ein, um den erreichten Ausgleich der vorbestehenden Defizite zu dokumentieren.

Als mögliche Gesamtdauer der ABMR sind 2–4 Wochen, in Ausnahmefällen max. 6 Wochen vorgegeben. Die jeweils erforderliche Dauer der ABMR wird im Rahmen 14-tägiger interdisziplinärer Fallkonferenzen unter Beteiligung des zuständigen Rehabilitationsmanagers des Unfallversicherungsträgers, des verantwortlichen Rehabilitationsarztes und des Rehabilitanden individuell festgelegt.

In Einzelfällen kann es erforderlich sein, in Kooperationsbetrieben oder Bildungseinrichtungen ein Praxistraining unter realen Arbeitsbedingungen durchzuführen, für welches als Voraussetzung eine arbeitsplatzbezogene Belastbarkeit des Rehabilitanden für mindestens zwei Stunden täglich gilt. Die konkrete Planung ist in Einzelfällen in enger Abstimmung mit dem UV-Träger vorzunehmen.

Bei der Entwicklung des ABMR-Verfahrens wurde bewusst auf einen möglichst geringen bürokratischen Aufwand geachtet. Im Aufnahmebericht sind tabellarisch die relevanten kritischen Arbeitsplatzanforderungen mit eventuellen ergonomischen Besonderheiten den im Eingangstest ermittelten Patientenfähigkeiten gegenübergestellt. Es werden begleitende Kontextfaktoren im Sinne der ICF festgehalten und es wird eine standardisierte Selbsteinschätzung der Leistungsfähigkeit des Rehabilitanden protokolliert (PACT-Test nach Matheson). Der Aufnahmebericht fungiert gleichsam als sowohl vom behandelnden Arzt als auch vom Rehabilitanden unterschriebene Zielvereinbarung (siehe Abb. 1).

ABMR-Aufnahmebericht (Arbeitsplatzbezogene Muskuloskeletale Rehabilitation)

Unfallversicherungsträger

Name, Vorname des Versicherten | Geburtsdatum

Beschäftigt als | Seit

Unfallbetrieb, ggf. mit Telefon-Nr. (Bezeichnung bzw. Name und Anschrift des Arbeitgebers, der Kindertageseinrichtung, der Schule oder Hochschule, des Pflegebedürftigen)

Vollständige Anschrift des Versicherten | Telefon-Nr. des Versicherten | Staatsangehörigkeit | Geschlecht

Unfalltag | Az. des UV-Trägers

Beginn der ABMR:

Funktionelles Arbeitsplatzanforderungsprofil
(maximale Anforderung am Arbeitsplatz)

Kritische Arbeitsplatzanforderung	Gewicht kg	Wiederholungszahl	Zeit	Ergonomische Besonderheiten

Patientenfähigkeitsprofil
(aktuelle Leistungsfähigkeit des Versicherten)

Kritische Arbeitsplatzanforderung	Gewicht kg	Wiederholungszahl	Zeit	Fehlende motorische Fähigkeiten, ergonomische Einschränkungen

Der Therapieplan und die Therapieinhalte wurden aus dem Abgleich zwischen funktionellem Arbeitsplatzanforderungs- und Patientenfähigkeitsprofil entwickelt und der Patient hat seine Zustimmung erklärt:

☐ ja ☐ nein, weil

F 2162 0912 ABMR-Aufnahmebericht

Name, Vorname: | Geburtsdatum:

Kontextfaktoren im Sinne der ICF, die Einfluss auf die Rehabilitation des Versicherten haben bzw. haben könnten

☐ ja ☐ nein

Falls ja, weitere Bemerkungen:

Selbsteinschätzung der Leistungsfähigkeit
(Fragenbogen „Spinal Function Sort PACT" von L. Matheson)

PACT-Indexwert	Selbsteinschätzung vor Test:	Selbsteinschätzung nach Test:
Belastungsniveau (maximal zu hantierende Lasten)	☐ minimal ☐ vorwiegend sitzend (bis 5 kg) ☐ leicht (5-10 kg) ☐ mittelschwer (10-25 kg) ☐ schwer (25-45 kg) ☐ sehr schwer (> 45 kg)	☐ minimal ☐ vorwiegend sitzend (bis 5 kg) ☐ leicht (5-10 kg) ☐ mittelschwer (10-25 kg) ☐ schwer (25-45 kg) ☐ sehr schwer (> 45 kg)
Konsistenz	☐ ja ☐ nein	☐ ja ☐ nein
Selbsteinschätzung im Vergleich zur getesteten Leistungsfähigkeit	☐ realistisch ☐ zu tief ☐ zu hoch	☐ realistisch ☐ zu tief ☐ zu hoch

Hinweis:

minimal	< 100
vorwiegend sitzend	100-110
leicht	125-135
mittelschwer	165-175
schwer	180-190
sehr schwer	> 195

Bemerkungen:

Datenschutz:
Ich habe die Hinweise nach § 201 SGB VII gegeben.

Behandelnder Arzt, Ansprechpartner | Telefon-Durchwahl:

Datum | Unterschrift des Arztes | Unterschrift des Versicherten

Gebühr für ABMR-Aufnahmebericht und AMBR-Abschlussbericht werden mit einer Gesamtgebühr nach Nr. 117 UV-GOA vergütet.

F 2162 0912 ABMR-Aufnahmebericht

Abbildung 1: ABMR-Aufnahmebericht

ABMR-Abschlussbericht (Arbeitsplatzbezogene Muskuloskeletale Rehabilitation)

Unfallversicherungsträger

Name, Vorname des Versicherten | Geburtsdatum

Beschäftigt als | Seit

Unfallbetrieb, ggf. mit Telefon-Nr. (Bezeichnung bzw. Name und Anschrift des Arbeitgebers, der Kindertageseinrichtung, der Schule oder Hochschule, des Pflegebedürftigen)

Vollständige Anschrift des Versicherten | Telefon-Nr. des Versicherten | Staatsangehörigkeit | Geschlecht

Unfalltag | Az. des UV-Trägers

Abschluss der ABMR:

Funktionelles Arbeitsplatzanforderungsprofil
(maximale Anforderung am Arbeitsplatz)

Kritische Arbeitsplatzanforderung	Gewicht kg	Wiederholungszahl	Zeit	Ergonomische Besonderheiten

Patientenfähigkeitsprofil
(aktuelle Leistungsfähigkeit des Versicherten)

Kritische Arbeitsplatzanforderung	Gewicht kg	Wiederholungszahl	Zeit	Fehlende motorische Fähigkeiten, ergonomische Einschränkungen

Arbeitsfähigkeit wird erreicht: ☐ ja, ab

☐ nein

Falls nein, bitte mit Begründung und Vorschlag für weitere Maßnahmen:

F 2164 0912 ABMR-Abschlussbericht

Name, Vorname: | Geburtsdatum:

Datenschutz:
Ich habe die Hinweise nach § 201 SGB VII gegeben.

Aufnahmedatum: ______ Entlassungsdatum: ______

Behandelnder Arzt, Ansprechpartner | Telefon-Durchwahl:

Datum | Unterschrift des Arztes | Anschrift/Stempel der behandelnden Klinik

Gesamtgebühr für ABMR-Aufnahme- und ABMR Abschlussbericht nach UV-GOA Nr. 117.

Rechnungsnummer	Institutionskennzeichen (IK) Falls kein IK - Bankverbindung -

F 2164 0912 ABMR-Abschlussbericht

Abbildung 2: ABMR-Abschlussbericht

Im Abschlussbericht findet sich die tabellarische Aufstellung von Arbeitsplatzforderungs- sowie Patientenfähigkeitsprofil gemäß kritischer Arbeitsbelastungen adäquat zum Aufnahmebericht. Bei Nichterreichen der Arbeitsfähigkeit am Ende der Maßnahme ist eine Begründung erforderlich und es müssen Vorschläge für weitere rehabilitative Maßnahmen gemacht werden (siehe Abb. 2).

Anforderungen an die ABMR-Therapieeinrichtungen

Grundanforderungen zur Beteiligung am ABMR-Verfahren sind für ambulante Einrichtungen die EAP- und für stationäre Einrichtungen die BGSW-Zulassung durch die DGUV.

Für die ärztliche Leitung von ABMR-Einrichtungen gelten folgende Qualifikationsanforderungen:

- Facharzt für Orthopädie oder
- Facharzt für Orthopädie und Unfallchirurgie oder
- Facharzt für Chirurgie / Schwerpunktbezeichnung Unfallchirurgie
- mit Zusatzbezeichnung Physikalische Therapie und Balneologie oder entsprechenden Weiterbildungskursen
- Facharzt für Physikalische und Rehabilitative Medizin mit Nachweis unfallchirurgischer Ausbildung (zwei Jahre Tätigkeit in einem VAV-Krankenhaus).

Zusätzlich gefordert sind mindestens zwei Ergotherapeuten, welche nach ihrer staatlichen Berufsanerkennung mindestens eine zweijährige Tätigkeit mit dem Schwerpunkt der Behandlung Unfallverletzter nachweisen können, wovon mindestens sechs Monate in einer Unfallklinik bzw. unfallchirurgisch-orthopädischen Abteilung einer Akut- oder Rehaklinik innerhalb der letzten drei Jahre absolviert worden sein sollen. Zusätzlich sind Erfahrungen oder Fortbildungen in arbeitsbezogener Therapie und Hilfsmittelversorgung auszuweisen.

Hinsichtlich der räumlich-apparativen Anforderungen wurde festgelegt, dass in der ABMR-Einrichtung für die Bereiche Ergotherapie, arbeitsplatzbezogene Testung und Arbeitssimulationstraining eine Mindestfläche von 50 m^2 vorzuhalten ist. Für den Bereich des Arbeitssimulationstrainings bestehen folgende Ausstattungsvorgaben:

- standardisierte Lasten und Gewichte
- Transportmittel
- Regalsystem
- verschiedene Untergründe und Hindernisse
- verschiedene Leitern
- Vorrichtung für Überkopfarbeit
- Geräte für Zug-, Druck- und Handkraftmessung
- Arbeitsflächen in verschiedenen Neigungswinkeln und für verschiedene Körperpositionen
  (siehe Abb. 3 u. 4).

Zwingend vorgeschrieben ist das Vorhandensein eines FCE-Systems. Bei Anwendung des EFL-Systems nach Isernhagen ist der Nachweis der Lizenz und der

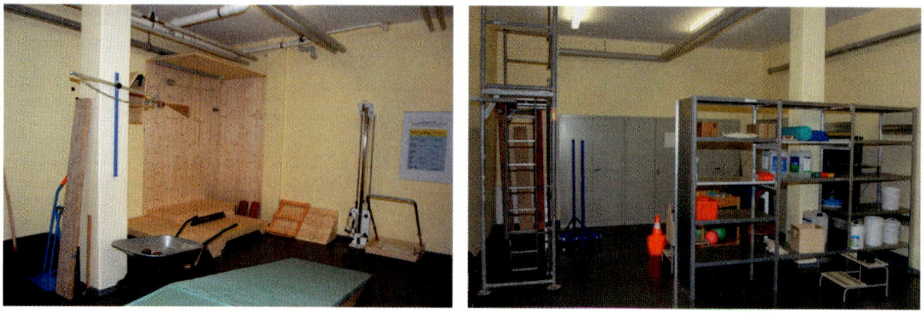

Abbildungen 3 und 4: ABMR-Raum

vollständigen Ausbildung durch Aufnahme und Verbleib in der EFL-Anwenderliste vorgeschrieben. Sollten andere FCE-Systeme eingesetzt werden, ist der Nachweis einer ausreichenden Sachkunde durch aussagefähige Belege zu erbringen. Bei Anwendung des Profilvergleichssystems IMBA ist ebenfalls der Nachweis der Lizenz sowie ausreichender Sachkunde durch aussagefähige Belege erforderlich.

Die ABMR-Einrichtungen sollen mit ausgewählten regionalen Betrieben, Werkstätten bzw. beruflichen Bildungseinrichtungen kooperieren, um in geeigneten Einzelfällen notwendiges Praxistraining unter realen Arbeitsbedingungen ermöglichen zu können. Dabei ist die zur ABMR zugelassene Einrichtung für die Sicherstellung der Eignung der externen Kooperationspartner verantwortlich und muss die therapeutische Begleitung der Rehabilitanden am Ort des Praxistrainings sicherstellen.

Die Einrichtungen der ABMR haben sich an den Qualitätssicherungsmaßnahmen der Unfallversicherungsträger zu beteiligen. Zur Überprüfung der Ergebnisqualität kann ein jährliches Review der abgelaufenen Behandlungsfälle gemeinsam mit den zuständigen Unfallversicherungsträgern gehören (3).

Erste Ergebnisse

Das ABMR-Verfahren wurde im Rahmen des Rehabilitationsnetzwerkes der VBG zunächst unter der Bezeichnung AOMR (Arbeitsplatzorientierte Muskuloskelettale Rehabilitation) entwickelt. Im Zuge der Einführung des Verfahrens durch die DGUV wurde aus der Arbeitsplatzorientierten Muskuloskelettalen Rehabilitation (AOMR) die Arbeitsplatzbezogene Muskuloskelettale Rehabilitation (ABMR). Parallel zur Einführung dieses Verfahrens bei der VBG erfolgte eine Machbarkeitsuntersuchung mittels einer prospektiven Beobachtungsstudie.

Die ersten Untersuchungsergebnisse wurden bereits 2012 veröffentlicht (4). Eingeschlossen waren kaufmännische und gewerbliche Arbeitnehmer beiderlei Geschlechts im Alter von 20 bis 65 Jahren zum Unfallzeitpunkt. Beobachtet wurden in der Zeit vom Januar 2010 bis Juni 2011 50 Fälle in einer ambulanten (Sport- und Rehacentrum Magdeburg) und 31 Fälle in einer stationären (m&i-

Fachklinik Bad Liebenstein) ABMR-Einrichtung. Überprüft und ausgewertet wurden:
- die Anzahl der durchgeführten Maßnahmen je Einrichtung
- durch wen die Zuweisung zur ABMR erfolgte
- das Patientenalter, Geschlecht und ausgeübte Berufstätigkeit
- die Verletzungsregion und die Diagnose
- vorangegangene Komplextherapien und Behandlungsdauer
- Dauer der Arbeitsunfähigkeit und Outcome (MdE).

Die Ergebnisse der Studie sind wie folgt zu charakterisieren:

Anzahl der durchgeführten Maßnahmen je Einrichtung

In der ambulanten Einrichtung wurden 46 ABMR-Verfahren vollständig durchgeführt. 4 Maßnahmen wurden abgebrochen, wobei in einem Fall eine mangelnde Kooperation des Rehabilitanden festzustellen war (Aggravation) und in drei weiteren Fällen eine Wiedereingliederung im alten Beruf absehbar nicht möglich wurde, so dass Leistungen zur Teilhabe am Arbeitsleben erforderlich gewesen sind.

In der stationären Einrichtung sind 29 ABMR-Verfahren vollständig durchgeführt worden. Zwei Maßnahmen wurden abgebrochen, wobei die ABMR in einem Falle zu früh begonnen wurde, so dass auf Grund noch bestehender Funktions- und Funktionalitätseinschränkungen das ABMR-Verfahren in eine BGSW umgewandelt worden ist. In einem weiteren Fall wurden ebenfalls Leistungen zur Teilhabe am Arbeitsleben erforderlich, weil eine Wiedereingliederung des Rehabilitanden am alten Arbeitsplatz nicht möglich war. Die Gesamtzahl der durchgeführten ABMR-Verfahren entsprach rund 1,45 % aller Rehamanagementfälle der zuständigen Regionalverwaltung des Unfallversicherungsträgers während des Beobachtungszeitraums.

Zuweisung zur ABMR

Die Zuweisung zur ABMR erfolgte entweder ausschließlich durch die Rehabilitationsmanager der VBG oder im Rahmen einer Heilverfahrenskontrolle/Fallkonferenz gemeinsam durch den zuständigen Rehabilitationsmediziner und den zuständigen Rehabilitationsmanager. Einzelheiten hierzu zeigt Abbildung 5.

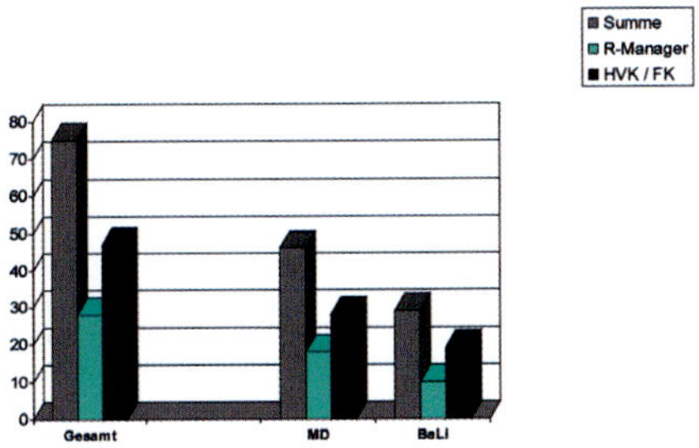

Abbildung 5: Zuweisung zur ABMR

Patientenalter, Geschlecht und ausgeübte Berufstätigkeit

Die 50 Patienten in der ambulanten Einrichtung waren zum Unfallzeitpunkt im Durchschnitt 42,4 Jahre alt (17 bis 60 Lebensjahre) und bis auf eine Ausnahme alle männlich. Die 31 Patienten in der stationären Einrichtung waren im

Durchschnitt 45,6 Jahre alt (21 bis 63 Jahre), wobei es sich um drei Frauen und 26 Männer handelte. Die Altersverteilung für beide Einrichtungen ist in Abbildung 6 dargestellt.

Bei den 46 in der ambulanten Einrichtung rehabilitierten Fällen handelte es sich ausschließlich um gewerbliche Arbeitnehmer (36 davon Arbeitnehmerüberlassung). In der stationären Einrichtung wurden 28 gewerbliche Arbeitnehmer behandelt (17 davon Arbeitnehmerüberlassung) und eine kaufmännische Arbeitnehmerin.

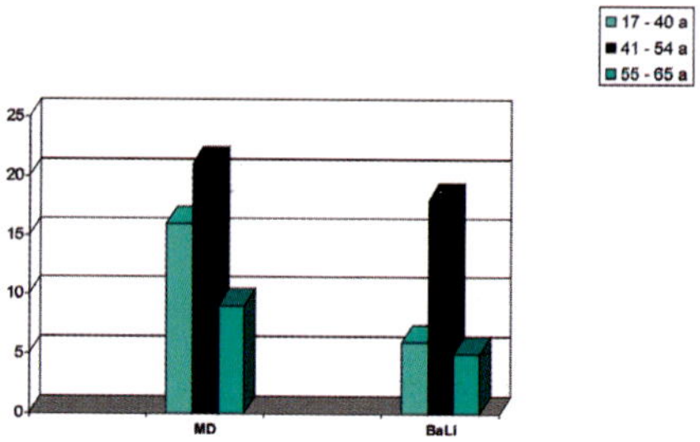

Abbildung 6: Altersverteilung

Verletzungsregionen und Diagnose

Bei den 46 ambulant behandelten Patienten lagen 23 Verletzungen der unteren Extremitäten, 12 Handverletzungen, 6 Verletzungen der oberen Extremitäten und 5 Wirbelsäulen- bzw. Beckenverletzungen vor. Die 29 stationär behandelten Patienten hatten in 14 Fällen untere Extremitätenverletzungen, in sechs Fällen Wirbelsäulen- und Beckenverletzungen, in fünf Fällen obere Extremitäten- und in vier Fällen Handverletzungen.

Vorangegangene Komplextherapien und Behandlungsdauer

Bei den 46 ambulanten Fällen sind in 38 Fällen komplextherapeutische Maßnahmen vorangegangen (bei 18 Fällen BGSW-Verfahren, bei 15 Fällen EAP-Verfahren und bei fünf Fällen BGSW- und EAP-Verfahren). Acht Fälle sind ohne vorherige komplextherapeutische Maßnahmen zur ABMR überwiesen worden. Bei den 29 stationären Rehabilitanden waren in 22 Fällen komplextherapeutische Maßnahmen vorangegangen (17 Fälle mit vorheriger BGSW, zwei Fälle mit vorheriger EAP und drei Fälle mit vorheriger BGSW und EAP). In sieben Fällen erfolgte eine Direktzuweisung zur ABMR ohne vorherige Komplextherapie.

Die Zeiträume zwischen stattgehabter komplextherapeutischer Vorbehandlung (BGSW/EAP) und ABMR betrugen bei den ambulanten Patienten durchschnittlich 21,6 Tage (2 bis 71 Tage) und bei den stationären Patienten 37,7 Tage (2 bis 88 Tage).

Die durchschnittliche Behandlungsdauer lag in den ambulanten ABMR-Verfahren bei 12,5 Tagen (8 bis 25 Tage) und in den stationären ABMR-Verfahren bei 18,1 Tagen (12 bis 30 Tage).

Dauer der Arbeitsunfähigkeit und Outcome

Bei allen vollständig durchgeführten ABMR-Verfahren (46 ambulante und 29 stationäre Fälle) konnte zum Abschluss der Maßnahmen unmittelbar Arbeitsfähigkeit für die jeweils zuletzt ausgeübte Erwerbstätigkeit erreicht werden. Die durchschnittliche Gesamtdauer der Arbeitsunfähigkeit betrug bei den ambulant rehabilitierten Patienten 206,5 Tage (70 bis 529 Tage); bei den stationär Rehabilitierten im Mittel 219,7 Tage (86 bis 534 Tage). Diese Zahlen korrelieren mit dem Ausmaß der jeweiligen Verletzungen.

Das Outcome im Sinne einer verbleibenden Minderung der Erwerbsfähigkeit (MdE) zeigt Abbildung 7. Insgesamt waren sowohl die Anzahl der erstatteten Gesamtvergütungen als auch der gewährten Renten im Verhältnis zur beobachteten Gesamtfallzahl gering.

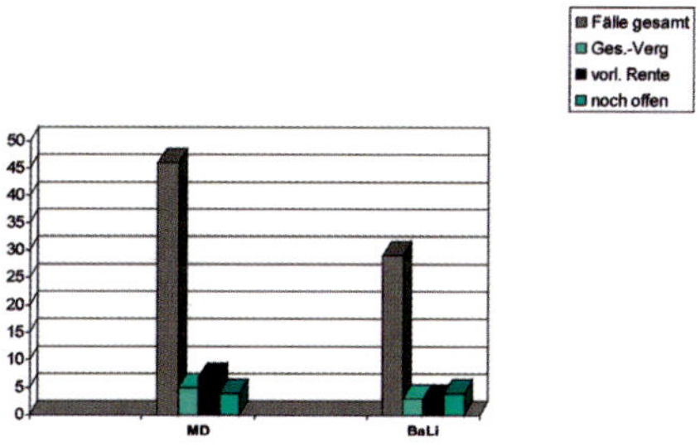

Abbildung 7: Renten

Fazit

Die Analyse der hier vorgestellten Pilotphase der ABMR zeigte, dass dieses neue Verfahren in Kombination mit den bereits vorhandenen multimodalen Komplextherapieverfahren einen gut strukturierten Behandlungspfad über den gesamten Behandlungsverlauf bietet. Unverzichtbar ist dabei die möglichst exakte Kenntnis der Arbeitsplatzanforderungen der zu behandelnden Patienten bereits zu Beginn der multimodalen Komplextherapie. Der Abgleich dieses Anforderungsprofils mit dem Rehabilitandenfähigkeitsprofil zu Beginn der ABMR-Maßnahme bringt einen fundierten Nachweis der noch vorhandenen patientenseitigen Defizite und somit eine solide Basis zur Planung erforderlicher arbeitsplatzorientierter Therapiemaßnahmen. Durch das Eingangsassessment der ABMR werden, wie sich in dieser Studie zeigte, Fälle, bei denen die Leistungsfähigkeit für die zuletzt ausgeübte Berufstätigkeit nicht mehr erreichbar ist und Leistungen zur Teilhabe am Arbeitsleben erforderlich werden, klarer identifizierbar als bei den bisherigen »klassischen Rehabilitationsverfahren« (3 Fälle der ambulanten und 2 Fälle der stationären Gruppe).

Das erreichte ABMR-Fallvolumen in Relation zur Gesamtzahl der Rehamanagement-Fälle im Zuständigkeitsbereich der regionalen DGUV-Verwaltung entsprach noch nicht den prognostizierten 3-5 % der Fälle. Mit der flächendeckenden Einführung und der zunehmenden Etablierung des ABMR-Verfahrens ist allerdings davon auszugehen, dass dieser Prozentsatz in näherer Zukunft erreicht werden kann. Die behandelnden D-Ärzte, Rehabilitationsärzte und Rehabilitationsmanager haben in den sogenannten Schnittstellenphasen einen entscheidenden Einfluss darauf, das ABMR-Verfahren im Rehaplan von Unfallverletzten sinnvoll und erfolgversprechend zu platzieren. Es hat sich in der Pilotstudie gezeigt, dass die Zugangswege sowohl direkt aus der stationären komplextherapeutischen Vorbehandlung als auch bei ambulanten Patienten mit und ohne vorgeschaltete komplextherapeutische Maßnahmen offen sind und somit auf unterschiedlichen Wegen der letztendliche Erfolg einer Wiedereingliederung der Rehabilitanden in den Arbeitsprozess erreicht werden kann. Auch die frühzeitige Identifikation von Fällen, bei denen auf Grund der im ABMR-Verfahren durchgeführten arbeitsplatzbezogenen Funktionskapazitätstests festgestellt wird, dass sie ihre bisherige Tätigkeit nicht mehr weiterführen können, ist für ein erfolgreiches Rehabilitationsmanagement wichtig, verhindert sie doch teuere und langwierige rehabilitative Irrwege mit stetig sinkenden Wiedereingliederungschancen für die betroffenen Rehabilitanden.

Der entscheidende Fortschritt des ABMR-Verfahrens im »Konzert« der multimodalen komplextherapeutischen Verfahren der DGUV liegt nach unseren bisherigen Erfahrungen vor allem darin, dass die Rehabilitanden durch den arbeitspraktischen Bezug der rehabilitativen Therapie von deren Sinnhaftigkeit überzeugt werden können, schnell verlorengegangenes Selbstvertrauen in die eigene arbeitsbezogene Leistungsfähigkeit zurückgewinnen und lernen, bei dauerhaft verbleibenden Verletzungsfolgen ihre Leistungsgrenzen einzuschätzen und vorhandene Defizite ergonomisch zu kompensieren. Weiterführende wissenschaftliche Studien zum Nachweis der Effektivität und Effizienz des ABMR-Verfahrens sind notwendig.

Literatur

1 ABMR Handlungsanleitung vom 2.2. 2012, DGUV / LSV Spitzenverband

2 Das Reha-Management der Deutschen Gesetzlichen Unfallversicherung: Handlungsleitfaden vom 13.9. 2010, DGUV Spitzenverband

3 ABMR Anforderungen vom 2.2. 2012, DGUV / LSV Spitzenverband

4 Lohsträter A, Froese E, Germann S, Schulz D, Kohlmann T, Müller W.D.: Arbeitsplatzorientierte muskuloskelettale Rehabilitation (ABMR) in der gesetzlichen Unfallversicherung: Trauma Berufskrankh 2012, 14: 149-153

Prävention vor Rehabilitation – Erwerbsfähigkeit sichern »FEE« – Modellprojekt der DRV Mitteldeutschland

Annett Rosner · Martina Hildebrandt

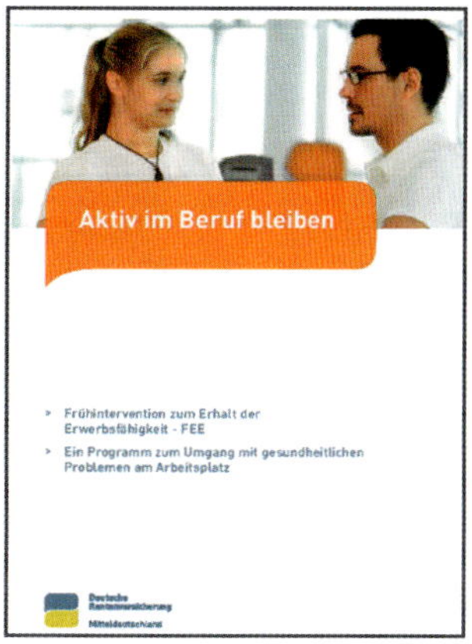

Vor dem Hintergrund des demographischen Wandels – »Rente mit 67« – und dem sich abzeichnenden Fachkräftemangel stellt sich zunehmend die schnittstellenübergreifende Aufgabe der Erhaltung der Erwerbsfähigkeit.

Das Modellprojekt der Deutschen Rentenversicherung Mitteldeutschland »Frühintervention zum Erhalt der Erwerbsfähigkeit – FEE« setzt auf einen präventiven Ansatz zur frühzeitigen Intervention bei beginnenden gesundheitlichen Störungen der Versicherten.

Durch gezielte Maßnahmen werden die Teilnehmer befähigt, eigene Risikofaktoren zu erkennen und Schutzfaktoren zu entwickeln und auszubauen. Durch die frühzeitige Einleitung von Maßnahmen soll die Chronifizierung von erst beginnenden Gesundheitsstörungen verhindert werden. Im Rahmen des FEE-Programms werden den Teilnehmern Informationen und Fähigkeiten zum Erkennen der Zusammenhänge zwischen Lebensführung und Entstehung oder Verschlimmerung von Krankheiten sowie zur Erhaltung der Arbeitsfähigkeit und des Arbeitsplatzes vermittelt. Perspektivisch erscheint es so denkbar, auch den Bedarf an Teilhabeleistungen oder gar Erwerbsminderungsrenten zu vermeiden. Das Grundprinzip »Prävention vor oder sogar anstatt Rehabilitation« sollte neben dem Grundprinzip »Rehabilitation vor Rente« mehr Bedeutung erlangen.

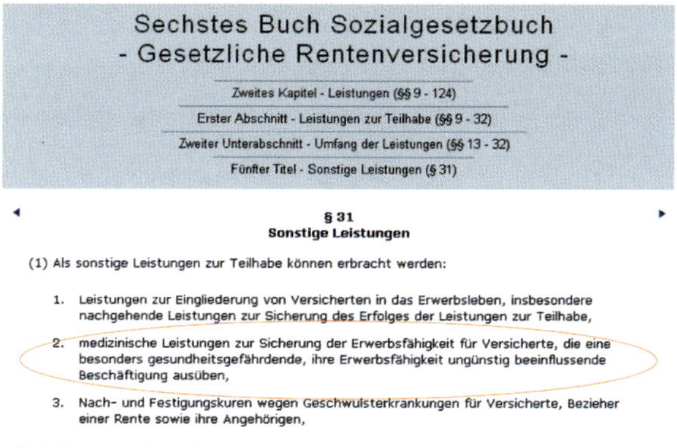

Sechstes Buch Sozialgesetzbuch
- Gesetzliche Rentenversicherung -

Zweites Kapitel - Leistungen (§§ 9 - 124)
Erster Abschnitt - Leistungen zur Teilhabe (§§ 9 - 32)
Zweiter Unterabschnitt - Umfang der Leistungen (§§ 13 - 32)
Fünfter Titel - Sonstige Leistungen (§ 31)

§ 31
Sonstige Leistungen

(1) Als sonstige Leistungen zur Teilhabe können erbracht werden:

1. Leistungen zur Eingliederung von Versicherten in das Erwerbsleben, insbesondere nachgehende Leistungen zur Sicherung des Erfolges der Leistungen zur Teilhabe,
2. medizinische Leistungen zur Sicherung der Erwerbsfähigkeit für Versicherte, die eine besonders gesundheitsgefährdende, ihre Erwerbsfähigkeit ungünstig beeinflussende Beschäftigung ausüben,
3. Nach- und Festigungskuren wegen Geschwulsterkrankungen für Versicherte, Bezieher einer Rente sowie ihre Angehörigen,

Abbildung 2: Die Erbringung präventiver Leistungen der Rentenversicherungsträger ist im § 31 SGB VI verankert. Seit 2009 ist dabei die Erbringung einer entsprechenden Leistung sowohl stationär als auch ambulant möglich.

Das Modellprojekt FEE wird in Kooperation mit mitteldeutschen medizinischen Rehabilitationseinrichtungen ambulant und stationär umgesetzt und unter wissenschaftlicher Begleitung der Martin-Luther-Universität in Halle evaluiert.

Die Kosten für die Initial- und Trainingsphase sowie den Refreshertag übernimmt dabei die Deutsche Rentenversicherung Mitteldeutschland. Die Erhaltungsphase gestaltet der Versicherte eigeninitiativ.

Wie läuft FEE ab?

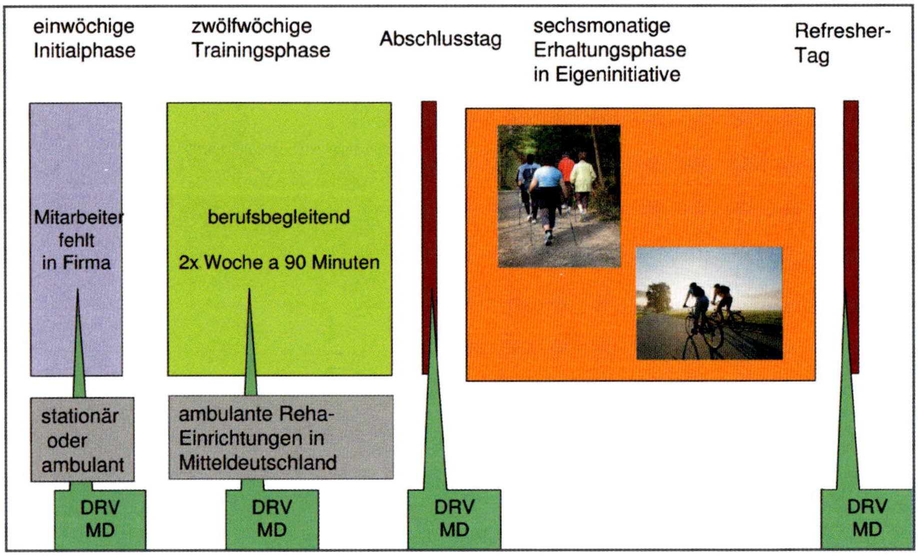

Abbildung 3: Ablauf FEE – In der Initialphase kann der Versicherte die verschiedensten Angebote kennenlernen und testen. Ein Übungsplan für die Trainingsphase wird erstellt, um dann das Erlernte in der Erhaltungsphase eigeninitiativ umzusetzen.

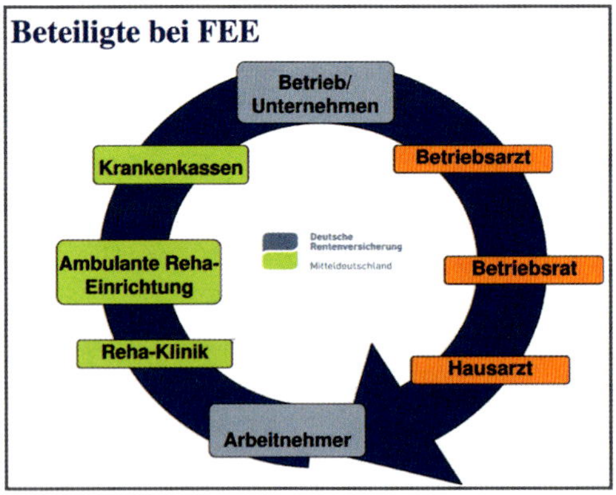

Abbildung 4: Wichtige Partner für das Projekt FEE sind neben den Betriebs- und Werksärzten auch die Hausärzte, die in besonderem Maße durch ihre Nähe zum Arbeitnehmer die Chance zur Früherkennung von Gesundheitsstörungen und Krankheiten nutzen können.

Abschluss- und Refreshertag dienen der Befunderhebung, der Motivation sowie der wissenschaftlichen Evaluation.

Die Möglichkeit für Betriebs- und Werksärzte, selbst medizinische Rehabilitationsleistungen oder Leistungen zur Teilhabe am Arbeitsleben für Arbeitnehmer mit schon chronifizierten Erkrankungen zu initiieren, besteht in Mitteldeutschland seit dem Jahr 2009. Hier wurde eine Vereinbarung zur Einleitung medizinischer Rehabilitationsmaßnahmen zwischen der Deutschen Rentenversicherung Mitteldeutschland und dem Verband der Betriebs- und Werksärzte abgeschlossen. Das

Problem der Schnittstellen der Versorgungssysteme sollte durch gemeinsames Handeln minimiert werden und in funktionierende Netzwerke einmünden.

FEE – klassische win-win-Situation

→ **Vorteile für den Teilnehmer:**

- nachhaltige gesundheitsrelevante Verhaltensänderung
- Verbesserung der körperlichen Leistungsfähigkeit
- Abbau gesundheitlicher Risikofaktoren
- Vermeidung des krankheitsbedingten Verlustes des Arbeitsplatzes

→ **Vorteile für den Arbeitgeber:**

- Erhalt bzw. Verbesserung der Leistungsfähigkeit der Mitarbeiter
- Reduktion der Arbeitsunfähigkeitszeiten
- Erhalt der Qualifikation des Mitarbeiters
- Wettbewerbsvorteil

→ **Vorteile für die Solidargemeinschaft:**

- Vermeidung chronischer Gesundheitsstörungen und damit Reduktion von Kosten im Gesundheitswesen
- Vermeidung von Teilhabeleistungen und Erwerbsminderungsrenten

Abbildung 5: Das Projekt FEE kann aus Sicht der Deutschen Rentenversicherung Mitteldeutschland zu einer win-win-Situation für Teilnehmer, Arbeitgeber und der Solidargemeinschaft beitragen.

Branchen- und zielgruppenspezifische Konzepte zur Prävention von Muskel-Skelett-Erkrankungen

Ellen Schwinger · Andrea Weimar · Sandra Fabian

Einleitung

Muskel-Skelett-Beschwerden und -Erkrankungen (MSE) werden oft als »Volkskrankheit« bezeichnet, da jeder Zweite über Beschwerden in diesem umfangreichen und vielschichtigen Bereich klagt. Sie haben in der Arbeitswelt eine herausragende Bedeutung. Arbeitsbezogene MSE verursachen die höchsten direkten Kosten (Krankheitsbehandlung) und indirekten Kosten (Produktivitätsausfall durch Arbeitsunfähigkeit – AU) und sie führen seit Jahren die Statistiken der Arbeitsunfähigkeitstage nach Diagnosegruppen an (BMAS/BAuA, 2012). Unter den MSE führen Krankenkassen »Rückenschmerz« oft als häufigste Einzeldiagnose bei AU-Fällen und AU-Tagen an (Badura et al., 2010; Liebers & Caffier, 2009). Darüber hinaus sind Erkrankungen der Wirbelsäule und des Rückens in den AU-Statistiken ebenfalls unter den häufigsten Einzeldiagnosen bei den erwerbstätigen Versicherten der Krankenkassen.

Dadurch werden effektive Präventionsstrategien immer notwendiger. Die Verringerung von Muskel-Skelett-Erkrankungen ist seit Jahren eine zentrale Forderung innerhalb verschiedener Arbeitsschutzprogramme: Das Thema war und wird auch in den zukünftigen Perioden der Gemeinsamen Deutschen Arbeitsschutzstrategie (GDA) ein fester Bestandteil sein. Auch die Präventionskampagne der Deutschen gesetzlichen Unfallversicherung wird sich in den Jahren 2013 bis 2015 intensiv mit dem Ziel der Reduktion arbeitsbedingter Rückenbelastungen inklusive Unterforderung auseinandersetzen.

Die Berufsgenossenschaft Nahrungsmittel und Gastgewerbe (BGN) entwickelt und erprobt seit Jahren branchenspezifische Konzepte für unterschiedliche Zielgruppen zur Prävention von MSE, die bereits innerhalb der ersten Periode der GDA in den beiden Arbeitsprogrammen in der Hotellerie und Gastronomie und in der Ernährungsindustrie erfolgreich zum Einsatz gekommen sind. Für die neue Präventionskampagne »Denk an mich. Dein Rücken« wurden diese Konzepte weiterentwickelt und im Hinblick auf die 2011 vollzogene Fusion mit der Fleischwirtschafts-Berufsgenossenschaft auch um entsprechende Ansätze ergänzt sowie auf die neue Branche erweitert. Zentraler Bestandteil aller Konzepte ist dabei eine zielgruppen- und branchenspezifische Ausrichtung sowie ein maximaler Risikobezug der Maßnahmen. Im Fokus stehen daher besonders Personen, die ein erhöhtes Risiko für Rückenleiden aufweisen.

Zielgruppenspezifische Konzepte für Akteure im Arbeitsschutz

Im folgenden Kapitel sollen einige ausgewählte zielgruppenspezifische Konzepte für Akteure im Arbeitsschutz vorgestellt werden. Dabei handelt es sich überwiegend um Qualifizierungskonzepte, die sich an Multiplikatoren richten, die eine zentrale Rolle im Hinblick auf die Etablierung effektiver Präventionsstrategien zur Reduzierung von MSE einnehmen. Auf eine vollständige Darstellung der Qualifizierungskonzepte der BGN wird an dieser Stelle verzichtet. Weitere Konzepte finden interessierte Leser auch im Internet unter http://qualifizierung.portal.bgn.de.

Lehrer an berufsbildenden Schulen

Lehrer an berufsbildenden Schulen können direkt Einfluss auf die Auszubildenden der Branchen der BGN nehmen. Über den zum Teil kritischen Gesundheitszustand von Auszubildenden wird in letzter Zeit immer häufiger berichtet. Z. B. geben immer mehr Auszubildende in der Gastronomie an, unter Rückenschmerzen zu leiden. 66% der Frauen und 50% der Männer berichten hier in den letzten 12 Monaten von Rückenschmerzen (Schwinger, Schlote & Bärenz, 2012). Es ist bei den Auszubildenden daher entscheidend, so früh wie möglich einen Grundstein für eine gesunde Ausbildung zu legen. Das Qualifizierungskonzept der BGN für Berufsschullehrer setzt sich daher aus den folgenden Themenschwerpunkten zusammen:

- Vermittlung eines Grundlagenmodells auf Basis des biopsychosozialen Ansatzes
- Ableitung von verhältnis- und verhaltenspräventiven Maßnahmen für die Fachpraxis
- Praktische Übungen auch im Hinblick auf die eigene Gesundheit wie z. B. Muskelfunktionstests, rückenfreundliche Körperhaltungen, Ausgleichsübungen, Entspannungstechniken
- Material für den Unterricht

Zukünftig wird an dieser Stelle auch die Zusammenarbeit mit den Ausbildern in den Betrieben immer wichtiger werden. Die BGN bietet dazu eine Vielzahl von Angeboten an (z.B. Ausbildertagungen), in denen das Thema Prävention von Muskel-Skelett-Belastungen und Erkrankungen integriert werden kann.

Betriebsärzte

Das Qualifizierungskonzept für Betriebsärzte sieht ebenfalls die Vermittlung eines Grundlagenmodells auf Basis des biopsychosozialen Ansatzes vor. Besonders wird hier auf den Zusammenhang zwischen Rückenschmerzen und Psyche eingegangen. Die Teilnehmer lernen verschiedene Analyseinstrumente kennen und lernen, wie man aus den Ergebnissen entsprechende verhältnis- und verhaltenspräventive Maßnahmen ableitet. Die Betriebsärzte erhalten außerdem Informationen und Materialien zum arbeitsmedizinischen Vorsorgegrundsatz G 46 »Belastungen des Muskel-Skelett-Systems«. Das Angebot der Belastungs-Beanspruchungsmessung am Arbeitsplatz, welches die BGN zusammen mit der FSA mbh in Erfurt anbietet, wird ebenfalls vorgestellt. Den Betriebsärzten werden außerdem Grundlagen der

Gesprächstechnik auf Basis des Transtheoretischen Modells (z. B. Prochaska, Norcross und DiClemente, 1997) vermittelt. Verhaltensänderung ist hier als Prozess beschrieben. Je nachdem, in welchem Stadium des Prozesses sich das Gegenüber befindet, müssen andere Interventionsstrategien zum Tragen kommen. Die Vermittlung von Elementen der motivierenden Gesprächsführung soll dabei helfen, Ambivalenzen und Widerstände des Gegenübers aufzugreifen und neue, realistische Ziele zu verabreden.

Multiplikatoren im Betrieb

Das Qualifizierungskonzept spricht ganz unterschiedliche betriebliche Multiplikatoren wie Führungskräfte, Ausbilder, Sicherheitsfachkräfte und -beauftragte, Betriebsräte und/oder interessierte Mitarbeiter an. Das Seminarkonzept lässt sich in der Regel bei homogenen Teilnehmergruppen am besten umsetzen. Die Teilnehmer sollen nach dem Seminarbesuch in der Lage sein, im Betrieb als Ansprechpartner und Multiplikator für das Thema Rücken zu agieren. Ihnen wird ebenfalls das Grundlagenmodell auf Basis des biopsychosozialen Ansatzes, sowie Werkzeuge und Handlungskompetenz vermittelt, um verhältnis- und verhaltenspräventive Maßnahmen durchführen zu können. Des Weiteren wird aufgezeigt, wie einzelne Maßnahmen sinnvoll in ein betriebliches Gesundheitsmanagement eingegliedert werden können. Die konkrete Vorgehensweise im Betrieb wird u. a. anhand von praktischen Fallbeispielen geübt.

Wege der Qualifizierung

Um möglichst viele Versicherte mit den Qualifizierungskonzepten zu erreichen, schlägt die BGN verschiedene Wege der Qualifizierung zum Thema MSE ein. Neben dem Seminarprogramm in den verschiedenen Ausbildungsstätten bietet

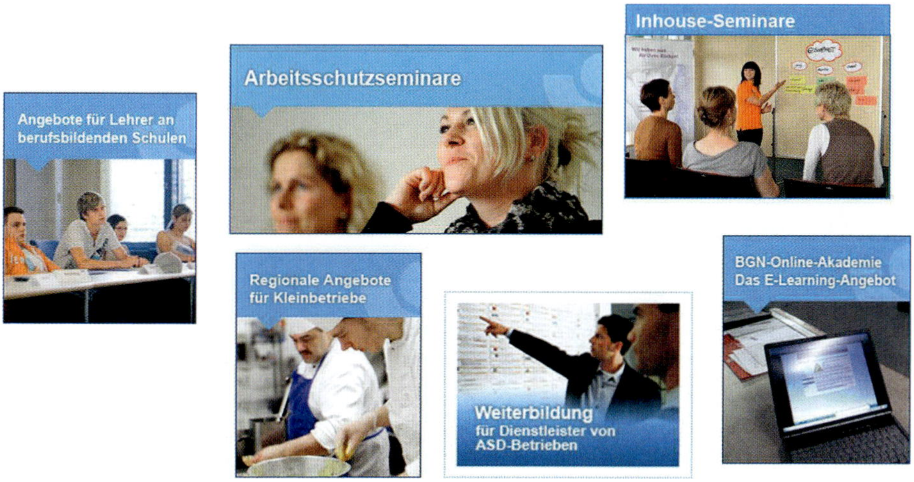

Abbildung 1: Wege der Qualifizierung

die BGN auch ein eigenes Seminarprogramm für Berufsschullehrer an. Neben den Seminaren in den Ausbildungsstätten werden hier auch themenbezogene Aktionstage für Lehrer und Schüler an Berufsschulen organisiert. Um die Versicherten in den Kleinbetrieben zu erreichen, werden über die Regionalen Arbeitsschutzprogramme ebenfalls spezifische Seminare in den Regionen angeboten. Weiterhin erfolgt eine deutschlandweite themenbezogene Weiterbildung der arbeitsmedizinischen und sicherheitstechnischen Dienstleister der BGN. Bei den Multiplikatoren-Seminaren hat es sich außerdem bewährt, diese in Form von Inhouse-Seminaren direkt in den Betrieben mit maximalem Arbeitsplatzbezug anzubieten. Für alle Personen, die gerne ein orts- und zeitunabhängiges Lernen bevorzugen, wird dieses Angebot noch durch Angebote der BGN-Online-Akademie ergänzt.

Branchenspezifische Konzepte: Medien und mehr

Die BGN realisiert innerhalb ihrer Medien eine maximale branchenspezifische Ansprache. Durch diese gezielte Ansprache der einzelnen Zielgruppen soll die Motivation zur Auseinandersetzung mit dem Thema gesteigert werden. Im folgenden Kapitel wird die Umsetzung an einigen Beispielen aufgezeigt.

Branchenspezifische Foliensätze

Branchenspezifische Foliensätze zum Thema »Ergonomie« liegen zurzeit für folgende Versichertengruppen vor:

- Backgewerbe und Bäckereifachverkauf
- Nahrungsmittelherstellung
- Hotel- und Gaststättenbereich
- Fleischwirtschaft und Fleischereifachverkauf

Diese Foliensätze zeigen konkrete branchenspezifische Rückenbelastungen mit den dazugehörigen Lösungsansätzen auf. In Ergänzung zu den Folien wurden außerdem kurze branchenspezifische Videoclips zum Thema Ausgleichsübungen am Arbeitsplatz entwickelt, die zeigen, mit welchen Übungen man typischen arbeitsplatzbezogenen Rückenbelastungen entgegenwirken kann. Neben den Foliensätzen mit dem Schwerpunkt Ergonomie existieren weiterhin verschiedene Grundlagenvorträge mit unterschiedlichen inhaltlichen Ausrichtungen (z. B. »Anatomie«, »Pathologie, »Schmerz«, »Betriebliches Gesundheitsmanagement« etc.). Die Foliensätze werden allen Multiplikatoren für ihre Arbeit in den Betrieben zur Verfügung gestellt und kommen zum Teil auch in der Dachkampagne der Deutschen Gesetzlichen Unfallversicherung »Denk an mich. Dein Rücken« zum Einsatz.

Branchenspezifische Ergonomie-Checks

Für verschiedene Arbeitsbereiche wurden kurze Ergonomie-Checks entwickelt, die eine branchenbezogene Beurteilung der ergonomischen Gegebenheiten ermöglichen.

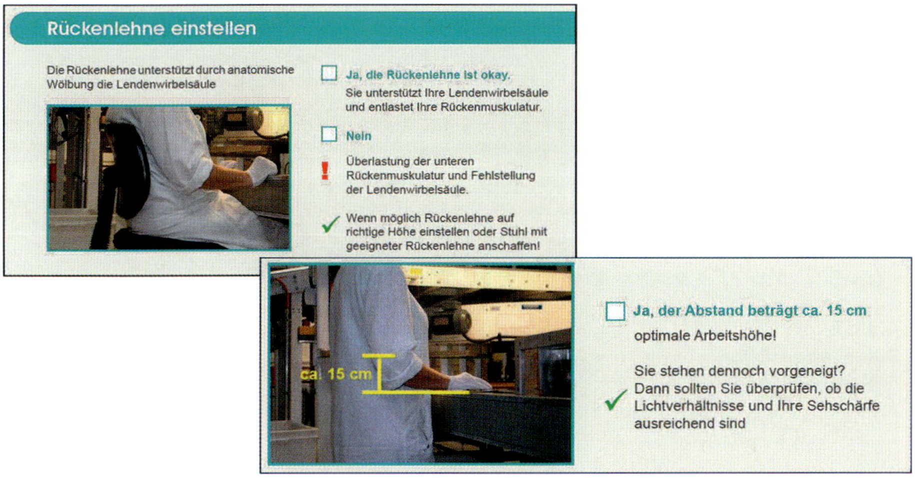

Abbildung 2: Branchenspezifische Ergonomie-Checks

Branchenspezifische Ausgleichsübungen

Bei den »Branchenspezifischen Ausgleichsübungen« werden Personen verschiedener Altersgruppen beim Ausüben von Ausgleichsübungen direkt am Arbeitsplatz gezeigt. Dabei wurde darauf Wert gelegt, dass die Abbildungen möglichst realistisch sind und die Übungen aus dem Arbeitsprozess heraus ausgeführt werden können. Im Gegensatz zu den klassischen Medien, die oft Personen in Sportkleidung mit neutralem Hintergrund zeigen, soll durch die erhöhte Identifikation mit der abgebildeten Person die Motivation erhöht werden. Ziel ist es dabei,

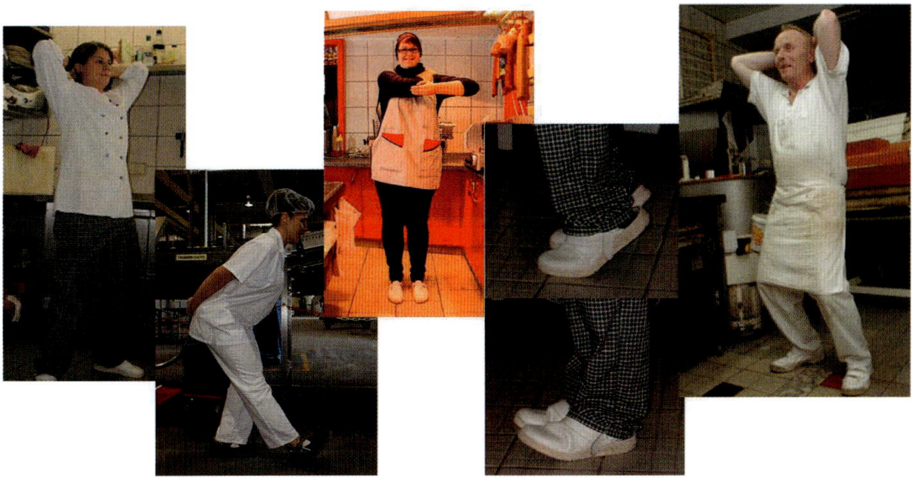

Abbildung 3: Branchenspezifische Ausgleichsübungen für Jung und Alt

Stufe 1 **Breite Information für alle Betriebe und Beschäftigte**	- BGN Homepage - BGN Zeitschriften - Fachzeitschriften - Verbände/Innungen - Messe - Prämienverfahren - BGN-DVD
Stufe 2 **Systematische Einbindung des Themengebietes in Kernprozesse**	- Integration der Themen in Gefährdungsbeurteilung und Betriebsbesuche - Qualifizierung der externen Dienstleister - Kurzinfo in allen Seminaren - Erhöhung der Anzahl von Schwerpunktseminaren - Regionale Schulungsangebote für Kleinbetriebe
Stufe 3 **Betriebsspezifische Aktivitäten vor Ort**	- Gesundheitstage - Mobile Rückendiagnostik - Inhouseaktion „Multiplikatoren-Schulung" - ggf. Anstoß von Projekten zum BGM
Stufe 4 **Sekundäre Individualprävention**	- Arbeitsmedizinische Präventionsberatung „Rücken" - Orthopädische Sprechstunde - Sekundäre Individualprävention - EMG-Beanspruchungsmessung am Arbeitsplatz

Abbildung 4: Stufenkonzept der BGN-Trägerkampagne

dass Ausgleichsübungen in die tägliche Routine übergehen, denn nur dann sind entsprechende Effekte zu erwarten.

Die BGN-Trägerkampagne »Denk an mich. Dein Rücken«

Innerhalb der Trägerkampagne der BGN werden die von der Dachkampagne definierten Schwerpunkte und Ziele branchen-, tätigkeits- und risikoorientiert umgesetzt und zum Teil erweitert. Dabei soll in Abgrenzung zur Dachkampagne der Deutschen Gesetzlichen Unfallversicherung der gesamte Bereich »Rücken« im Mittelpunkt stehen. Innerhalb eines ganzheitlichen Ansatzes werden verhältnis- und verhaltenspräventive Maßnahmen angeboten und durchgeführt. Der bisher primärpräventiv ausgerichtete Fokus soll auch um sekundäre Maßnahmen der Individualprävention erweitert werden, d.h. es werden auch Maßnahmen für Personen angeboten, bei denen bereits Rückenbeschwerden vorliegen. Innerhalb der Trägerkampagne wurde außerdem ein Stufenkonzept entwickelt, welches neben der breiten Information der Betriebe auch die systematische Einbindung des Themengebietes in Kernprozesse, themenbezogene betriebsspezifische Aktionen sowie sekundäre Maßnahmen der Individualprävention zum Inhalt hat. Das Stufenkonzept ist der Abbildung 4 zu entnehmen.

Der Aktiv-Rucksack zur Vermeidung von Rückenbeschwerden

Weitere Information zu den hier vorgestellten Konzepten und Medien finden sich auch im Internet unter www.rueckenpraevention.de. Der »Aktiv-Rucksack zur Vermeidung von Rückenbeschwerden«, eine Kooperation der BGN mit der FSA mbh in Erfurt, hat 2012 auf dem 19. Weltkongress »Safety and Health« in Istanbul den 3. Preis im Multimedia Wettbewerb der Internationalen Vereinigung für soziale Sicherheit (IVSS) gewonnen.

Hier finden Sie Angebote der BGN rund um das Thema »Rückengesundheit«:

- Präventionskampagne »Denk an mich. Dein Rücken« (Alles zur neuen Präventionskampagne auf einen Blick)
- Online-Tests (Rückenquiz, Funktionstests, Ergo-Checks und Leitmerkmalmethode)
- Lesen, Hören, Sehen (Fachartikel, Cartoons und Hörspiele mit »Prominenten«)
- Vermischtes (z. B. Empfehlungen für ein gesundes Verhalten)
- Präventionsangebote (Gesundheitstage, Sekundäre Individualprävention, Seminare, Mobile Rückendiagnostik und Foliensätze)
- Medienshop (Bestellshop für alle Medien rund um das Thema Rücken)
- Übung des Tages (täglich wechselnde Übungen in verschiedenen Schwierigkeitsgraden)

Literatur

Badura, B, Schröder, H, Klose, J, Macco, K (Hrsg.): Fehlzeiten-Report 2010, Schwerpunktthema: Vielfalt managen: Gesundheit fördern – Potenziale nutzen. Berlin 2010

BMAS/BAuA (2012). Sicherheit und Gesundheit bei der Arbeit 2010. Link: www.baua.de/suga

Liebers F & Caffier G: Berufsspezifische Arbeitsunfähigkeit durch Muskel-Skelett-Erkrankungen in Deutschland: 1. Auflage. Dortmund: Bundesanstalt für Arbeitsschutz und Arbeitsmedizin 2009

Prochaska, J O, Norcross, J C, DiClemente, C C: Jetzt fange ich neu an: Droemer Knaur: München 1997

Schwinger, E, Schlote-Sautter, B & Bärenz, P: Service mit Leib und Seele. BGN-Jahrbuch Prävention 2012/2013. S. 28 -30. Link: http://praevention.portal.bgn.de/9539?wc_lkm=8982 (9.1.2013)

Psychosoziale Gesundheit im Beruf

Neuroenhancement in der Arbeitswelt aus psychopharmakologischer und psychotherapeutischer Sicht

Knut Petereit

Einleitung

Depression, Burn-out und Neuroenhancement sind durch die mediale Präsenz als Begriffe in unseren umgangssprachlichen Gebrauch übergegangen. Depression und Burn-out lassen sich recht gut dem Psychobereich zuordnen. Der Begriff Neuroenhancement nicht, dieser wird multidisziplinär diskutiert, bis hin zu einem Memorandum führender Experten zum optimierten Gehirn sowie der Frage nach dem Grundrecht auf Hirndoping. Aus psychotherapeutischer Sicht kann diese Neuroenhancementdiskussion auch als Ausdruck eines umfangreichen, neurotischen Geflechtes unserer gesellschaftlichen Zwänge, divergenter Weltanschauungen und des Zeitgeistes aufgefasst werden.

Die rein medizinische Anwendung Hirnleistung verbessernder Substanzen z.B. mit dem Einsatz von »Plastizitätssubstanzen« (Substanzen mit Einfluss u.a. auf die synaptische Plastizität) wird zukünftig eine größere Rolle spielen, u. a. in der Behandlung von Demenzen. Aber auch die beste Plastizitätssubstanz allein macht keinen Sinn. Was bringt ein mehr an Plastizität oder auch Förderung der adulten Neurogenese, selbst wenn wir eine umgrenzte Hirnregion zur Förderung bestimmen oder gewünschte »Gedächtnismoleküle« gezielt auswählen und dann nicht mit dem notwendigen Inhalt füllen können. Gedanken zu fördern, Erinnerungen zu bewahren oder in einem neuen Licht erscheinen zu lassen sowie gezielte Um- und Neustrukturierungen durchzuführen sind mit solchen Substanzen nicht möglich, dafür gibt es zahlreiche Techniken und Methoden, die professionellste sowie wissenschaftlich belegte ist die Psychotherapie.

Die Effekthascherei mit den o. g. Begriffen in der Presse ist nichts anderes als eine Affekthascherei, um unsere Aufmerksamkeit durch die Verbreitung von Angst (wir sind ja fast alle von psychischen Krankheiten bedroht) zu erreichen. Gleichzeitig wird damit aber das Verleugnen der eigenen psychischen Defizite angestoßen und das Problem psychischer Störungen allgemein, von uns nicht mehr so richtig ernst genommen. Keiner möchte sich der vorgenannten Angst aussetzen – Angst ist unangenehm. So wird der Trend fortgesetzt, dass psychische Störungen ein Schattendasein in unserer Wahrnehmung fristen dürfen, obwohl die realen Zahlen hinsichtlich der Häufigkeit psychischer Störungen in der Bevölkerung (auch die ersten Ergebnisse des neuen Gesundheitssurveys (1) bestätigen die unverändert hohen Prävalenzen hinsichtlich psychischer Störungen) eigentlich unsere Aufmerksamkeit verstärken müssten. Solch eine Aufmerksamkeitszuwendung mit Verstärkung der Wahrnehmung, Aufmerksamkeit, Konzentration und Emotionen könnte man auch als nicht-medikamentöses Enhancement bezeichnen, da es eine nichtmedikamentöse Einflussnahme auf unsere kognitiven Fähigkeiten darstellt. Auf solche nicht-pharmakologischen Wege wird aus psychotherapeutischer und psychophysiologischer Sicht ausführlicher eingegangen.

Neuroenhancement folgt dem Trend der Verblendung bzw. des gerne angenommenen Selbstbetruges. Neuroenhancement ist die Verbesserung von Wachheit, Kognition und Emotionen beim Gesunden durch verschiedene Substanzen und Methoden. Also können wir uns beim Neuroenhancement einreden, dass wir gesund sind und nur eine Verbesserung verschiedener Leistungsbereiche anstreben. Allerdings braucht nur derjenige eine Verbesserung, der tatsächlich Defizite im Bereich der Wachheit, Kognition und Emotionen hat oder sich hinsichtlich der genannten Bereiche defizitär fühlt, also doch eher psychisch krank ist und in Wirklichkeit eine Behandlung nötig hätte. Die Ursachen dieses Neuroenhancementirrweges werden weiter unten diskutiert. Möglicherweise ist pharmakologisches Neuroenhancement, wie es aktuell betrieben wird, also nur ein laienhafter Versuch psychische Störungen selbst zu behandeln.

Die Kombination von Psychopharmaka und Einsatz weiterer therapeutischer Notwendigkeiten, wie der Psychotherapie, ist mittlerweile bei der Behandlung psychischer Störungen Standard. Explizit wird auf die Unumgänglichkeit dieser Behandlungskombination gerade bei Substanzen hingewiesen, die häufig zum Neuroenhancement missbraucht werden – den Psychostimulanzien. So steht z. B. in der Fachinformation zum Ritalin® (2) (Methylphenidathydrochlorid): »Ritalin ist im Rahmen einer therapeutischen Gesamtstrategie zur Behandlung … indiziert …« »Eine therapeutische Gesamtstrategie umfasst in der Regel sowohl psychologische, pädagogische, soziale als auch pharmakotherapeutische Maßnahmen …«. So wäre das alleinige psychopharmakologische Enhancement sowieso kritisch zu hinterfragen, da es nicht dem heutigen Wissensstand entspricht.

Das Thema Neuroenhancement überschneidet sich in manchen Bereichen mit der anfangs genannten Depression und dem Burn-out Syndrom. Beides findet hier keine umfangreiche Berücksichtigung, so dass es sich anbietet, sich einen ergänzenden Überblick zu verschaffen. Diesbezüglich verweise ich hinsichtlich der Depression auf die »S3-Leitlinie/Nationale Versorgungsleitlinie Unipolare Depression« (3) und des Burn-out Syndromes auf eine Arbeit von Berger, Schneller und Maier (4).

In der hier vorliegenden Arbeit sind einige neue Erklärungen der Wirksamkeit von Psychotherapie dargestellt, die auch das (sinnvolle?) Neuroenhancement verständlicher machen sollten.

Definition und Vorgehensweise des Neuroenhancements

Ich definiere Neuroenhancement, wie oben genannt als die Verbesserung von Wachheit, Kognition und Emotionen beim Gesunden durch verschiedene Substanzen und Methoden. Dabei handelt es sich um eine vereinfachte Zusammenfassung aus diversen Publikationen: »Mit Neuro-Enhancement bezeichnet man gemeinhin Maßnahmen zur Verbesserung kognitiver Fähigkeiten oder emotionaler

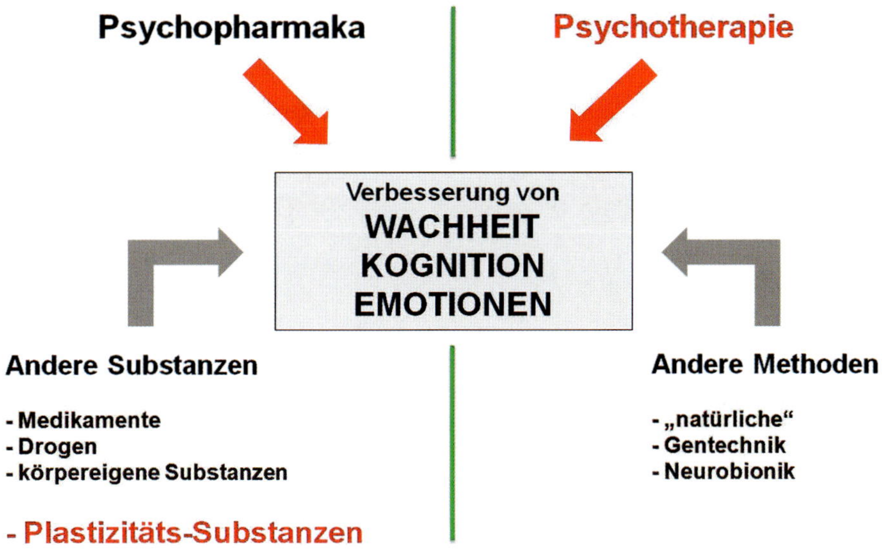

Abbildung 1: Substanzen und Methoden des Neuroenhancements

Befindlichkeiten bei Menschen, die nach medizinischen Kriterien als gesund gelten, also keine diesbezüglichen Krankheitszeichen zeigen.« (5),

»Der Versuch, die geistige Leistungsfähigkeit – Wachheit, Aufmerksamkeit, Lernen, Erinnerung, Dauerleistung – bei Patienten und vor allem bei gesunden Personen möglichst spürbar und nachhaltig zu optimieren, wird auch als »cognitive enhancement« (Neuro-Enhancement, Hirndoping etc.) bezeichnet.« (6) und

»Neuro-Enhancement (NE) bezeichnet die medizinisch nicht indizierte Verbesserung von menschlichen Gehirnleistungen durch pharmakologische, genetische, elektromagnetische oder andere von außen auf das Gehirn wirkende Maßnahmen.« (7)

Bei der Vorgehensweise des Neuroenhancements unterscheide ich Substanzen einerseits und Methoden andererseits (Abbildung 1).

Zu den Substanzen gehören an erster Stelle Psychopharmaka und die Plastizitätssubstanzen (letztere hervorgehoben, wegen ihrer eingangs schon genannten besonderen Bedeutung) sowie andere Medikamente (z.B. Beta-Blocker), »Drogen« und körpereigene Substanzen (z.B. Hormone). Zu den Methoden zähle ich »natürliche« (z.B. individuell abgestimmtes richtiges Lernen), gentechnische, die Neurobionik und die in dieser Publikation erstmalig genannte Psychotherapie. Letztere wurde bisher noch nicht als Neuroenhancementmethode diskutiert, obwohl es mittlerweile zum Allgemeinwissen gehört, dass Psychotherapie zu einer Verbesserung führen kann, dazu, dass es einem Menschen besser gehen kann. Ebenso bekannt ist, dass mit etwas technischem Aufwand nicht nur flüchtige Veränderungen durch Psychotherapie im Gehirn nachgewiesen werden können. Psychotherapie ist somit wenigstens nachhaltiger als Psychopharmakotherapie.

Ich möchte anmerken, dass einerseits mit psychotherapeutischem Neuroenhancement »die Pharmaindustrie« kein Geld verdienen kann und andererseits der überwiegende Teil der Bevölkerung denkt: Wenn ich eine kleine Tablette zur Verbesserung nehme, bin ich doch noch nicht krank, aber derjenige, der zur Psychotherapie geht, ist richtig psychisch krank.

Historisches und gleichzeitig heute noch Aktuelles

Beginnen könnte man durchaus in der Steinzeit und die schon immer bekannten Pflanzeninhaltsstoffe auflisten, deren Konsum Einfluss auf Wahrnehmung, Kognition und Wachheit haben.

Hier möchte ich allerdings nur an einige Arbeiten erinnern, deren Qualität und Inhalt offenbar in Vergessenheit geraten sind.

1892 veröffentlichte Emil Kraepelin sein Buch »Über die Beeinflussung einfacher psychischer Vorgänge durch einige Arzneimittel« (8), eine Zusammenfassung jahrelanger Forschungsarbeiten. Neben einer umfangreichen Methodik, Beschreibung der Versuche mit Alkohol, Tee, Paraldehyd, Chloralhydrat, Morphium, Aether und Amylnitrit sowie der »centralen Wirkung der Arzneimittel«, ist das Kapitel VI. aus der Neuroenhancement-Sicht besonders hervorzuheben. Es geht um umfangreiche Untersuchungen zur individuellen Verschiedenheit und deren Beeinflussung durch Medikamente: »a. Grösse der psychischen Leistung, b. Qualität der psychischen Leistung, c. Uebungsfähigkeit, d. Ermüdbarkeit und e. Widerstandsfähigkeit«. Die Widerstandsfähigkeit würden wir heute mit Ablenkbarkeit beschreiben. Es ging also schon damals gewissermaßen um Neuroenhancement und das in einer viel differenzierteren Art und Weise als heute. Die individuellen Unterschiede und Ausgangsbedingungen, die offensichtlich heute kaum noch eine Rolle zu spielen scheinen, sind wie selbstverständlich untersucht worden. Jeder Kliniker kennt z.B. die z.T. sogar gegensätzliche Wirkung verschiedener Substanzen in Form einer paradoxen Wirkung oder z.B. die »andere« Wirkung eines Amphetamins bei einem ADHS-Betroffenen.

1930 erschien das Buch »Das Unbehagen in der Kultur« (9) von Siegmund Freud, eine wichtige kulturkritische Schrift des 20. Jahrhunderts. Es kann keiner bestreiten, dass Siegmund Freud Ahnung von Psychotherapie und Psychostimulanzien hatte, insbesondere dem Kokain, bis hin zum Selbstversuch (10-14). Folgendes, aus verschiedenen Kapiteln des Buches »Das Unbehagen in der Kultur« aneinandergereiht, spricht für sich: »Man kann sich des Eindrucks nicht erwehren, daß die Menschen gemeinhin mit falschen Maßstäben messen, Macht, Erfolg und Reichtum für sich anstreben und bei anderen bewundern, die wahren Werte des Lebens aber unterschätzen. Und doch ist man bei jedem solchen allgemeinen Urteil in Gefahr, die Buntheit der Menschenwelt und ihres seelischen Lebens zu vergessen« (Seite 5). ... »Wir wenden uns darum der anspruchsloseren Frage zu, was die Menschen selbst durch ihr Verhalten als Zweck und Absicht ihres Lebens erkennen lassen, was sie vom Leben fordern, in ihm erreichen wollen (Seite 23). Die Antwort darauf ist kaum zu verfehlen; sie streben nach Glück, sie wollen glücklich werden und so bleiben. Dies Streben hat zwei Seiten, ein positives und ein negatives Ziel, es will einerseits die Abwesenheit von Schmerz und Unlust, andererseits das Erleben starker Lustgefühle« (Seite 24). … »Endlich ist alles Leid nur Empfindung, es besteht nur, insofern wir es verspüren, und wir verspüren es nur infolge gewisser Einrichtungen unseres Organismus. Die roheste, aber auch wirksamste Methode solcher Beeinflussung ist die chemische, die Intoxikation. Ich glaube nicht, dass irgendwer ihren Mechanismus durchschaut, aber es ist Tatsache, dass es körperfremde Stoffe gibt, deren Anwesenheit in Blut und Geweben uns unmittelbare Lustempfindungen verschafft, aber auch die Bedingungen unseres Empfindungslebens so verändert, dass wir zur Aufnahme von Unlustregungen untauglich werden« (Seite 27). Kurz zusammengefasst hat schon Freud das heutige Neuroenhancement aus seiner Sicht kritisch diskutiert und die wesentlichen menschlichen Maßstäbe, die zum Neuroenhancement führen, selbstverständlich im Kontext seiner Zeit, berücksichtigt. Und bis heute hat sich inhaltlich nichts geändert, wobei der »gesellschaftliche Druck« aktuell eine größere Rolle zu spielen scheint als der Trieb und die Lustempfindungen.

1941 erschien in der Deutschen Medizinischen Wochenschrift der Artikel von Willy Hellpach: »funktionelle Differenzierung der ›psychischen Stimulanzien‹« (15). Hellpach teilte die psychischen Stimulantien in Euphorika (Lustspender), Eidetika (Bildspender) und Dynamika (Kraftspender) ein. Letztere unterteilte er noch in Noëtika (Denkfördernde), Ergastika (Körperkraftsteigernde) sowie Akopa (Ermüdungsverscheuchende) Stimulanzien, zu denen u.a. das Pervitin® zählte, das N-Methylamphetamin, welches wir heute mit dem Namen Crystal, Crystal Speed, Crank, Meth oder anderen Namen kennen – also eine heute häufig konsumierte und weit verbreitete Droge.

Methamphetamin wurde 1893 erstmals synthetisiert, 1938 unter dem Namen Pervitin® auf den Markt gebracht und blieb bis 1988 im Handel. In den ersten zwei Jahren nach Zulassung bezog die Wehrmacht mehr als 35 Millionen Tabletten davon.

Hellpach liefert mit seinem Artikel einen nicht nur für diese Zeit recht kritischen Beitrag hinsichtlich des »Neuroenhancements: »Es mag daher ganz sinnvoll erscheinen, wenn nach einem halben Jahrhundert von derselben Musenstadt her, in der Kraepelin jenes Licht aufgehen ließ, und von einem dankbaren Schüler des unvergessenen Meisters der bescheidene Versuch unternommen wird, daran zu erinnern, dass es »zentrale Stimulantien« und gar »psychische Anregungsmittel« schlechthin nicht gibt, sondern daß jedes solche Heilmittel oder Genußmittel immer nur psychophysische Teilanregungen, Partialstimulationen auszuüben vermag, denen lediglich die Steigerung bestimmter psychischer und psychophysischer Funktionen verdankt wird, welcher die Herabsetzung oder indifferente Unberührtheit anderer gegenübersteht. Umso sinnvoller (ist) … der wissenschaftlich gegründete Kampf gegen den Mißbrauch einer neuen Mittelgruppe der Weckamine, mit besonderem Nachdruck, eröffnet worden … « (15).

1956 erschien das Buch »Pharmakopsychologie und Psychopathologie« (16) von Wolfgang de Boor, welches nicht unerwähnt bleiben darf. Dieses Buch ist eine wahre Fundgrube. Lückenlos gibt De Boor Informationen über alle erdenklichen festen, flüssigen und gasförmigen Medikamente und sonstigen Substanzen, auch pflanzliche Substanzen und Gifte und deren Pharmakopsychologie. Es werden solche Substanzen wie Polamidon, Coffein, Ritalin, LSD, Nicotin, Betel, diverse Hormone, organische Lösungsmittel, Metalle und viele mehr ausführlich abgehandelt. Manchmal fragt man sich, warum heute noch Untersuchungen über die psychischen Wirkungen und Nebenwirkungen vieler dieser Substanzen gemacht werden. Die Antwort ist klar: Die zahlreichen differenzierten Einzelfallpublikationen und jahrelangen wissenschaftlichen Studien sind nicht randomisiert, placebokontrolliert und doppelblind durchgeführt worden.

Zu vergessen ist auch nicht die Geschichte der problematischen Psycholytischen Psychotherapie oder auch »Substanz-unterstützten Psychotherapie«. Sie beginnt weit im letzten Jahrhundert, genannt sei hier nur beispielhaft eine Arbeit aus dem Jahr 1964 von Baker: »The use of Lysergic Acid Diethylamide (LSD) in Psychotherapy« (17).

Substanzen und deren Wirksamkeit

Heute in Deutschland beliebte Substanzen, missbräuchlich als Neuroenhancer eingesetzt, gehören überwiegend den Gruppen der Antidepressiva, Antidementiva und Psychostimulanzien an. Der psychopharmakologisch interessierte Mediziner würde wahrscheinlich eine andere Auswahl treffen, z. B. Präparate auswählen, die nachweislich eine gewisse Wirksamkeit hinsichtlich der affektiven Stabilität, verbesserten interpersonellen Interaktionen und bei kognitiv perzeptuellen Defiziten haben (18). Das sind die Gruppen der Stimmungsstabilisierer und der Antipsychotika. Diese könnte man noch mit Präparaten aus den Gruppen der Anxiolytika und der Medikamente zur »Suchtbehandlung« kombinieren. Schaut man in die Arbeit von Franke und Lieb »Pharmakologisches Neuroenhancement und Hirndoping« (19), in der sie u.a. eine Reihe von »RTCs« hinsichtlich der Wirkungen potentieller Substanzen zum pharmakologischen Neuroenhancement bei gesunden Probanden zusammengetragen haben und gerade die Ergebnisse hinsichtlich der o.g. Gruppen (Antidepressiva, Antidementiva und Psychostimulanzien) darstellen, ist das Ergebnis ernüchternd. Zwar können Psychostimulanzien etwas positiven Einfluss auf Vigilanz, Aufmerksamkeit und Reaktionszeit nehmen, aber schneiden die Energy Drinks teilweise sogar besser ab. Das liegt daran, dass der Zuckergehalt bei den Drinks höher ist. Siehe z.B auch die Arbeit: »Essen, Serotonin und Psyche. Die unbewußte nutritive Manipulation von Stimmungen und Gefühlen« (20). Übertrieben hieße die Arbeit heute »Enhancement durch Essen«. Die Antidementiva und Antidepressiva, eingesetzt beim Gesunden, haben zusammengefasst keine Wirksamkeit hinsichtlich Vigilanz und Aufmerksamkeit, Reaktionszeit, Müdigkeit, Gedächtnis, Stimmung sowie subjektiver Selbsteinschätzung. Dabei ist bei den Antidepressiva zusätzlich zu beachten, dass die meisten einen negativen Einfluss auf den Schlaf haben, mit der Folge einer Leistungseinbuße am Folgetag.

Fakten

Ist Neuroenhancement überhaupt ein Problem in Deutschland? Ich gehe von einem 5% Problem aus. Im Gesundheitsreport 2009 der DAK mit dem Schwerpunkt Doping am Arbeitsplatz (21) können wir nachlesen, wie viele und warum Arbeitnehmer dopen. Jeder 20. Arbeitnehmer/in (= 5%) dopt und nicht weil er/sie gesund ist, was Neuroenhancement im eigentlichen Sinne bedeuten würde, sondern Symptome hat. Die Befragten geben an, dass sie am Arbeitsplatz dopen, weil sie eine depressive Verstimmung haben, Angst, Nervosität oder Unruhe haben, an Gedächtniseinbußen leiden, schläfrig oder müde sind oder Konzentrationsstörungen haben, also eher ein Fall für den Psychiater oder Psychotherapeuten sind.

Und wie sieht es bei Studenten in Deutschland aus? Das Hochschul-Informations-System für Hochschulforschung hat im Auftrag des Bundesministeriums für Gesundheit Studierende an Universitäten und Fachhochschulen zu Formen der Stresskompensation und Leistungssteigerung befragt. Die Erhebung erfolgte als Online-Befragung von Dezember 2010 bis Januar 2011 und wurde 2012 veröffentlicht (22): »In Abhängigkeit von den konsumierten Substanzen wird die Gruppe der Hirndopenden im engeren Sinne identifiziert. Etwa 5% aller Studierenden betreiben pharmakologisches Hirndoping, das heißt sie nehmen verschreibungspflichtige Medikamente, Schmerzmittel, Beruhigungsmittel, Psychostimulanzien oder Aufputschmittel ein.« Die Soft-Enhancer zählen nicht zu diesen 5%. Soft-Enhancer sind solche, die pflanzliche Mittel, Vitaminpräparate und Sonstiges einnehmen. Die Hirndopenden hielten sich hinsichtlich ihrer psychischen Gesundheit für beeinträchtigt oder ungesund – und – hatten besondere Persönlichkeitsausprägungen. »Männliche Hirndopende weisen geringere Gewissenhaftigkeit[1] auf als Nicht-Anwender: 13% der männlichen Hirndopenden haben (sehr) geringe Gewissenhaftigkeitswerte. Dies trifft auf 9% der Nicht-Anwender zu. Hirndopende (beiderlei Geschlechts) haben fast doppelt so häufig wie Nicht-Anwender(innen) (sehr) hohe Neurotizismuswerte[1] (38% vs. 20%).«

Als aktuellste Arbeit erschien in der FAZ vom 31. Januar 2013 folgender Bericht: »Hirndoping boomt an Universitäten. Jeder fünfte deutsche Student nutzt künstliche Mittel zur Leistungsförderung. Das zeigt die bisher größte und aussagekräftigste Studie von Mainzer Wissenschaftlern und Medizinern.« Der Pressebericht bezieht sich auf eine Arbeit in der Pharmacotherapy im Januar 2013: »Randomized Response Estimates for the 12-Month Prevalence of Cognitive-Enhancing Drug Use in University Students« (23). Die Autoren kommen zu dem Ergebnis

1 Die Gewissenhaftigkeitswerte und der Neurotizismus beziehen sich auf die Big Five Persönlichkeitsfaktoren. Ultrakurz zusammengefasst ist Persönlichkeit etwas individuell charakteristisches, wie jemand denkt und handelt. Die persönlichkeitspsychologische Forschung konnte fünf Grundfaktoren zur Beschreibung der Persönlichkeit identifizieren, mit denen eine Persönlichkeit recht gut beschrieben werden kann. Der o.g. Neurotizismus ist identisch mit dem Faktor der Stabilität der Big-Five und hohe Neurotizismuswerte bedeuten, dass diese Personen eher gespannt, ängstlich, nervös, launisch, besorgt, reizbar und empfindlich sind und geringe Gewissenhaftigkeitswerte bedeutet, dass diese Personen eher sorglos, unordentlich, leichtsinnig, unverantwortlich und unzuverlässig sind. Betont werden muss, dass es eine Beschreibung zunächst ohne Krankheitswert ist.

einer 12-Monats Prävalenz von 20% hinsichtlich des Gebrauchs von »cognitive-enhancing drugs« bei den untersuchten Studenten. Zwei Punkte müssen bei dieser Prävalenz erwähnt werden. Zum einen wird in der Publikation nicht klar, ob auch die Personen mit eingeschlossen wurden, die solche Substanzen einmalig experimentell ausprobiert haben, und zum anderen werden Coffeintabletten mit eingeschlossen. Schlägt man in der Roten Liste unter dem Wirkstoff Coffein nach, findet man ausschließlich Kombinationspräparate, überwiegend Kombinationen von Schmerzmitteln und Coffein, aber keine Koffeintabletten. Ich persönlich würde die Konsumenten von Coffeintabletten eher zu den Soft-Enhancern zählen. Das Denken, welches hinter der Einnahme von Coffeintabletten steckt, kommt dem Neuroenhancementgedanken sicher nahe. Die Frage ist nur, wie sich diese Konsumenten von Coffeintabletten von denen unterscheiden, die mehrere Tassen Kaffee, Energy-Drinks oder andere coffeinhaltige Getränke trinken?

Wer dopt also am Arbeitsplatz oder im Studium? Das sind diejenigen, die Symptome haben, sich hinsichtlich ihrer psychischen Gesundheit mindestens beeinträchtigt fühlen oder besondere Ausprägungen von einigen Persönlichkeitsdimensionen haben.

Ursachen des Neuroenhancementirrweges

Um die Ursachen des Neuronenhancement zu verstehen muss der gesellschaftliche und zeitgeschichtliche Kontext betrachtet werden, insbesondere der Wandel in der Arbeitswelt und die Wahrnehmung vermeintlicher psychischer Defizite bzw. Störungen. So spielten beispielsweise in den Jahren nach dem zweiten Weltkrieg in Deutschland in der gesellschaftlichen Wahrnehmung psychische Störungen kaum eine Rolle, trotz der Massen an Traumatisierten oder anders psychisch Beeinträchtigten. Andere Dinge waren wichtiger, existenzieller, es ging ums Überleben und danach ums möglichst gute Überleben, den Aufbau und Neuanfang. Damit einher ging allerdings auch eine neue negative Bewertung psychischer Störungen. Diese Generation hat unabsichtlich dazu beigetragen, dass psychische Störungen durch ihre kollektive Verleugnung und andere Abwehr zu einer geringen Akzeptanz bis zur Stigmatisierung psychisch Kranker führten, was bis heute nachwirkt. »Stell Dich nicht so an!«, »Du hältst nichts aus!«, »Dir fehlt doch nichts!«. Selbst manche Psychiater waren nicht frei von einer Haltung, die wir mit unserer heutigen Sichtweise nur noch als abwertend bezeichnen können. Und wie sieht es heute aus? Die Mechanismen der Abwehr sind geblieben, die Trigger andere, wie unter anderem der Wandel in der Arbeitswelt.

Ich teile diesen Wandel grob in drei Abschnitte. Seit 20.000 Jahren sind wir Jäger und Sammler, seit mehr als 2.000 Jahren können wir von einer Prägung durch die jüdisch-christliche Tradition sprechen (z.B. calvinistische Aspekte: Zeitvergeudung ist die schlimmste Sünde, wozu auch übermäßig langer Schlaf und Luxus zählt. Arbeit ist der von Gott vorgeschriebene Selbstzweck des Lebens) und seit 200 Jahren von einem Struktur- und Wertewandel (Industrialisierung, Marktwirtschaft, Kapitalismus, Sozialismus usw.), an den wir uns genetisch aufgrund der kurzen Zeit noch nicht anpassen konnten, geschweige denn an die letzten digitalen Jahre.

In diesem Wandel hat sich erst im 19. Jahrhundert der Begriff der Arbeit herausgebildet im Sinne von etwas herstellen, leisten und Aufgaben zu erfüllen, um sich dann später zum Begriff der Erwerbsarbeit einzuengen, den wir heute kennen. Davor bedeutete im mittelhochdeutschen das Wort »Arebeit« nichts anderes als große Anstrengung, Mühsal, Not oder auch Kampf (also nichts Gutes).

Heute ist die Erwerbsarbeit eine zentrale Voraussetzung für soziale Anerkennung, Selbstwert, persönliche Identität und gesellschaftliche Teilhabe geworden (also etwas Gutes). Damit ergibt sich der heutige gesellschaftliche Kontext des Neuroenhancements aus der Notwendigkeit der Anerkennung durch die Arbeit und Leistung, was noch durch die in den Medien als gesellschaftlich wünschenswert suggerierten Eigenschaften, wie schöner, schneller, höher und weiter, verstärkt wird.

Hier drängt sich geradezu ein Vergleich zum Strukturmodell der Psyche auf. Die Jäger-und-Sammler-Zeit könnte für das ES stehen, das Archaische, die Triebe, die Bedürfnisse und primären Affekte, die christlich-jüdische Prägung als ein Teil des ÜBER-ICHs als moralische Instanz (Arbeitsmoral) und das ICH steht dazwischen und versucht trotz des Struktur- und Wertewandels die Kontrolle zu behalten und rationale Lösungen zu finden. Dieses ICH, welches durch Leistungen des Wahrnehmens, des Denkens und des Gedächtnisses geprägt ist, wird versucht durch Neuroenhancement zu beeinflussen.

Wie ist das nun mit dem Drei-Instanzen-Modell der Psyche und der Arbeit zu verstehen? Im Grunde genommen sind wir Jäger und Sammler (recht frei, aber ums Überleben kämpfend) und Arbeit hieß früher nichts Gutes, wenigstens zeitweise nicht. Dann wird uns erklärt, dass Arbeit doch etwas Gutes ist und zur moralischen Instanz erhoben, nicht nur das, sondern schlussendlich ist heute die Erwerbsarbeit eine zentrale Voraussetzung sozialer Anerkennung, Selbstwert, persönlicher Identität und gesellschaftlicher Teilhabe geworden. Das wiederum ist unmittelbar mit psychischer Gesundheit verbunden: »Psychische Gesundheit ist eine der wichtigsten Voraussetzungen für individuelle Lebensqualität, Leistungsfähigkeit und soziale Teilhabe. Hierdurch trägt sie entscheidend zum menschlichen, sozialen und wirtschaftlichen Erfolg einer Gesellschaft bei.« (24)

Entsprechende Folgen hat es, wenn das Selbstbild angekratzt ist oder das Selbst es nicht schafft auf sich zu hören, seine Grenzen zu kennen, mit seinen Ressourcen zu haushalten und sich auf die sich verändernden Bedingungen einzustellen: man ist davon bedroht seine existentielle Grundlage zu verlieren und natürlich auch seine psychische Gesundheit. Und damit könnte es als Kleinigkeit erscheinen mit Hirndoping dem ICH samt seinem Wahrnehmen, Denken und Gedächtnis etwas auf die Sprünge zu helfen.

Kritik Wachheit

Warum Wachheit? »Zahlreiche Arbeiten der letzten Jahre legen nahe, dass eine wichtige Funktion von Schlaf die Reorganisation von neuronalen Netzwerken im Gehirn ist, welche die Grundlage für Gedächtnisbildung darstellt.« (25). Und wir wissen, dass ein »gesunder Schlaf« von mindestens sechs Stunden die Gedächtnisleistung und Kreativität verbessert. In der Zeitung kann man aktuell sogar lesen, dass mangelhafter Schlaft zu genetischen Veränderungen führt. Also schlussfolgere ich, dass nicht Wachheit wichtig ist, sondern guter Schlaf.

Kritik Gedächtnis

Warum sollten wir Substanzen zur Verbesserung des Gedächtnisses nehmen? Damit sich gleichzeitig die Angst vor dem Examen ins Gedächtnis einbrennt? Denn eine Verbesserung des Gedächtnisses bedeutet nicht nur eine Verbesserung des Gedächtnisses für gute Dinge, sondern auch für schlechte Dinge. Gerade eine Prüfungsvorbereitung bedeutet für die meisten Anspannung und mitunter Unruhe sowie Angst. Für den Psychotherapeuten ist es nichts Ungewöhnliches, dass gerade in so einer Prüfungssituation z.B. Unsicherheiten und Ängste aus früheren Zeiten, fest verankert im Gedächtnis, reaktiviert werden und zur Dekompensation der/des Betroffenen führen.

Ebenso bedeutsam ist das »Suchtgedächtnis« beim Konsum von Neuroenhancern aus der Gruppe der Stimulanzien, die in der Publikation von von der Goltz und Kiefer als Suchtmittel bezeichnet werden, was sie ja tatsächlich auch sind. »Verschiedene Suchtmittel (Kokain, Amphetamin, Morphin, Ethanol, Nikotin) bewirken die Induktion einer Langzeitpotenzierung (LTP) an dopaminergen Neuronen (DA) im ventralen Tegmentum. Durch eine verstärkte Aktivierung der dopaminergen Transmission in den Nucleus accumbens können so Sensitivierungsprozesse mit verstärkter Aufmerksamkeits-Zuwendung zu drogenassoziierten Hinweisreizen vermittelt werden.« (26) Somit erreichen wir tatsächlich durch die LPT einen bleibenden Effekt, eine Platizitätsänderung. Wir erreichen tatsächlich formal das, was wir erreichen wollen, inhaltlich aber etwas anderes. Somit könnte es z.B. sein, dass eine »Hirnverknüpfung« entsteht, die uns bei beispielsweise Anspannung und Angst zum Suchtgedächtnis weiterleitet und vielfältige Möglichkeiten der Kompensation anbietet, so z. B. den Konsum von Alkohol.

Kritik Emotionen

Auch den Versuch der Beeinflussung der Emotionen durch Neuroenhancer halte ich für problematisch. Jeder einzelne hat eine genetische Grundausstattung, ein gewisses Temperament sowie seine Persönlichkeit, sein Spektrum an emotionalen Reaktionen und individuellen Ressourcen, im Idealfall ohne Krankheitswert. Versuchen wir nun die Emotionen durch Neuroenhancement zu beeinflussen, berauben wir uns in einem gewissen Ausmaß episodisch der Realität (wenn wir nicht dauergedopt sind und uns dadurch eine neue/andere Realität schaffen), d.h. wir können uns nicht mehr der Realität (die wohl überwiegt) angemessen anpassen, aus neuen Situationen lernen und auf unsere Ressourcen zurückgreifen.

Neuroenhancende Wirksamkeit von Psychotherapie

Im Grunde genommen führt Psychotherapie zu komplexen Veränderungen des Gehirns, mit dem Ergebnis, dass es jemandem anders oder besser geht. (Das »anders gehen« ist beispielsweise so zu verstehen, dass es zu einer Verminderung von Symptomen kommen kann, die zuvor nicht unbedingt mit einer subjektiven Beeinträchtigung der/des Betroffenen einhergegangen sind – dem Betroffenen geht es anders, aber subjektiv nicht besser.) Durch Psychotherapie erreichen wir mit verschiedenen Methoden Verbesserungen der Affekte, Wahrnehmung, Kognition und anderer Bereiche. Wir erreichen mit Psychotherapie das, was wir uns mit einem psychopharmakologischen Enhancement erhoffen, wobei es zwei wesentliche Unterschiede gibt. Zum einen geht es bei der Psychotherapie um eine Behandlung und nicht um die Manipulation von etwas vermeintlich »Gesundem« und zum anderen können wir mit Psychotherapie ein nachhaltigeres Ergebnis erreichen als mit Medikamenten. Die Veränderungen, die im Gehirn durch Psychotherapie eintreten, sind neurophysiologisches Allgemeinwissen und bekannt, werden aber bisher nicht ausreichend auf die Psychotherapie angewandt. Zu groß sind noch die Unterschiede zwischen der organischen und psychischen Welt. Die organische Welt ist in der Lage alles organisch zu untersuchen, zu erklären, zu finden und zu beheben und die psychische Welt geht das alles nichts an, denn die hat recht, weil »wer heilt hat recht«. Selbst im Fachbereich der Psychiatrie und Psychotherapie gibt es diese Spaltung. Das Problem wird in einem Aufsatz (27) im Jahrbuch der Psychoanalyse aus dem Jahr 2007 noch einmal deutlich:

»Der gegenwärtige Dialog mit den Neurowissenschaften stellt für die Psychoanalyse eine bahnbrechende Herausforderung dar: Während Freud das technische und methodische Instrumentarium zur Erforschung der neurobiologischen Grundlagen der Psyche noch fehlte, können heute wesentliche Bestandteile der psychoanalytischen Theorie durch die Befunde der empirisch-neurowissenschaftlichen Forschung bestätigt werden. Da auf dem gegenwärtigen Forschungsstand inzwischen auch die lokalisierbaren Hirnaktivitäten in den unterschiedlichsten psychischen Zuständen und Stadien mit Hilfe der modernen funktionellen bildgebenden Verfahren (PET, MRT) direkt beobachtet werden können, führt der Nachweis der neuronalen Grundlagen bis in die differenziertesten Teilfunktionen des psychischen Erlebens zu immer genaueren empirischen Beschreibungen und theoretischen Konzeptualisierungen des »psychischen Apparats« als eines hochkomplexen Zusammenwirkens von psychischen und physiologischen Funktionen. In der klinischen und empirischen Prozessforschung lässt sich der Übertragungs- und Gegenübertragungsprozeß als Kommunikation und Neugestaltung impliziten Beziehungswissens im Sinne der Aktualisierung und Umgestaltung der unbewußten Objektbeziehungen rekonstruieren.«

Ja, wir können nachweisen, dass wir psychotherapeutisch oder auch durch einen Lernprozess hirnorganisch etwas verändern, mittlerweile sind diesbezüglich zahlreiche Studien publiziert. Aber erklärt es die Wirksamkeit der Psychotherapie und bringt es die organischen und die psychischen Disziplinen näher? Meiner Meinung nach nicht. Die Psychotherapie wird ein Teil der organischen Disziplinen, das Verständnis für Psychotherapie wird dadurch nicht besser und hilft nicht wirklich die Wirkung von Psychotherapie zu erklären.

Dass wir nachweisen können, dass es funktionelle und strukturelle Neuorganisationen verschiedener Hirnareale nicht nur zu einzelnen Zeitpunkten gibt, sondern auch im Verlauf, erklärt nicht die Wirksamkeit der Psychotherapie. Ich glaube, die Wirksamkeit kann recht einfach erklärt werden, sicher nicht vollständig in ihrer Komplexität.

Greifen wir auf das vorhandene Wissen zurück. Donald Hebb postulierte 1949, was später die Hebb-Regel genannt wurde und wohl eine der wichtigsten neurowissenschaftlichen Entdeckungen des 20. Jahrhunderts ist: »Wenn ein Axon des Neurons A das Neuron B erregt und wiederholt oder anhaltend das Feuern, d.h. die überschwellige Erregung von Neuron B bewirkt, so wird die Effizienz von Neuron A für die Erregung von Neuron B durch einen Wachstumsprozess oder eine Stoffwechseländerung in beiden oder einem der beiden Neurone erhöht.«

Original: »When an axon of cell A is near enough to excite cell B and repeatedly or persistently takes part in firing it, some growth process or metabolic change takes place in one or both cells such that A‘s efficiency, as one of the cells firing B, is increased« (28).

1973 entdeckten Bliss und Lomo die Langzeitpotenzierung (LTP) und Langzeitdepression (LTD). Kurze repetitive Stimulation afferenter Fasern führt zu einer anhaltenden Verstärkung der synaptischen Übertragung (»long-term potentiation«) (29).

Die LPT ist eine Form der funktionellen Hirnplastizität. Die synaptische Langzeitplastizität gilt als das wichtige neurobiologische Korrelat von Lernen und Gedächtnis. Zahlreiche Rezeptoren, Enzyme, Ionenkanäle und vieles mehr spielen bei dieser anhaltenden Modulation eine Rolle.

Bei der Psychotherapie, gleich welches Verfahren, geht es um die Formbarkeit des Gehirns, es geht um Lernen, eine Neuorganisation des Gedächtnisses sowie Schaffung neuer Strukturen.

Psychotherapie wirkt. Ich fasse hier einige überwiegend naturalistische Studien, also Studien, die einen Sachverhalt unter lebensweltlichen Bedingungen im natürlichen Umfeld untersuchen zusammen (30-36). »Richtige Wissenschaftler« kritisieren manchmal solche Studien, haben aber auch kein Design parat, mit dem die Komplexität der verschiedenen Verfahren gemeinsam erfasst werden könnte. Abgesehen davon gibt es auch keine Placebopsychotherapie. Die Studien haben folgendes ergeben (Abbildung 2):

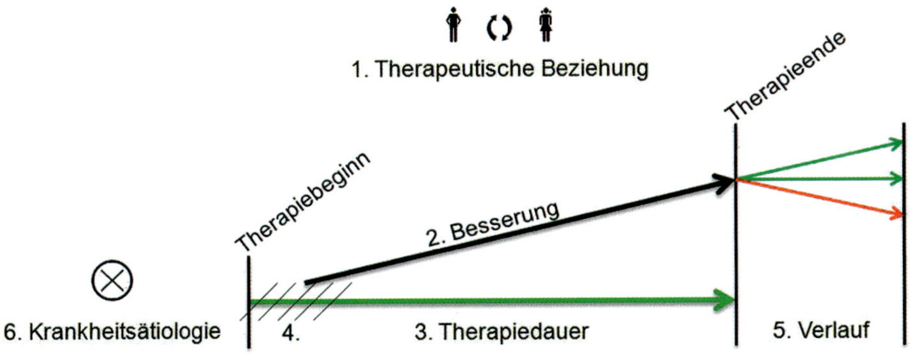

Abbildung 2: Wirksamkeit von Psychotherapie

1. Die therapeutische Beziehung ist unabhängig vom Verfahren ein besonders wichtiger Wirkfaktor und somit gewissermaßen übergeordnet.
2. Psychoanalyse, tiefenpsychologisch-fundierte Psychotherapie und Verhaltenstherapie sind wirksam.
3. Die Therapiedauer hat eine das Ergebnis beeinflussende besondere Bedeutung.
4. Kurze Therapien werden zunehmend negativ hinsichtlich ihrer Wirksamkeit bewertet.
5. Im Verlauf kommt es auch nach Abschluss der Therapie nach psychodynamischen Therapien eher zu einer zunehmenden Besserung, nach Verhaltenstherapie eher zu einer langsamen Abnahme der Besserung.
6. Bei komplexen oder chronifizierten Störungen sowie Persönlichkeitsstörungen sind psychodynamische Langzeittherapien deutlich wirksamer als Kurzzeittherapien.

Wie lässt sich die Wirksamkeit der Psychotherapie nun erklären? Wenn die therapeutische Beziehung ein so bedeutender Wirkfaktor ist, stellen sich die Fragen, ob eine beziehungslose Therapie durchführbar ist und wie lange es dauert, bis sich eine Beziehung etabliert. Es ist nachvollziehbar, dass es eine beziehungslose Therapie nicht gibt (es beteiligen sich ja zwei Menschen) und es ist davon auszugehen, dass sich bei Kurzzeittherapien eine andere Beziehung als bei Langzeittherapien einstellt. Das ist auch ein Grund für die Komplexität der Prozesse, ein großes Problem in der Gestaltung von Psychotherapiestudien. Denn jeder Patient und Therapeut ist unterschiedlich in seiner Beziehungsgestaltung und jede Psychotherapiemethode hat eine andere Herangehensweise an die Gestaltung der therapeutischen Beziehung.

Nun zur Erklärung der Wirksamkeit der Psychotherapie bzw. des Enhancements durch Psychotherapie, die für jeden Neurophysiologen so selbstverständlich ist, dass sie kaum erwähnenswert wäre. Wir nehmen Einfluss auf die neuronalen Netzwerke unter anderem durch Long-term-potentation und long-term-depression.

»Bei Geburt sind die synaptischen Kontaktstellen im Hirn im Überschuss angelegt. Es werden im Laufe der weiteren Hirnentwicklung nur solche Synapsen erhalten und verstärkt, die aktiviert werden; nicht gebrauchte Kontaktstellen werden eliminiert. Auf diese Weise kommt es in Abhängigkeit von der Art der frühen Erfahrung zur plastischen Ausbildung fest verdrahteter neuronaler Netzwerke, die spätere Denkkonzepte, Verhaltensstrategien und emotionale Reaktionen prägen« (37).

»Untersuchungen zur Hirnplastizitat zeigen eindrucksvoll, dass eine abnorme Reizkonstellation der Umwelt eine nachhaltige Störung der normalen Hirnentwicklung in funktioneller und morphologischer Hinsicht haben kann. Ein Beispiel für psychosoziale Ursachen morphologischer Veränderungen ist das Auftreten von teilweise irreversiblen Schädigungen von Hirnstruktur und -funktion nach sensorischer Deprivation insbesondere in frühen Phasen der postnatalen Hirnentwicklung« (38).

Im Nachhinein kann durch Psychotherapie versucht werden Einfluss auf die verschiedenen Verschaltungen (Denkkonzepte, Verhaltensstrategien und emotionale Reaktionen) zu nehmen. Einerseits ist herauszustellen, dass gerade Störungen in den besonders sensiblen frühen Phasen der Hirnentwicklung nur analytisch zu erreichen sind, durch beispielsweise regressive Prozesse, einer Beziehungserfahrungsneugestaltung, emotionale Neubewertung usw. Aber auch bei manchen »späteren Störungen« ist es manchmal unumgänglich auf diese frühen Phasen therapeutisch zurückzugreifen, wenn die »späten Störungen« wesentlich durch frühe Störungen bedingt sind.

Hinsichtlich der Erklärung der Wirkungsunterschiede (allein) durchs Setting (Kurzeit versus Langzeittherapie) und Erklärung der unterschiedlichen Nachhaltigkeit der Therapieerfolge sollte man sich vergegenwärtigen, dass es neben der Langzeitplastizität mit Änderungen über Minuten, Stunden oder lebenslang auch die Kurzeitplastizität mit Änderungen bis zu einigen Minuten Dauer sowie viele Stufen der Plastizität dazwischen gibt. Gleiches gilt für die Abschwächung bzw. Long- und Short-Term-Depression. Somit kann mit einer Kurzzeittherapie weniger Langzeitplastizität erreicht werden und schwächt sich der Effekt bestimmter Therapien wieder ab, wenn nicht ausreichend Langzeitpotenzierung, natürlich auch an der richtigen Stelle, erreicht wurde.

Besonders interessant finde ich in diesem Zusammenhang, dass auch kurze/ und oder intensive Interventionen unter Umständen zu Besserungen führen können. Da denke ich insbesondere an das Flooding (auch Überflutung, Reizüberflutung), eine Form der Konfrontationstherapie in der verhaltenstherapeutischen Angstbehandlung, und an das EMDR (Eye Movement Desensitization and Reprocessing), eine psychotraumatologische Behandlungstechnik.

Zu erklären ist dies dadurch, dass auch »die zeitliche Paarung von Reizen oder hochfrequente tetanische Reizung die anhaltenden intrazellulären Kaskaden des Lernens auslösen können« (37).

Ganz so einfach mit der Erklärung der Wirksamkeit der Psychotherapie ist es natürlich nicht. Zu berücksichtigen sind noch die Beeinflussung der adulten

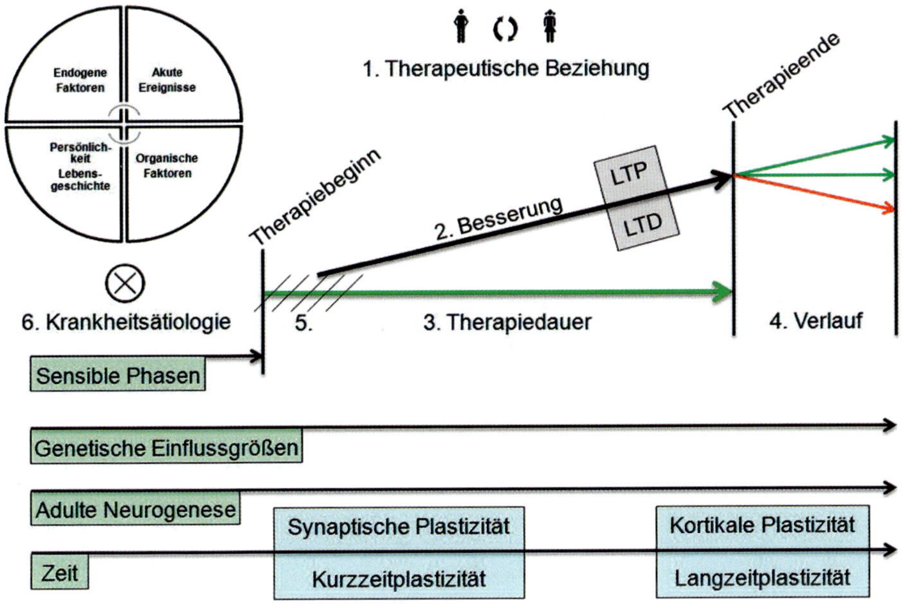

Abbildung 3: Erklärung der Wirksamkeit von Psychotherapie (LTP = Long-Term-Potentiation, LTP = Long-Term-Depression)

Neurogenese, die unabhängig und parallel ablaufen kann, die vorbestehenden genetischen Faktoren, auf die im Verlauf einer Therapie auch Einfluss genommen wird und vieles mehr (Abbildung 3).

Zusammenfassung

Ich schließe mich dem Ergebnis des DAK Gesundheitsreportes von 2009 an: »Doping am Arbeitsplatz ist keine Alternative zum Abbau von arbeitsbedingten psychischen Belastungen« (20), insbesondere unter dem dargestellten Aspekt, dass das pharmakologische Enhancement sowieso kritisch zu sehen und in der aktuellen Form unwirksam ist. Wenn jemand Neuroenhancer einnimmt, könnte dies Ausdruck psychischer Beeinträchtigungen sein und es müsste bei Krankheitswertigkeit eine weiterführende Diagnostik durchgeführt und häufig die Indikation zur psychotherapeutischen Behandlung gestellt werden. Jede/r Psychotherapeut/in kennt aus dem klinischen Alltag die Zusammenhänge von Arbeit und Psyche. Manchmal ist »die Arbeit« tatsächlich der wesentliche Faktor für psychische Symptome, so z.B. beim Mobbing, auch wenn hier bestimmte Persönlichkeitsfaktoren und andere Dinge eine Rolle spielen (39). Meistens allerdings ist »die Arbeit« Auslöser oder werden manche psychische Störungen erst durch »die Arbeit« symptomatisch. Es verbergen sich dann recht komplexe psychische Störungsbilder dahinter. Somit sollte man auch mit den Äußerungen, dass Arbeit zu psychischen Störungen führt, vorsichtig sein. Arbeit ist meistens nur einer von vielen Faktoren. Häufig ist Arbeit sogar der wesentliche stabilisierende Faktor, so dass der präventive Schwerpunkt in der Schaffung psychisch geeigneter »Arbeitsplätze« liegen könnte.

Literatur

1. Kurth BM: Erste Ergebnisse aus der »Studie zur Gesundheit Erwachsener in Deutschland« (DEGS): Bundesgesundheitsblatt 2012;55:980-990
2. Fachinformation: Novartis Pharma – Ritalin® 10mg Tabletten
3. Volltext: http://www.depression.versorgungsleitlinien.de
4. Berger M, Schneller C, Maier W: Arbeit, psychische Erkrankungen und Burnout: Nervenarzt 2012;1364-1372
5. Groß D: Neuro-Enhancement unter besonderer Berücksichtigung neurobionischer Maßnahmen: In: Wienke A, Eberbach W, Kramer HJ, Janke K (Hrsg.): Die Verbesserung des Menschen: MedR Schriftenreihe Medizinrecht 2009;85-117
6. Förstl H: Neuro-Enhancement: Nervenarzt 2009;80:840-846
7. Lindner JF:»Neuro-Enhancement« als Grundrechtsproblem: MedR 2010;28:463-471
8. Kraepelin E: Ueber die Beeinflussung einfacher psychischer Vorgänge durch einige Arzneimittel: Verlag von Gustav Fischer Jena 1892 – Volltext: http://www.deutschestextarchiv.de/kraepelin/arzneimittel/1892/viewer/image/9/
9. Freud S: Das Unbehagen in der Kultur: Internationaler Psychoanalytischer Verlag Wien 1930 – Volltext: http://archive.org/details/DasUnbehagenInDerKultur
10. Freud S: Über Coca: Centralblatt für die gesammte Therapie 1884;2:289-314
11. Freud S: Beitrag zur Kenntniss der Cocawirkung: Wiener Medizinische Wochenschrift 1885;5:129-133
12. Freud S: Über Coca: 1885; Wien.
13. Freud S: Über die Allgemeinwirkung des Cocains: Zeitschrift für Therapie 1885;3(7): 49-51
14. Freud S: Bemerkungen über Cocainsucht und Cocainfurcht: Wiener Medizinische Wochenschrift 1887;37(28):929-932.
15. Hellpach W: Funktionelle Differenzierung der »psychischen Stimulantien«: Deutsche Medizinische Wochenschrift 1941;50:1358-1361
16. De Boor: Pharmakopsychologie und Psychopathologie. Springer-Verlag Berlin Göttingen Heidelberg 1956
17. Baker EFW: The Use of Lysergic Acid Diethylamide (LSD) in Psychotherapy: Canad Med Ass J 1964;91
18. Benkert O, Hippius H (Hrsg.): Kapitel 11: Medikamente zur Behandlung von Persönlichkeitsstörungen und Verhaltensstörungen: Tabelle Seite 587: Kompendium der psychiatrischen Pharmakotherapie 9. Auflage 2013
19. Franke AG, Lieb K: Pharmakologisches Neuroenhancement und »Hirndoping« Chancen und Risiken: Bundesgesundheitsbl 2010;53:853-860
20. Huether G, Schmidt S, Rüther E: Essen, Serotonin und Psyche: Die unbewußte nutritive Manipulation von Stimmung und Gefühlen. Dtsch Ärzteblatt 1998;95:A-477-479
21. DAK Gesundheitsreport 2009. Volltext: http://www.presse.dak.de/ps.nsf/Show/A9C1DFD99A0104BAC1257551005472DE/$File/DAK_Gesundheitsreport_2009.pdf
22. Middendorff E, Poskowsky J, Isserstedt W: Formen der Stresskompensation und Leistungssteigerung bei Studierenden: HISBUS-Befragung zur Verbreitung und zu Mustern von Hirndoping und Medikamentenmissbrauch 2012. Volltext: http://www.his.de/pdf/pub_fh/fh-201201.pdf
23. Dietz P, Striegel H et al.: Randomized Response Estimates for the 12-Month Prevalence of Cognitive-Enhancing Drug Use in University Students: Pharmacotherapy 2013;33(1):44-50
24. Beddington et al.: The mental welth of nations: Nature 2008;455:1057-1060
25. Piosczyk H, Kloepfer C, Riemann, Nissen C: Schlaf, Plastizität und Gedächtnis: Somnologie 2009;13:43-51
26. von der Goltz C, Kiefer F: Bedeutung von Lernen und Gedächtnis in der Pathogenese von Suchterkrankungen: Nervenarzt 2008;79:1006-1016

27. van Giestern L: Psychoanalyse und Neurobiologie. Jahrbuch der Psychoanalyse 56/2007
28. Hebb DO: The Organization of Behavior: Wiley, New York 1949
29. Bliss TV, Lomo T: Long-lasting potentiation of synaptic transmission in the dentate area of the anaesthetized rabbit following stimulation of the perforant path: J Physiol 1973;232(2):331-356
30. Brockmann J, Schlüter T, Eckert J: Langzeitwirkungen psychoanalytischer und verhaltenstherapeutischer Langzeitpsychotherapien: Psychotherapeut 2006;51: 15-25
31. Grande T, Dilg R, Jakobsen T et al.: Differential effects of two forms of psychoanalytic therapy: Results of the Heidelberg-Berlin study: Psychother Res 2006;16:470-485
32. Huber D, Klug G: Munich Psychotherapy Study: Priminary Results on process and outcome of psychoanalytic psychotherapy: A prospective psychptherapy study with depressed patients: Psychother Psychosom Med 2005;55:101
33. Jakobsen T, Rudolf G, Brockmann J et al.: Ergebnisse Langzeitpsychotherapien bei spezifischen Psychischen Störungen: Verbesserung in der Symptomatik und in interpersonellen Beziehungen: Z Psychosom Med Psychother 2007;53:87-110
34. Leichsenring F, Kreische R, Biskup et al.: Die Göttinger Psychotherapiestudie: Ergebnisse analytischer Langzeitpsychotherapie bei depressiven Störungen, Angststörungen, Zwangsstörungen, Somatoformen Störungen und Persönlichkeitsstörungen: Forum Psychoanal 2008;24:193-203
35. Puscher B, Kraft S, Kächele H, Kordy H: Course improvement over 2 years in psychoanalytic and psychodynamic Outpatient psychotherapy: Psychology and Psychotherapy: Theory, Research and Practice 2007;80:51-68
36. Westen D, Novotny CM, Thompson-Brenner H: The empirical status of empirically supported psychotherapies: Assumptions, Findings, and reporting in controlled clinical trials: Psychol Bull 2004;130:631-663
37. Borgerts B, Walter M (2011) Funktionell-neuroanatomische Grundlagen psychischer Erkrankungen. In Möller HJ et al. Psychiatrie, Psychosomatik, Psychotherapie. Springer Verlag Berlin Heidelberg
38. Schmidt RF, Lang F, Heckmann (Hrsg.): Physiologie des Menschen mit Pathophysiologie 31. Auflage: Springer Verlag 2011
39. Petereit K: Psychisches Trauma und Mobbing: In: Erkwoh R: Nach dem Trauma: Ariadne-Fach-Verlag Aachen 2009

Psychosoziale Gesundheit von Auszubildenden

Manfred Betz · Gabriele Graf-Weber
Barbara Schade · Karl-Thomas Wenchel

Zusammenfassung

Im Rahmen von betrieblichen, überbetrieblichen und schulischen Gesundheitsprojekten wurden bei über 9000 Auszubildenden das psychische Wohlbefinden, die Zufriedenheit mit der beruflichen, schulischen und privaten Situation sowie allgemeine und arbeitsspezifische Belastungen untersucht.

Bei Auszubildenden finden sich aufgrund ihrer Lebensphase oft hohe psychosoziale Belastungen bei noch unzureichend entwickelten Bewältigungsstrategien. 39% der Jugendlichen und jungen Erwachsenen weisen Beeinträchtigungen im Wohlbefinden auf. Das Wohlbefinden scheint vor allem durch einen häufig anzutreffenden Schlafmangel beeinträchtigt zu sein. Nach dem Major Depression Inventar (MDI) finden sich bei 8% der Auszubildenden Anzeichen für eine Depression.

Das Führungsverhalten der Vorgesetzten beeinflusst Gesundheit und Wohlbefinden von Auszubildenden. Besseres Führungsverhalten dürfte sowohl die Qualität der Ausbildung verbessern als auch die Abbruchquote reduzieren.

Einleitung

Sich ändernde gesellschaftliche Rahmen- und Arbeitsbedingungen führen zu steigenden psychosozialen Belastungen und der Zunahme entsprechender Erkrankungen (Lohmann-Haislah, 2012). Inwieweit die Zielgruppe „Auszubildende" davon betroffen ist, wurde im Rahmen von betrieblichen, überbetrieblichen und schulischen Gesundheitsprojekten an 9014 16- bis 25jährigen Auszubildenden (mittleres Alter: 19,8 ± 4,0 Jahre; 74% ♂, 26% ♀) überprüft. Mit Hilfe von standardisierten Befragungsinstrumenten und medizinischen Tests wurden das psychische Wohlbefinden, die Zufriedenheit mit der beruflichen, schulischen und privaten Situation sowie allgemeine und arbeitsspezifische Belastungen untersucht.

Der Übergang von der Schule ins Arbeitsleben beinhaltet für junge Menschen zahlreiche Veränderungen ihres bisherigen Lebens und viele neue Herausforderungen:

- 8-Stunden-Arbeitstag, fremdbestimmter und kontrollierter Tagesablauf, neues soziales Umfeld
- Abnabelung vom Elternhaus (z.B. neue Wohnung, Umzug in eine andere Stadt)
- Selbstständige Lebensführung (z.B. Umgang mit Geld, Essen kochen, Wäsche waschen)
- Probleme aufgrund der Lebensphase (z.B. Konflikte mit Eltern, Beziehungsprobleme, körperliche und emotionale Entwicklung)

Dadurch können hohe psychosoziale Belastungen auftreten, die Gesundheit und Wohlbefinden beeinträchtigen. Zur Beurteilung der psychosozialen Gesundheit wurden die psychische Befindlichkeit und die Belastungen herangezogen.

Psychische Befindlichkeit

Als Indikatoren für die psychische Befindlichkeit wurden das subjektive Wohlbefinden und die Zufriedenheit mit der privaten, schulischen und beruflichen Situation untersucht.

Wohlbefinden und Depression

Das subjektive Wohlbefinden wurde mit Hilfe der WHO-5 Well-Being-Scale erfasst. Fünf Items messen das Ausmaß des Wohlfühlens der letzten zwei Wochen. Darüber hinaus dient der WHO-Selbsteinschätzungstest auch als erstes Screening für Depressionen. Je Frage können maximal fünf Punkte erreicht werden, d.h. das bestmögliche Gesamtergebnis liegt bei 25 Punkten. Ein Ergebnis von weniger als 13 Punkten spricht für ein eingeschränktes Wohlbefinden mit niedriger Lebensqualität. In Abbildung 1 werden die Ergebnisse des WHO-5-Screenings wiedergegeben. Danach finden sich bei 39% der Auszubildenden Beeinträchtigungen des Wohlbefindens. Dabei ist nicht ausreichender bzw. nicht erholsamer Schlaf der stärkste Einflussfaktor auf das Wohlbefinden. Lediglich 17% der Auszubildenden fühlen sich beim Aufwachen frisch und ausgeruht.

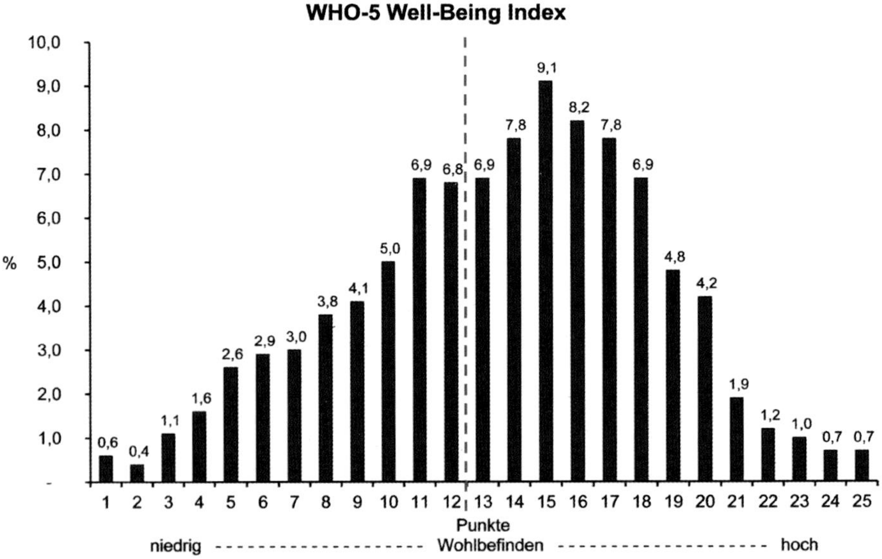

Abbildung 1: Bestimmung des subjektiven Wohlbefindens von 16- bis 25jährigen Auszubildenden mit Hilfe der WHO-5 Well-Being-Scale. Bei weniger als 13 Punkten ist das Wohlbefinden deutlich beeinträchtigt.

Qualitativ guter und quantitativ ausreichender Schlaf gilt als eine der wichtigsten Ressourcen für Gesundheit und Leistungsfähigkeit. Die mittlere Schlafdauer der Auszubildenden liegt während der Woche bei 6,7±0,9 Stunden/Tag und am Wochenende bei 9,0±2,0 Stunden/Tag. Jeder Fünfte schläft während der Woche weniger als sechs Stunden/Tag und fast jeder Zweite schläft am Wochenende mehr als neun Stunden/Tag (Abbildung 2).

62% fühlen sich tagsüber nicht ausgeruht und leistungsfähig. Hauptursache ist ein Schlafdefizit, das mit einem schlechteren Gesundheitszustand, mehr psychischen Beschwerden, Kopfschmerzen, Magen-Darm-Beschwerden und Fehlzeiten am Arbeitsplatz korreliert.

Jeder Fünfte gibt an, in den letzten zwölf Monaten Schlafstörungen gehabt zu haben, nur jeder zehnte Betroffene ist deshalb in Behandlung (Betz et al., 2012).

Für Auszubildende, die beim WHO-5-Test ein Gesamtergebnis von weniger als 13 Punkten erreichten bzw. bei denen einzelne Items 0 Punkte oder 1 Punkt (Kategorien nie bzw. ab & zu) betragen, wurde entsprechend den Empfehlungen der WHO eine weiterführende Diagnostik durch das Major Depression Inventory (MDI) durchgeführt. Danach finden sich bei 3% der Auszubildenden Hinweise für eine leichte Depression, bei 3% für eine mittlere und bei 2% für eine schwere Depression. Im Bundes-Gesundheitssurvey 1998 wird für 18- bis 29jährige hinsichtlich depressiver Störungen eine 12-Monats-Prävalenz von 9,5 % angegeben (Wittchen et al., 2010).

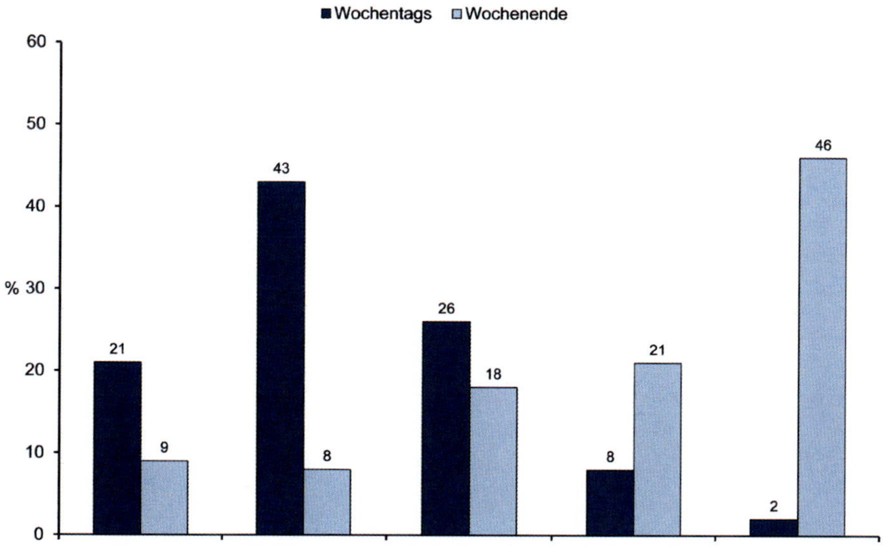

Abbildung 2: Schlafdauer (in Stunden) von 16- bis 25jährigen Auszubildenden während der Woche und am Wochenende.

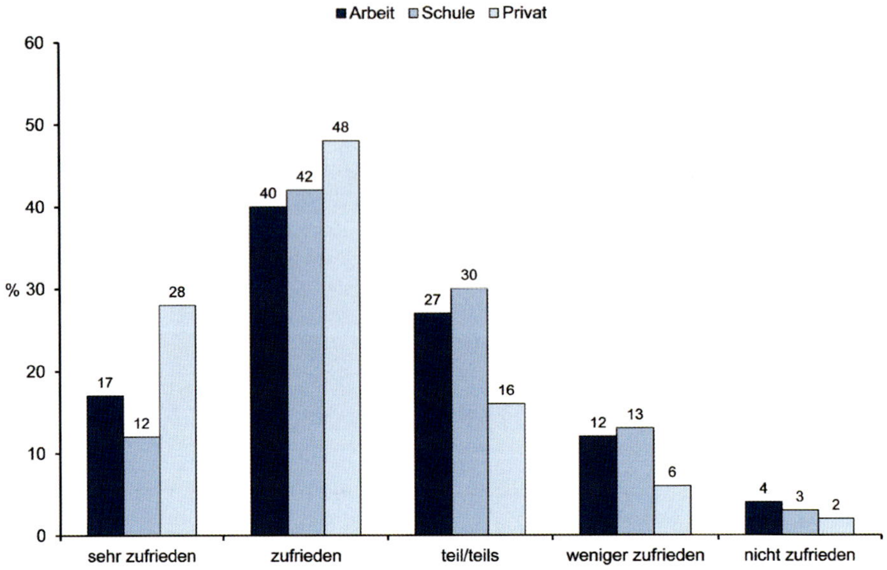

Abbildung 3: Zufriedenheit von 16- bis 25jährigen Auszubildenden mit der Arbeitssituation im Betrieb, mit der Situation in der Schule und im Privatleben (in %)

Zufriedenheit

Die Abbildung 3 gibt die Zufriedenheit der Auszubildenden mit ihrer beruflichen, schulischen und privaten Situation wieder. Wenig bzw. nicht zufrieden waren 16% der Auszubildenden mit ihrer Situation in der Schule, 16% mit ihrer Situation im Betrieb und 8% mit ihrer privaten Situation.

Belastungen

Allgemeine Belastungen

Erfasst werden häufig bzw. sehr häufig auftretende Ereignisse, die die Auszubildenden als belastend oder stark belastend empfinden. Je höher die Zahl solcher Ereignisse, desto höher ist die Gesamtbelastung. Häufige und intensive Stressreize können zu Überforderungen führen. Solche Überforderungen können sich auf emotionaler, vegetativer oder muskulärer Ebene bemerkbar machen. Bei Überforderungen im emotionalen Bereich manifestiert sich ein Übermaß an Stress in Form von erhöhter Aggression, Angst, Unsicherheit, Nervosität und Depression, im kognitiven Bereich u.a. als Konzentrationsstörungen. Vegetative Reaktionen auf Überforderungen sind z.B. Schlafstörungen, Migräne, Herzbeschwerden, Magen- und Darmbeschwerden und eine erhöhte Anfälligkeit für Infekte. Auf muskulärer Ebene äußern sich Überforderungen vor allem als Rückenbeschwerden und verspannungsbedingte Kopfschmerzen. Das gesundheitliche Risiko nimmt überproportional zu, wenn Jugendliche in zwei oder sogar in drei Bereichen betroffen sind.

In Tabelle 1 werden Stressoren aufgeführt, die häufig vorkommen und als belastend eingestuft werden. Dabei klagen 58% der Auszubildenden über zu wenig Schlaf, 53% über Zeitnot und Hektik und 40% über finanzielle Beeinträchtigungen. Je mehr belastendende Stressoren auf einen Auszubildenden einwirkenden, desto größer fällt die Gesamtbelastung aus und damit das Risiko von möglichen überlastungsbedingten gesundheitlichen Störungen. Bei 44% der Jugendlichen finden sich mehr als zehn häufig vorkommende und belastende Stressoren und bei knapp einem Viertel mehr als 20 belastende Stressoren. Diese quantitative Betrachtung erlaubt einen ersten Überblick über die auf Auszubildende einwirkende Belastungen.

Tabelle 1: Häufig vorkommende und belastende Stressoren bei Auszubildenden

	Häufige und belastende Stressoren	Auszubildende (%)
1.	zu wenig Schlaf	58
2.	Zeitnot & Hektik	53
3.	Finanzielle Beeinträchtigung	40
4.	Körperliche schwere Arbeit	35
5.	Prüfungen	33
6.	Lärm	33
7.	Ungenaue Anweisungen & Vorgaben	31
8.	Private Verpflichtung	29
9.	Schmerzen	25
10.	Verantwortung	24

Inwieweit die Stressbelastungen bereits zu Überforderungen und Gesundheitsstörungen geführt haben, wurde mit Hilfe einer Checkliste (Kaluza, 2004) überprüft. Dabei wurde nach körperlichen, emotionalen und kognitiven Warnsignalen sowie nach Warnsignalen im Verhalten gefahndet. 58% der Auszubildenden wiesen bereits deutliche Zeichen einer stressbedingten Überforderung auf, weitere 35% zeigten erste Anzeichen einer Überforderung. Lediglich 7% der Auszubildenden wiesen keine bzw. kaum Warnsignale auf. Die häufigsten Warnsignale auf der körperlichen Ebene waren Rückenschmerzen, chronische Müdigkeit, Muskelverspannungen und Einschlafstörungen. Als emotionale Warnsignale wurden Nervosität und innere Unruhe sowie Gereiztheit und Ärgergefühle genannt. Kognitive Warnsignale waren ständig kreisende Gedanken und Grübeleien sowie Konzentrationsstörungen. Als Warnsignale im Verhalten wurde am häufigsten unregelmäßiges Essen, Rauchen und aggressives Verhalten gegenüber anderen angegeben.

Belastungen in der Schule

18% der Auszubildenden fühlen sich durch die Berufsschule belastet oder stark belastet, für 49% stellt die Schule keine Belastung dar und für 33% eine gelegentliche Belastung. Als Ursachen für die Belastung werden genannt: Klausuren, Leistungsdruck, Überforderung, Konflikte mit Lehrern, Langeweile, langes Sitzen, Konzentrationsprobleme, Informationsüberflutung, Müdigkeit wegen zu frühem Aufstehen, Konflikte mit Mitschülern, Lärm und zu lange Unterrichtsdauer.

Belastungen am Arbeitsplatz

Fast jeder fünfte Auszubildende (19%) fühlt sich am bzw. durch den Arbeitsplatz belastet oder stark belastet, weitere 38% fühlen sich ab und zu belastet. Die am häufigsten genannten Belastungssituationen sind ungünstiges Betriebsklima (10%), Konflikte mit Vorgesetzten (15%) und Kollegen (5%), Unzufriedenheit mit Art und Inhalt der Arbeit (9%), hoher Arbeitsdruck bzw. hohe Arbeitsbelastung (20%) und fehlende soziale Unterstützung (15%).

Besonderen Einfluss auf Wohlbefinden und Gesundheit der Auszubildenden hat das Führungsverhalten der Vorgesetzten. Auszubildende, die mit ihrem Vorgesetzten nicht zufrieden sind, haben einen schlechteren Gesundheitszustand, mehr Rückenschmerzen, Magen-Darm-Beschwerden und Schlafstörungen, mehr Fehlzeiten am Arbeitsplatz und ein geringeres Wohlbefinden als Auszubildende, die mit ihren Vorgesetzten zufrieden sind.

Im Vergleich zu Auszubildenden aus Großunternehmen fühlen sich Auszubildende in kleinen und mittleren Unternehmen stärker belastet und weisen ein geringeres Wohlbefinden auf.

Psycho-kardiale Belastungen und Belastbarkeit

Als biologischer Parameter zur Beurteilung des Gesundheitszustandes wurde mit Hilfe des Messgeräts Polar S810 die auf der Herzfrequenzvariabilität beruhende Entspannungsrate (RLX) gemessen. Die Herzfrequenzvariabilität gilt als Globalindikator für den psychosomatischen Zustand des Organismus und erlaubt Aussagen über die Adaptationsfähigkeit des vegetativen Nervensystems, also auch über die akute Belastbarkeit des Organismus. Die Entspannungsrate (RLX) basiert auf der Herzfrequenzvariabilität (HRV) und umfasst einen Messbereich von 0 bis 100 Millisekunden (ms). Vom Prinzip her gilt: Je niedriger der RLX-Wert, desto geringer die Herzfrequenzvariabilität und desto geringer die momentane Möglichkeiten des Organismus, sich an Belastungen anzupassen. Entsprechend ist ein hoher RLX-Wert Ausdruck einer hohen Herzfrequenzvariabilität und es eröffnet dem Organismus auch höhere Belastungen zu tolerieren (Betz & Brand 2002).

Insgesamt weisen 14% der Auszubildenden sehr niedrige RLX-Werte (<20 ms) bzw. eine niedrige HRV auf. Kommen bei diesen Auszubildenden hohe Belastungen hinzu, ist eine Überforderung mit ungünstigen Auswirkungen auf die Gesundheit wahrscheinlich. Bei 15% der Auszubildenden wurden RLX-Werte über 60 ms gemessen. Diese dürften auch höhere Belastungen ohne gesundheitliche Schädigungen tolerieren.

Schlussbetrachtung

Bei vielen Auszubildenden finden sich aufgrund ihrer Lebensphase hohe psychosoziale Belastungen bei noch unzureichend entwickelten Bewältigungsstrategien.

Besonders das Führungsverhalten der Vorgesetzten beeinflusst Gesundheit und Wohlbefinden von Auszubildenden. Besseres Führungsverhalten dürfte sowohl die Qualität der Ausbildung verbessern als auch die Abbruchquote reduzieren.

Schule, Betrieb und überbetriebliche Ausbildung bieten zahlreiche Möglichkeiten für Prävention und Gesundheitsförderung.

Literatur

Betz M, Brand S: Objektivieren von Entspannungseffekten mit Hilfe der Herzfrequenzvariabilität. In: Hottenrott K (Hrsg.): Herzfrequenzvariabilität im Sport. Prävention, Rehabilitation und Training. Czwalina, Hamburg 2002, 157-167.

Betz M, Cassel W, Köhler U: Schlafgewohnheiten und Gesundheit bei Jugendlichen und jungen Erwachsenen. Deutsche Medizinische Wochenschrift 137 (2012), 89.

Lohmann-Haislah L: Stressreport Deutschland 2012. Psychische Anforderungen, Ressourcen und Befinden. Dortmund-Berlin-Dresden 2012.

Kaluza G: Stressbewältigung. Trainingsmanual zur psychologischen Gesundheitsförderung. Springer, Berlin-Heidelberg 2011.

Wittchen HU, Jacobi F, Klose M, Ryl L: Depressive Erkrankungen. Berichterstattung des Bundes Heft 51. Robert-Koch-Institut, Berlin 2010.

Psychische Gesundheit in der Arbeitswelt aus der Sicht von Betriebs- und Werksärzten

Katarina Stengler

Einleitung

Die öffentliche Diskussion über die Bedeutung psychischer Erkrankungen am Arbeitsplatz hat in den letzten Jahren zugenommen. Unbestritten ist, dass psychische Erkrankungen generell häufig und folgenschwer sind. Aktuelle Zahlen zur Verbreitung psychischer Störungen bei erwachsenen Menschen zwischen 18 und 79 Jahren in Deutschland im Rahmen des Gesundheitsmonitorings des Robert Koch-Institutes (RKI) sind alarmierend: fast jeder dritte Befragte gab an, im Erhebungsjahr zumindest zeitweilig unter voll ausgeprägten psychischen Störungen gelitten zu haben [1]. Besonders dramatisch sind allerdings die Auswirkungen psychischer Erkrankungen: neben kurzfristigen Arbeitsunfähigkeiten sind es insbesondere die Erwerbsunfähigkeiten, bei deren Ursachen psychische Störungen in Deutschland bereits eine Spitzenposition eingenommen haben [1].

Die gesellschaftliche Diskussion wird zum einen von Krankenkassenberichten und Kostenanalysen forciert, die eine Zunahme psychischer Belastungen am Arbeitsplatz thematisieren und mit entsprechenden Daten zur Arbeits- und Erwerbsunfähigkeit unterlegen [2]. Zum anderen gibt es Hinweise darauf, dass die zunehmende Diskussion und das ausgeprägte Interesse an psychischen Erkrankungen am Arbeitsplatz auch damit begründet werden kann, dass sich Diagnostik und Dokumentation verstärkt haben. Auch die erhöhte Bereitschaft der Betroffenen, professionelle Hilfe – sei es in Beratungsstellen, beim Betriebs- oder Hausarzt, aber auch beim psychiatrisch-psychotherapeutischen Facharzt – in Anspruch zu nehmen, mag diese gesamtgesellschaftlich wahrgenommene Zunahme an psychischer Belastung und Erkrankung am Arbeitsplatz mit erklären [3]. Dabei entsteht zweifelsohne für viele unterschiedliche Akteure im Gesundheitssystem [4], aber auch in der Politik und in der Wirtschaft ein Handlungsbedarf. Dies wurde unmittelbar zu Jahresbeginn 2013 vom Bundesministerium für Arbeit und Soziales mit der inhaltlichen Schwerpunktsetzung »Psychische Gesundheit am Arbeitsplatz« und einem entsprechenden Maßnahmenkatalog bzw. Aktionsplan unterstrichen [5].

Betriebs- und Werksärzte, die in Unternehmen an der Schnittstelle zwischen Arbeitnehmer/Arbeitgeber und medizinischer Versorgung arbeiten, können Ansprechpartner für psychische Probleme sein und damit in der Präventions- und Behandlungskette eine wesentliche Funktion wahrnehmen. Bisher gibt es kaum Informationen darüber, wie Betriebs- und Werksärzte angesichts des Anstiegs von Fehlzeiten aufgrund psychischer Erkrankungen die Prävalenz und den Handlungsbedarf im Umgang mit psychischen Erkrankungen in Unternehmen in Deutschland einschätzen.

Studie

Zwischen September 2010 und Februar 2011 wurde unter der Leitung der Arbeitsgruppe Psychosoziale Forschung an der Klinik für Psychiatrie und Psychotherapie der Universität Leipzig eine bundesweite Befragung von Betriebs- und Werksärzten durchgeführt [6]. Dabei wurde der eigens für diese Studie entwickelte Fragebogen PsyGA-B eingesetzt, der über den Verband Deutscher Betriebs- und Werksärzte (VDBW) verbreitet wurde. In die Auswertung gingen u.a. Daten zum Einfluss von Alter, Geschlecht, Berufserfahrung und Qualifikation der befragten Betriebs- und Werksärzte auf deren Einschätzung von Prävalenz, Auswirkungen, Umgang und Prävention psychischer Erkrankungen in Unternehmen in Deutschland ein. Ziel der Untersuchung war es, den Handlungsbedarf im Umgang mit psychischen Erkrankungen am Arbeitsplatz aus Sicht von Betriebs- und Werksärzten in Deutschland zu ermitteln.

Folgenden Fragen sollte in diesem Zusammenhang nachgegangen werden:

1 Welche Rolle spielen psychische Erkrankungen für Betriebs- und Werksärzte in deren beruflichen Alltag?
2 Was geben Betriebs- und Werksärzte als wesentliche Auswirkungen von psychischen Erkrankungen am Arbeitsplatz in deren Unternehmen an?
3 Gibt es Stigmatisierungen, Diskriminierungen am Arbeitsplatz im Zusammenhang mit psychischen Erkrankungen?
4 Sind in deutschen Unternehmen Präventionsmaßnahmen bei psychischen Erkrankungen implementiert?

Insgesamt wurden Fragebögen von 107 Teilnehmer/innen ausgewertet (65 weiblich, 60,7%; Alter 28-72 Jahre). 87,9% gaben an, dass Krankschreibungen und Erwerbsunfähigkeit aufgrund psychischer Erkrankungen zugenommen haben. Betriebs- und Werksärzte aus größeren Unternehmen gaben signifikant häufiger eine Zunahme von Krankschreibungen an. Präsentismus (verminderte Leistungsfähigkeit am Arbeitsplatz) sahen nahezu drei Viertel (72%) der Befragten als Folge psychischer Erkrankungen. 87,9% gaben an, dass mit psychischen anders, potentiell schlechter, umgegangen wird als mit körperlichen Erkrankungen. Dabei spielten insbesondere größere Unsicherheit im Umgang mit psychisch kranken Mitarbeiter/innen (82,2%), Verheimlichung und Tabuisierung der Beschwerden (34,6%) sowie Ausgrenzung und Ablehnung der Betroffenen (31,8%) eine bedeutende Rolle.

65,4% gaben an, dass im Unternehmen keine Programme zur Prävention psychischer Erkrankungen implementiert sind. Als notwendige Präventionsmaßnahmen gaben die Befragten Information und Aufklärung besonders von Führungskräften an. Etwa ein Drittel (37,4%) der Befragten verfügte über Qualifizierungen und Weiterbildungen im Umgang mit psychischen Erkrankungen.

Diskussion und Schlussfolgerungen

Betriebs- und Werksärzte in Deutschland schätzen ein, dass psychische Erkrankungen am Arbeitsplatz deutlich zugenommen haben und Handlungsbedarf für ihre eigene Berufsgruppe, aber auch für die Unternehmen und hier speziell die Führungskräfte besteht.

Unsicherheit im Umgang mit psychischer Erkrankung, Stigmatisierung und Tendenzen der Ausgrenzung psychisch Kranker werden von Betriebs- und Werksärzten als besonders alarmierend eingeschätzt. Durch Sensibilisierung der Führungskräfte und Vermittlung relevanter Informationen zu psychischen Erkrankungen könnten Vorurteile abgebaut, »Normalität« im Umgang mit psychischen Erkrankungen [7] und ein frühzeitiges Erkennen unterstützt werden, was letztlich auch gesamtgesellschaftliche Bedeutung hat [8]. Vor allem sollten in die Aus- und Weiterbildung von Arbeits- und Betriebsmedizinern speziell auf psychische Belastungen und deren Bewältigungsmöglichkeiten zugeschnittene Module implementiert werden. Spezielle Präventionsprogramme sind in deutschen Unternehmen offensichtlich selten vorhanden – auch hier besteht Handlungsbedarf bei der Entwicklung, Evidenzbasierung und letztlich Implementierung von präventiven Maßnahmen, besonders in kleinen und mittleren Unternehmen.

Literatur

[1] Wittchen H.-U., Jacobi F. Was sind die häufigsten psychischen Störungen in Deutschland? Studie zur Gesundheit Erwachsener in Deutschland. Zusatzuntersuchung psychische Gesundheit (DEGS). DEGS-Symposium 14.06.2012.

[2] Wido. Steigender Krankenstand: Psychische Erkrankungen weiterhin auf dem Vormarsch. Pressemitteilung des Wissenschaftlichen Instituts der AOK vom 25.02.2009. Onlinequelle: http://www.presseportal.de/pm/32063/1358756/wissenschaftliches_institut_der_aok?search=gesundheit

[3] Richter D, Berger K, Reker T. Nehmen psychische Störungen zu? Eine systematische Literaturübersicht Psychiat Prax 2008; 35: 321–330

[4] Jacobi F. Nehmen psychische Störungen zu? Rep Psychol 2009; 34: 16–28

[5] http://www.bmas.de/DE/Themen/Schwerpunkte/Psychische-Gesundheit-arbeitsplatz/schwerpunkt-psychsche-gesundheit-nl.html

[6] Dietrich S, Mergl R, Rummel-Kluge C, Stengler K Psychische Gesundheit in der Arbeitswelt aus Sicht von Betriebs- und Werksärzten. Psych Prax 2012; 39: 40-42.

[7] Grove B. Common mental health problems in the workplace: how can occupational physicians help? Occup Med 2006; 56: 291–293

[8] König HH, Luppa M, Riedel-Heller S. Die Kosten der Depression und die Wirtschaftlichkeit ihrer Behandlung. Psychiat Prax 2010; 37: 213–215

Aktuelle Herausforderungen für die Prävention

Risikoakzeptanz am Beispiel der Expositionen gegenüber krebserzeugenden Stoffen und mechanischen Gefährdungen

Helmut Blome

Ein gerne verwendeter Einstieg zur Risikodefinition lautet: »Schadensgröße x Eintrittswahrscheinlichkeit«.

Es gibt mehrere Gründe, es nicht nur bei naturwissenschaftlich-technischer Risikodefinition zu belassen, sondern sozialwissenschaftliche Aspekte und politisch-juristische Elemente einzubeziehen:

- Ob etwas als Risiko aufgefasst wird oder nicht, hängt von den Urteilen des Menschen ab, die von Meinungen, Moden und Moralvorstellungen geprägt sind. Eine weitere wesentliche Prägung wird durch die Risikokommunikation vorgenommen.
- Im Bereich der politischen Gestaltung sind überwiegend weder Rechtsordnung noch Politik in der Lage, mit Prozentsätzen und Wahrscheinlichkeiten zu operieren: Sie brauchen Zäsuren, an die Konsequenzen geknüpft werden können.
- Die sozialwissenschaftliche Risikoanalyse hält die Berücksichtigung von Erkenntnissen zur Risikowahrnehmung und Risikokommunikation für unerlässlich.
- Bei dem Versuch einer vollständigen Risikovermeidung ist ferner ein Konflikt mit dem Ermessensspielraum individueller Lebensgestaltung offensichtlich mit der Konsequenz, dass Freiheit und Risiko untrennbar zusammengehören.

Krebserzeugende Stoffe

Die Prävention arbeitsbedingter Gesundheitsgefahren hat zunehmend ein Konzept etabliert, das die Risiken gemäß einem Ampelkonzept klassifiziert. Grundidee ist, dass nicht der Stand der Technik die Höhe des verbleibenden Risikos bestimmt, sondern das Risiko entscheidet über die Stufung der Maßnahmen zur Risikominimierung. Am weitesten fortgeschritten sind die Überlegungen momentan in dem Bereich der Tätigkeiten mit krebserzeugenden Gefahrstoffen. Die Technischen Richtkonzentrationen (TRK) orientierten sich am Stand der Technik, ohne dass die mit der Exposition verbundenen Gesundheitsrisiken für die Beschäftigten erkennbar waren. Die TRK wurden mit dem Inkrafttreten der neugefassten Gefahrstoffverordnung am 1. Januar 2005 aufgehoben. Die entstandene Lücke im Regelwerk soll durch das neue Risikokonzept des Ausschusses für Gefahrstoffe (AGS) für krebserzeugende Stoffe geschlossen werden [1]. Durch Ableitung stoffspezifischer Exposition-Risiko-Beziehungen (ERB) ist es bei ausreichender Datenlage möglich, Toleranz- und Akzeptanzkonzentrationen für die Beurteilung der Exposition zu ermitteln.

Das Risikokonzept unterscheidet drei Risikobereiche:

- Der Bereich hohen Risikos (rot) liegt oberhalb der Toleranzkonzentration, umfasst also Risiken die größer als 4 : 1.000 sind und als solche nicht toleriert werden.
- Der Bereich mittleren Risikos (gelb) liegt zwischen Toleranz- und Akzeptanzkonzentration, umfasst als gegenwärtig Risiken zwischen 4 : 1.000 und 4 : 10.000. Dieses mittlere Risiko wird bei Beachtung des Substitutions- und Minimierungsgebotes toleriert, aber nicht akzeptiert.
- Der Bereich niedrigen Risikos (grün) liegt unterhalb der Akzeptanzkonzentration. Diese niedrigen Risiken werden bei Beachtung des Substitutions- und Minimierungsgebotes akzeptiert. Die Risikozahlen sollen – über das ohnehin vorhandene berufsunabhängige Krebsrisiko hinaus – das zusätzliche durchschnittliche Erkrankungsrisiko beschreiben, wenn eine tägliche Exposition gegenüber diesem Stoff über das gesamte Arbeitsleben hinweg erfolgt.

Die Abschätzung des Risikos ist mit hohen Unsicherheiten verbunden. Bei solchen quantitativen Konventionen muss notwendigerweise mit Standardannahmen (sog. Default-Werten) gerechnet werden.

Das Risikokonzept stellt eine Empfehlung des AGS dar und ist rechtlich noch nicht verankert. Es soll bei Bewährung in die Gefahrstoffverordnung integriert werden. Mit der GefStoffV 2013 sind weitere, zunächst allerdings allgemein gehaltene Hinweise zu erwarten.

Bei der Anwendung des Konzeptes gibt es eine Reihe offener Fragen zu klären. Diese betreffen u.a. die Beurteilung von Expositionsspitzen, den Beurteilungszeitraum (8h-Schicht, Woche, Jahr, 40 Jahre), die Berücksichtigung von Hintergrundbelastungen, das Vorliegen mehrerer Gefahrstoffe, Einbeziehung nicht-maligner Wirkungsendpunkte (z.B. Acrylamid, Isopren, Propylenoxid), der Stand der Technik und das Vorliegen von Messverfahren mit ausreichend niedrigen Bestimmungsgrenzen. Erste Erfahrungen zeigen zudem, dass die Datenlage zum Teil unzureichend ist, um eine ERB abzuleiten.

Informationen zu den Stoffen, für die bisher eine ERB-Ableitung vorgenommen worden ist, finden sich in der Tabelle 1.

Für die Praxis sind die einzuleitenden betrieblichen Maßnahmen oberhalb des Akzeptanzrisikos von zentraler Bedeutung. Diese betreffen die Substitutionsprüfung und umfassen technische, organisatorische und arbeitsmedizinische Maßnahmen.

Zum Risikokonzept gehört ausdrücklich die Möglichkeit, über einzelne Schutzmaßnahmen-TRGSen stoff- und tätigkeitsspezifische Besonderheiten zu regeln und ggf. auch Übergangslösungen zu vereinbaren.

Die Unfallversicherungsträger haben frühzeitig damit begonnen, Fragen aus der Praxis zu sammeln. Diese Fragen wurden bewusst unverändert in einen Fragenkatalog übernommen [2]. Sie zeigen, dass viele Punkte des neuen Konzeptes noch nicht verstanden werden, u.a. der Begriff ERB, Toleranz- und Akzeptanzrisiko, stoffspezifische Konzentrationswerte sowie die rechtliche Einordnung. Dieser Fragebogen der UVT versteht sich bewusst als Ergänzung zum Fragen-Antwort-

Katalog des AGS, mit dem eine grundsätzliche und lehrbuchartige Erläuterung gegeben wird.

Zu den einzelnen Parametern, die mit Blick auf die Anwendung der Risikogrenzen zu beachten sind, wird im Folgenden der jeweils aktuelle Diskussionsstand wiedergegeben.

Allgemein lässt sich bislang erkennen, dass das Risikokonzept Vorzüge aufweist, aber auch ungelöste Fragen bzw. Schwierigkeiten, z.B. das Fehlen von toxikologischen und epidemiologischen Daten in ausreichender Qualität, methodische Probleme bei der Ableitung von ERB sowie u.a. im Bereich der Metalle die Notwendigkeit pragmatischer Lösungen bei Vorliegen verschiedener Verbindungen eines Metalles mit unterschiedlichen Wirkstärken, verbunden mit einer nicht ausreichenden analytischen Bestimmbarkeit.

Beurteilungszeitraum

Die Ableitung der ERB und damit der Risikogrenzen erfolgt vielfach als Langzeitwert. Die Beurteilung soll dagegen in der praktischen Anwendung als Schichtmittelwert durchgeführt werden. Es stellt sich die Frage, inwieweit Regime denkbar sind, die ggf. einen Wochen- oder Monatsbezug erlauben. Hierzu müsste allerdings eine spezielle Messstrategie entwickelt werden.

Expositionsspitzen (Kurzzeitwert)

Die Toleranzkonzentration wird um Kurzzeitwerte ergänzt, die die Konzentrationsschwankungen um den Schichtmittelwert nach oben hin sowie in ihrer Dauer und Häufigkeit beschränken. Die Beurteilung von Expositionsspitzen erfolgt entsprechend Kurzzeitwertkategorie II der TRGS 900. Ein Mindestzeitraum zwischen den Kurzzeitwertphasen wird nicht festgelegt. Der Überschreitungsfaktor wird in der Bekanntmachung 910 (BekGS 910) zusätzlich zur Toleranzkonzentration aufgeführt, standardmäßig wird der Faktor 8 festgelegt.

Die Akzeptanzkonzentration wird ausschließlich als Schichtmittelwert festgelegt; kürzere Beurteilungszeiträume sind fachlich nicht notwendig und werden daher nicht festgelegt.

Berücksichtigung nicht krebserzeugender Wirkungen

Gegenwärtig liegen entsprechende Informationen für Acrylamid, Ethylenoxid, Propylenoxid und Isopren vor. Für die Beurteilung sind zwei verschiedene rechtliche Anbindungen zu berücksichtigen:

Zum einen die Beurteilung i.R. eines in der GefStoffV verankerten AGW, zum anderen der Bezug zu der Bekanntmachung 910, die noch keine Entsprechung auf Verordnungsebene aufweist. Liegt für einen Stoff die Grenzkonzentration für eine nicht krebserzeugende Wirkung im mittleren Risikobereich, wird dieser Wert anstelle der auf Basis der Exposition-Risiko-Beziehung bestimmten Toleranzkon-

Tabelle 1: Liste der Stoffe mit Exposition-Risiko-Beziehungen (ERB)

Liste der Stoff mit Exposition-Risiko-Beziehungen (ERB)			
Stoff	**A- und T-Konzentration**		**Bemerkung**
Acrylamid	0,07 mg/m³		Nach dem Stand der Technik kann die Akzeptanzkonzentration von 0,07 mg/m³ unterschritten werden. Eine Toleranzkonzentration wird nicht angegeben, da bereits bei einer Konzentration von 0,15 mg/m³ Gesundheitsrisiken (nicht-krebserzeugende Wirkung) nicht ausgeschlossen werden können.
Acrylnitril	0,26 mg/m³	2,6 mg/m³	Akzeptanz- und Toleranzkonzentration abgeleitet und veröffentlicht (BekGS 910)
Aluminiumsilikat-Fasern	10.000 F/m³	100.000 F/m³	Akzeptanz- und Toleranzkonzentration abgeleitet und veröffentlicht (BekGS 910), siehe auch TRGS 558/521
Arsenverbindungen, anorganische	800 ng/m³	8,3 µg/m³	Akzeptanz- und Toleranzkonzentration abgeleitet, noch nicht veröffentlicht
Asbest	10.000 F/m³	100.000 F/m³	Akzeptanz- und Toleranzkonzentration abgeleitet und veröffentlicht (BekGS 910), siehe auch TRGS 517/519
Benzol	200 µg/m³	1,9 mg/m³	Akzeptanz- und Toleranzkonzentration abgeleitet, soll in BekGS 910 veröffentlicht werden.
Benzo(a)pyren in bestimmten PAK-Gemischen	70 ng/m³	700 ng/m³	Akzeptanz- und Toleranzkonzentration abgeleitet und veröffentlicht (BekGS 910), TRGS 551 in Vorbereitung
1,3-Butadien	0,5 mg/m³	5 mg/m³	Akzeptanz- und Toleranzkonzentration abgeleitet und veröffentlicht (BekGS 910)
Butanonoxim			AGW abgeleitet
Cadmium und anorganische Cd-Verbindungen A-Fraktion E-Fraktion	 160 ng/m³ ?	 1,6 µg/m³ ?	Akzeptanz- und Toleranzkonzentration abgeleitet, noch nicht veröffentlicht. TRGS „Schutzmaßnahmen Metalle“ geplant sowie spezifische Branchenregeln. Für die Messung an Arbeitsplätzen soll Cd in der E-Staub-Fraktion bestimmt werden.
Chloroform (Trichlormethan)			AGW abgeleitet
Cobalt	0,5 µg/m³	5 µg/m³	
Stoff	**A- und T-Konzentration**		**Bemerkung**
Diethylsulfat			ERB nicht ableitbar, Beschränkung GefStoffV Anh II
Dimethylsulfat			ERB nicht ableitbar, Beschränkung GefStoffV Anh II

Epichlorhydrin	2,3 mg/m³	23 mg/m³	Akzeptanz- und Toleranzkonzentration abgeleitet, soll in BekGS 910 veröffentlicht werden. Akzeptanzkonzentration 2,3 mg/m³ (0,6 ml/m³). Eine Toleranzkonzentration wird nicht angegeben, da bereits bei einer Konzentration von 8 mg/m³ (2 ml/m³) Gesundheitsrisiken (nicht-krebserzeugende Wirkung) nicht ausgeschlossen werden können.
Ethylenoxid	0,2 mg/m³	2 mg/m³	Akzeptanz- und Toleranzkonzentration abgeleitet und veröffentlicht (BekGS 910), siehe auch TRGS 521 (endogene Bildung)
Holzstaub			ERB nicht ableitbar, siehe auch TRGS 553 (EU-BLV: 5 mg/m³)
Hydrazin	2,2 µg/m³	22 µg/m³	Akzeptanz- und Toleranzkonzentration abgeleitet, noch nicht veröffentlicht. Prüfung, ob Aufnahme in Anhang II, GefStoffV möglich ist
Isopren			AGW von 8,4 mg/m³ als-T-Konzentration abgeleitet (endogene Bildung)
4,4'Methylendianilin	0,07 mg/m³	0,7 mg/m³	Akzeptanz- und Toleranzkonzentration abgeleitet und veröffentlicht (BekGS 910). Nach dem Stand der Technik kann die Akzeptanzkonzentration unterschritten werden
Nitroso-dimethylamin			Akzeptanz- und Toleranzkonzentration abgeleitet, noch nicht veröffentlicht
Nitroso-diethanolamin			Nicht mit hinreichender Genauigkeit ableitbar
Nitroso-diethylamin			Nicht mit hinreichender Genauigkeit ableitbar
Nitroso-morpholin			Nicht mit hinreichender Genauigkeit ableitbar
Nitroso-di-n-butylamin			Nicht mit hinreichender Genauigkeit ableitbar
Propylenoxid			Akzeptanzkonzentration von 4,8 mg/m³ für ein Risiko von 4 : 100.000 abgeleitet
o-Toluidin			ERB nicht ableitbar. Aufnahme in Anhang II, GefStoffV
Trichlorethen	33 mg/m³	60 mg/m³	Akzeptanz- und Toleranzkonzentration abgeleitet und veröffentlicht (BekGS 910)

zentration aufgenommen. Diese Situation führt sowohl auf der Verwaltungsseite als auch in den Betrieben zu grundsätzlichen Fragen. Am Beispiel Acrylamid soll die Problematik verdeutlicht werden. Der Konzentrationswert von 0,7 mg/m³, der gemäß Exposition-Risiko-Beziehung für Acrylamid dem Toleranzrisiko entspricht, wurde nicht als Toleranzkonzentration in der BekGS 910 festgelegt, da bei dieser Konzentration chronische, nicht krebserzeugende Gesundheitsrisiken nicht auszuschließen sind. Um diesen Gesundheitsrisiken Rechnung zu tragen, ist deshalb in der BekGS 910 als Beurteilungsmaßstab eine Arbeitsplatzkonzentration von 0,15 mg/m³ festgelegt worden. Bei Überschreitung dieses Wertes sind die gleichen

Maßnahmen gemäß Gefahrstoffverordnung zu ergreifen wie bei Überschreitung eines Arbeitsplatzgrenzwertes.

Hintergrundbelastungen

Es ist nicht auszuschließen, dass bei einigen Stoffen aus den Exposition-Risiko-Beziehungen sehr niedrige Akzeptanzkonzentrationen abgeleitet werden und diese unter Umständen unterhalb der externen Hintergrundbelastung liegen (z.B. bei Quarzstaub). Liegen quantitative Informationen zur Hintergrundkonzentration bei der Festlegung von Akzeptanz- und Toleranzkonzentration vor, werden diese bei der Festlegung berücksichtigt.

Im Rahmen der Gefährdungsbeurteilung kann die Hintergrundkonzentration vom Arbeitgeber ermittelt werden. Hierbei ist ein Messverfahren anzuwenden, mit dem auch die Arbeitsplatzmessungen durchgeführt werden. Die Messungen haben, soweit möglich, nach den Kriterien der TRGS 402 zu erfolgen. Bei der Wahl des Probenahmeortes muss sichergestellt sein, dass das Messergebnis nicht durch Emissionen des Unternehmens bzw. der Unternehmen, wenn verschiedene Arbeitgeber zusammenarbeiten (z.B. Baustellen), beeinflusst wird.

Die arbeitsplatzbedingte inhalative Exposition ergibt sich aus der Differenz zwischen der am Arbeitsplatz ermittelten Stoffkonzentration und der Stoffkonzentration der Hintergrundkonzentration.

Messverfahren

Bei einigen Stoffen können eventuell Probleme bei der messtechnischen Bestimmung im Bereich der Akzeptanzkonzentration auftreten.

Das eingesetzte Messverfahren muss geeignet sein. Die grundlegenden Anforderungen an Messverfahren sind in der TRGS 402 und in der DIN EN 482 genannt.

Die Anforderungen an Messverfahren für Gase und Dämpfe sind nach DIN EN 1076 oder DIN EN 838 sowie für Metalle die Anforderungen nach DIN EN 13890 zu erfüllen. Sollte ein Stoff gleichzeitig als Partikel und als Dampf vorliegen können (z.B. PAK, aromatische Amine), sind darüber hinaus die Anforderungen nach prEN 13936 zu berücksichtigen.

Das Messverfahren ist geeignet, wenn der Messbereich des Verfahrens mindestens von einem Fünftel der Akzeptanzkonzentration bis zum Zweifachen der Toleranzkonzentration reicht.

Steht ein solches geeignetes Messverfahren nicht zur Verfügung, muss nach derzeitigem Diskussionsstand ein Messverfahren eingesetzt werden, das die nachfolgende Bedingung erfüllt: Die Bestimmungsgrenze des eingesetzten Messverfahrens darf höchstens das Dreifache der Akzeptanzkonzentration betragen. Die Akzeptanzkonzentration gilt dann als eingehalten, wenn der krebserzeugende Stoff nicht nachgewiesen wurde.

Ebenso gilt die Toleranzkonzentration als eingehalten, wenn die Bestimmungsgrenze des eingesetzten Messverfahrens höchstens das Dreifache der

Toleranzkonzentration beträgt und die Toleranzkonzentration liegt und der krebserzeugende Stoff nicht nachgewiesen werden kann. Zusätzlich sind die Kurzzeitanforderungen einzuhalten.

Steht auch ein wie oben beschriebenes, bedingt geeignetes Messverfahren nicht zur Verfügung, ist eine Weiterentwicklung des Messverfahrens zu recherchieren. Das Ergebnis ist in der Gefährdungsbeurteilung zu dokumentieren.

Stand der Technik

Für die Übernahme der Akzeptanz- und Toleranzkonzentration in die BekGS 910 wird der Stand der Technik ermittelt. Hinweise hierzu können nach Veröffentlichung der ERB dem AGS übermittelt werden.

Die Bestimmung des Standes der Technik muss ggf. branchenspezifisch vorgenommen werden und erfordert im Einzelfall viel Arbeit und Abstimmungsbedarf. Generell gilt: Vorhandene Maßnahmen, die zum Unterschreiten der Akzeptanzkonzentration beitragen, sind entsprechend dem Minimierungsgebot der GefStoffV beizubehalten. Durch regelmäßige Kontrolle ist sicher zu stellen, dass keine Verschlechterung der Expositionssituation eintritt.

Vom UA III festgelegte Toleranz- und Akzeptanzkonzentrationen können unter folgenden Voraussetzungen in die BekGS 910 übernommen werden:

a) Der Stand der Technik liegt auf Basis zugänglicher Informationsquellen unterhalb der Toleranzkonzentration.
b) Der Stand der Technik liegt auf Basis zugänglicher Informationsquellen unterhalb der Akzeptanzkonzentration. Es wird in der Fußnote darauf hingewiesen, dass keine Erhöhung der Exposition (Verbesserungsgebot) eintreten darf.

Wenn nach dem Stand der Technik die Toleranzkonzentration nicht eingehalten werden kann, kann der AGS entscheiden, die Werte erst nach Erarbeitung einer stoffspezifischen TRGS in die BekGS 910 zu übernehmen.

Vorliegen mehrerer krebserzeugender Gefahrstoffe

Zum einen gibt es nicht so viele Arbeitsplätze, an denen Stoffe mit ERB gleichzeitig nebeneinander vorkommen. Es wird diskutiert, Stoffe mit gleichem Zielorgan der Wirkung additiv zu verknüpfen.

Im derzeitigen ERB-Konzept werden bei Exposition gegenüber mehreren Kanzerogenen diese als Einzelstoffe bewertet, eine Summenwertbetrachtung findet zurzeit nicht statt.

Tätigkeiten mit gleichzeitiger Exposition gegenüber mehreren Kanzerogenen, mit Ausnahme von Schweiß-, Sanierungs-, Instandhaltungs- und Laborarbeitsplätzen, sollten dem AGS zur Kenntnis gegeben werden.

Aerosolfraktion

Für partikelförmig auftretende Gefahrstoffe ist die Zuordnung zu einer der etablierten Aerosolfraktion unabdingbar. Bislang ist der Entwurf einer ERB für

Cadmium mit dem Hinweis auf die A-Staubfraktion versehen. Dies muss vor dem Hintergrund gesehen werden, dass sich die bisherigen Grenzwerte auf die E-Staubfraktion bezogen. Die Verhältnisse E/A können den Bereich 1 bis 100 umfassen.

Mechanische Gefährdungen

Seit Jahren nimmt die Zahl der Arbeitsplätze mit sogenannten kollaborierenden Robotern zu, an denen Menschen Hand in Hand mit den Robotern arbeiten. Diese Arbeitsweise beinhaltet das Risiko von Kollisionen. Mit technischen Normen und darin beschriebenen Schutzmaßnahmen wird versucht, die Häufigkeit und Schwere von Kollisionen zu verringern. Folgen von solchen Kollisionen können Verletzungen sowie Schmerzen sein. Damit diese gemeinsamen Arbeitsbereiche für Mensch und Roboter sicher gestaltet werden können, müssen sichere Roboter eingesetzt werden, von deren Bewegungen auch ohne trennende Schutzeinrichtungen keine unmittelbaren Gefahren ausgehen. Ein wesentlicher Baustein dieser sicheren Roboter ist eine sichere Steuerung, die alle Bewegungen gezielt überwacht.

Ein direkter Kontakt zwischen Roboter und Mensch kann trotzdem nie ausgeschlossen werden und es bleibt im Gegensatz zu trennenden Schutzeinrichtungen das Risiko einer Kollision. Die Beanspruchungseffekte durch Kollision müssen daher so begrenzt werden, dass nur geringe tolerable Verletzungsschweren auftreten können. Dies hat zur Folge, dass die Risikobeurteilung des Roboterherstellers den vorgesehenen betrieblichen Einsatz einschließen muss. Diese Problematik hat eine große allgemeine Bedeutung für viele mechanische Mensch-Maschine-Schnittstellen.

Ziel eines Forschungsprojektes der DGUV ist die Ermittlung der Schmerzempfindlichkeit an der Mensch-Maschine-Schnittstelle. Bei gesunden Probanden sollen die Druckschmerzschwellen an verschiedenen Körperpartien ermittelt werden. Ziel des Vorhabens ist es, eine Art Kataster von Druckschmerzschwellen zu erhalten. Die Ergebnisse sollen in die Normungsarbeiten für die ISO 10218 Teil 1 und 2 einfließen und somit der Prävention an Arbeitsplätzen von kollaborierenden Robotern zu Gute kommen.

Fazit ist, dass es kollaborierende Roboter nicht gibt, die ab Herstellungswerk sicher sind. Trotz allem bleibt ein Restrisiko, das vom individuellen Einsatzfall abhängt. Dieses Restrisiko muss der Roboterbetreiber selbst bestimmen. Das bedeutet, er misst vor Ort die mechanischen Beanspruchungen, also Kräfte und Drücke, die im Falle einer Kollision mit dem Roboter auf den Menschen einwirken und zu Verletzungen führen können. Für solche Messungen hat das IFA ein Messsystem entwickelt, ein Gerät, das die Verformbarkeit, die Trägheit und die Bewegung des menschlichen Körpers realitätsnah simuliert. Das Gerät ist für den Praxiseinsatz konzipiert.

Auch in dem Fall der mechanischen Gefährdungen ist daran gedacht, die Risiken durch ein Ampelsystem zu beschreiben.

Der Einsatz der Roboter wirft allerdings auch neue Rechtsfragen auf. Neben Problemen bei der Zulassung stellen sich auch straf- und zivilrechtliche Fragen nach Schuld und Haftung, wenn es einmal zu einer Kollision mit Schadensfolge gekommen sein sollte. Die praktische Frage lautet: Wer haftet, wenn z.B. ein Serviceroboter beim eigenständigen Ausweichmanöver einen anderen Mitarbeiter verletzt? Der Hersteller, der Programmierer, der Besitzer oder derjenige, der den Roboter einsetzt? In diesem Bereich autonom agierender Roboter prüfen Juristen durchaus, ob hoch entwickelte Roboter zu juristischen Personen erklärt werden müssen. Doch das ist eine Frage für die fernere Zukunft. Zunächst kommt es darauf an, in einem verlässlichen Rahmen des Risikokonzeptes auch für diesen zunehmend an Bedeutung gewinnenden Bereich eine transparente, für alle gleichermaßen verständlich anwendbare Einsatzlösung zu finden.

Literatur

[1] Bekanntmachung zu Gefahrstoffen: Risikowerte und Exposition-Risiko-Beziehungen für Tätigkeiten mit krebserzeugenden Gefahrstoffen (BekGS 910). Ausgabe Juni 2008. GMBl. (2008) Nr. 43/44, S. 883-935, www.baua.de/de/Themen-von-A-Z/Gefahrstoffe/TRGS/TRGS.html

[2] Expositionsbeurteilung bei krebserzeugenden Stoffen. Fragen und Antworten zum neuen Risikokonzept, speziell zum Thema Exposition-Risiko-Beziehung (ERB). Hrsg.: Institut für Arbeitsschutz der Deutschen Gesetzlichen Unfallversicherung (IFA), Sankt Augustin, www.dguv.de/ifa, Webcode d105371

Prävention in Zeiten des demografischen Wandels – Luxus oder lebenswichtig für Betriebe?

Heinz Schmid

Es ist unmöglich, Ihnen in 20 Minuten die Folgen des demografischen Wandels für die Betriebe und die Unfallversicherung darzulegen. Ich werde mich daher auf einige Kernaussagen beschränken.

Lassen Sie mich mit der globalen Bevölkerungsentwicklung beginnen.

Weltweit wächst die Bevölkerung. Im Internet, dem Helfer in (fast) allen Lebenslagen, finden Sie auch eine Weltbevölkerungsuhr. Da kann man Folgendes ablesen:

- Zurzeit leben 7,1 Mrd. Menschen auf unserer Erde. 2050 werden es 9 Mrd. sein.
- In jeder Sekunde, in der ich hier vortrage, wächst die Weltbevölkerung um 2,6 Menschen.
- Während meines gesamten Vortrags sind es 3.160 neue Erdenbürger. Das sind mehr, als hier anwesend sein dürften.
- Im gesamten Jahr 2012 werden 82 Millionen mehr Menschen auf dieser Welt sein. Das ist genau die Bevölkerungszahl, die wir in Deutschland zurzeit haben.

Der Begriff Bevölkerungsexplosion ist also durchaus treffend.

Anders sieht die Sache aus, wenn wir unseren Blick auf die EU konzentrieren. Laut der Vereinten Nationen ist Europa der Kontinent, der mit einem Bevölkerungsrückgang konfrontiert wird.

Grund dafür: Die Geburtenrate liegt in Europa seit Mitte der 70er Jahre unter 2,1. Die 2,1 ist sozusagen die magische Zahl. Bei Geburtenraten unter 2,1 schrumpft die Bevölkerung langfristig. Bei Geburtenraten von 2,1 oder höher bleibt die Bevölkerung konstant bzw. wächst langfristig.

Noch eindeutiger ist der Bevölkerungsrückgang in Deutschland. In Deutschland leben heute knapp 82 Mio. Menschen. Ich erwähnte es bereits. 2050 werden es rund 70 Mio. sein. Das ist ein Rückgang um 12 Mio. oder, relativ ausgedrückt, eine Abnahme um rund 15 %. Die Deutschen werden weniger.

Und die Deutschen werden älter. Während das Durchschnittsalter eines Mannes heute bei 77 Jahren liegt, wird es 2050 rund 84 Jahre betragen. Bei Frauen sind es heute 82 Jahre und 2050 88 Jahre.

Ich möchte Ihnen die Bevölkerungsentwicklung in Deutschland seit 1950 gerne in einer Animation zeigen, die beim Statistischen Bundesamt abrufbar ist:

https://www.destatis.de/bevoelkerungspyramide/

1. 1950 ist, mit etwas Phantasie, die für Demografen ideale Figur einer Pyramide noch zu erkennen. Wenn auch die beiden Weltkriege deutliche Spuren hinterlassen haben.

2. 2010 steht die Pyramide schon fast auf dem Kopf. Die Basis wird schmäler. Vor einigen Tagen hörte ich in einem Vortrag, die Figur ähnle einem Dönerspieß.
3. 2050 gleicht die Figur in der Tat eher einem Dönerspieß als einer Pyramide.

Fazit: Die Deutschen werden nicht nur weniger und älter. Als Folge davon müssen auch immer weniger junge Arbeitnehmer für immer mehr Rentner die »Rente erwirtschaften«.

Es ist also keine wirkliche Überraschung, dass das Rentenalter auf 67 Jahre erhöht wurde. Und wenn es nach der EU geht, wird das Renteneintrittsalter nicht bei 67 Jahren bleiben.

Ist es deshalb richtig vom Seniorenheim Deutschlands zu reden, wie es die Kölner Rundschau am 2. April 2011 tat?

Soweit muss man sicher nicht gehen, aber inzwischen ist das Wort »Demografischer Wandel« in aller Munde. Der Begriff hat Chance, zum Wort des Jahres zu werden.

Bereits seit Mitte der sechziger Jahre beobachten Fachleute eine Überalterung der Gesellschaft. Den Älteren unter uns ist die Metapher »Pillenknick« sicher noch ein Begriff.

»Die Rente ist sicher«, sagte mal ein ehemaliger Arbeitsminister. Ja! Nach derzeitigem Stand wird es auch in Zukunft eine Rente geben. Aber: diese Rente ist sicher niedriger.

Die Rhein-Zeitung aus Koblenz schrieb am 4. Oktober 2012 »Kaum ein Bauarbeiter schafft es bis zur Rente«. D. h. mit Blick auf alle Arbeitnehmer, die früher als gesetzlich verankert in Ruhestand gehen – besser gesagt: aus gesundheitlichen Gründen gehen müssen, wird das Rentenniveau sinken!

Im Nahrungsmittel- und Gaststättengewerbe dürften die Verhältnisse ähnlich sein. Auch hier wird körperlich schwer gearbeitet.

Was ist zu tun? Diese Frage ist berechtigt und für viele künftige Rentner möglicherweise existenziell.

Ziel muss es daher sein, dafür zu sorgen, dass die Menschen am Arbeitsplatz leistungsfähig und gesund bleiben – und zwar bis zum Eintritt in die Rente! Das ist schon unter heutigen Rahmenbedingungen sehr schwierig und war auch ein Kritikpunkt der Gegner der »Rente mit 67«. Denn das tatsächliche Rentenalter liegt (nach Eurostart) heute in Deutschland bei ca. 62 Jahren. Das ist deutlich unter dem gesetzlichen Rentenalter von 65.

Im Juni 2012 schreibt der Kölner Stadt Anzeiger »Deutsche sollen länger arbeiten als bis 67«. Hintergrund des Zeitungsberichts ist eine Verlautbarung der EU-Kommission, die Alarm schlägt, weil die Renten auf Dauer nicht finanzierbar sind. Das habe ich eben bereits angedeutet.

Ein Sprichwort aus Uganda sagt: »Die beste Zeit einen Baum zu pflanzen war vor 20 Jahren. Die zweitbeste Zeit ist jetzt.«

Es war schon immer ein wichtiges politisches und gesellschaftliches Ziel, ältere Arbeitnehmer so lange wie möglich im Arbeitsprozess zu halten.

Es ist sicher auch wichtig, arbeitslose Ältere wieder in den Arbeitsprozess zu integrieren.

Der Fortschrittsbericht der Bundesregierung vom Februar 2012 weist an dieser Stelle auf erste Erfolge hin.

Und es ist sicher ebenso wichtig, die Arbeit für ältere Arbeitnehmer so zu gestalten, dass sie möglichst lange gesund und leistungsfähig bleiben. Lassen Sie mich ein Beispiel nennen. Ältere brauchen höhere Beleuchtungsstärken, um einwandfrei sehen zu können. Zu wenig Licht schränkt die Leistungsfähigkeit stark ein. Kleine Ursache – große Wirkung!

Aber, was die genannten Maßnahmen, wie Ältere in Arbeit zu halten, Ältere in den Arbeitsprozess zurückzuführen und an die Bedürfnisse Älterer angepasste Arbeitsbedingungen zu schaffen, außer Acht lassen, sind die Personen, die in 30, 50 oder 70 Jahren die Älteren sind.

Diese Personen bilden das größere und das noch gesunde Potential an arbeitenden oder künftig arbeitenden Menschen. Dieses Potential muss genutzt und darf nicht vergeudet werden.

Wer lange gesund bleiben will, muss früh damit beginnen, oder wie das Sprichwort sagt: »Vorbeugen ist besser als heilen«. Damit sehe ich auch die Unfallversicherung mit ihrer langen Tradition in Sachen Prävention in der Pflicht.

Der schon erwähnte Fortschrittsbericht der Bundesregierung spricht zu Recht davon, »dass die Vorbereitung auf eine längere Lebensarbeitszeit nicht erst mit 55 Jahren beginnt!« Ich möchte hinzufügen … nicht beginnen darf!

Die gesetzliche Unfallversicherung in ihrer Gesamtheit muss dabei Personen von 0 bis 65 – künftig 67 und eines Tages möglicherweise 70 Jahren in den Blick nehmen: Von der Kinderkrippe bis zur Altersrente!

Das Fazit für die Unfallversicherung lautet: Prävention kennt keine Altersgrenzen!

Können wir seitens der Unfallversicherung etwas zur Verbesserung der Gesundheit für alle Arbeitsgruppen am Arbeitsplatz oder in einer Bildungseinrichtung beitragen? Ja, das tun wir bereits. Allerdings nicht zwingend unter dem Blickwinkel des demografischen Wandels.

Die Mitgliederversammlung der DGUV hat die Rolle der Unfallversicherung bei der Bewältigung der Folgen des demografischen Wandels hervorgehoben und die große Herausforderung für die Prävention erkannt.

Aber trotz eingeleiteter Maßnahmen verschiedener Akteure droht oder gibt es in einigen Branchen einen Mangel an qualifizierten Fachkräften.

Woher also die Fachkräfte nehmen?

Kaum ein Tag vergeht ohne Meldungen über Fachkräftemangel. Die Allgemeine Hotel-Gastronomie-Zeitung schreibt am 27. Oktober 2012: »Gastronomen und Hoteliers … sind händeringend auf der Suche nach Fachkräften und Berufsnachwuchs. Der demografische Wandel verschärft die Lage zusätzlich. Ideen sind gefragt, damit die Branche eine Zukunft hat. Ein Ausweg könnte die Zusammenarbeit mit den derzeit gebeutelten EU-Ländern Süd- und Südosteuropas sein«.

Die IT-Branche reklamiert schon seit Jahren, dass ihr die Fachkräfte fehlen. Die F.A.Z. schreibt im September 2009 über die Situation der IT-Branche, dass »Fachkräfte weiterhin gesucht« werden.

Am liebsten liebäugelt die technisch ausgerichtete Industrie bei der Suche nach Fachkräften mit Indien oder China. Ingenieure sind neben den IT-Experten eine weitere Berufsgruppe, bei denen nach Auskunft der zuständigen Verbände, chronischer Mangel herrscht. Ich sage bewusst – nach Auskunft der zuständigen Verbände! Denn es gibt auch andere Stimmen. Ich komme noch darauf zurück.

Indien bildet jährlich 400.000 Ingenieure aus. Das sind 10mal mehr als Deutschland. Mit einem Bruchteil des indischen Potenzials ließe sich der deutsche Mangel an Ingenieuren ausgleichen. Die Sache hat nur einen Haken. Indien ist eine stark boomende Wirtschaft. Es braucht die Ingenieure selbst. Ja, der Bedarf ist wegen des Wachstums so hoch, dass dem Land in absehbarer Zeit selbst 500.000 Ingenieure fehlen dürften.

Für China gilt das gleiche.

Schon im Jahre 2000 wurde in Deutschland mit der so genannten »Green-Card« versucht, IT-Fachkräfte aus Indien zu gewinnen. Diese Initiative hat viele Hoffnungen geweckt, ist aber weit hinter den Erwartungen zurückgeblieben. Die Green-Card hat sich als Papiertiger herausgestellt.

Sehr ähnlich sieht es derzeit mit der »Blue Card« aus. »Welt kompakt« titelt am 19. November 2012 »Fachkräfte meiden Deutschland«. Danach haben sich in den ersten beiden Monaten seit Einführung der Blue Card im August 2012 sage und schreibe 139 Hochqualifizierte für Deutschland entschieden......

.....entschieden zu wenig – möchte man hinzufügen – um den Bedarf zu decken. Und wenn man berücksichtigt, dass sich laut »Welt kompakt« 112 der Blue Card-Besitzer schon vorher hier in Deutschland aufhielten, werden die Zahlen noch nüchterner. Gelockt werden sollen mit der Blue Card übrigens vor allem Ingenieure, Software-Entwickler und Ärzte.

Ich sprach eben von anderen Stimmen zum Fachkräftemangel. Und diese möchte ich Ihnen nicht vorenthalten.

Eine Stimme hörte ich auf der diesjährigen Herbstkonferenz der Gesellschaft für Arbeitswissenschaften von einem Vertreter von GesamtMetall. GesamtMetall ist ein Arbeitgeberverband.

Er sagte sinngemäß: «Es gibt keinen Ingenieur- oder Technikermangel. Diese Fachkräfte werden nur falsch eingesetzt und deren Potenzial nicht optimal genutzt«.

Eine weitere Stimme spricht vom Mythos »Fachkräftemangel« und bringt ihre These sinngemäß folgendermaßen auf den Punkt: »Gäbe es einen Fachkräftemangel, müssten die Gehälter steigen. Da die Gehälter nicht steigen, gibt es auch keinen Fachkräftemangel – Das ist das Gesetz von Angebot und Nachfrage.«

Bei dieser Stimme handelt sich um die von Karl Brenke. Er ist Volkswirt.

Ungeachtet dessen schreibt der Kölner Stadt Anzeiger im März 2011: Frauen und ältere Arbeitnehmer sollen Wirtschaft retten. Die Idee stammt von der Bundesagentur für Arbeit.

Am 20. Juli 2012 berichtet die gleiche Zeitung über die Lösung, die ein deutscher Versandhandel wählte, um die fehlenden Fachkräfte auszugleichen. Überschrift »Otto mobilisiert seine Rentner«.

Im Internet fand ich neulich eine Anzeige einer Prager Klinik, die mit einer kostenlosen Schönheits-OP für neue Angestellte wirbt, wenn sie sich für mindestens drei Jahre verpflichten. Ein – wie man neudeutsch sagt – Fake?

Meine Damen und Herren, der Kampf um die besten Köpfe ist – wie es Ernst Fischer, Präsident des Deutschen Hotel- und Gaststättenverbandes, beschreibt – voll entbrannt. Allerdings gibt es kein einheitliches Bild. Vieles scheint branchenabhängig, regional bedingt oder abhängig von den Interessen der Jugendlichen. Und damit komme ich zu unserem Nachwuchs.

Betriebe stehen heute sehr häufig vor der Schwierigkeit, ausreichend qualifizierte Schulabgänger als Nachwuchskräfte zu gewinnen. Das liegt zum einen an der geringeren Zahl der Schulabgänger. Die Schülerzahlen werden bis 2020 um fast 19 % zurückgehen. Das ist fast 1/5. In den neuen Ländern sind es gar 40 % weniger Schulabgänger.

Geringere Schülerzahlen sind ein Punkt, der andere ist die mangelnde Qualifikation der Schulabgänger. 7 % der Schulabgänger sind ohne Abschluss. Viel zu viele für ein Land, dessen Schätze nicht im Boden, sondern in den Köpfen ruhen. Nach einer Ausbildungsumfrage der DIHK im Jahre 2012 geben 3/4 der Betriebe an, dass mangelnde Deutsch- und Mathematikkenntnisse oder fehlende Sozialkompetenzen der Bewerber die Ausbildung verhindern oder erschweren. Immer mehr Betriebe müssen ihren Auszubildenden erst einmal Nachhilfe geben in Rechnen, Schreiben und Teamfähigkeit.

In einem Statement von DIHK-Präsident Driftmann am 8. Mai 2012 heißt es: »Beim Thema Schulbildung muss die Zeit der Sonntagsreden vorbei sein. Die Kultusminister müssen die selbst gesteckten Ziele (Anmerkung des Redners: gemeint ist die Halbierung der Schulabbrecher) endlich erfüllen. Von der Halbierung der Abgänger ohne Abschluss bis 2015 sind wir noch weit entfernt. Bildungsstandards dürfen nicht nur auf dem Papier stehen, sondern müssen von allen Schülern wirklich erreicht werden. Deshalb müssen lernschwächere Schüler besser gefördert werden.«

Wenn eine höhere Geburtenrate nicht zu erwarten ist – und dafür gibt es keinerlei Anzeichen, Fachkräfte aus dem Ausland zu wenige sind und damit nur bedingt weiterhelfen, und Potential im Land vorhanden ist, liegt die Lösung von Nachwuchsproblemen vor unserer Haustür. Deutschland wird sich langfristig auf das Potential im eigenen Land konzentrieren müssen.

Fazit: Bildung ist (neben einem umfassenden Gesundheitsschutz) die zweite wichtige Säule, um den negativen Folgen des demografischen Wandels zu begegnen.

Ich komme nun zur betrieblichen Ebene.

In Deutschland gibt es 3 Mio. kleine und mittlere Betriebe – so genannte »KMU«. Das Nahrungsmittel- und Gastgewerbe ist besonders stark geprägt von Betrieben dieser Größe. Der demografische Wandel wird in KMU – anders als in großen Unternehmen – nicht oder nur am Rande thematisiert. Wie können wir seitens der Unfallversicherung Hilfestellung leisten?

Die Unfallversicherung hat sich auf die Fahne geschrieben, KMU zu sensibilisieren und ihnen Tipps an die Hand zu geben. Gemeinsam mit BGen und Unfallkassen hat die DGUV eine speziell auf KMU zugeschnittene Informationsbroschüre entwickelt. Sie heißt: »Die Mischung macht's: Jung und Alt gemeinsam bei der Arbeit« (www.dguv.de/Webcode: d69167).

Die Broschüre enthält eine einfach durchzuführende Altersstrukturanalyse – Betonung liegt auf einfach. Diese Analyse, ist ein erster wichtiger Schritt um einen Überblick über die Altersverteilung der Mitarbeiter zu erhalten. Der Unternehmer sieht auf einen Blick, welche Mitarbeiter in einigen Jahren aus Altersgründen gehen und wo im Betrieb Lücken entstehen.

Die Analyse löst in Betrieben oft einen Aha-Effekt aus. Genau das, was wir erreichen wollen.

Die Broschüre bietet Betrieben weiterhin Hilfen zu fünf Handlungsfeldern an:
· Arbeitsplatzgestaltung
· Arbeitszeit und Arbeitsorganisation organisieren
· Gesundheit erhalten und fördern
· Weiterbildung verstärken und Wissen weitergeben
· Mitarbeiter finden und binden

Lassen Sie mich noch kurz auf zwei Punkte aufmerksam machen, die mir wichtig erscheinen:

Französische Arbeitsschützer haben für ihre vor allem ausländischen Saisonarbeiter im Gastronomiebereich Comics entwickelt. Die Comics dienen dazu, die sprachlichen Schranken zu überwinden und den Arbeitskräften sicheres und gesundes Verhalten leicht verständlich nahe zu bringen.

Das war ein Punkt. Der zweite Punkt schließt direkt da an: Die Wissensvermittlung über Comics könnte auch für die Unfallversicherung von Interesse werden. Denn in Deutschland sind nach einer Studie der Universität Hamburg von 2011 etwa sieben Millionen Menschen so genannte »funktionale Analphabeten«. Diese Menschen können zwar Buchstaben und Wörter lesen, nicht aber zusammenhängende Texte erfassen (zwei Millionen der Erwachsenen in Deutschland sind totale Analphabeten). Bei der DGUV denken wir inzwischen ernsthaft über Comics nach.

Ich komme zur Zusammenfassung und damit zum Ende meines Beitrags:
1) Für die UV gilt: Prävention ist weniger denn je Luxus, sondern lebenswichtig für unsere Gesellschaft, die Betriebe und unseren Wohlstand. Damit habe ich die Frage aus meinem Vortragstitel beantwortet!
2) Für die Betriebe gilt: Betrieblicher Gesundheitsschutz und die Gesundheitsförderung müssen verstärkt werden.
3) Für die Politik gilt: Bildung ist unser wichtigster »Rohstoff«.

Die neue Reichenhaller Empfehlung

Alexandra M. Preisser

Obstruktive Atemwegserkrankungen (Asthma bronchiale, COPD) haben in Deutschland eine Prävalenz von je ca. 5%. Etwa jeder zehnte Fall geht auf die Einwirkung von Allergenen oder chemisch-irritativen Stoffen in der Arbeitswelt zurück (sensibilisierend, atemwegs-irritativ bzw. toxisch wirkende Stäube, Tröpfchen, Gase und Aerosole).

Die im Jahr 2012 vorgelegte »Begutachtungsempfehlung für die Berufskrankheiten der Nr. 1315 (ohne Alveolitis), 4301 und 4302 der Anlage zur BKV«, die »Reichenhaller Empfehlung« ist eine vollständige Überarbeitung und Aktualisierung des bisherigen »Reichenhaller Merkblatts« und wurde in den Jahren 2009 bis 2012 von einem interdisziplinären Arbeitskreis unter anderem mit Vertretern der Deutschen Gesellschaft für Arbeitsmedizin und Umweltmedizin (DGAUM) und der Deutschen Gesellschaft für Pneumologie und Beatmungsmedizin (DGP) auf Einladung der Deutschen Gesetzlichen Unfallversicherung e.V. (DGUV) auf Konsensbasis erstellt.

Die aktualisierte Empfehlung zur Begutachtung obstruktiver Atemwegserkrankungen soll nicht nur ärztliche Sachverständige und Sachbearbeiter der Unfallversicherung im Berufskrankheiten-Feststellungsverfahren unterstützen. Auch für die Betroffenen soll sie das Verfahren als solches transparent machen und so das grundgesetzlich garantierte Gleichbehandlungsgebot der Versicherten gewährleisten. Die umfassend überarbeitete Leitlinie konkretisiert die unfallversicherungsrechtlichen Belange der Begutachtung und dokumentiert die aktuellen begutachtungsrelevanten medizinisch-wissenschaftlichen Grundlagen zu Diagnostik und Beurteilung des Kausalzusammenhangs von beruflicher Exposition und Erkrankung.

Die Darstellung folgt dem typischen Ablauf der Begutachtung: Sie beginnt mit dem Beweis einer schädigenden Exposition und der Sicherung der Diagnose, dann folgen die Beurteilung der Kausalität und zuletzt die Beurteilung der Funktionsausfälle. Die Neuauflage berücksichtigt u. a. die Frage der Medikation zum Zeitpunkt der gutachterlichen Untersuchung und die Bewertung einer unspezifischen Hyperreaktivität.

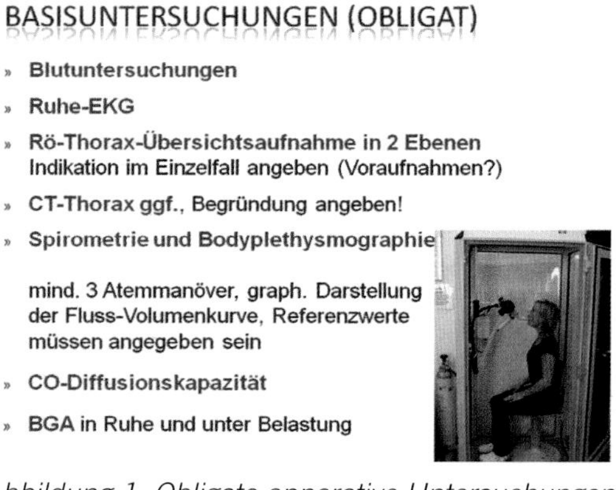

Abbildung 1: Obligate apparative Untersuchungen in der Begutachtung

Modifiziert wurde die Tabelle zur Bemessung der Minderung der Erwerbsfähigkeit (MdE): Sie weicht damit von den Tabellen zur Silikose und zu den asbestbedingten Berufskrankheiten ab, um den Besonderheiten der beiden Krankheitsentitäten der obstruktiven Atemwegserkrankungen besser Rechnung zu tragen. Dabei ist die parallele Darstellung von Asthma bronchiale, COPD und den Übergangsformen zwischen diesen Erkrankungen eine besondere Herausforderung.

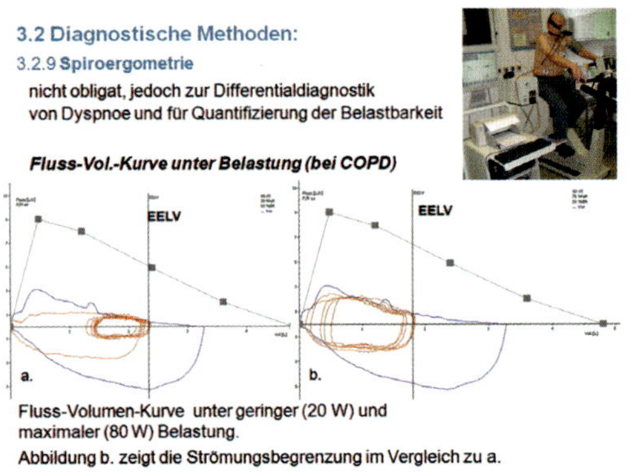

Abbildung 2: Spiroergometrie mit Fluss-Volumen-Kurve in Ruhe und unter Belastung

Ausführlich abgebildet sind zudem die möglichen Ursachen sowie zugehörige Präventionsmaßnahmen, die im sogenannten »Unterlassungszwang« Auswirkungen auf die Anerkennung der Berufskrankheit haben können. Es ist nicht zwingend erforderlich, die gesamte Tätigkeit oder den ausgeübten Beruf aufzugeben. Allerdings kann nur eine vollständige Expositionskarenz gegenüber dem schädigenden Stoff die Verschlimmerung arbeitsbedingter Allergien und obstruktiver Atemwegserkrankungen zuverlässig verhindern. Die »Reichenhaller Empfehlung« erläutert exemplarisch, welche Konstellationen diese in der Berufskrankheiten-Definition geforderte Tätigkeitsaufgabe erfüllen.

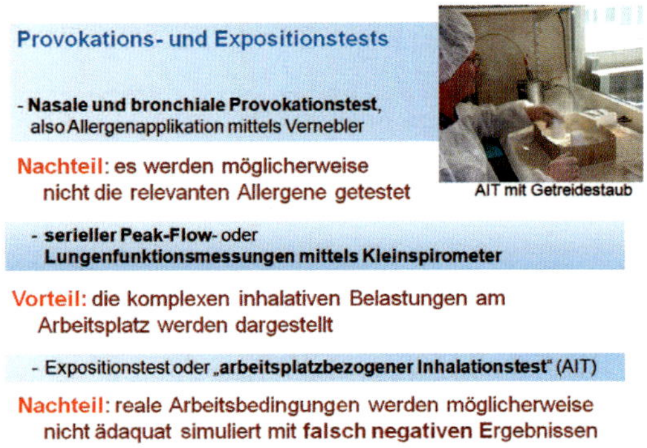

Abbildung 3: Vor- und Nachteile von Expositionstests

Allergologische und immunologische Testverfahren, Stickstoffmonoxid-Messungen (FeNO), Provokations- und Expositionstests sowie weitere mögliche diagnostische Verfahren werden hinsichtlich ihrer Aussagekraft in der Empfehlung bewertet.

Der Kausalzusammenhang von Asthma und beruflicher Exposition kann über den »Goldstandard« des arbeitsplatzbezogenen inhalativen Provokationstests nachgewiesen werden. Aber auch ein Nachweis der Sensibilisierung gegen einen beschwerdeauslösenden Arbeitsstoff, die Erfassung typischer Beschwerden und serielle Lungenfunktionsuntersuchungen direkt am Arbeitsplatz, können ausreichen, um eine Kausalität zu dokumentieren. Insbesondere bei komplexen, chemisch nicht eindeutig definierten Gemischen von Schadstoffen sind arbeitsplatzbezogene Inhalationstests meist jedoch nicht möglich.

Zusammenfassend ist die Reichenhaller Empfehlung wesentlich detaillierte als das vorherige Reichenhaller Merkblatt. Sie bietet eine völlig neue Gliederung,

Tabelle 1: MdE-Tabelle

4.6.5 MdE-Tabelle Reichenhaller Empfehlung (medizinisch-funktionelle Anteile der MdE)

Die MdE-Einschätzung ist unter wertender Berücksichtigung aller Teilbereiche vorzunehmen.

<table>
<tr><th rowspan="2">MdE %</th><th rowspan="2">Anamnese</th><th rowspan="2">Klinik</th><th rowspan="2">Lungenfunktion (Spirometrie, Bodyplethys-mografie, $D_{L,CO}$)</th><th rowspan="2">Belastung mit Blutgasbestimmung/ Spiroergometrie</th><th colspan="2">Therapie, indiziert nach aktuellen Leitlinien</th><th rowspan="2">MdE %</th></tr>
<tr><th>Asthma</th><th>COPD</th></tr>
<tr><td>10</td><td>Geringe Beschwer-den, unter Therapie keine Beschwerden</td><td>Normalbefund</td><td>Grenzbereich</td><td rowspan="3">Normaler Sauerstoffpartialdruck bei hoher Belastung**

falls Spiroergometrie durchgeführt: Insuffizienzkriterien# bei hoher Belastung (bei einer VO_2 von 80-65% des VO_2-Soll§)</td><td>Keine oder gelegentlich kurzwirksame Bronchodilatatoren u./o. Antihistaminika</td><td>Keine oder bei Bedarf kurzwirksame Bronchodilatatoren</td><td>10</td></tr>
<tr><td>20</td><td rowspan="3">Keine völlige Beschwerde-freiheit unter Therapie Dyspnoe bei hoher Belastung Asthmaanfälle / Symptome > 2 x pro Woche, nicht täglich</td><td rowspan="3">Giemen, Pfeifen, Brummen, verlängertes Exspirium</td><td rowspan="2">Geringgradige Veränderungen überwiegen</td><td>Inhalative Kortikoide in niedriger Dosis</td><td>Langwirksame ß2-Agonisten (LABA) oder Tiotropium (LAMA)</td><td>20</td></tr>
<tr><td>30</td><td rowspan="2">Täglich inhalative Kortikoide in mittlerer Dosis oder in niedriger Dosis in Komb. Mit LABA. Gelegtl. SCS</td><td rowspan="2">langwirksame Bronchodilatatoren (Kombination von LABA und LAMA)</td><td>30</td></tr>
<tr><td>40</td><td rowspan="3">Mittelgradige Veränderungen überwiegen</td><td rowspan="3">Verminderter* Sauerstoffpartialdruck bei hoher oder mittlerer Belastung

falls Spiroergometrie durchgeführt: Insuffizienzkriterien# bei mittlerer Belastung (bei einer VO_2 von <65-50% des VO_2-Soll§)</td><td>40</td></tr>
<tr><td>50</td><td rowspan="2">Dyspnoe bei mittlerer Belastung Tägliche Atembeschwerden.</td><td rowspan="2">Pulmonale Hypertonie ohne klinisch feststell-bare Rechtsherz-insuffizienzzeichen</td><td rowspan="2">Inhalative Kortikoide in hoher Dosis und langwirksame Bronchodilatatoren, gelegentlich systemische Corticosteroide</td><td rowspan="2">Kombination von LABA und LAMA mit inhalativen Corticosteroiden/ Roflumilast</td><td>50</td></tr>
<tr><td>60</td><td>60</td></tr>
<tr><td>70</td><td rowspan="2">Dyspnoe bei geringer Belastung Tägliche Asthma-anfälle, regelmäßig nächtliche Atemnot-zustände, häufige Exazerbationen (≥ 2x / J)</td><td rowspan="2">Pulmonale Hypertonie mit klinisch feststell-baren, reversiblen Rechtsherzinsuf-fizienzzeichen</td><td rowspan="3">Hochgradige Veränderungen überwiegen</td><td rowspan="2">Verminderter* Sauerstoffpartialdruck bei leichter Belastung***

falls Spiroergometrie durchgeführt: Insuffizienzkriterien# bei leichter Belastung (bei einer VO_2 von <50% des VO_2-Soll§)</td><td rowspan="2" colspan="2">Zusätzlich regelmäßig systemische Corticosteroide (SCS)/ weitere zusätzliche Medikation notwendig.</td><td>70</td></tr>
<tr><td>80</td><td>80</td></tr>
<tr><td>90</td><td>Gehstrecke ohne Pause < 100 m oder < 8 Stufen</td><td rowspan="2">Pulmonale Hypertonie mit irreversiblen Rechtsherzinsuf-fizienzzeichen trotz optimierter Therapie</td><td rowspan="2">Belastungsuntersuchung wegen Schwere der Erkrankung nicht möglich</td><td rowspan="2" colspan="2">Durchgehende Sauerstoff-Therapie

Trotz maximaler Therapie nicht beherrschbare(s) Asthma/COPD</td><td>90</td></tr>
<tr><td>100</td><td>Ruhedyspnoe. Täglich schwere oder bedrohliche Anfälle</td><td>Forcierte Atemmanöver nicht möglich</td><td>100</td></tr>
</table>

*vorrangig bei COPD / Emphysem zu erwarten; in Grenzfällen ist der standardisierte P_{a,O_2} zu verwenden, § Sollwerte nach Wasserman 2005 (Wasserman, Hansen et al. 2005)
** Hohe Belastung: 80% des Sollwertes nach Reiterer 1975 werden erreicht; # Abweichung von Normwerten, v.a. von $V_{O_2\,max}$, $V_{O_2,AT}$, $P_{(A-a)O_2}$, V_E und ventilatorische Reserve, Fluss-Volumen-Kurve, Atemäquivalente; *** leichtere Belastung: < 40 % des Sollwertes nach Reiterer 1975 werden erreicht.

nimmt Bezug auf die aktuellen medizinischen Leitlinien, beinhaltet neue Verfahren wie Spiroergometrie und andere nichtinvasive Verfahren und beinhaltet auch Paradigmenwechsel wie die geänderte Bewertung der Medikation.

Die »Reichenhaller Empfehlung« steht zum Download zur Verfügung auf: www.dguv.de

Hörsystemtechnologie und deren Komplexität, welcher Patient profitiert von welchem Hörgerät?

Izet Baljić

Die technischen Innovationen im Hörgerätesektor sind rasant, sodass gegenwärtige Hörgerätesysteme selbst mit denen aus der jüngsten Vergangenheit nicht mehr zu vergleichen sind. Dies ist insbesondere auf die Fortschritte in der komplexen digitalen Signalverarbeitung zurückzuführen, die ihrer Funktionsweise zugrunde liegt. Demzufolge sind zunehmend Hörgeräte verfügbar, die in der Lage sind, nahezu allen individuellen Bedürfnissen der Hörbeeinträchtigten angepasst zu werden. Vor allem sorgen sie für einen spezifischen Ausgleich des vorhandenen Hörverlustes. Dadurch können sie dem Nutzer zunehmend nicht nur ein besseres Sprachverstehen in schwierigen Alltagshörsituationen, sondern auch ein naturgetreues Klangerlebnis ermöglichen. Auch auf die Bauweise und das Aussehen sowie auf den Hör- bzw. Tragekomfort wird von der Hörgeräteindustrie großer Wert gelegt, sodass zurzeit nahezu ausschließlich ästhetisch ansprechende und hochwertige Geräte auf dem Markt erhältlich sind. Zudem verfügen Hightech-Hörsysteme vermehrt über verschiedene drahtlose Vernetzungs- und Anschlussmöglichkeiten, die die Lebensqualität von Hörbehinderten zusätzlich verbessern sollen.

Obwohl vielfältige moderne Hörgeräteversorgungsmöglichkeiten den Betroffenen zur Verfügung stehen, ist der »Hörversorgungsprozess« oft langwierig und mühsam. Nicht selten wird eine Hörgeräteversorgung auch erfolglos abgebrochen. Die Suche nach dem »patientenspezifischen« Hörgerät ist deshalb ein interaktiver Vorgang, wobei in erster Linie die Bedürfnisse des Patienten im Vordergrund stehen sollen. Es ist zwingend notwendig, dies zu berücksichtigen, um einerseits eine hohe Akzeptanz und andererseits eine beachtliche Effizienz von Hörgeräteversorgungen zu erzielen.

Im Folgenden werden die wichtigsten Stationen einer »optimalen«, den individuellen Bedürfnissen des Patienten entsprechenden Hörgeräteversorgung kurz erläutert.

Indikationskriterien zur Hörgeräteversorgung

Wenn auch verschiedene »nicht messdatenbasierte« Zeichen (z.B. Überhören verschiedener Geräusche, häufiges Nachfragen, erschwertes Sprachverstehen in geräuschvoller Umgebung, usw.) auf eine Hörminderung hindeuten können, ist nicht jede Schwerhörigkeitsform versorgungspflichtig. Bei welchem Hörverlust eine kassenärztliche Hörgerätversorgung jedoch indiziert ist, wird im Allgemeinen durch die Hilfsmittel-Richtlinie des Bundesausschusses der Ärzte und Krankenkassen geregelt [1]. Demnach ist eine beidseitige Hörgeräteversorgung angezeigt, wenn der tonaudiometrische Hörverlust bei mindestens einer der Frequenzen zwischen

500 und 4000 Hz auf dem besseren Ohr 30 dB HL oder mehr beträgt. Weiterhin darf das Sprachverstehen im Freiburger Einsilbertest über den Kopfhörer bei 65 dB nicht größer als 80 Prozent sein. Bei einseitiger Schwerhörigkeit muss der Hörverlust bei 2000 Hz oder bei mindestens zwei Frequenzen im Bereich zwischen 500 und 4000 Hz mindestens 30 dB HL betragen. Die Abbildungen 1 und 2 zeigen einen typischen versorgungspflichtigen ton- und sprachaudiometrischen Hörverlust eines Patienten.

Über die audiometrischen Kriterien hinaus ist eine HNO-ärztliche Untersuchung obligat. Dabei wird einerseits die Notwendigkeit einer Hörgeräteversorgung und anderseits die Patientenfähigkeit Hörgeräte zu tragen festgestellt.

»Gegenwärtige« Hörgerätetechnologie

Aufgrund einer erheblich höheren Leistungsfähigkeit der digitalen Signalverarbeitung wurden in den letzten Jahren analoge Hörgeräte fast vollständig vom Markt verdrängt. Einer der Hauptvorteile der digitalen Signalverarbeitung ist die Tatsache, dass hörrelevante Signale in verschiedenen Verarbeitungsebenen nahezu in Echtzeit entsprechend den Anforderungen modifiziert werden können. So ist beispielsweise eine mehrkanalige frequenzabhängige Dynamikompression das nicht mehr wegzudenkende Ausstattungsmerkmal moderner Hörsysteme geworden. Sie ermöglicht eine lautheitsgerechte Wahrnehmung von bedeutenden Schallanteilen. Darüber hinaus sind in modernen Hörgeräten weitere wichtige Verfahren implementiert, die zur Verbesserung des Hörkomforts beziehungsweise

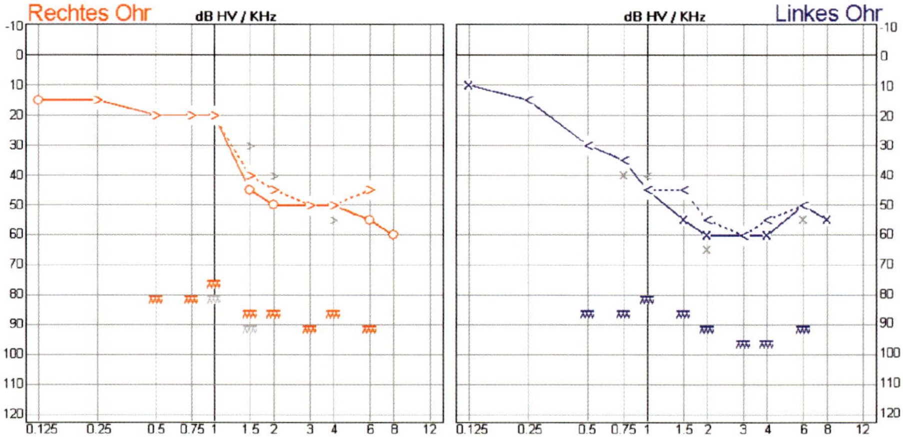

Abbildung 1: Tonaudiometrisch beidseitig indizierte Hörgeräteversorgung. Dargestellt ist der Hörverlust in dB HV (vertikale Achse) in der Abhängigkeit von der Frequenz in kHz (horizontale Achse) für beide Ohren und sowohl für der Luft- (durchgezogene Linie) als auch für der Knochenleitung (gestrichelte Linie). Auch im Frequenzbereich 2-4 kHz des besser hörenden Ohres (rechts) ist dieser deutlich größer als 30 dB. Mit einer Art »Kamm« ist noch darüber hinaus die Unbehaglichkeitsschwelle in beide Audiogramme eingetragen (liegt zwischen 75 und 95 dB).

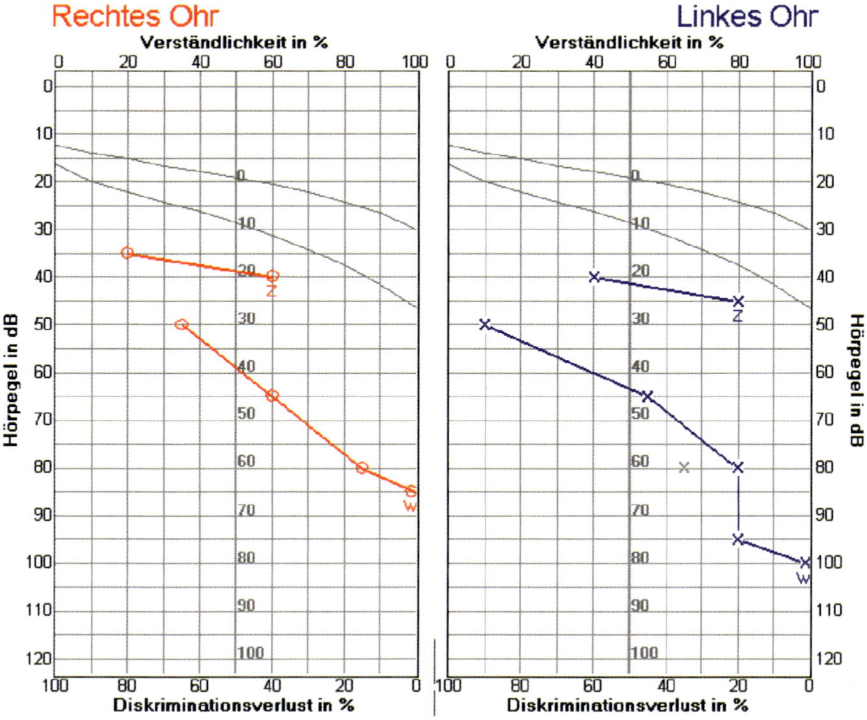

Abbildung 2: Sprachaudiometrisch beidseitig indizierte Hörgeräteversorgung. Dargestellt ist die Sprachverständlichkeit des Freiburgersprachtest in Prozent (obere horizontale Achse) in Abhängigkeit vom Hörpegel in dB. Die Einsilberverständlichkeit beträgt auf dem besser hörenden Ohr (rechts) 60 % bei 65 dB (siehe mit »W« kennzeichnete Diskriminationsfunktion). Auf dem linken Ohr beträgt diese bei demselben Hörpegel 55 %. Außerdem kann an der mittleren Achse der Hörverlust für Zahlen (mit »Z« kennzeichnete Diskriminationsfunktion) abgelesen werden, welcher auf dem rechten Ohr bei ca. 20 dB und auf dem linken bei ca. 23 dB liegt.

zur Verringerung der Höranstrengung dienen. Vor allem durch die Störschall- und Rückkopplungsunterdrückung (Verbesserung des Sprachverstehens im Störgeräusch beziehungsweise eine um ca. 15 dB höhere rückkopplungsfreie Verstärkung) wird dem Nutzer mehr Hörkomfort geboten [2].

Auch Frequenzkompression (Verlagerung hoher Frequenzen in den tieffrequenten, noch hörbaren Bereich bei sehr ausgeprägten Hochtonhörverlusten), hörsituationsabhängige automatische Programmwahl oder Aufzeichnung des Trageverhaltens sind weitere spezielle Funktionsmerkmale in Hörgeräten, die im Einzelfall hilfreich sein können. Eine Übersicht über komplexe Ausstattungsmerkmale moderner Hörgeräte ist in der Abbildung 3 gegeben.

Neben dem schon länger verfügbaren Audioeingang, über welchen externe Audioquellen (Funkanlagen, MP3-Player, usw.) an das Hörgerät angeschlossen werden können, werden von der Hörgeräteindustrie verbreitet die drahtlosen

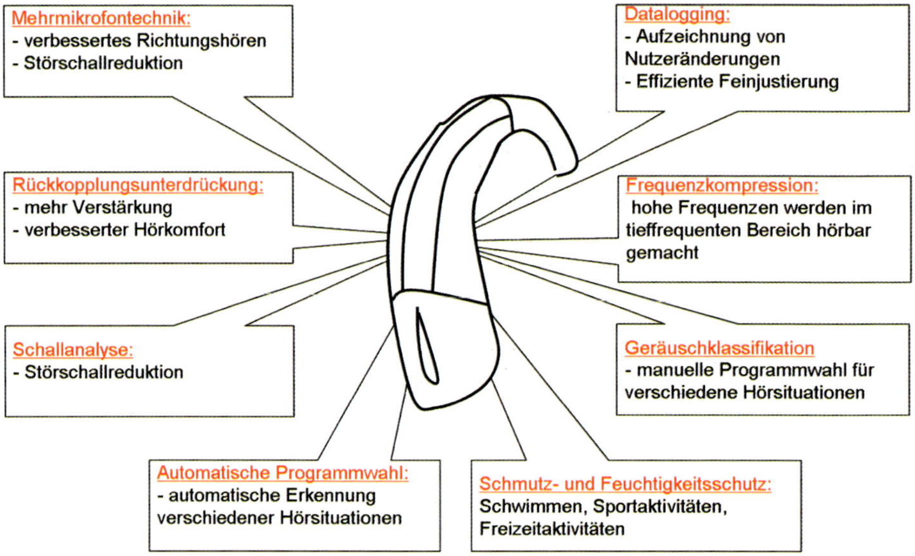

Abbildung 3: Komplexe Ausstattungsmerkmale moderner Hörgeräte

Technologien eingesetzt, um unterschiedlichste elektronische Geräte an die Hörsysteme anbinden zu können. Es werden bereits solche Hörlösungen kommerziell vertrieben, die mit universellen Schnittstellen zur drahtlosen Kommunikation ausgestattet sind. Diese Entwicklungen ermöglichen unterdessen die Steuerung mehrerer Geräte mit derselben Fernbedienung.

Auf dem deutschen Markt sind gegenwärtig sogenannte Hinter-dem-Ohr (HdO)-Hörgeräte am weitesten verbreitet. Diese Form des Hörgerätes in Verbindung mit einer geschlossenen Otoplastik ist für die Versorgung jedes Hörverlustes, sogar für eine hochgradige Schwerhörigkeit, geeignet.

Ästhetisch viel anspruchsvoller und komfortabler sind jedoch HdOs, deren Anpassung im offenen Gehörgang erfolgen kann. Statt einer Otoplastik wird dabei ein dünner Schallschlauch mit offenem Silikon-Standardohrstück verwendet, oder der Hörer wird in den Gehörgang ausgelagert. Wesentlicher Vorteil dieser HdO-Baugruppe ist vor allem die Vermeidung des Okklusionseffektes (Verschluss des Gehörganges durch Hörgeräte und dadurch unangenehme Schallblockierung). Somit kann aufgrund der »offenen Versorgung« der körpergeleitete Schall den Gehörgang verlassen. Nur noch ein kleiner Anteil aller Hörverluste lässt sich gegenwärtig nicht »offen« versorgen. Da bei einer offenen Versorgung der tieffrequente Schall auf natürlichem Wege unverstärkt nahezu ungehindert das Ohr erreichen kann, können insbesondere Patienten mit Hochtonsteilabfällen von dieser Versorgungsform profitieren. Die Hörgeräteausführungen sowie der Indikationsbereich für eine »offene« Versorgung sind in der Abbildung 4 gezeigt.

Im Gegensatz zu HdOs befindet sich ein In-dem-Ohr-Hörgerät (IdO) vollständig im Außenohr (entweder in der Ohrmuschel oder im Gehörgang). Wegen der Mikrofonposition wird die gesunde Schallwahrnehmung durch das IdO am natür-

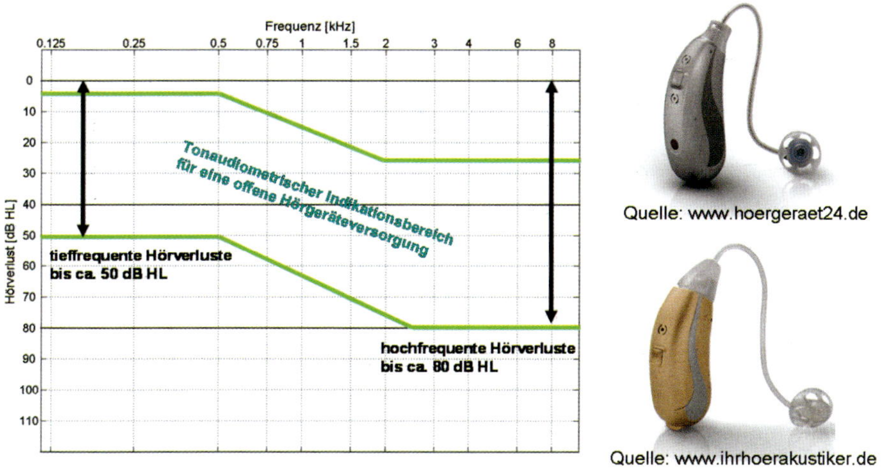

Abbildung 4: Tonaudiometrischer Indikationsbereich für eine offene Hörgeräteversorgung (links), »offenes« HdO-Hörgerät mit Mikroschlauchsystem (rechts, unten) und »offenes« HdO-Hörgerät mit externem Hörer (rechts, oben). Hörverluste, die im tieffrequenten Bereich (bis etwa 500 Hz) nicht mehr als 50 dB HL und im hochfrequenten nicht mehr als 80 dB HL betragen, lassen sich prinzipiell »offen« versorgen. Alle anderen Hörverluste, die diese »orientierenden« Grenzkriterien überschreiten, müssen »geschlossen« versorgt werden.

lichsten nachgebildet. Angesichts der kleinen Entfernung zwischen dem Mikrofon und dem Hörer ist die Gefahr einer akustischen Rückkopplung groß (ein Teil des verstärkten Schalls wird auf den Eingang des Mikrofons zurückgeführt). Deswegen können verschiedene Ausführungen der IdO-Hörgeräte nur für den Ausgleich von leichten Hörverlusten verwendet werden. Über die hier genannten hinaus sind in der Abbildung 5 auch weitere übliche Hörgerätebauformen dargestellt.

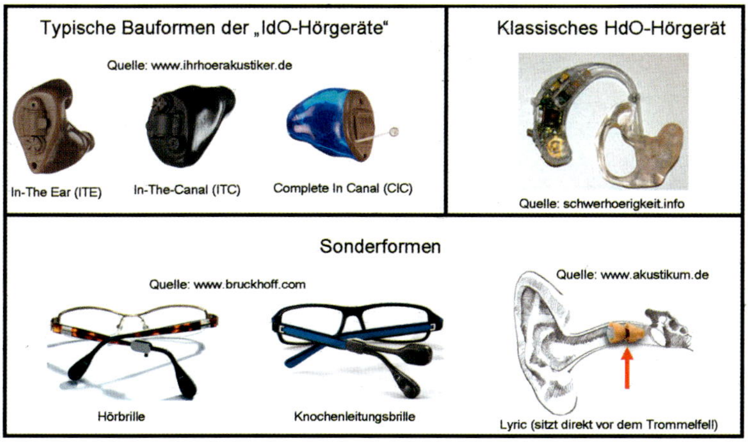

Abbildung 5: Typische Bauformen und Ausführungen der Hörgeräte

Der Weg zur »optimalen« Hörgeräteversorgung: Welches Hörgerät für welchen Patienten?

Auf dem deutschen Markt sind fast 2.000 Hörgerätemodelle erhältlich. Das geeignete Hörgerät für die optimale Versorgung des individuellen Hörverlustes aus dieser Modelvielfalt herauszufinden, ist für alle Beteiligten inklusive des Patienten eine große Herausforderung. Werden allerdings bestimmte Phasen des Versorgungsprozesses eingehalten, kann am Ende in den meisten Fällen das erwünschte Ergebnis erzielt werden.

Eine subjektiv wahrgenommene Hörminderung muss zunächst von einem HNO-Arzt bestätigt werden. Nur er ist üblicherweise in der Lage, anhand unterschiedlicher Untersuchungs- und Messmethoden ein Hördefizit einschließlich seiner Ursachen zu erfassen. Dabei ist es wichtig herauszufinden, ob die Hörgeräteversorgung die Therapie der Wahl ist. Sollte dies der Fall sein, werden von dem HNO-Arzt Hörgeräte verordnet. Die beidseitige Versorgung gilt nach den neuen Hilfsmittelrichtlinien als Regelversorgung [1].

Für die Auswahl und Abgabe geeigneter Hörgeräte ist ein Hörgeräteakustiker zuständig. Er hat zunächst die Aufgabe, aus einem ausführlichen Beratungsgespräch und durch verschiedene Hörtests möglichst exakte Informationen über die Dauer und das Ausmaß der Hörminderung festzustellen. Der Patient sollte im Erstgespräch auch seine Hörziele definieren, d.h. die Hörsituationen möglichst genau benennen, in denen eine Hörverbesserung wichtig ist. Hierdurch wird die Grundlage gebildet, welche drei Hörgerätemodelle für das Probetragen vom Hörgeräteakustiker vorgeschlagen werden. Alle diese Modelle – darunter unbedingt ein digitales zuzahlungsfreies Gerät – werden den individuellen Bedürfnissen sowie dem Hörverlust des Patienten angepasst und jeweils mehrere Tage in verschiedenen Situationen getestet.

Im Anschluss an die Probephase führt der Hörgeräteakustiker unterschiedliche Evaluationsmessungen mit den getesteten Hörgeräten durch, wobei die subjektive Zufriedenheit des Patienten mit dem jeweiligen Model unbedingt berücksichtigt werden muss. Das Gerät (im Falle der beiseitigen Versorgung zwei), das zunächst vom Patienten »finanzierbar« ist, und mit welchem (bestenfalls) sowohl subjektiv als auch objektiv die besten Ergebnisse erzielt werden, wird dem HNO-Arzt zur Abnahme vorgelegt. Nach dem er sich vom Versorgungserfolg überzeugt hat, wird der Krankenkasse bestätigt, dass die Versorgung erfolgreich abgeschlossen ist. Erst dann können die Hörgeräte dem Patienten durch den Akustiker ausgehändigt werden. Ein »Standardhörgerät«, welches über die »notwendigsten« Verarbeitungsalgorithmen verfügt, kostet ca. 1000,- €.

Mit dem Hörgerätekauf wird auch der Service des Hörgeräteakustikers bis zur Neuversorgung (i. d. R. nach sechs Jahren) mitgekauft. Bei einer Hörentwöhnung kann dem Patienten ein Hörtraining nützen, welches meistens auch von Hörgeräteakustikern in verschiedenen Formen angeboten wird. Um über die Versorgungszeit hinweg mit den gekauften Geräten optimal versorgt zu bleiben, sollten dem Akustiker regelmäßige Besuche (anfangs vierteljährlich, später halbjährlich) abgestattet werden.

Die Grenzen einer Hörgeräteversorgung sind insbesondere bei sehr ausgeprägten Hörverlusten gegeben. Dabei kann oft die Versorgung mit Innenohrprothesen (Cochlea-Implantaten) zu besseren Ergebnissen führen.

Hörgerätetragen in Lärmbereichen

Während vor allem Lärmschwerhörige von der offenen Hörgeräteversorgung erheblich profitieren können, müssen alle Versorgten am Lärmarbeitsplatz weiterhin ihre Hörgeräte in Verbindung mit einer geschlossenen Otoplastik zur Sicherung der Gehörschutzwirkung (DIN EN 352-2) tragen. Die Ansprüche an die Hörgerätetechnik sind an dieser Stelle sehr groß. Einerseits soll die Hörhilfe die Kommunikation sowie die Hörwahrnehmung arbeitsplatzspezifischer Signale ermöglichen, und andererseits als persönlicher Gehörschutz in Arbeitsbereichen dienen. Um dies zu gewährleisten, müssen die Geräte neben mehreren Programmen (3 oder mehr) und Frequenzkanälen (mindestens 6) auch über eine Anzahl von speziellen Funktionsmerkmalen wie z.B. Rückkopplungs- bzw. Störgeräuschunterdrückung oder Richtmikrofon verfügen [3]. Darüber hinaus ist immer eine individuelle Anpassung des Hörgerätes an die arbeitsplatzspezifischen akustischen Gegebenheiten durch den Akustiker notwendig. Ein spezielles Arbeitsplatzprogramm mit Pegelbegrenzung, welches gewährleistet, dass der maximale Expositionswert von $L_{Ex,8h}$ = 85 dB(A) nicht überschritten wird, muss dabei immer eingestellt werden. Der Versorgungserfolg ist immer individuell zu prüfen.

Die Versorgung mit Hörsystemen am Lärmarbeitsplatz ist durch eine Rahmenvereinbarung geregelt, wobei bis vor Kurzem nur die Geräte der Kategorie 3 (die

ICP- (Insulating Communication Plastic) Hörsystem: wichtigste Ausstattungsmerkmale

- **Lärmarbeitsplatzprogramm**
- **Lärmunterdrückung für verschiedene Lärmarten und Lärmpegel**
- **speziell programmierte Spracherkennung im Arbeitslärm**
- **Richtmikrofon für Warnsignal-& Spracherkennung im Arbeitslärm**
- **speziell eingestellte Situationserkennung für den Lärmarbeitsplatz**
- **16 Frequenzkanäle**
- **Fernbedienung**
- **5 Programme für den Arbeitsplatz mit und ohne Lärm, zum Telefonieren im Lärm und Büro sowie ein »privates«Programm**

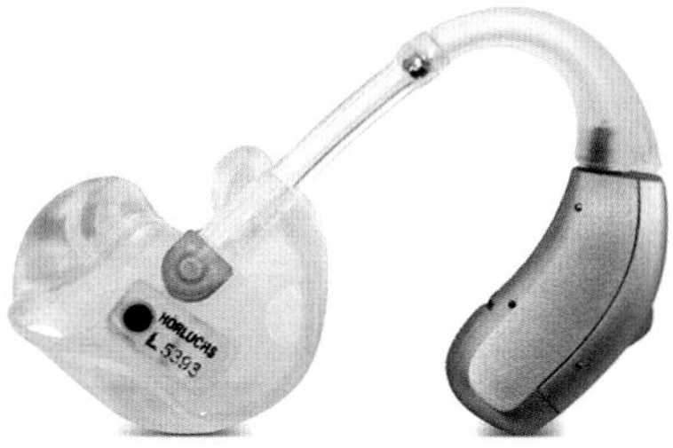

Quelle: http://www.gehoerschutzsysteme-hoerluchs.com/content/AS-ICP.html

Abbildung 6: Wichtigste Merkmale eines ICP-Hörsystems der Firma Hörluchs teuerste Kategorie) die notwendigen Anforderungen erfüllten. Solche Hörsysteme sind stets mit hohen Preisen behaftet, sodass sie eine Sonderversorgungsform darstellen. Diese ist erst beim Vorliegen bestimmter patienten- und arbeitsplatzspezifischer Kriterien indiziert [3].

Nach der neuen DGUV-Regelung zur Versorgung mit Hörgeräten an Lärmarbeitsplätzen [4] erfüllen ausschließlich die ICP-Hörsysteme der Fa. Hörluchs (siehe Abb. 6) alle Voraussetzungen. Diese werden auch zu den Preisen einer Versorgung nach Kategorie 2 Rahmenvereinbarung Hörgeräte (VbgHG) angeboten, sodass eine beidohrige Versorgung für rund 3000,- € demnächst möglich wird.

Fazit

Trotz sich ständig verbessernden Hörgeräteentwicklungen, sind laut dem Deutschen Schwerhörigenbund (DSB) von etwa 14 Millionen Hörgeschädigten nur 2,5 Millionen aktive Hörgerätenutzer. Die Ursachen dafür sind vielfältig. Einerseits sind sie rein gesellschaftlich-sozialer Natur und andererseits spielen dabei gesundheitspolitische sowie wirtschaftliche Aspekte eine entscheidende Rolle. Vereinzelt gibt es auch Hörverlustformen, die noch immer nicht optimal technisch auszugleichen sind. Teilweise sind sich Hörgeschädigte ihrer Behinderung gar nicht bewusst oder lehnen eine Hörgeräteversorgung ab (z.B. wegen Stigmatisierung). Um den allgemeinen Versorgungszustand zu verbessern und um eine rechtzeitige Hörgeräteversorgung einleiten zu können, sollten bei dieser Hörgeschädigtengruppe sicherlich die Aufklärung und die Beratung im Vordergrund stehen. Um jedoch die Anzahl der »Schubladenhörgeräte« zu reduzieren, muss bei der Hörgeräteversorgung eine spürbare Verbesserung der Lebensqualität des Hörbehinderten das vorrangige Ziel sein, d.h. eine nahezu vollständige Kompensation der Hörstörung und insbesondere die Herstellung der Sprachverständlichkeit sind trotz allen Schwierigkeiten anzustreben. Dies zu erreichen ist nur möglich, wenn alle an der Versorgung Beteiligte daran aktiv mitwirken. Letztendlich: Nicht unmittelbar der Preis, das Aussehen oder »das Innenleben« eines Hörgerätes, sondern die Fähigkeiten den Ansprüchen des Patienten gerecht zu werden, sind für eine erfolgreiche Hörgeräteversorgung entscheidend.

Literatur

1. (http://www.g-ba.de/downloads/62-492-599/HilfsM-RL_Neufassung_2011-12-21_2012-03-15.pdf).
2. Kießling J. Neue Aspekte zur Hörgeräteversorgung bei Lärmschwerhörigkeit. HNO 2006; 54: 573 –582
3. Brusis T, Sickert P. Aus der Gutachtenpraxis: Ist das Tragen von Hörgeräten in Lärmbereichen erlaubt? – Neue Entwicklungen auf dem Hörgerätesektor! Laryngo-Rhino-Otol 2012; 91:189 – 191
4. (www.dguv.de/applikationen/rundschreiben/downzip.jsp?id=146554)

Tinnitus und Hyperakusis – die verlorene Stille

Gerhard Goebel

In der hausärztlichen Praxis berichten ca. 15 Prozent der Patienten über Tinnitus. Nach gründlicher HNO-Diagnostik und Akutbehandlung, gibt es durchaus Strategien, auch den chronischen Patienten zu helfen. Eine gute Kooperation mit HNO-Fachärzten und psychotherapeutisch tätigen Fachleuten und Selbsthilfeorganisation ermöglicht, die Gesundheit und Zufriedenheit der Patienten zu optimieren.

Epidemiologie

Die Tatsache, dass nachgewiesener Maßen jeder Mensch das Phänomen Tinnitus kennt, macht es schwierig, die Häufigkeit des Vorkommens und das Ausmaß der Belästigung zu bestimmen. In Deutschland geben beim Hausarzt ca. 15% und beim HNO-Arzt ca. 25% der Patienten Tinnitus an. Jährlich kommt es 10 Millionen mal zu akuten Tinnitusereignissen, die bei ca. einer viertel Million Erwachsenen in eine chronische Form übergeht (repräsentatitve epidemiologische Studie der Deutschen Tinnitus-Liga DTL 1999). Ca. 8 % der Bevölkerung leidet an einer Geräuschüberempfindlichkeit (Hyperakusis), wobei bei etwa 50 % der Tinnitus eine Hyperakusis vorausgeht.

Entstehung von Tinnitus

Ohrgeräusche sind ein Symptom des Hörsystems. Ähnlich dem optischen System, das bei Störungen nur mit Sehminderung, subjektiven Lichtblitzen oder Lichtempfindlichkeit reagieren kann, führen Störungen des eigentlichen Hörsystems ausschließlich zu Hörminderung, Tinnitus oder Geräuschüberempfindlichkeit. In vielen Modellen wurde versucht, die Entstehung von Tinnitus auf den verschiedenen Ebenen des auditiven Systems darzustellen, um mögliche therapeutische Vorgehensweisen abzuleiten. Ursachen, die in der Cochlea (Innenohr), dem Hörnerv und der zentralen Hörbahn liegen, können nur nach Anamnese- und Befunderhebung hypothetisch zugeordnet werden. Festlegungen auf Pauschalhypothesen wie Durchblutungsstörung oder Stress werden der Differenziertheit des Tinnitus nicht gerecht.

Für die primäre Tinnitusentstehung sind Schäden der inneren Haarzellen (IHZ) und äußeren Haarzellen (ÄHZ) im Innenohr (Cochlea) sowie Störungen des Signaltransfers im Synapsenbereich von wesentlicher Bedeutung. Solche Prozesse sind z.B. Störungen des Ionengleichgewichts in den verschiedenen Medien der Cochlea, Resorptionsstörungen, Osmolaritätsänderungen, Endolymphhydrops, Durchblutungsstörungen der Stria vascularis sowie eine unausgewogene Aktivität der Nervenfasern. Durch Schädigung oder komplette Zerstörung der ÄHZ (z. B. Lärmschädigung, ototoxische Einflüsse etc.) wird der dämpfende und modulierende Effekt auf die IHZ gestört und kann somit neben einer Einschränkung differenzierter Hörvorgänge (Hörminderung, Diskriminationsstörung) zu einer Geräuschüberempfind lichkeit beschränkt auf den geschädigten Frequenzbereich (Rekruitment) und Tinnitus führen. Bei zusätzlicher Schä digungen der IHZ kann die Umwandlung von Schallwellen in elektrische Nervenimpulse nur noch teilweise realisiert werden einhergehend mit einer noch deutlicheren Hörminderung sowie fehlerhaften Entladungen der Haarzellen. Es kann sich aber auch um pathologische Prozesse im Bereich der Synapsen (exzitotoxischer Tinnitus) sowie um Spontanentladungen von Fasern des 8. Hirnnervs selbst (z.B. Akustikusneurinom) und schließlich um Spontanentladungen oder Versagen von Hemmfunktionen zentraler Hörbahnbereiche handeln (primär-zentraler Tinnitus) handeln.

Neueste Untersuchungen gehen davon aus, dass Tinnitus als Folge von Reorganisationsprozessen des zentralen auditorischen Systems verstanden werden kann (sog. Phantomtinnitus). In der Regel werden diese Veränderungen durch periphere Hörschädigungen ausgelöst, können aber auch persistieren, selbst wenn sich die Funktionsstörungen der Cochlea weitestgehend rückgebildet haben. Funktionelle Magnetenzephalographische Untersuchungen (fMEG) bei Tinnitusbetroffenen aber auch psychophysikalische Studien bei Personen mit Hörverlust zeigen, dass dies mit entsprechender Veränderungen des EEG-Musters als auch Verzerrungen der tonotopen Karte und veränderten Diskriminationsschwellen in der Nähe der Hörsenke einhergeht. Die Tinnitusbelastung, erfasst mit dem Tinnitus-Fragebogen (TF; Goebel & Hiller 1994), korreliert überraschend hoch ($r = 0{,}77$) sowohl mit den morphologischen Veränderungen als auch mit den Veränderungen im EEG mit den Veränderungen. Es scheint somit – im Gegensatz zu den psychoakustischen Parametern – erstmals gelungen, die Tinnitusqual als morphologisches Substrat abzubilden: Je weiter verzerrt die kortikale Tinnitusrepräsentanz oder die Abweichung der Alpha-und Deltawellen im Elektroenzephalogramm (EEG) sind, um so mehr scheint der Betroffene unter dem Tinnitus zu leiden.

In 25 bis 40 Prozent der Fälle bleibt die Tinnitusursache unklar

Mehr als zwei Drittel der Tinnitusfälle lassen sich auf Innenohrschwerhörigkeit als chronisch-progrediente Form oder als Lärmschwerhörigkeit, gefolgt von Morbus Menière und Hörsturz zurückführen (Tab. 1). Generell ist davon auszugehen, dass ein Hörschaden gleich welcher Art eine Prädisposition für eine veränderte Aktivität zentraler Hörbahnabschnitte darstellt und sich als Tinnitus manifestieren kann. Bei vielen Patienten, die über Tinnitus klagen, lassen sich keine relevanten Funktionsstörungen des Gehörs nachweisen. In 25 bis 40% der Fälle bleibt daher die Tinnitusursache unklar (»idiopathischer Tinnitus«).

Etwa zwei Drittel von Personen mit Schwerhörigkeit geben Tinnitus an, von denen wiederum etwa 20 % das Ausmaß eines dekompensierten Tinnitus aufweisen. Bei einem Drittel der Schwerhörigen lassen sich familiäre Dispositionen eruieren (hereditäre Schwerhörigkeit). Eine frühzeitige Versorgung mit Hörgeräten ist im Hinblick auf eine langfristig erfolgreiche Kompensierung des Tinnitus indiziert.

Otosklerose ist gekennzeichnet durch eine entzündlich bedingte fortschreitende Immobilität des Steigbügels (Schalleitungsschwerhörigkeit) und ist in 70 % der Fälle mit Tinnitus vergesellschaftet. Der Tinnitus sistiert nach mikrochirurgischer

Revision (Stapesplastik) in ca. 30 – 50 % der Fälle, er kann sich aber auch operativ bedingt verschlechtern.

Der idiopathische Hörsturz ist charakterisiert als akuter, aus scheinbarem Wohlbefinden heraus auftretender einseitigem Hörverlust im Sinne einer Schallempfindungsschwerhörigkeit. Tinnitus kommt dabei in 70% der Fälle vor. Spontanremissionen sind besonders bei Tieftonhörstürzen (»endolymphatischen Hydrops«) häufig. Die HNO-Leitlinien empfehlen sechsprozentiges HAES mit Prednisolon als Frühbehandlung.

Die Trias rezidivierender Tinnitus mit Hörsturz und Drehschwindelanfällen entspricht dem klassischen Symptom eines Morbus Menière-Anfalls. Oft kündigt sich der Anfall auf der betroffenen Seite mit einem Druckgefühl an und – bei chronischem Tinnitus – mit einem Lauterwerden des Ohrgeräusches sowie einer Dysakusis (verzerrtes Hören). Ätiologisch handelt es sich um einen endolymphatischen Hydrops des Innenohrs (Scala tympani), der bei Einreißen der Reisnerschen Membran und dadurch bedingter Vermischung der Endo- mit der Perilyphme zur Reizung des betroffenen Vestibularapparates und damit zum Drehschwindelanfall führt. Entsprechend sieht man im Anfall in der Regel horizontal rotierenden Nystagmus. Begleiterscheinungen des Anfalls sind gerichtete Fallneigung, Blässe, Schweißausbruch bis hin zu Diarrhoe, Nausea und Erbrechen. Die Schwindelneigung sistiert üblicherweise innerhalb von 24 Stunden. Im akuten Stadium sind Antivertigi nosa Dimehydronat (Vomex®, als Drg. oder Supp.) symptomlindernd. Zur Prophylaxe werden Betahistin 12 bis 16 mg 3 x tgl. (Aequamen®, Vasomotal®) alternativ Versuch mit Diuretika (Hydrochlorothiazid;; Dityde-H®) oder Furosemid 20 bis 40 mg/die (Lasix®), ggf. intermittie rend kombiniert mit Glukokortikoiden (Decortin® 100 mg absteigend) empfohlen. Schritt zwei wäre das Legen eine Paukenröhrchen. Bei therapieresistenten schweren Verläufen führt die medikamentöse Ausschalten des Vestibularis mittels intra- tympanale Gentamycin-Instillation zum Sistieren der Schwindelanfällte, als letzter Schritt kommt die operative Saccotomie zur Entlastung des Endolymphsystems und letztendlich die Vestibularisneurektomie in Frage.

Beim akuten Lärm-/Knalltrauma infolge akuter oder chronischer Lärmexposition ist eje nach Ausmaß der cochleären Schädigung eine Therapie mit Prednisolon in Kombination mit hyperbarem Sauerstoff (HBO) indiziert. In schweren Fällen steht die Hyperbare Sauerstoff-Therapie (HBO) als zusätzliches Behandlngsmodul zur Verfügung. Tritt der Tinnitus im Zusammenhang mit einem Schädel-Hirn-Trauma auf, muss neben der zentralen Verletzung auch an eine Innenohrläsion im Sinne eines Knallschadens gedacht werden und die entsprechende Therapie eingeleitet werden. Hier sind manualtherapeutische, relaxierende und krankengymnastische-Verfahren den klassischen Massagen der Vorzug zu geben!

Eine langsam fortschreitende oder fluktuierend auftretende einseitige Hörminderung mit intermit- tierendem hochfrequentem Tinnitus ist oft der erste Hinweis auf ein Schwannom (Akustikusneurinom). Viele Neurinome manifestieren sich initial nur mit einem Tinnitus. Ziel der radiochirurgischen oder operativen Therapie ist primär die Funktionserhaltung des 7. und 8. Hirnnerv. Häufig sistiert als

»Nebeneffekt« der Tinnitus. Komplikationen der Therapie sind Ertaubung und periphere Fazialisparesen.

Häufig finden sich durch ein Trauma, fehlhaltungsbedingte Muskelverspannungen sowie degenerative Halswirbelsäulenveränderungen ausgelöste Ohrgeräusche, die über efferente Verschaltungen mit der Hörbahn zustand kommen und auch einen bestehenden Tinnitus anderer Genese sekundär verstärken können (zervikogener Tinnitus). Dies gilt analog für akute und chronischische Störungen im stomatognathen Bereich (Bruxismus, Pressen, Kieferfehlstellungen (stomatognathogener Tinnitus).

Auch an ototoxische Ursachen denken

Tinnitus ist eines der Symptome, die häufig als Nebenwirkung vieler Medikamente auf den Beipackzetteln aufgeführt werden (ototoxische Ursachen). Dies bedeutet nicht, dass diese Medikamente Tinnitusbetroffenen vorenthalten werden sollten, sie sind aber darüber aufzuklären. In der Regel reversibel und dosisabhängig kann Tinnitus auftreten bei Antidepressiva, Aminophyllin, Chinidin, Carbamazepin, Doxycyclin, Indometacin, Koffein, Salicylate, Salbutamol, Tetracyclin, Tuberkulostatika etc. Bei Aminoglykoside (bes. Gentamycin, Kana- mycin, Streptomycin, Neomycin, Bykomycin, Cisplatin etc.) sind bleibende Schäden möglich. Wenn Patienten unter diesen Behandlungen über eine zunehmender Lautstärke des Tinnitus berichten, ist unter Abwägen der medizinischen Umstände ein Absetzversuch zu diskutieren.

Körpergeräusch

Beim sogenannten »objektiven Tinnitus« handelt es sich streng genommen um keinen Tinnitus: Es finden sich ausschließlich akustische Signale, die vom Organismus des Patienten ausgehen (Körpergeräusch) und oftmals auch vom Untersucher mit dem Stethoskop, z.B. über dem äußeren Gehörgang gehört werden können. Hierzu gehören die pulssynchronen arteriellen Geräuschquellen wie vaskuläre Missbildungen im Kopf- oder Halsbereich wie Aneurysmen, AV-Missbildungen, vaskuläre Tumoren, Durafisteln meist am Sinus transversus, oder Karotisstenose im Siphon etc. (Tab. 1). Die Indikation zur Operation darf nicht allein mit der »Tinnitusbeseitigung« begründet werden.

Ist Stress ein potenzieller Auslöser von Tinnitus?

Die Vermutung, dass Stress Tinnitus verursacht, genießt große Popularität. Auch Gesundheitsratgeber und ein Fachwörterbuch verbreiten die Hypothese des stressbedingten Tinnitus. Ungefähr 25 % aller Tinnitusbetroffenen in Deutschland, die in der repräsentativen Studie der Deutschen Tinnitus-Liga (DTL, siehe Info-Kasten) befragt wurden, gibt Stress als Ursache für den eigenen Tinnitus an.

Entgegen der Popularität einer Psychogenese des Tinnitus gibt es praktisch keine ausreichend methodisch angemessenen wissenschaftlichen Untersuchungen. Schon lange bekannt ist, dass Tinnitusunannehmlichkeit mit Lebensstress kovariiert und der Beginn bzw. die Verschlimmerung ebenfalls häufig in belastenden Situationen auftritt. Auch bei plötzlich einsetzenden Hörproblemen mit Tinnitus

(Hörsturz, Menière-Anfälle) wurden emotionale Belastungen, familiäre Konflikte und berufliche Überforderungen mit der Entstehung in Zusammenhang gebracht. Etwa die Hälfte der Menschen mit Panikstörungen oder Depression geben auf Befragen Ohrgeräusche an.

Aus den Ergebnissen neuer Arbeiten muss die These einer stressbedingten Tinnitusentstehung in ihrer allgemeinen Aussage angezweifelt werden! Andererseits ist Stress zum Zeitpunkt des Tinnitus- und Hörsturzereignisses im Sinne external-fatalistischer Kontrollüberzeugung bzgl. Krankheit und Gesundheit, Negativstrategien der Stressbewältigung sowie eine schlechte Befindlichkeit (Angststörung, Depression) ein eindeutiger Risikofaktor bezüglich Chronifizierung und Dekompensierung des akuten Tinnitus.

Prognose und Therapie des chronischen Tinnitus

Bei akutem Tinnitus beträgt die Spontanheilungsrate 60 bis 80 %. Beim chronischem Tinnitus (länger als drei Monate) sind die Chancen einer Spontanheilung reduziert. Verläufe mit quälendem Tinnitus über viele Jahre sind nicht selten. Bei Patienten mit chronischem Tinnitus nimmt dieser jedoch nur bei 8 bis 13 % der Betroffenen im Laufe der Zeit zu. In der Regel wird er nach ca. ein bis zwei Jahren leiser bzw. verliert seinen zentralen Stellenwert. Innerhalb von zehn Jahren wird er bei mehr als der Hälfte der Betroffenen nur noch intermittierend oder gar nicht mehr wahrgenommen.

Therapien beim chronischen Tinnitus

Beim chronischen Tinnitus sind Maßnahmen, wie sie für den akuten Tinnitus gelten, nicht mehr indiziert. So hat beispielsweise die Food and Drug Administration in den USA sowie die Deutsche S1-Tinnitus-Leitlinie kein Medikament für chronischen Tinnitus anerkannt. Es gibt allerdings Strategien, die noch in der Erprobungsphase stehen. Hierzu gehören die nichtinvasive Neurostimulation (Repetitive transkranielle Magnetstimulation (rTMS) des Cortex) bzw. die invasive supradurale Stimulation am auditorischen Cortex sowie neuerdings die akustische Neuromodulation (ANM). Beim ertaubten Ohr kann ein Cochlea-Implantat (CI) den Tinnitus mit hoher Wahrscheinlichkeit reduzieren bzw. (während der Nutzung) gänzlich unhörbar machen. Bislang sollten Patienten nur im Rahmen von Studien und an spezialisierten Zentren mit behandelt werden. Eine generelle Therapieempfehlung kann noch nicht ausgesprochen werden und es sollte- vor allem solange die noch noch nicht ausreichend evaluierten Methoden vom Patienten zu zahlen sind, eine zurückhaltende Haltung vermittelt werden.

In weniger belastenden Fällen ist Neurofeedback über ein EEG-Training eine nachweislich schwach wirksame Behandlungsmethode. Einen deutlich größere Effektstärke wird mit einem speziell apparativ gestützten computergesteuerten Ablenkungs- und Entspannungstraining (AET) eine Verbesserung des »Tinnitus-Ignorieren-Könnens« und eine Reduktion der Belastung durch unterschiedliche psychische Symptome erreicht.

Neuere psychophysiologische Modelle des chronischen Tinnitus gehen davon aus, dass dysfunktionale Aufmerksamkeitsprozesse und mangelnde Habituation wesentlich zu psychosomatischer Belastung und Chronifizierung beitragen. Je nach Beeinträchtigungsgrad ist in vielen Fällen eine umfangreiche Aufklärung (»Tinnitus-Counseling«), gezielte Entspannungsübungen, die kombinierte Nutzung von Umweltgeräuschen oder apparative Module mit Counseling (Tinnitus Retraining Therapie (TRT nach ADANO), ambulante (kognitive) Verhaltenstherapie sowie stationäre Psychotherapie indiziert.

Direktives Counseling: Die Vorgehensweise lehnt sich an Therapiekonzepte medizinischer und verhaltenstherapeutischer Desensibilisierungsprogramme an. So, wie das Immunsystem langsam verlernt, auf ein Allergen zu reagieren oder ein Angstpatient durch die Therapie »verlernt«, beim Betreten eines Flugzeugs in Panik auszubrechen, sollen mit Hilfe des Counselings und besser noch, durch kognitive Bewältigungsstrategien, die Verschaltungen der Hörbahn (Thamalus) mit den ihr eng vernetzten Bereiche des limbischen Systems (Amygdala) »retrainiert« werden. Der Patient soll lernen, den bisher als Katastrophenalarm aufgefassten Tinnitus als ungefährliches und unwichtiges Signal zu interpretieren und schließlich zu überhören. Damit soll der Betroffene lernen, ungünstige Befürchtungen abzubauen und die nicht in direktem Zusammenhang stehenden psychischen Beschwerden zu reduzieren.

Mit der Tinnitus-Retraining-Therapie (TRT)/ADANO die Wahrnehmung des Tinnitus-Signals reduzieren

Die Kombination des (aktiven) Counseling mit einer (passiven) apparativen Therapie (Hörgerät, Rauschgenerator RG, Hörtherapie) hat sich seit 15 Jahren unter der Bezeichnung »Tinnitus-Retraining-Therapie (TRT) verbreitet.Der Tinnitus wird in diesem Modell als ein Problem der Wahrnehmung (Perzeption) und weniger als ein Problem der Peripherie (Stimulus) verstanden. Dieses Modell gibt Audiologen

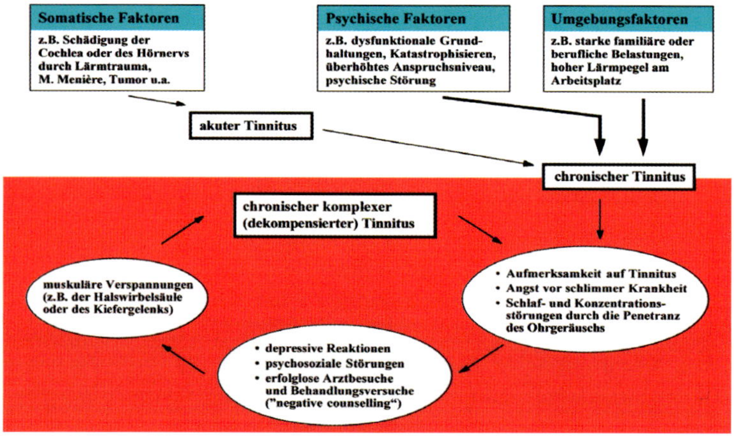

Abbildung 1: Multimodales Tinnitusmodell

bzw. HNO-Ärzten, Psychotherapeuten und Hörgeräteakustikern gleichermaßen die Möglichkeit, dem Betroffenen die Vielschichtigkeit seines Tinnitus besser aufzuzeigen, als dies mit dem »Durchblutungsmodell« oder dem »Stressmodell« möglich ist. Die Interventionen erfolgen in etwa sechswöchigen individuellen Sitzungen über Zeiträume bis zu zwei Jahren, in Deutschland auch in blockweisem Gruppendesign unter Einbeziehung des HNO-Arztes, eines approbierten Psychotherapeuten und Mitarbeit des Hörgeräteakustikers (nach den Leitlinien der Arbeitsgemeinschaft Deutscher Audiologen und Neurootologen ADANO 1998). Dem Betroffenen wird ein multimodales Tinnitusmodell vermittelt (siehe Abbildung 1). In den letzten Jahren hat sich allerdings gezeigt, dass die Wirkung der Rauschgeneratoren (RG) möglicherweise nicht besser ist, als die grundlegende Verhaltensänderung »Meide die Stille«.

Neu ist die Untermauerung dieses Modells durch die Erkenntnisse, dass Tinnitus – ähnlich dem Phantomschmerz – im Wesentlichen auch als Folge eines plastischen Prozesses bzw. pathologischen Schwingungsverhalten/ Synchronizitä zentraler Hörbahnbereiche erklärt werden kann. Des weiteren wird er motiviert, zur Unterstützung der Aufmerksamkeitslenkung die Stille zu meiden und vor allem bei Hyperakusis und in schweren Fällen mittels eines relativ leisen Dauerrauschens des RG und/oder der Nutzung anderer Umgebungsgeräusche bzw. über die Verbesserung der Hörfähigkeit mit einem Hörgerät die Wahrnehmung des Tinnitussignals zu reduzieren, um damit die Habituation zu fördern. Mit die- ser »Hörtherapie« soll die Wirkung des Counseling unterstützt werden, den Tinnitus zu akzeptieren.

Tabelle 1: Ursachen von Tinnitus

Mögliche Ursachen Tinnitus	**Mögliche Ursachen Körpergeräusch (objektiver Tinnitus)**
1. Ursachen bei Innenohrerkrankungen Lärmschwerhörigkeit Knalltrauma Morbus Menière Hörsturz Rundfensterruptur Otosklerose hereditäre Innenohrerkrankungen Ototoxische Innenohrschädigungen Durchblutungsstörungen **2. Neurale Ursachen** Akustikusneurinom **3. zevikogene und stomatognathogene Ursachen** Funktionsstörungen der HWS Funktionsstörungen des stomatognathen Systems	**1. Extrakranielle Ursachen:** Fortgeleitete Geräusche einer Halsschlagader Aortenklappen-Stenose Klicken künstlicher Herzklappen Glomus-caroticum-Tumor AV-Fistel nach Verletzungen **2. Intrakranielle Ursachen:** Hämangiom/ Meningeom Hyperzirkulation bei Anämie Hyperämie bei akuter/ chronischer Mittelohrentzündung Arterio-venöse Fistel nach Schädelverletzungen Glomus-tympanicum-Tumor Glomus-jugulare-Tumor Hochstehender Bulbus venae jugularis **3. Muskuläre Ursachen:** Spasmus des M. tensor tympani (Mittelohr) Spasmus des M. stapedius (Mittelohr) Klonus der Schlundmuskulatur **4. Offene Tuba auditiva**

Tabelle 2: Stufenschema in Anlehnung an ADANO (1998) zur ambulanten und stationären Behandlung des chronischen Tinnitus (nach Goebel und von Wedel 2001)

Tinnitusschweregrad nach TF-Gesamtscore	Therapeutische Konsequenz
Schweregrad I (TF-Score: 0–30) VAS Tinnitusunannehmlichkeit: 0–40, kaum Leidensdruck	ein- bis zweimaliges Counseling durch HNO-Arzt, Selbsthilfeliteratur
Schweregrad II (TF-Score: 31–46) VAS Tinnitusunannehmlichkeit: 40–60, kompensierter Tinnitus; Tinnitus leicht störend	Counseling, Relaxationsverfahren, TRT nach psychologischer Diagnostik
Schweregrad III (TF-Score: 47–59) VAS Tinnitusunannehmlichkeit: 60–80, dekompensierter Tinnitus; Tinnitus quälend, nicht selten psychische Komorbidität	Abwägung: bei psychischer Komorbidität: bevorzugt stationäre Therapie gefolgt von ambulanter TRT über 1 bis 2 Jahre nach psychologischer Diagnostik, evtl. integrierte ambulante Psychotherapie
Schweregrad IV (TF-Score: 60–84) VAS Tinnitusunannehmlichkeit: 80–100, dekompensierter Tinnitus, extremer Leidensdruck, meist psychische Komorbidität	primär multimodale stationäre Psychotherapie mit Tinnitusbewältigungstherapie, ggf. überleitend in ambulante Psychotherapie

(TF-Score = Globaler Schweregrad der Tinnitusbelastung im Tinnitus-Fragebogen (TF); Range: 0 bis 84; Goebel & Hiller 1998; VAS = Visuelle Analogskalen; TRT = Tinnitus-Retraining-Therapie)

Tinnitusbewältigungs-Therapie (TBT), kognitive Verhaltenstherapie (KVT)

Oft ist es im Einzelfall schwierig zu entscheiden, ob die Bewältigungsanstrengungen mehr auf die Tinnitusproblematik zu konzentrieren sind (TBT), ob die somatischen Probleme wie Hörminderung und/ oder Geräuschempfindlichkeit zu fokussieren sind oder mehr die psychischen Störungen im Mittelpunkt der Therapie zu stehen haben (Tab. 2). Nach einer jüngsten Metaanalyse des Cochrane Instituts (Univ. Freiburg) ist beim chronischem Tinnitus gilt die kognitive Verhaltenstherapie die »Therapie der Wahl« (Evidenzbasierte Medizin EbM Ia; Cochrane 2007).

Hauptziel der kognitiven Therapie, ist die Reduktion der endogenen negativen Tinnituswahrnehmung durch Modifizierung einer durch Verhaltensänderung zu erarbeitenden positiven Alternative (Refraiming). Dadurch wird es zunehmend ermöglicht, den Tinnitus zu ignorieren und schließlich zu »vergessen«. Besonders bei einem schweren bis schwerstgradigem Leidensausmaß (z.B. operationalisiert mit dem TF), ist ein multimodaler stationärer verhaltensmedizinischer Therapieansatz indiziert und in seiner Effizienz auch über einen Zeitraum bis zu 15 Jahren belegt. In der Tabelle 2 sind die angepassten Stufen der Interventionen in Bezug auf die Tinnitusbelastung skizziert.

Durch Änderungen der Kognition und Abnahme des Gefühls, dem Tinnitus völlig ausgeliefert zu sein, und der dadurch bewirkten Erleichterung ist es nachweislich möglich, den Tinnitus wieder zu integrieren sowie die damit einhergehenden seelischen Belastungen (psychische Komorbidität) zu kompensieren. Insgesamt zeigen die in aller Breite vorliegenden wissenschaftlichen Studienergebnisse zur Tinnitustherapie und klinische Erfahrung eine deutlich höhere Zuversicht als noch vor 25 Jahren. Richtungsweisend sind multimodale Behandlungskonzeptes und Abkehr von Therapieziel Tinnitusbeseitigung, »koste es was es wolle«.

Ist die Fehlerrate bei der Mustererkennung akustischer Stimuli beeinflusst, und bewirkt dies Stress bei berufsbedingt anerkannter Schwerhörigkeit?

Edeltraut Emmerich · Jürgen Grosch · Frank Richter

Einleitung und Fragestellung

Prinzipiell sind folgende Wirkungen von Lärm zu unterscheiden:

- extraaurale, außerhalb des Ohres zu beobachtende, wie psychonervale und vegetative Reaktionen
- aurale, das Hörorgan betreffende, wie rückbildungsfähige Wirkungen (TTS) und dauerhaft das Gehör schädigende Wirkungen (PTS).

In unserer Arbeitsgruppe wurden in den vergangenen Jahren vorwiegend Einflüsse von berufsspezifischem Lärm auf das Hörvermögen und damit in Verbindung auf zentrale auditive Verarbeitung untersucht [1; 2; 3; und 4].

Es zeigte sich, dass von entscheidender Bedeutung für das Erkennen ist, ob die akustischen Signale berufsspezifisch sind. So erkannten Musiker auch bei Schwerhörigkeit verstimmte Akkorde mit großer Sicherheit, die gleichen Signale wurden von hörgesunden Nichtmusikern oft nicht erkannt [Promotionen: Melanie Rohmann 2012, Gregor Gentsch 2011, Markus Engelmann 2012].

Bei den Untersuchungen der Arbeitnehmer mit berufsbedingt anerkannter Schwerhörigkeit fiel auf, dass die Herzfrequenz verändert war, wenn Störsignale in ihren berufsspezifischen akustischen Signalen (z.B. Flaschenklappern/Brauerei) erkannt werden sollten [5; 6].

Dies führte zur Frage nach extraauralen Lärmwirkungen(siehe auch Abbildung 10): Ist es Stress, wenn die Arbeitnehmer in ihrer Berufsausübung bei Schwerhörigkeit Störsignale erkennen müssen? Diese Frage erscheint uns wichtig für die Beurteilung berufsbedingter Schwerhörigkeit.

Methodik

Probanden – Audiometrie

Zunächst wurden die vorhandenen Daten von den hörgesunden, schwerhörigen Musikern und von Arbeitnehmern, die in der Lärmsprechstunde der BGN erfasst sind ausgewertet. In der Abbildung 1 sind die Mittelwerte der Hörschwellen dieser Probanden dargestellt:

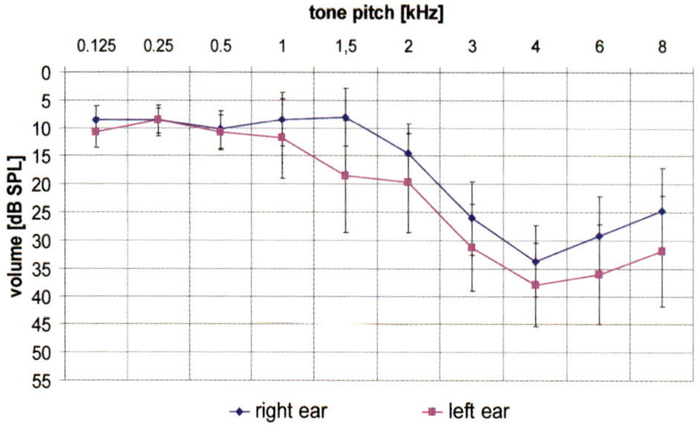

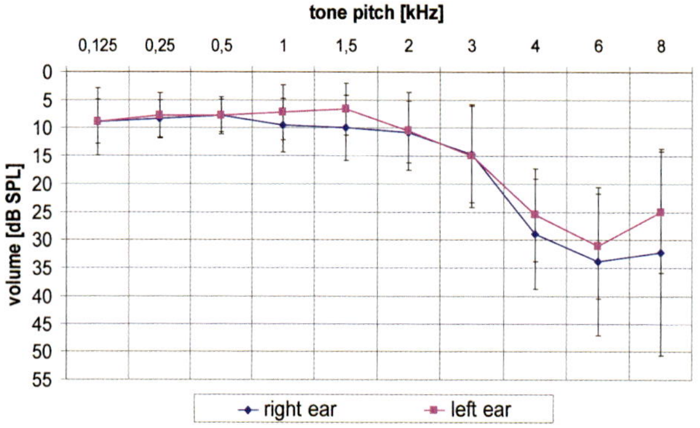

Abbildung1: Hörschwellen von schwerhörigen Arbeitnehmern aus der Lärmsprechstunde der BGN (37-65 Jahre) und schwerhörige Musiker klassisches Orchester (28-68 Jahre).

Subjektive und objektive Mustererkennung

Aus dem Probandenpool wurden für die Analyse der akustischen Mustererkennung sowohl subjektiv mit Hilfe von Knopfdruck als auch objektiv mit Hilfe der Elektroenzephalographie (EEG/AEP) 19 hörgesunde Musiker und 25 hörgesunde Nichtmusiker, 12 schwerhörige Musiker und 20 schwerhörige Arbeitnehmer ausgewählt.

Abbildung 2: Objektive Messung des veränderten Aktivitätszustandes bei der Wahrnehmung von verstimmten Akkorden und/oder Störsignalen: 31 Kanäle EEG/EP + EKG wurden abgeleitet von 25 hörgesunden Probanden, 12 schwerhörigen, 19 hörgesunden Musikern und 20 schwerhörigen Arbeitnehmern aus der Lärmsprechstunde der BGN (3 Versuchsserien) + Blutdruck vor und nach jedem Experiment.

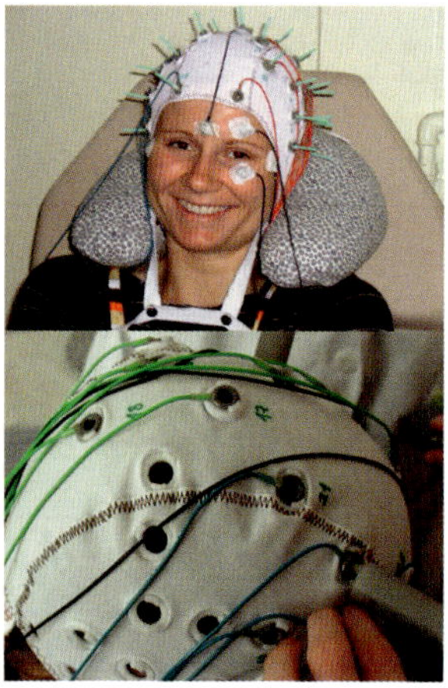

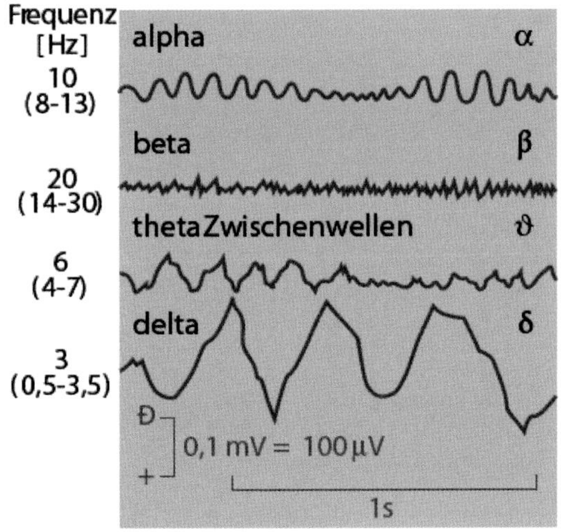

Aktivitätszustand und EEG-Frequenz:

Entspannter Wachzustand	Alpha-Rhythmus
Reizwahrnehmung	Beta-Rhythmus
Dösen	Alpha- und Theta-Rhythmus
Schlaf	Theta- und Delta- Rhythmus
Koma	grosse langsame Wellen/iso elektrisch
Tod	iso elektrisch

Abbildung 3: EEG – Ableitungen in den verschiedenen Frequenzbändern und die Zuordnung zum Aktivitätszustand der untersuchten Probanden aus dem Lehrbuch: Physiologie des Menschen; Robert F. Schmidt, Florian Lang und Manfred Heckmann von Springer (4. Oktober 2010)

Subjektiv wurden bisher nur die Musiker untersucht und dazu wurden erkannte verstimmte Akkorde durch Knopfdruck angegeben – online erfolgte dann das Erfassen von Fehlerquoten. (Siehe Abbildung 4 im Ergebnisteil)

Die Methodik für die Ableitung vom EEG, von den akustisch evozierten Potentialen (AEP) nach reinen und verstimmten Akkorden ist in den Dokumentationen der 15. und 17. Erfurter Tage 2009/11 [9] nachzulesen.

Die Frequenzanalyse des EEG während der Applikation von verstimmten Akkorden oder auch von Störsignalen im berufsspezifischen akustischen Umfeld erlaubt Rückschlüsse zum Aktivitätszustand der Probanden. Für die vorliegende Fragestellung wurde der Peak im Alphaband und der Übergang von Alpha in den Betabereich des EEG (10-14 Hz) untersucht.

Vegetative Parameter

Es wurde der Blutdruck vor und nach jeder akustischen Stimulation mit den verstimmten Akkorden oder den Störsignalen in den berufsspezifischen Signalen wie z.B. das Flaschenklappern gemessen und die Herzfrequenzen, die immer parallel abgeleitet wurden, in Zuordnung dazu ausgewertet.

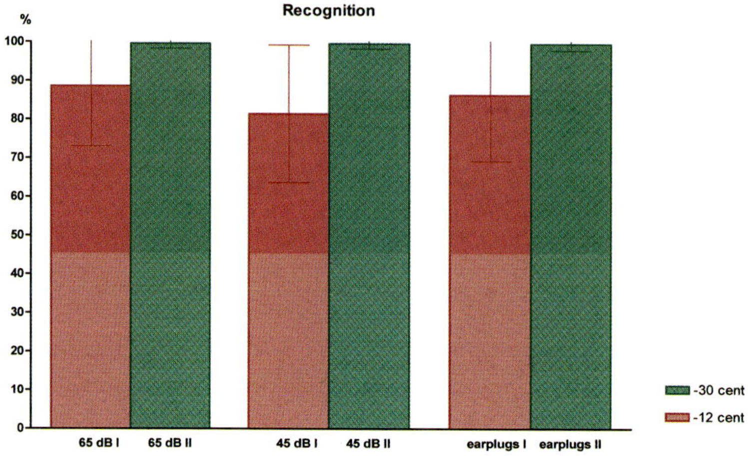

Abbildung 4: Vergleich der Sicherheit beim Erkennen von verstimmten Akkorden (12 cent (rote Säulen) und 30 cent (grüne Säulen). Wenn die Signale um 20 dB gedämpft sind (mittlere Säulen) oder Gehörschutz, der speziell vom Hörgeräteakustiker angepasst ist (rechte Säulen), getragen wird, ist die Fehlerquote immer noch > 80%.

Ergebnisse

Die Auswertung der subjektiven Fehlerquoten beim Erkennen von Störsignalen oder verstimmten Akkorden ist in der Abbildung 4 dargestellt. Es ist eindeutig zu zeigen, dass Musiker verstimmte Akkorde nahezu immer erkennen, auch wenn sie schwerhörig sind oder einen Gehörschutz tragen und sogar dann, wenn das Signal 20 dB SPL leiser ist. Arbeitnehmer aus einer Brauerei hatten vergleichbare Werte, wenn die dem Flaschenklappern überlagerten Signale 65 dB SPL laut waren, wir testeten als Störsignale kurze Töne (Sinus, 50 ms 4 kHz) und /oder weißes Rauschen (50 ms). Die Serie mit den Arbeitnehmern der BGN ist jedoch noch nicht abgeschlossen.

Die Analyse des Aktivitätsniveaus im EEG in Zuordnung zur Aufgabe, Störsignale, die den berufsspezifischen Geräuschen überlagert wurden, zu erkennen, ist ausgewertet und zeigte eindeutige Ergebnisse. So waren die Frequenzen im EEG bei der Applikation von diesen Störsignalen hoch, signifikant höher, wie in der Abbildung 5 zu erkennen ist.

Zusammengefasst sind diese Veränderungen in der Abbildung 6 dargestellt, es wird deutlich, dass in Ruhe die Leistung (µV/Hz) vermindert ist. Lediglich die verstimmten Akkorde haben bei den Industriearbeitern keine signifikant veränderten Aktivitätsniveaus zur Folge.

Die Latenzen der akustisch evozierten Potentiale sind in der Abbildung 7 gezeigt, danach wird deutlich, dass signifikante Änderungen bei der Applikation von verstimmten Akkorden zu zeigen sind. Dies ist ein klares objektives Kriterium

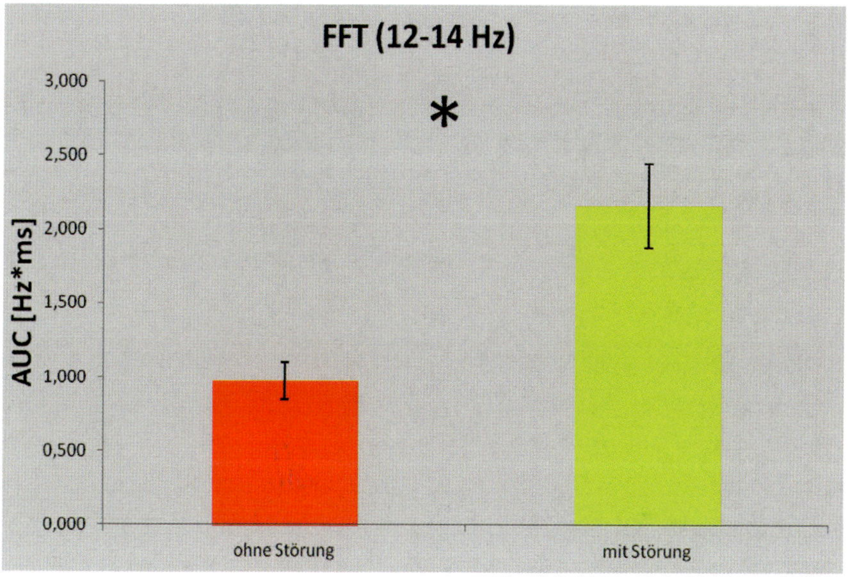

*Abbildung 5: Mittelwerte der Energie des Leistungsspektrums im Frequenzintervall von 12-14 Hz, rot: AUC (=0,974 ± 0,231 Hz*µV) des Leistungsspektrums auf das reine Flaschengeräusch, grün: AUC (=2,163 ± 0,528 Hz*µV) des Leistungsspektrums auf das gestörte Flaschengeräusch; jeweils mit 95%-Konfidenzintervall, y-Achse: Größe des Flächeninhaltes in [Hz*µV]*

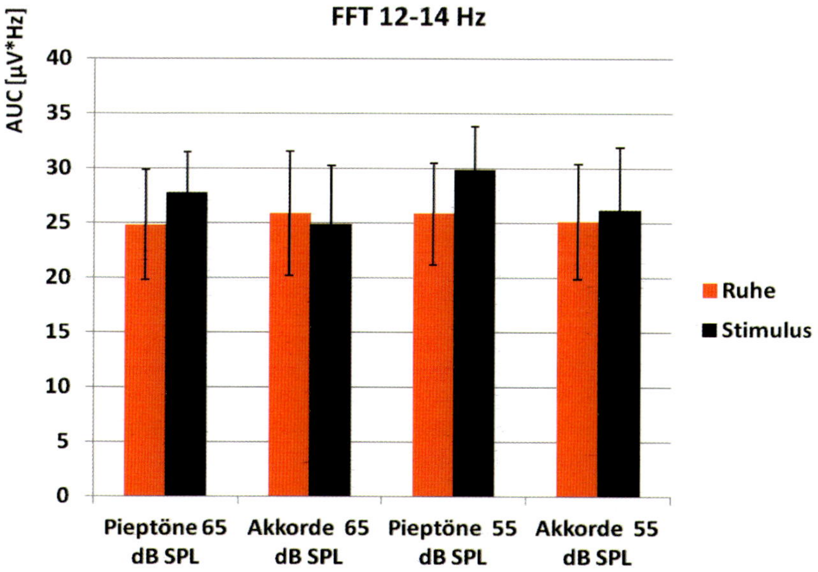

Abbildung 6: Leistung im EEG bei der Applikation von verschiedenen Störsignalen im Vergleich zur Ruhe – Mittelwerte von den Ableitungen von 20 schwerhörigen Arbeitnehmern aus der Lärmsprechstunde der BGN

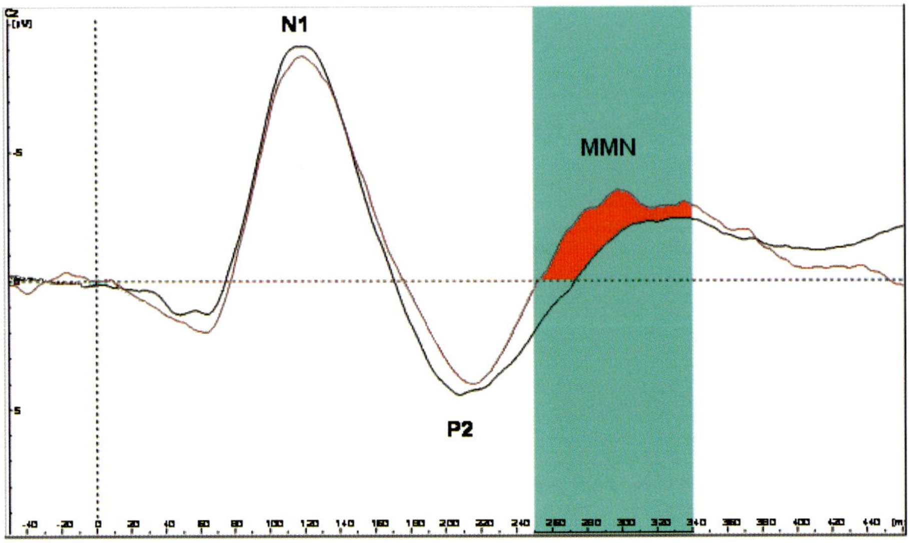

Abbildung 7: Mittelwerte (n=150 Stimuli) von AEP auf C- Dur Akkorde rein (blau) und verstimmt (rot), der Stimulus wurde zum Zeitpunkt 0 ms appliziert.
In dieser Abbildung ist markiert, welche Daten ausgewertet wurden.
Y - Achse jeweils die Amplituden in [µV] Peak N1, P2; X - Achse jeweils die Latenzen in [ms] Peak N1, P2

für das Erkennen der verstimmten Akkorde und damit verbundener veränderter neuronaler Verarbeitung im auditiven Cortex.

Ein Beispiel in Abbildung 7 zeigt die Antworten auf reine Akkorde (blau) und auf verstimmte (rot). Die Kennzeichnung zeigt, welche Parameter ausgewertet wurden, wie die Latenzen N1 und P2.

Diskussion

Die Ergebnisse weisen auf veränderte neuronale Verarbeitungsprozesse, aber auch veränderte vegetative Parameter bei der Diskrimination von Störsignalen sowohl bei den Industriearbeitern als auch bei den Musikern hin. Trainieren und Lernen spielen eine wichtige Rolle für das auditive System, d. h. erlernte akustische Signale werden bei Schwerhörigkeit wahrgenommen. Ob dies die Probanden mehr anstrengt, wenn sie schwerhörig sind, war die Frage. So sind subjektiv die Fehlerraten bei berufsspezifischen akustischen Signalen extrem niedrig bei Musikern im Gegensatz zu den Nichtmusikern [7; 8; 9 und 10].

Bei der Auswahl des Störgeräusches bei den Industriearbeitern war es uns wichtig, einen möglichst genauen Fehlklang der Flaschenwaschmaschine zu simulieren. Die Musiker hörten als berufsspezifische Reize die gleichen Akkorde, die den Industriearbeitern in dieser Arbeit appliziert worden waren. Gleicher Versuchsaufbau bei den Messungen lieferte die Grundlage für einen Vergleich der Ergebnisse.

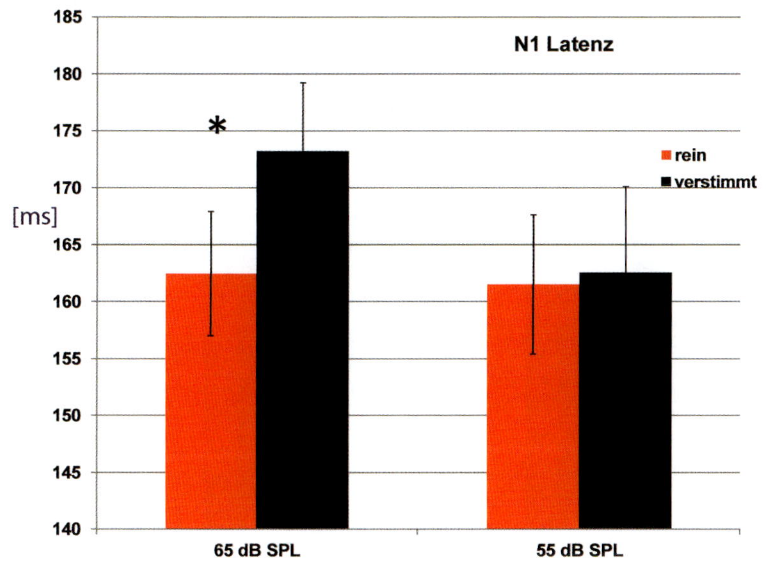

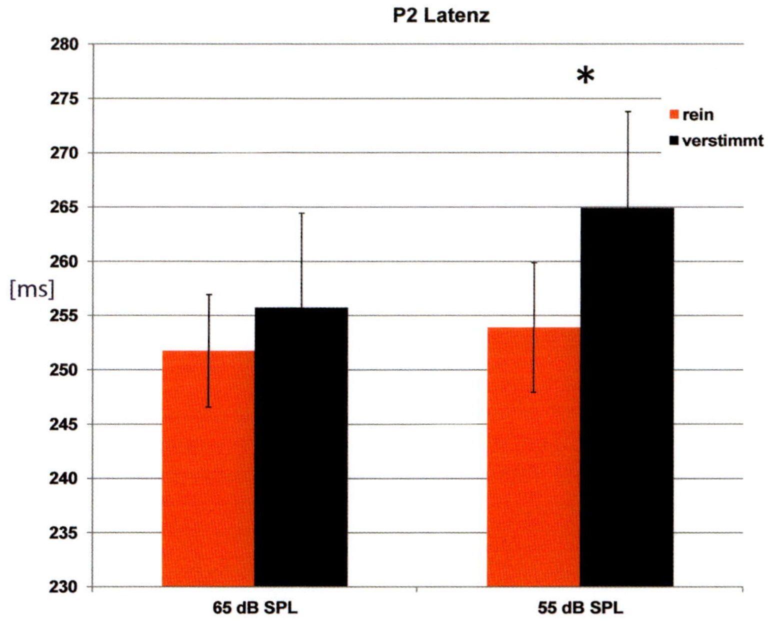

Abbildung 8: Veränderte Latenzzeiten bei der Applikation von verstimmten Akkorden oben die Komponente N1 und unten die Komponente P2 der AEP (jeweils rot= rein und schwarz = verstimmt) - dies sind die zusammengefassten Ergebnisse von den schwerhörigen Musikern.

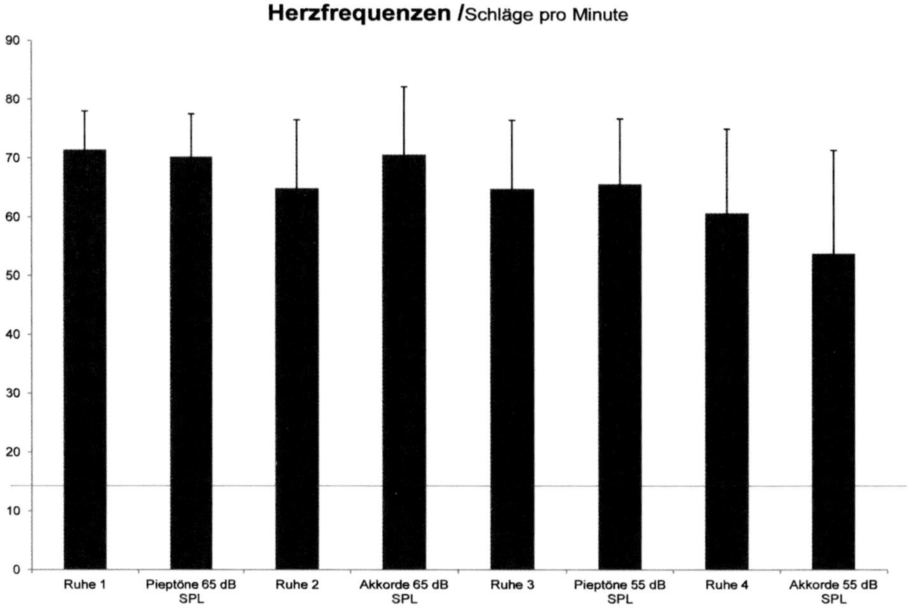

Abbildung 9: Herzfrequenzen von den Arbeitnehmern der Lärmsprechstunde während der Applikation von Störsignalen und Akkorden, die sie erkennen mussten. Im Vergleich dazu die Herzfrequenzen, wenn Ruhe war. Dargestellt sind die Mittelwerte von 20 Arbeitnehmern mit berufsbedingt anerkannter Lärmschwerhörigkeit

Ein ungewohntes bzw. gestörtes Maschinengeräusch verursachte im Leistungsspektrum des EEGs von mit der Maschine vertrauten Arbeitern signifikante Änderungen in Form einer aufmerksamkeitsgesteigerten Reaktion.

Die Ergebnisse verdeutlichen, dass es den beiden Berufsgruppen möglich ist, trotz bestehender Innenohrschwerhörigkeit Änderungen in durch ihre Tätigkeit erlernten akustischen Reizen genau zu identifizieren. Als Ursache kann man ein durch das Training und durch neuroplastische Effekte verursachtes Erlernen der Reize sehen, das den Hörschaden teilweise kompensiert.

Sowohl bei den Musikern als auch bei den Industriearbeitern haben wir festgestellt, dass sie darüber klagen, gehäuft bei Belastungen Ohrgeräusche zu haben, also einen Tinnitus. Diese Tatsache weist auf besondere Belastung hin, wenn schwerhörige Probanden akustische Signale diskriminieren müssen.

Die Frage, ob es Stress ist, bei Schwerhörigkeit akustische Störsignale zu erkennen, lässt sich aus unseren bisherigen Untersuchungen nur zum Teil beantworten. Objektiv ist hochsignifikant eine gesteigerte Aufmerksamkeit zu zeigen. Die Veränderung der Herzfrequenz in Korrelation dazu ist nachzuweisen.

Für die Beurteilung berufsspezifischer Lärmschädigung erscheint es uns wichtig, neben den Hörverlusten auch die extraauralen Veränderungen zu beachten, wie auch in der zusammenfassenden Abbildung 10 gezeigt wird.

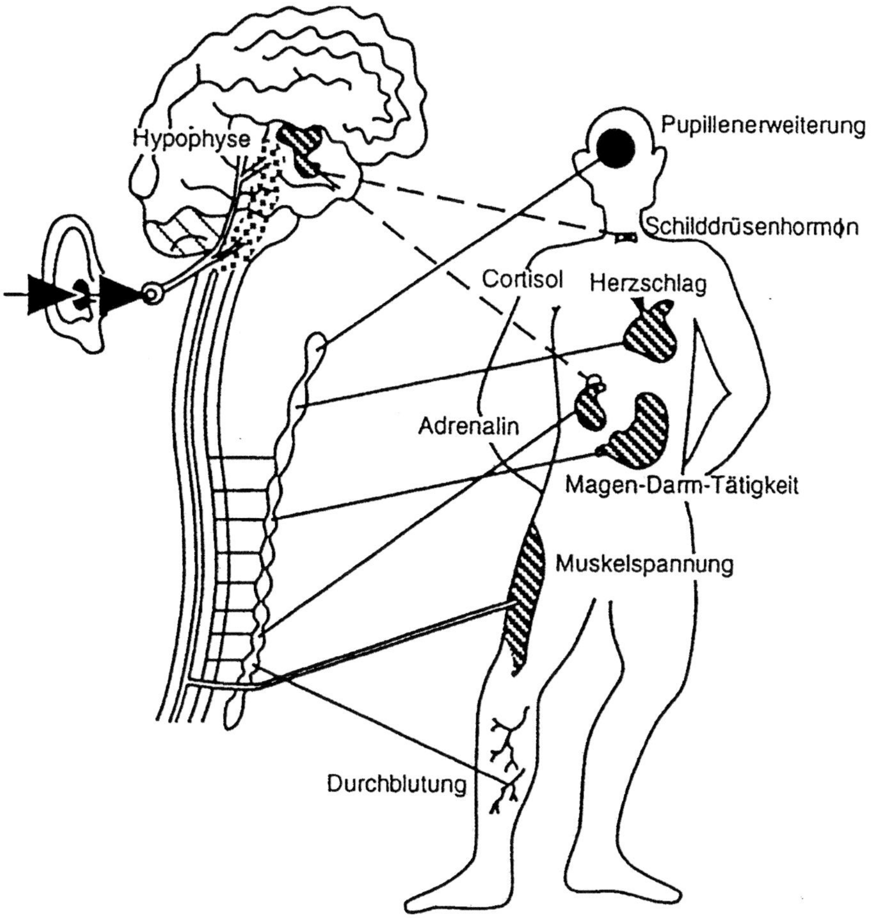

Abbildung 10: Umfassende Darstellung von Möglichkeiten der extra-auralen Wirkungen von Lärm. Diese Darstellung wurde einem Forschungsbericht zur Lärmbeurteilung von Hartmut Ising, Charlotte Sust und E. Rebentisch entnommen. www.baua.de/de/Publikationen/AWE/Band3/AWE98

Referenzen

1. Hartmut Ising; Charlotte Sust und Peter Plath: Lärmwirkungen: Gehör, Gesundheit, Leistung. BAuA-Schriftenreihe Gesundheitsschutz 4, BAuA, 2004, 10.Auflage
2. Martin Liedtke: Hören von Signalen im Arbeitslärm. In: BGIA-Handbuch, 31. Lfg. I/98,Kennziffer 220 210
3. VDI 2058 Blatt 3: Beurteilung von Lärm am Arbeitsplatz unter Berücksichtigung unterschiedlicher Tätigkeiten, Beuth Verlag Berlin(1997)
4. DIN EN ISO 11690-1 sowie DIN EN ISO10075-1 (Seite 6) und DIN EN ISO 10075-2(Stichwort Arbeitsumgebung: Abschn.4.2.2.25, 4.3, Tab. A.1)

5. Emmerich, Edeltraut; Lars Rudel und Frank Richter. Is the audiologic status of professional musicians a reflection of the noise exposure in classical orchestral music? EUROPEAN ARCHIVES OF OTO-RHINO-LARYNGOLOGY Volume: 265 Issue: 7 Pages: 753-758, 2008
6. Emmerich, Edeltraut; Jörg Steenbeck; Hannes Nowak und Ekkehard Beleites. Magnetic brain activity evoked by the processing of tone and word stimuli: An MEG study on patients with high tone hearing loss and control subjects, PFLUGERS ARCHIV-EUROPEAN JOURNAL OF PHYSIOLOGY Volume: 433 Issue: 6 Supplement: S Pages: P530-P530, 1997
7. Emmerich, Edeltraut; Meyer, Ralph; Gießler, Frank und Jörg Steenbeck. Source localization using auditory evoked magnetic fields following acoustical stimulation with tones and words on good hearing persons and on patients with noise induced hearing loss. NFSI 97 Biomed. Techn., Bd. 42, 197-200, 1997.
8. Emmerich, Edeltraut; Frank Richter; Halgund Hagner ; Frank Giessler; Sabine Gehrlein und Hans-Georg Dieroff. Effects of Discotheque Music on Audiometric Results and Central Acoustic Evoked Neuromagnetic Responses. The International Tinnitus Journal, Volume 8, No. 1&2, 2002, Seiten 13-22
9. Edeltraut Emmerich et al.: Dokumentationen der 15. und 17. Erfurter Tage der Berufsgenossenschaft Nahrungsmittel und Gastgewerbe und des Kompetenzzentrums für interdisziplinäre Prävention an der Friedrich-Schiller-Universität Jena im Dezember 2008 und im Dezember 2010, Verlag Bussert & Stadeler, 2009 und 2011
10. Edeltraut Emmerich und Frank Richter. Effects of peripheral diminutions in hearing function on central auditory processing – Investigations in adult volunteers using the EEG and MEG. Neuroscience 2008, SfN, Poster

Promotionen am Klinikum der Friedrich-Schiller-Universität Jena, die zum Thema Lärm und Stress gehören

Halgund Hagner: Einfluss von einer einmaligen Schallbelastung von 4 Stunden Discomusik auf akustisch ausgelöste Magnetfelder – Untersuchungen an hörgesunden Schülern (2003)

Gregor Gentsch: MMN – akustisch evozierte Potentiale von Patienten mit Hochton – Hörverlusten (2010)

Melanie Rohmann: Akustisch evozierte Potentiale nach Stimulation mit reinen und verstimmten Akkorden – Untersuchungen mit hörgesunden Musikern und Nichtmusikern (2012)

Markus Engelmann: Unterschiede in der kortikalen Verarbeitung akustischer Reize. Vergleich schwerhörige Musiker – schwerhörige Industriearbeiter (2012)

Sabine Gehrlein: Freizeitschallbelastungen bei Jugendlichen (2002)

Der Arbeitsplatz von Menschen mit Hörbehinderung: Was wird gemacht? Was ist wichtig? – Arbeitswissenschaftliche Aspekte einer bundesweiten Erhebung

Andreas Weber

Hintergrund

Seit 2001 hat es auf der Ebene der Politik und der Rechtsprechung verschiedene gesetzliche und politische Bestrebungen gegeben, damit auch Menschen mit Hörschädigung (schwerhörig, ertaubt, gehörlos) besser am Arbeitsleben und am gesellschaftlichen Leben teilhaben können (vgl. auch [1]):

Ein Meilenstein im deutschen Sozialrecht zur Verbesserung der rechtlichen Situation ist das SGB IX (Rehabilitation und Teilhabe behinderter Menschen), welches viele Möglichkeiten und Potentiale zur Verbesserung der Situation von Menschen mit (Hör-)Behinderung eröffnet hat, wie auch die Anerkennung der Deutschen Gebärdensprache als offizielle Sprache im Jahr 2002.

Unterstützt werden diese nationalen Entwicklungen durch die UN-Behindertenrechtskonvention (UN-BRK, für den Bereich der Teilhabe am Arbeitsleben insbesondere Art. 27), deren Ziel es ist, dass Menschen mit Behinderungen ihre Menschenrechte voll und gleichberechtigt mit nicht behinderten Menschen wahrnehmen können.

Das Projekt GINKO (Gesetzeswirkungen bei der beruflichen Integration schwerhöriger, ertaubter und gehörloser Menschen durch Kommunikation und Organisation) wird seit Oktober 2009 durchgeführt und als Projekt aus Mitteln der Ausgleichsabgabe vom BMAS gefördert [2-4]. Es erhebt in Kooperation mit dem Deutschen Schwerhörigenbund (DSB) e.V., dem Deutschen Gehörlosen-Bund (DGB) e.V., der Deutschen Cochlear Implant Gesellschaft (DCIG) e. V. und der Bundesarbeitsgemeinschaft Hörbehinderter Studenten und Absolventen (BHSA) e. V. bundesweit Daten bei berufstätigen Menschen mit einer Hörschädigung. Ein Ziel ist die Analyse der Bedingungen der beruflichen Integration von Menschen mit einer Hörbehinderung. Dabei werden vor allem die Wirkungen sozialrechtlich relevanter Gesetze, insbesondere des SGB IX auf die Gestaltung des Arbeitsplatzes in den Blick genommen.

Methodik

Zur Erhebung dieser Fragestellungen wurden Betroffene (schwerhörige, ertaubte und gehörlose Menschen) bundesweit mit einem standardisierten Fragebogen, der auch online mit Gebärdensprachfilmen zur Verfügung stand, schriftlich zu Inhalten der aktuellen Gesetzgebung und der Situation am Arbeitsplatz befragt. Dieser Fragebogen wurde im Rahmen des GINKO-Projekt entwickelt und wurde mit den Kooperationspartnern des Deutschen Schwerhörigenbundes (DSB) und des Deutschen Gehörlosen-Bundes (DGB) sowie mit den Ansprechpartnern der Deutschen Cochlear Implant Gesellschaft (DCIG) und der Bundesarbeitsgemeinschaft Hörbehinderter Studenten und Absolventen (BHSA) im Hinblick auf Verständlichkeit und Vollständigkeit aus ihrer Experten- und Betroffenensicht abgestimmt. Dadurch konnte auch dem Anliegen der Betroffenenverbände »Nichts über uns ohne uns« Rechnung getragen werden. [vgl. 5]

Ergebnisse

Bis zum Befragungsschluss Ende Januar 2011 beteiligten sich insgesamt n=5.435 Personen an der GINKO Umfrage, davon erfüllten n=4.825 (88,7% von n=5.435) die Einschlusskriterien des GINKO-Projektes (Vorliegen einer Schwerbehinderung, Vorliegen einer Hörschädigung und Angaben zum Erwerbsstatus). Davon gaben n=3.189 (66,1%) Teilnehmende an, zum Zeitpunkt der Befragung berufstätig zu sein (Abb.1).

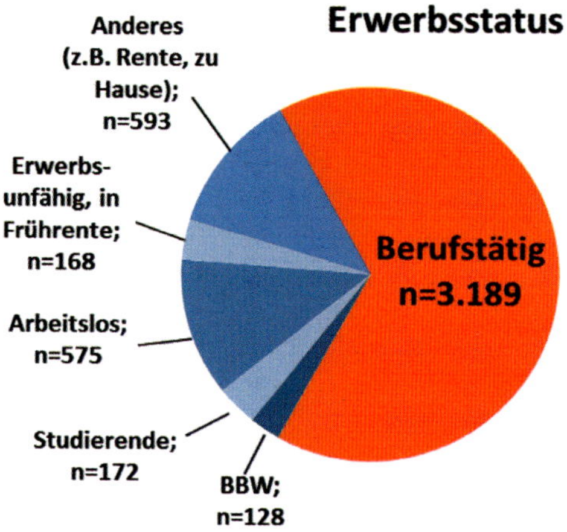

Abbildung 1: GINKO-Teilnehmende nach Erwerbstatus, n=4.825

In der Gruppe der berufstätigen Teilnehmenden (n=3.189) geben mit 54,0% (n=1.721) etwas über die Hälfte an, schwerhörig zu sein. Auf beiden Ohren nach dem Spracherwerb (postlingual) ertaubt sind 13,5% (n=429) der Teilnehmenden, etwa ein Drittel der Befragten (32,5%, n=1.039) ist gehörlos, wobei bei diesen Teilnehmenden die Hörschädigung bereits von Geburt an vorlag oder noch vor dem Spracherwerb eintrat (prälingual).

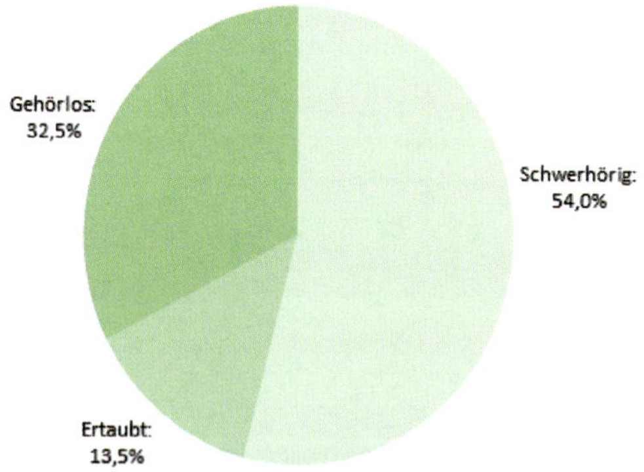

Abbildung 2: Grad der Hörschädigung, Berufstätige Teilnehmende (n=3.189

Zusätzlich zu ihrer Hörschädigung leiden 34,3% (n=1.094) an ständigen Ohrgeräuschen (Tinnitus).

Das Recht schwerbehinderter Arbeitnehmerinnen und Arbeitnehmer auf eine behinderungsgerechte Gestaltung des Arbeitsplatzes ist in verschiedenen Gesetzen festgeschrieben (§81 des SGB IX, Art.27 der UN-Behindertenrechtskonvention).

So haben nach §81 des SGB IX schwerbehinderte Arbeitnehmerinnen und Arbeitnehmer einen Anspruch auf:

1. eine Beschäftigung, bei der sie ihre Fähigkeiten und Kenntnisse möglichst voll verwerten und weiterentwickeln können,
2. bevorzugte Berücksichtigung bei innerbetrieblichen Maßnahmen der beruflichen Bildung zur Förderung ihres beruflichen Fortkommens,
3. Erleichterungen im zumutbaren Umfang zur Teilnahme an außerbetrieblichen Maßnahmen der beruflichen Bildung,
4. eine behinderungsgerechte Einrichtung und Unterhaltung der Arbeitsstätten einschließlich der Betriebsanlagen, Maschinen und Geräte sowie der Gestaltung der Arbeitsplätze, des Arbeitsumfeldes, der Arbeitsorganisation und der Arbeitszeit, unter besonderer Berücksichtigung der Unfallgefahr
5. Ausstattung ihres Arbeitsplatzes mit den erforderlichen technischen Arbeitshilfen.

Bei der Durchführung der Maßnahmen nach den Nummern 1, 4 und 5 unterstützen die Bundesagentur für Arbeit und die Integrationsämter die Arbeitgeber unter Berücksichtigung der für die Beschäftigung wesentlichen Eigenschaften der schwerbehinderten Menschen. Insbesondere stehen die Integrationsämter und die Integrationsfachdienste bei der Beratung und der Ausgestaltung konkreter Umsetzungsmöglichleiten zur Verfügung.

Die Analysen der Angaben der berufstätigen Teilnehmenden (n=3.189) zu der Gestaltung ihres Arbeitsplatz ergaben, dass lediglich ein Drittel der Teilnehmenden ihren Arbeitsplatz als hörgeschädigtengerecht beurteilt. Insbesondere technische Hilfsmittel wie z.B. FM-Anlagen oder Zusatzmikrophone stehen vielen erwerbstätigen Teilnehmenden nicht zur Verfügung, obwohl sie sie benötigen würden. Auch der für Menschen mit Hörschädigung wichtige Aspekt der Lärm-Minderung am Arbeitsplatz wie z.B. Schalldämmung wird nur bei etwa einem Drittel der Befragten berücksichtigt.

Etwa 80% der Befragten geben an, als Kommunikationsmittel am Arbeitsplatz einen Internetzugang mit den Möglichkeiten zur Kommunikation via Webcam, Messender oder E-Mail zu brauchen. Ebenso viele brauchen die SMS-Funktion ihres Handys.

Zusammenfassung

Zusammenfassend kann festgehalten werden, dass die durch §81 Abs.4, SGB IX vorgesehenen Maßnahmen zur Gestaltung von behinderungsgerechten Arbeitsplätzen bisher noch in eher geringem Maße umgesetzt werden. Wo die Maßnahmen aber umgesetzt wurden, zeigen sich anhand der bisherigen Analysen positive Effekte auf die Teilhabe am Arbeitsleben.

Literatur

1 Welti F. Drei Jahre SGB IX – Anspruch und Wirklichkeit. SuP 2004; 615-629
2 Lückmann S, Weber A, Schlenker-Schulte Chr. Der Arbeitsmarkt kann nicht auf Sie verzichten! – GINKO – Gesetzeswirkungen bei der beruflichen Integration schwerhöriger, ertaubter und gehörloser Menschen durch Kommunikation und Organisation. DSB Report 2010; 2: 34-35
3 Schlenker-Schulte Chr, Lückmann S, Weber A. GINKO. Gesetzeswirkungen bei der beruflichen Integration schwerhöriger, ertaubter und gehörloser Menschen durch Kommunikation und Organisation. Die Schnecke 2010; 68: 54-56
4 Schröder S, Schlenker-Schulte Chr, Groß Th, Weber U, Weber A. Projekt GINKO: Die Wirkung von Gesetzen bei der Integration von Menschen mit Hörbehinderung in den Beruf. Spektrum Hören 2011; 5: 29-30
5 Weber A, Weber U, Günther S, Groß Th, Schröder SL, Schlenker-Schulte Chr. Kenntnis von sozialrechtlich relevanten Gesetzen bei Menschen mit einer Hörschädigung – erste Ergebnisse aus dem Projekt GINKO (Gesetzeswirkungen bei der beruflichen Integration schwerhöriger, ertaubter und gehörloser Menschen durch Kommunikation und Organisation). Physikalische Medizin, Rehabilitationsmedizin, Kurortmedizin 2012; 22: 258-263

Gehörschutz für den Einsatz in stark fluktuierenden Pegeln

Ulrich Giese

Einleitung

Die Verordnung zum Schutz der Beschäftigten vor Gefährdungen durch Lärm und Vibrationen (Lärm- und Vibrations-Arbeitsschutzverordnung – LärmVibrationsArbSchV von 2007) unterscheidet zwischen akustischen Dauerbelastungen und Spitzenschallpegeln. Die genannte Verordnung schreibt vor, die Langzeitbelastung unter 85 dB zu halten. Im Bezug auf Spitzenschallpegel sollte das menschliche Gehör vor am Ohr wirksamen Restspitzenschallpegeln von größer als 137 dB(C) geschützt werden. Empfehlenswert ist ein Schutz vor Pegeln > 135 dB. Eine Überprotektion liegt vor, wenn der Restschallpegel am Ohr kleiner als 70 dB(A) ist.

Fluktuiert der Eingangspegel stark, ergeben sich zusätzliche Anforderungen an den Gehörschutz: Die hohen Pegel sollen laut den gesetzlichen Bestimmungen bedämpft werden, die mittleren Pegel sollen wenig oder nicht bedämpft werden und niedrige Pegel sollen nicht bedämpft oder im Spezialfall sogar verstärkt werden. Das typische Einsatzgebiet liegt im Handwerk: Laute Maschinengeräusche sollen bedämpft werden bei Erhalt der vollen Kommunikationsfähigkeit zu Kollegen und Kunden. Als Extrembeispiel im Freizeitbereich kann die Jagdsituation genannt werden: Schüsse von Spitzenpegeln von 160 dB sollen bedämpft werden und Geräusche von dem Wild von 25-50 dB sollen für den Jäger hörbar sein. Es ist wünschenswert, dass ein natürlicher Klang und die volle Orientierungsfähigkeit im Raum erhalten bleiben.

Stand der Technik

Ein Gehörschutz im Gehörgang und in der Ohrmuschel dämpft die Schallzuführung zum Trommelfell. Die Schallzuführung über den Knochen zum Innenohr wird nicht behindert. Die maximal mögliche Dämpfung beträgt nach Dietz et al frequenzabhängig 30 – 55dB (Abbildung 1). Das heißt,

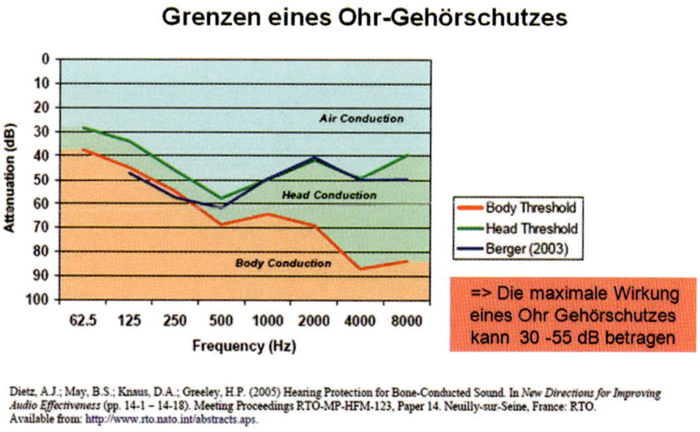

Abbildung 1: Schallleitungskomponenten über Luft, Kopf und Körper zum Innenohr nach Dietz et al. (2005)

Gehörschutz-Typen

- Kapselgehörschutz: passiv oder aktiv

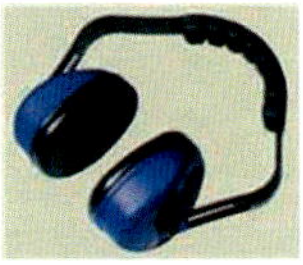

- Stöpsel zum mehrmaligen oder einmaligen Gebrauch z. B. "Oropax"
- Bügel-Gehörschutz

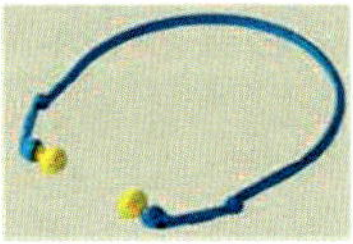

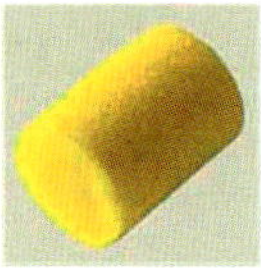

- Otoplastiken:
  - ➢passiv
  - ➢passiv mit Frequenz-Filter
  - ➢aktiv
  - ➢aktiv mit externem Mikrofon

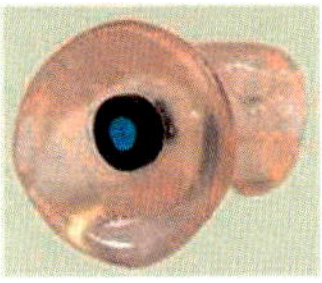

Abbildung 2: Gebräuchliche Gehörschutz-Typen

ein optimaler Ohr-Gehörschutz kann nur eine maximale Dämpfung von 30 – 55 dB besitzen.

Die in Abbildung 2 gezeigten Gehörschutztypen besitzen alle bei sachgemäßer Verwendung gute Dämmeigenschaften, die an die theoretischen Werte in Abbildung 1 herankommen. Da tiefe Frequenzen schlechter bedämpft werden können als hohe, verschiebt sich das Klangbild in Richtung dumpf. Diese Tatsache wirkt sich auch negativ auf die verbale Kommunikationsfähigkeit aus. Sie wird durch Stöpsel-, Bügel- und passive Otoplastik und Kapsel-Gehörschutztypen deutlich vermindert. Nur aktive Systeme gewährleisten eine befriedigende verbale Kommunikationsfähigkeit bei gleichzeitiger Dämmwirkung.

Otoplastiken mit speziellen Frequenzfiltern besitzen zwar einen besseren Klang als Dämmmethoden ohne Frequenzfilter, dieser wird aber mit verminderter Dämmwirkung bei hohen Frequenzen erkauft.

Im Punkt Tragekomfort sind individuell angefertigte Otoplastiken allen anderen Systemen vorzuziehen, da hier am wenigsten Druck auf Gehörgang, Ohr oder Kopf ausgeübt wird. Insgesamt weisen aktive individuell gefertigte Gehörschutz-Otoplastiken eine gute Kombination an Vorteilen auf, besonders im Hinblick auf stark fluktuierende Geräusche. Deshalb wird im Folgenden die Untersuchung auf diesen Typ fokussiert.

Material und Methodik

Ein aktiver individueller Gehörschutz besteht aus einer maßangefertigten Kunststoff-Hohlschale, die ein Mikrofon, einen Verstärker und einen kleinen Lautspre-

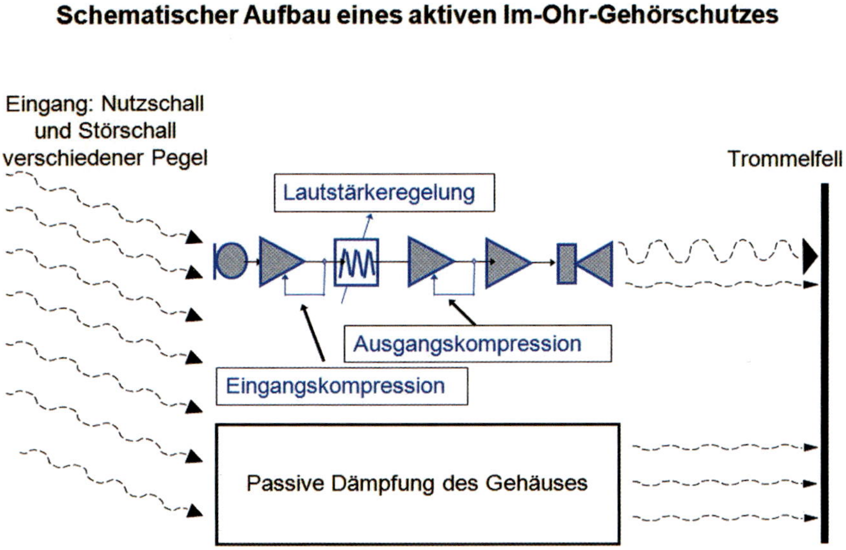

Abbildung 3: Signalpfade eines aktiven Im-Ohr-Gehörschutzes

cher enthält. Der Grundaufbau ist identisch mit einem digitalen Im-Ohr-Hörgerät. Die Eingangs- und Ausgangskompression im elektrischen Pfad bewirkt, dass leise und mittellaute Pegel elektrisch verstärkt und laute Pegel bedämpft werden. Dazu addiert sich die passive Dämpfung der Kunststoff-Hohlschale, die für alle Lautstärken gleichmäßig wirkt (Abb.3).

Ergebnisse

Die Hörschwellen von 20 Ohren wurden mit und ohne Gehörschutz frequenzspezifisch gemessen. Die Differenz der Messwerte mit und ohne Gehörschutz ergibt die Dämpfungswirkung des Gehörschutzes. Die erste Untersuchung zeigte, dass die Streuung zwischen den Probanden besonders im tieffrequenten Bereich groß ist (Abb 4, oberes Diagramm). Deshalb wurde in der zweiten Untersuchung ein hautverträgliches Gel zwischen Ohrkanal und Hohlschale aufgetragen. Mit Hilfe dieses Gels konnte die Streuung verringert und die Dämpfungswerte erhöht werden. Sie steigen von 20 dB bei tiefen Frequenzen bis ca. 40 dB bei hohen Frequenzen an (Abb 4, unteres Diagramm).

Diskussion

Die eigenen Dämpfungsmessungen konnten durch Messungen der PZT Wilhelmshaven nach EN 352-6 bestätigt werden.

Der passive Pfad zeigt gute Dämpfeigenschaften, die allerdings frequenzabhängig sind. Das Sprachverstehen wird durch die erhöhte Dämpfung der hohen

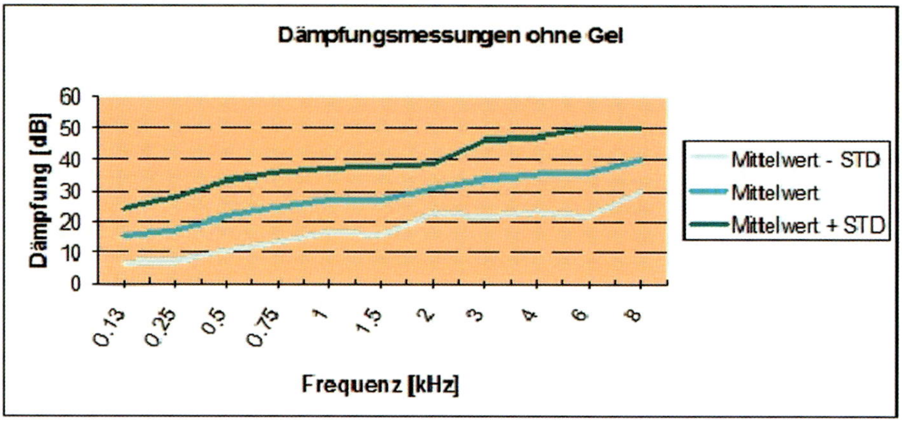

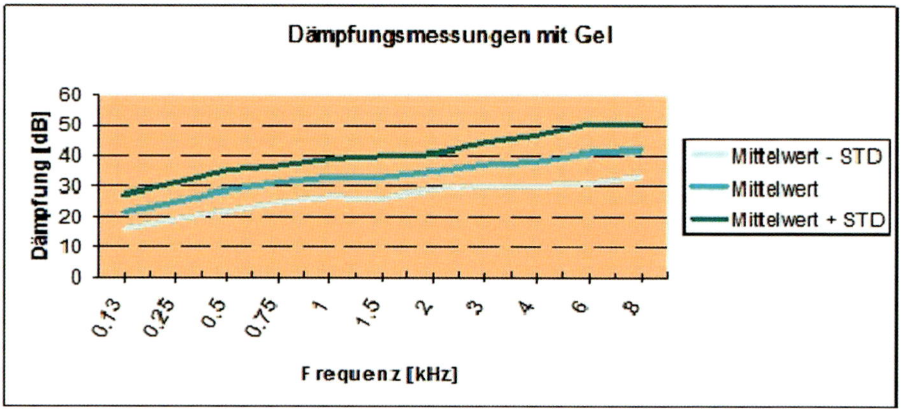

Abbildung 4: Frequenzabhängige Dämpfungswirkung eines aktiven individuellen Gehörschutzes gemessen an 10 Probanden und 20 Ohren. Das Auftragen eines hautverträglichen Gels zwischen Schale und Ohrkanal erhöht die Zuverlässigkeit der Dämpfwirkung des Gehörschutzes.

Frequenzen überproportional vermindert. Durch die Kombination von passivem und aktivem Pfad (Abb.3) kann ein ausgeglichener Frequenzgang am Trommelfell und damit ein guter Klang erreicht werden. Die übermäßige Dämpfung in den hohen Frequenzen kann durch Zugabe von Verstärkung in diesem Frequenzbereich ausgeglichen werden und das Sprachverstehen kann proportional mit der Dämpfung erhalten werden.

Die pegelabhängige Dämpfung stellt eine zentrale Funktionalität eines aktiven Gehörschutzes dar. Sie ergibt sich aus der Kombination von passivem und aktivem Pfad (Abb. 5).

Bis zu einem Eingangspegel von ca. 72 dB arbeitet das System als Verstärker, darüber sorgt die Eingangskompression für zunehmende Dämpfung. Ab 95 dB Eingangspegel macht sich die Ausgangskompression, die nominell auf einen Wert von 85 dB eingestellt wurde, bemerkbar. So wird der maximal zugelassene

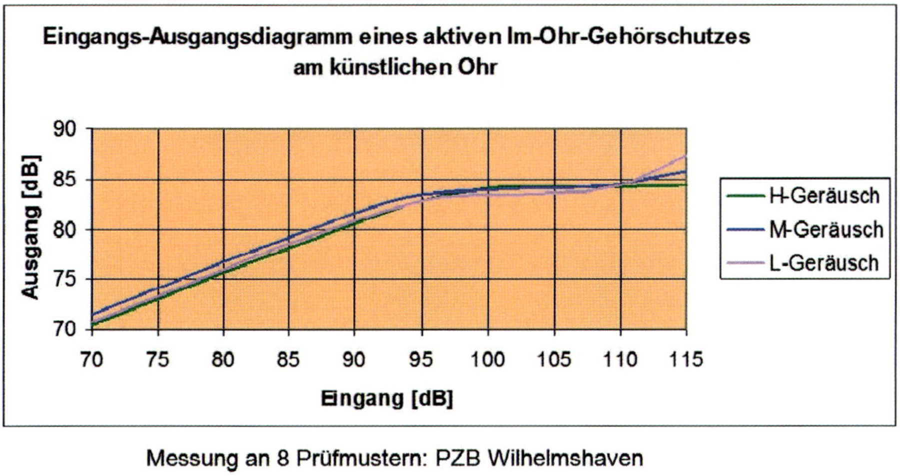

Abbildung 5: Eingangs-Ausgangs Diagramm: Kombination des aktiven und passiven Pfades für ein tieffrequentes (L), mittelfrequentes (M) und hochfrequentes Geräusch. Man sieht die Wirkung der Ausgangsbegrenzung bei ca. 85 deutlich.

Langzeitpegel laut LärmVibrationsArbSchV von 85 dB nicht überschritten. Ab 110 dB Eingang dominiert die frequenzabhängige passive Dämpfung. Die erhöhte Dämpfung der hohen Frequenzen wird auch hier sichtbar.

Fazit, Ausblick

Aktiver Im-Ohr-Gehörschutz weist frequenzspezifisch eine Dämpfung von 25- 40 dB auf. Das Auftragen von hautverträglichen Gelen erhöht die Dämpfung und die Zuverlässigkeit eines Im-Ohr-Gehörschutzes. Eingangs- und Ausgangskompression sorgen für die Übertragung leiser und mittellauter Signale und Dämpfung von Spitzenpegeln. Eine geeignete Konfiguration des aktiven Pfades bewirkt einen ausgeglichenen Frequenzgang am Trommelfell und damit einen guten Klang und ein gutes Sprachverstehen. Durch die Lage des Mikrofons am Ausgang des Gehörganges bleibt die natürliche Richtwirkung der Pinna teilweise erhalten.

Erweiterungen der aktiven Funktionen wären denkbar und sinnvoll: Es könnten externe Signale eingekoppelt werden über Bluetooth oder Telefonspule. Intelligente Algorithmen zur Störgeräuschunterdrückung, z.B. Impulsschallunterdrückung könnten den Komfort in der Dämpfung noch erhöhen, ohne die Sprachverständlichkeit zu beeinträchtigen.

Literatur

Verordnung zum Schutz der Beschäftigten vor Gefährdungen durch Lärm und Vibrationen (Lärm- und Vibrations-Arbeitsschutzverordnung LärmVibrationsArbSchV) vom 6.3.2007 (BGBl. I S. 261), geändert am 18.12.2008 (BGBl. I S. 2768)

European Standard EN 352-6, 2002 Hearing protectors – Safety requirements and testing Part 6: Ear-muffs with electrical audio input

Dietz, A.J.; May, B.S.; Knaus,D.A.; Greenley, H.P. (2005) Hearing Protection for Bon-Conductes Sound. In New Directions for Improving Audion Effectiveness (pp. 14-1 – 14-18). Meeting Proceedings RTO-MP-HFM-123, Paper 14. Neuilly-sur-Seine, France: RTO. Available from: http://www.rto.nato.int/abstracts.aps.

Qualitative Kontrolle des Einflusses individueller Außenohrgeometrien auf den Schalldruck am Trommelfell – Vergleich zwischen Simulation und Messung

Tobias Schmidt · Hartmut Witte

Motivation

Bei der Bestimmung arbeitsmedizinisch relevanter Messgrößen, wie dem äquivalenten Dauerschallpegel, ist der Einfluss der individuellen Gehörgangsgeometrien nicht zu vernachlässigen. Die individuelle Außenohrübertragungsfunktion wirkt sich erheblich auf den Schalldruck am Trommelfell aus. Dies betrifft insbesondere die Tatsache, dass mit routinemäßig eingesetzten Messgeräten keine verlässliche Aussage über den am Trommelfell anliegenden Schalldruckpegel getroffen werden kann. Die Möglichkeiten der Bestimmung des Einflusses der Gehörgangsgeometrie auf die Schallausbreitung sind begrenzt (Stinson und Lawton 1989). Theoretisch müsste die Messung direkt vor dem Trommelfell des zu messenden Ohres erfolgen. Dies ist allerdings mit teilweise erheblichem Aufwand (Schlauchsonden) verbunden und im Rahmen von Routineuntersuchungen nicht vertretbar. Mit der hier vorgestellten Methode können die individuellen, durch die Außenohr-Gehörgangsgeometrie bedingten, Pegelunterschiede abgeschätzt werden. Zu diesem Zweck wurden Ohrabdrücke von 20 Probanden (40 Ohren) angefertigt. Diese Abdrücke dienten der Erstellung »Künstlicher Ohren«, welche in einen Kunstkopf eingesetzt wurden. Das Ergebnis dieser Messung sind individuelle Außenohrübertragungsfunktionen. Neben den Messungen am Kunstkopf wurde von jedem Ohrabdruck ein Computermodell erstellt. Jene dienten jeweils als Ausgangspunkt für die Erstellung von FEM-Modellen zur Simulation der Schallausbreitung im jeweiligen individuellen Gehörgang.

Materialien & Methoden

Messungen

Schall, welcher an das Ohr gelangt, wird am Schädel und an der Ohrmuschel gebeugt. Dieser Mechanismus ermöglicht unter anderem die räumliche Wahrnehmung des Schalls. Somit ist die Lokalisation einer Schallquelle möglich. Der Einfluss der individuellen Gehörgangsgeometrie auf die Außenohrübertragungsfunktion ist weitestgehend unbekannt. Das Außenohr wirkt als akustisches Filter. Da der Gehörgang des Menschen eine interindividuelle Streuung geometrischer Parameter aufweist, kann die individuelle Übertragungsfunktion nicht ausreichend genau quantifiziert werden. Die Streuung betrifft sowohl die Abmessungen (Länge, Durchmesser) als auch den räumlichen Verlauf der Gehörgangsmittelachse. Bei der Messung der individuellen arbeitsbedingten Lärmbelastung mittels eines personenbezogenen Dosimeters kann es vorkommen, dass der gemessene Schalldruck nicht dem Schalldruck entspricht, welcher vor dem Trommelfell herrscht. Dies ist wahrscheinlich insbesondere dann der Fall, wenn die Probanden einen stark gekrümmten Gehörgang besitzen. Die Bestimmung der individuellen Außenohrübertragungsfunktion kann mit Hilfe von Sondenmikrofonen erfolgen. Das jeweilige Mikrofon ist an einen Schallschlauch gekoppelt. Das proximale Ende des Schallschlauchs wird kurz vor dem Trommelfell positioniert. Nachteilig ist bei dieser Methode jedoch, dass das Schallfeld durch die Sonde beeinflusst wird. Eine Verfälschung der Messergebnisse kann somit nicht ausgeschlossen werden. Eine weitere Methode besteht darin, individuelle Modelle von Gehörgangsgeometrien im Kunstkopf zu vermessen. Die dämpfenden Effekte der Haut können hierbei allerdings nur unzureichend berücksichtigt werden. Ausgangsbasis für unsere Untersuchungen waren die Gehörgangsabdrücke von zwanzig Probanden (40 Ohren). Die Abdrücke wurden von einem zertifizierten Hörgeräteakustiker angefertigt. Im Gegensatz zum üblichen Verfahren war es hierbei notwendig einen möglichst großen Bereich der Helix abzubilden. Darüber hinaus sollte der Abdruck bis kurz vor das Trommelfell reichen. Die Abdrücke dienten als Negativform für die Erstellung von Silikongehörgangsmodellen (Silikon ZA-13 im Gussverfahren). Die geometrischen Abmessungen der Modelle wurden so gewählt, dass die Verwendung in einem Kunstkopf (Neumann KU 80) möglich wurde. Die normalerweise im KU 80 zu Anwendung kommenden künstlichen Ohren können entfernt und durch andere künstliche Ohren ersetzt werden. Der Vorteil bei dieser Methode besteht darin, dass lediglich ein Teil der Messkette geändert wird und somit eine Vergleichbarkeit der Daten gewährleistet ist. Die Messungen am Kunstkopf wurden im Hörlabor der Technischen Universität Ilmenau (ITU-R BS.1116-1) durchgeführt. Der Kunstkopf wurde in der der Mitte des Raumes platziert. Zur Beschallung wurden zwei Lausprecher (ME 806 Musicelectronic Geithain) im Abstand von 2,30 m aufgestellt. Die Beschallung erfolgte frontal (0°) und lateral (90°) jeweils in der Horizontalebene.

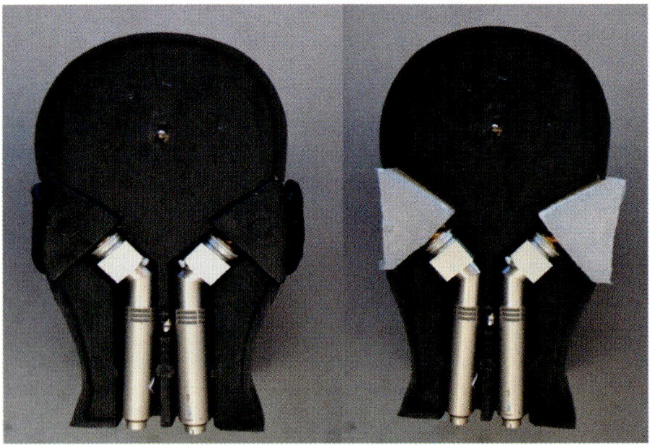

Abbildung 1: Kunstkopf mit den ursprünglichen Gehörgängen (links) und den individuellen Silikonabdrücken

Als Anregungssignal wurde ein bandbegrenzter Chirp (100 Hz – 10 kHz) verwendet. Das, mittels Kunstkopf gemessene, Signal wurde mit dem Anregungssignal entfaltet. Das Ergebnis dieser Operation ist die Impulsantwort h(t). Aus der Impulsantwort kann wiederum die Übertragungsfunktion berechnet werden. Die individuellen Übertragungsfunktionen wurden für alle Gehörgangsgeometrien ermittelt.

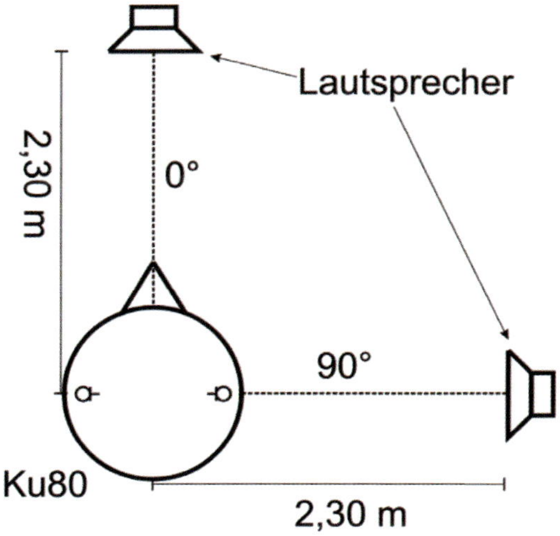

Abbildung 2: Messaufbau zur Bestimmung der Übertragungsfunktion

Simulationsmodell

Neben der Messung der individuellen Übertragungsfunktion mit Hilfe von Silikonmodellen der jeweiligen Gehörgänge, wurde ein rechnerischer Simulationsansatz verfolgt. Die Gehörgangsabdrücke dienten als Basis für die Erstellung von 3D-Computermodellen. Die Gehörgangsabdrücke wurden mit Hilfe eines Laserscanners (NextEngine) vermessen.

Die Daten wurden mit CATIA v5 weiterverarbeitet und ein dreidimensionales Computermodell erstellt. Die ursprünglich im Kunstkopf eingesetzte Ohrgeometrie wurde ebenfalls gescannt und ein Computermodell erstellt. Da es nicht möglich war, die komplette Ohrmuschel in einem Abdruckverfahren abzubilden, konnte bei den Probanden die Außenohrgeometrie nicht berücksichtigt werden. In diesem Punkt entspricht das Computermodell der jeweiligen Ausgangslage am Kunstkopf. Die Beugungswirkung der Ohrmuschel kann mit diesem Modell nur ungenügend abgebildet werden. Um unnötigen Rechenaufwand zu vermeiden ist es notwendig, das zu vernetzende Gebiet möglichst klein zu halten. Eine Möglichkeit besteht darin lediglich einen Teil des, das Ohr umgebenden, Luftvolumens zu vernetzen. Hudde und Schmidt (2009) beschreiben diese Anordnung als »pinna box«. Die Grenzflächen des Modells repräsentieren unterschiedliche Medien. Das Volumen des Modells enstpricht der, das Ohr umgebenden, Luft. Der freie Luftraum wird approximiert, indem die entsprechenden Grenzflächen die Schallkennimpedanz von Luft (413 Ns/m^3 bei 20 °C) zugewiesen bekommen. Der Kopfhaut bzw. der Ohrmuschel und dem Gehörgang werden unterschiedliche Impedanzen zugewiesen. In diesem ersten Schritt wurde die akustische Impedanz der Weichteile (Ohrmuschel, Kopfhaut) als jene von Wasser (1,489 106 Ns/m^3) angenommen (Schäberle 1998).

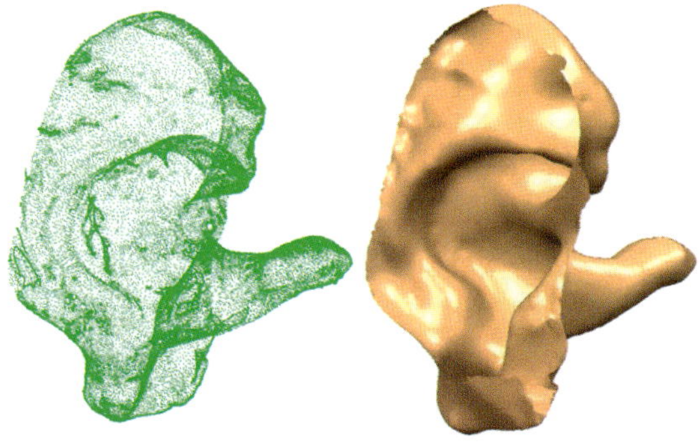

Abbildung 3: Ermittelte Punktwolke eines Gehörgangsabdruckes (links). Aus der Punktwolke generierte Vernetzung (rechts)

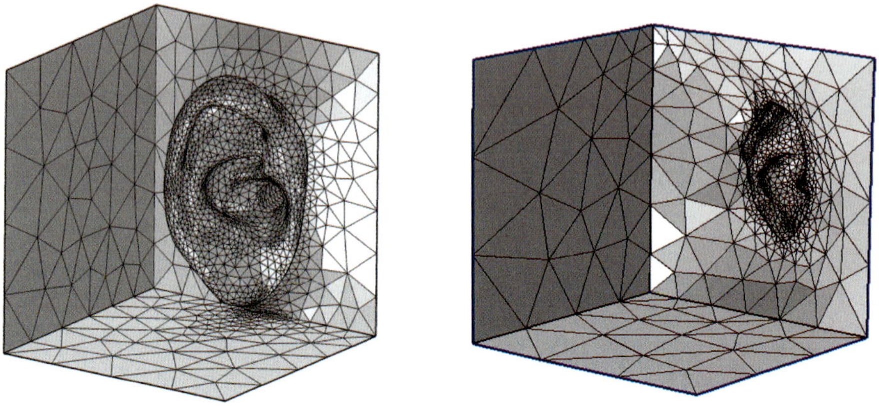

Abbildung 4: Vernetzungen des Kunstkopfohres (links) und eines Gehörgangsabdruckes (rechts)

Die akustische Impedanz von Weichteilgewebe ist frequenzabhängig. Diesem Umstand kann in weiteren Untersuchungen Rechnung getragen werden, indem die akustische Impedanz in Form einer Funktion in Abhängigkeit von der Frequenz hinterlegt wird.

Die Modellierung und Berechnung wurde mit dem Programm Comsol Multiphysics® 4.3 durchgeführt. Im Modell wurde lediglich die laterale Beschallung berücksichtigt. Der untersuchte Frequenzbereich betrug 100 Hz – 10 kHz bei einem Schalldruckpegel von 94 dB. Für die Simulation wurden ebene Wellenfronten angenommen.

Ergebnisse

Die Ergebnisse der Messungen bzw. Simulationen sind in Abbildung 5 dargestellt. Die jeweilige einfache Standardabweichung ist als graues Band um den Mittelwert dargestellt. Verglichen wurden jeweils die Messungen bei 90° Schalleinfallswinkel.

Man erkennt, dass sich die Kurven erheblich unterscheiden. Während bei der gemessenen Kurve ein Anstieg bis ca. 150 Hz zu beobachten ist, bleibt die Kurve der Simulation bis ca. 1 kHz konstant um dann bei ca. 5 kHz ihr Maximum zu erreichen.

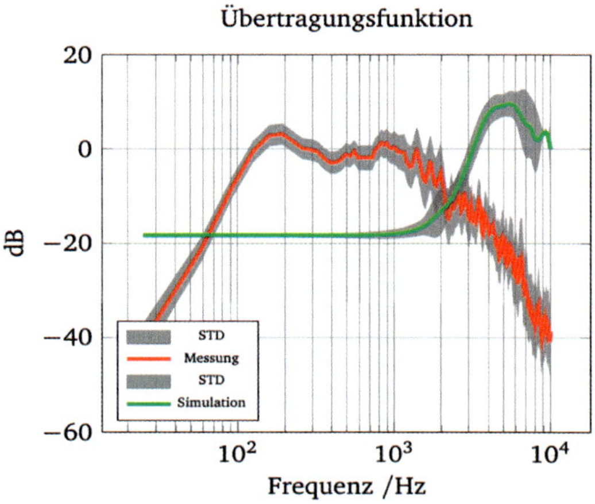

Abbildung 5: Gemessene (rot) und simulierte (grün) Außenohrübertragungsfunktionen (Beschallung 90°). Die einfache Standardabweichung (N=20) ist als graues Band dargestellt.

Fazit

Die individuelle Gehörgangs- und Außenohrgeometrie hat einen Einfluss auf die Außenohrübertragungsfunktion. Die beobachteten Unterschiede zwischen den gemessenen und den simulierten Werten sind mit hoher Wahrscheinlichkeit auf das unterschiedliche Setup zurückzuführen. Während bei der Messung am Kunstkopf die Beugung der Schallwellen um den Kopf mit berücksichtigt wird, ist dies bei der Simulation nicht der Fall. Hinzu kommt, dass die Materialparameter nicht vergleichbar sind. Eine Erweiterung des Modells ist anzustreben. Ein Ansatz hierfür könnte die Überführung des KU 80 in ein dreidimensionales Computermodell sein. Die unterschiedlichen Außenohrgeometrien können somit unter Berücksichtigung des Beugungseffektes untersucht werden. Nachteilig ist jedoch, dass das zu vernetzende Luftvolumen größer ist als bei der Methode der »pinna box«, was wiederum den Rechenaufwand ansteigen lässt.

Mit der hier vorgestellten Methode kann eine Bestimmung der individuellen Außenohrübertragungsfunktion erfolgen. Als Basis dienen Gehörgangsabdrücke, wie sie bei der Anfertigung individueller Otoplastiken üblich sind. Die Verifikation konnte anhand der Daten nicht erfolgen. Um dies zu erreichen muss das Modell noch verfeinert bzw. erweitert werden.

Literaturverzeichnis

1. Hudde, H.; Schmidt, S. (2009): Sound fields in generally shaped curved ear canals. In: J. Acoust. Soc. Am. 125 (5), S. 3146.
2. Schäberle, Wilhelm (1998): Ultraschall in der Gefäßdiagnostik. Therapieorientierter Leitfaden und Atlas: mit 16 Tabellen. Berlin [u.a.]: Springer.
3. Stinson, Michael R.; Lawton, B. W. (1989): Specification of the geometry of the human ear canal for the prediction of sound-pressure level distribution. In: J. Acoust. Soc. Am. 85 (6), S. 2492.

Computergestützte Optimierung von Lärmschutzmaßnahmen

Markus Haaß

Durch das Inkrafttreten der Lärm- und Vibrations-Arbeitsschutzverordnung (LärmVibrationsArbSchV) ist das Thema »Lärmschutz am Arbeitsplatz« verstärkt in den Fokus der Betriebe gerückt worden. Seitdem werden Aufgabenstellungen an die Präventionsmitarbeiter herangetragen, die eine detailgetreuere Lärmprognose erforderlich machen.

Das seit den 90er Jahren bei der BGN eingesetzte Softwarepaket CadnaSAK (Software der DataKustik GmbH, www.datakustik.com) genügt hierbei aufgrund diverser Vereinfachungen und Annahmen nicht mehr in Gänze den Erfordernissen. Insbesondere sind folgende zu nennen:

- beliebige Hallengrundrisse müssen über Rechteckgrundrisse angenähert werden
- die Abbildung von Schallquellen ist ausschließlich zweidimensional als Flächenschallquelle parallel zu Decke und Boden möglich
- quellennahe Abschirmungen sind nicht im Modell generierbar

Neben der Modellierung der örtlichen Gegebenheiten führt die Anwendung dieser Software auch zu Annahmen bei der Ausbreitungsberechnung. Die Transmission zwischen Quelle und z. B. Arbeitsplatz wird unter Anwendung der statistischen Raumakustiktheorie berechnet. Bei der statistischen Raumakustik wird ein im Wesentlichen diffuses Schallfeld mit konstanter Schallenergiedichte und ohne Einfallsrichtung unterstellt.

Ferner werden unter dem statistischen Gesichtspunkt die Maschinenoberflächen und Einbauten als sogenannte Streukörperdichte zusammengefasst und diese homogen über den kompletten Hallengrundriss berücksichtigt. In gleicher Weise werden die absorbierenden und reflektierenden Eigenschaften der Umfassungsbauteile gemittelt und homogen verteilt.

Diese Vereinfachungen sind den begrenzten Rechenkapazitäten der üblicherweise verwendeten Computer der Vergangenheit geschuldet. Die Leistungsfähigkeit heutiger Computer lässt dagegen bei vertretbarer Rechenzeit auch wesentlich komplexere Modellierungen zu. Ein entsprechendes Programm war allerdings nicht auf dem Markt.

In Zusammenarbeit mit der Firma Wölfel Messsysteme, Software GmbH + Co. KG, www.woelfel.de, entstand daher das Arbeitslärmmodul für die bereits bestehende modular aufgebaute Software IMMI. Weitere Berechnungsmodule sind neben der Lärmberechnung im Außenbereich (Straßen-, Schienen-, Industrielärm etc.), die Berechnung von Luftschadstoffen und von Fluglärm. Folgende wesentliche Eigenschaften wurden in das Arbeitslärmmodul implementiert, um eine möglichst realistische Modellierung und Berechnung für die Abarbeitung der Aufgabenstellungen zu ermöglichen: Bei der Modellierung können jetzt

Hindernisse, Absorber und Reflektoren lage- und höhenrichtig im Modell abgebildet werden. Ferner ist es möglich, Schallquellen als Punkt-, Linien- und / oder Flächenschallquellen in das Modell aufzunehmen. Das heißt, es ist eine dreidimensionale Modellierung möglich. Geometrisch ausgedehnte Quellen, wie z. B. Flaschenwaschmaschinen werden dabei gleichzeitig als reflektierende und als abschirmende Körper berücksichtigt.

Im Rahmen der Programmentwicklung wurde zudem das Berechnungsverfahren zur Transmissionsermittlung den geometrischen Eingabemöglichkeiten angepasst. Es wurde das ray tracing, die Strahlverfolgung, implementiert.

Beim ray tracing lässt man gedanklich von einer Schallquelle zahlreiche »Schallteilchen« ausgehen, die sich strahlenförmig wie Lichtstrahlen ausbreiten. Jedes Teilchen wird auf dessen »Spur«, dem Schallstrahl, durch den Raum verfolgt. Bei jedem Auftreffen des Schallteilchens auf eine Bauteiloberfläche verliert das jeweilige Teilchen entsprechend dem Schallabsorptionsgrad an Energie. Hierdurch kommt das wesentlichste Merkmal der geometrischen Raumakustik zum Tragen. Die akustischen Eigenschaften der Umfassungsbauteile sowie auch Lärmminderungsmaßnahmen werden lagerichtig berücksichtigt.

Darüber hinaus können auch Lamellendecken (häufig auch Baffeldecken genannt) modelliert werden. Das Berechnungsprogramm erlaubt dadurch, die in den Produktionsstätten am häufigsten vorzufindende raumakustische Maßnahme bei der Schallausbreitung zu berücksichtigen.

Zusammenfassend ist festzustellen, dass durch die Verfeinerung der Eingabe- und Berechnungsmethode softwareseitig realistischere Lärmprognosen möglich sind. Die Software ist seit 2010 im Einsatz. Nachfolgend werden zwei typische Fragestellungen erläutert.

Welche Deckenbelegung mit einer Akustikdecke ist erforderlich?

Bei dieser Aufgabenstellung der zuständigen Aufsichtsperson sollte ermittelt werden, welche Deckenfläche absorbierend ausgestattet werden muss, um die »maximale« Schallpegelminderung an dem Arbeitsplatz im vorderen Hallenbereich (roter Punkt in Abbildung 1) zu erreichen.

Es konnte ermittelt werden, dass in diesem speziellen Fall eine ca. 30 % Belegung der Deckenfläche ausreicht (siehe Grundriss in Abbildung 1). Hierdurch war eine Pegelminderung im Vergleich zum Lastfall »ohne Decke« von 4 dB(A) zu prognostizieren. Auch bei einer Komplettbelegung der Decke sind in dem relevanten Bereich keine weiteren Schallpegelminderungen zu erwarten. In den Abbildungen 2 und 3 wird die 3-dimensionale Modellierung veranschaulicht.

In Abbildung 3 sind im unteren Bildbereich Transportbänder als Linienschallquelle zu sehen. Die blauen Körper im Hintergrund des Bildes sind Maschinen, deren Schallabstrahlung durch senkrechte und horizontale (Deckel der Maschine) Flächenschallquellen unterschiedlicher Schallleistung modelliert wurde. Durch die unterschiedliche Schallabstrahlung einzelner senkrechter Flächen wird die Richtwirkung von Maschinen generiert. Die Maschinenkörper wirken bei der Strahlver-

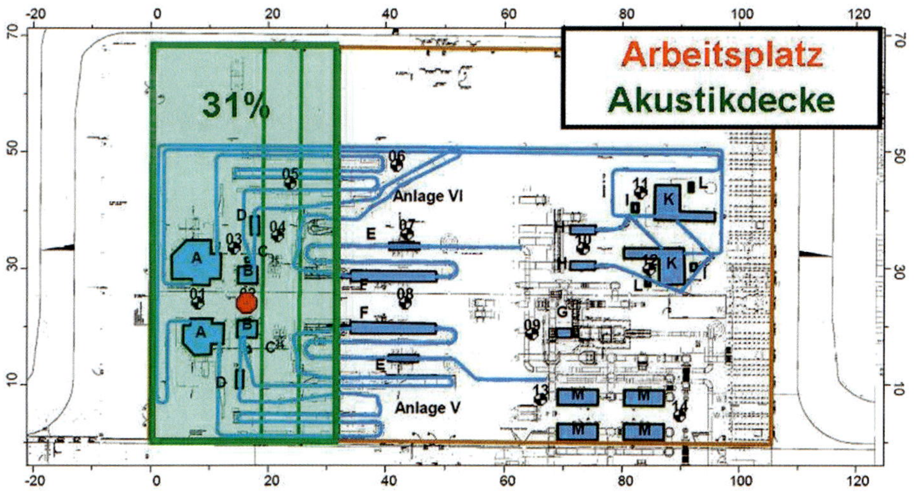

Abbildung 1: Hallengrundriss der Produktionshalle

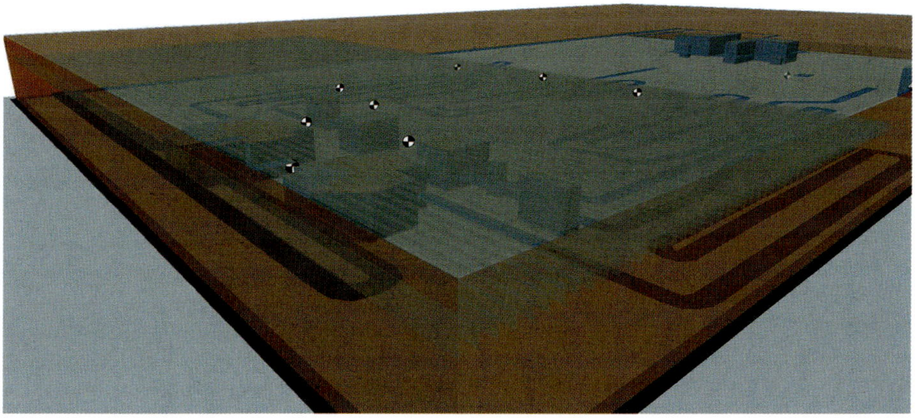

Abbildung 2: Übersicht der Produktionshalle mit Teilflächen-Lamellen-Akustikdecke

folgung gleichzeitig als Hindernis. Unterhalb der grau gefärbten Lamellendecke befindet sich ferner ein Lufttransporteur oberhalb des Beobachters. Auch dieser Transporteur ist als Linienschallquelle im Modell berücksichtigt.

Als Ergebnis wurde bei dieser Aufgabenstellung ein sogenannter Schallimmissionsplan ohne Berücksichtigung einer Akustikdecke (siehe Abbildung 4) berechnet und ausgewiesen. Hierin sind »lärmtechnische Problembereiche« ersichtlich, so dass Lärmminderungsmaßnahmen etc. noch vor Baubeginn eingeplant wer-

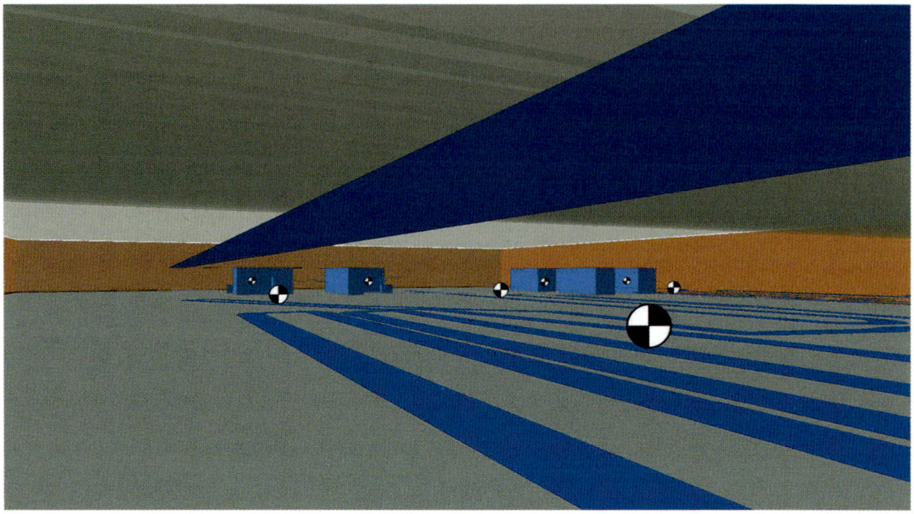

Abbildung 3: Detailansicht von unterhalb der Lamellen-Akustikdecke in die Produktionshalle

den konnten. Die farbliche Hinterlegung erfolgt dabei nach dem Ampelprinzip. Bereiche gleicher »Schallpegelklassen« werden gleich gefärbt. Das heißt, grüne Bereiche weisen die Unterschreitung des Unteren Auslösewertes aus, gelbe Bereiche dessen Überschreitung bei gleichzeitiger Unterschreitung des Oberen Auslösewertes und rote Bereiche kennzeichnen die Überschreitung des Oberen Auslösewertes.

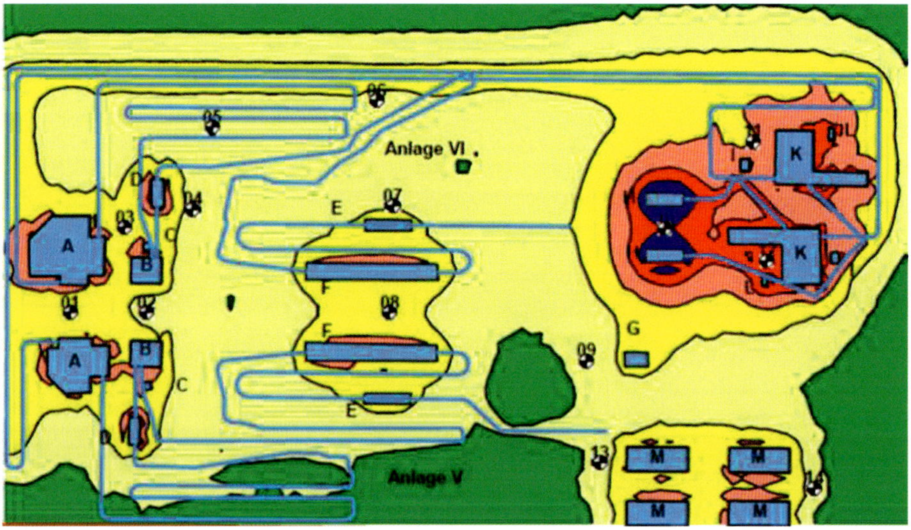

Abbildung 4: Schallimmissionsplan

Welche Maschinenaufstellung ist die lärmtechnisch bessere?

Eine weitere Fragestellung einer Aufsichtsperson war, welches Maschinenlayout – bezogen auf den Arbeitsbereich (rotes Rechteck in den Abbildungen 5 und 6) die schalltechnisch bessere Variante darstellt.

Es konnte gezeigt werden, dass die Aufstellungsvariante 1 (Abbildung 5) die für den Arbeitsbereich lärmärmere darstellt. In Abbildung 7 ist die Pegeldifferenzkarte dieses Arbeitsbereiches dokumentiert. Eine Schallpegeldifferenzkarte beschreibt die arithmetische Differenz zweier Schallimmissionspläne. Es zeigt

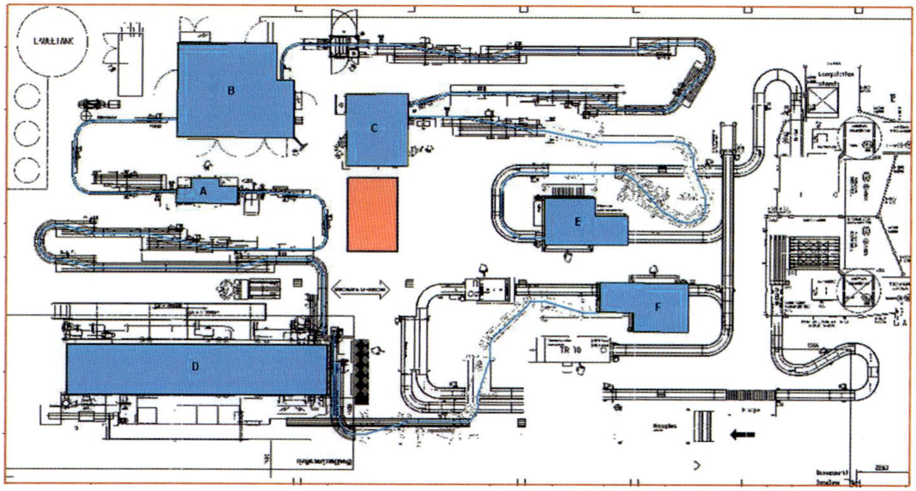

Abbildung 5: Hallengrundriss Variante 1

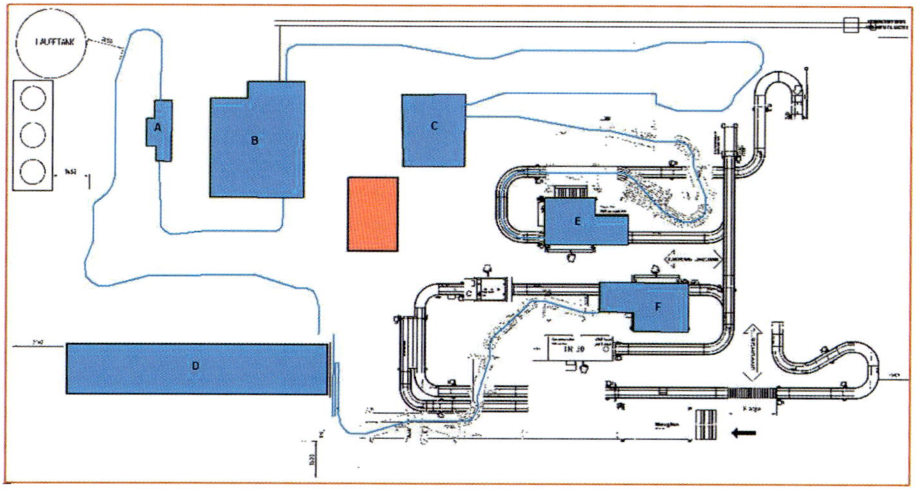

Abbildung 6: Hallengrundriss Variante 2

sich, dass sich alleinig durch eine veränderte Maschinenaufstellung bei gleicher Anlagenleistung Pegelminderungen von fast 2 dB(A) in Teilbereichen ergeben.

Es wurde gezeigt, dass mit einer Lärmprognose
- vor Umsetzung von Schallschutzmaßnahmen
- vor Inbetriebnahme von neuen Anlagenkomponenten
- oder auch im Rahmen einer Neuplanung ganzer Produktionsanlagen

die Geräuschimmissionen an Arbeitsplätzen im Voraus berechnet werden können. Das heißt, Geräuschimmissionsprognosen sind ein probates Planungsinstrument. Schalltechnische Gesichtspunkte (Schallschutzmaßnahmen, Auswahl einer Maschine etc.) können vor deren Umsetzung effizient abgewogen werden.

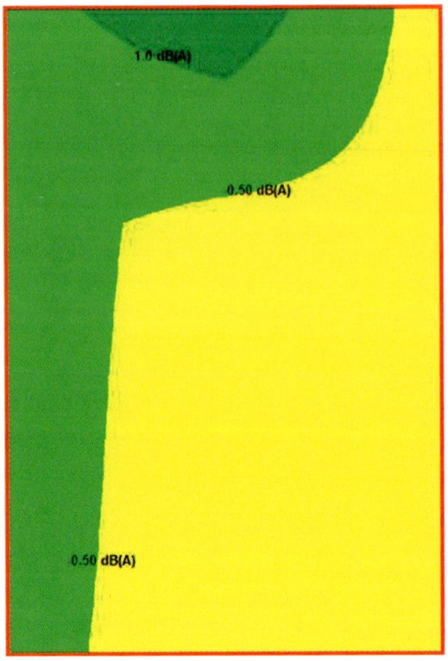

Abbildung 7: Schallpegeldifferenzkarte

Erforderliche Bearbeitungsgrundlagen

Folgende stichpunktartig aufgelistete Informationen und Unterlagen sind für die Durchführung einer Lärmprognose erforderlich:
- Maßstäblicher Hallengrundriss
- Angabe der Bauteiloberflächen
- Beschreibung des Betriebsablaufs
- Angabe der Arbeitsbereiche
- Maschinenaufstellungsplan
- Angabe der Anlagenleistung
- Maschinenkenndaten: Geräuschemissionswerte

Die vollständige Liste kann auf der BGN Homepage im Portal Prävention bei Wissen kompakt – Lärm/Vibrationen – Lärmprognosen (www.bgn.de, Shortlink 788) heruntergeladen werden.

Gezielte Schallabsorption zur Verbesserung der Sprachverständlichkeit in Räumen

Janna Lamprecht · Peter Rietschel

Viele im täglichen Leben verwendete Räume dienen primär der Kommunikation zwischen Menschen. Hierfür ist eine gute Sprachverständlichkeit bei möglichst geringer Beanspruchung des Redners oder der Redner eine wesentliche Voraussetzung. Die ist aber in zahlreichen Räumen aufgrund raumakustischer Mängel nicht gegeben.

Eine gute Raumakustik zeichnet sich dadurch aus, dass es dem Sprecher (Beispiel: Frontalunterricht in der Schule) oder auch mehreren Sprechern gleichzeitig (Beispiel: Großraumbüro, Gaststätte) möglich ist, ohne besondere körperliche Anstrengung zu sprechen und von den Zuhörern gut verstanden zu werden. Er oder sie muss durch geeignete Reflexionen und geeignete Absorption der Schallwellen im Raum entlastet werden. Für die Bewertung der Sprachverständlichkeit können verschiedene Bewertungsmaßstäbe herangezogen werden. Eine universelle leicht anzuwendende und daher oft herangezogene Größe ist die Nachhallzeit eines Raumes.

Abbildung 1 zeigt die Grenzen auf, innerhalb derer sich die Nachhallzeit in Abhängigkeit von der Raumgröße und der Frequenz nach /9/ bewegen soll, um eine gute Sprachverständlichkeit zu gewährleisten. Sobald die Sprachverständlichkeit nicht mehr gewährleistet ist, wird jeder Sprecher unwillkürlich die Stimme anheben, um sich dennoch verständlich zu machen. Sind mehrere Sprecher im

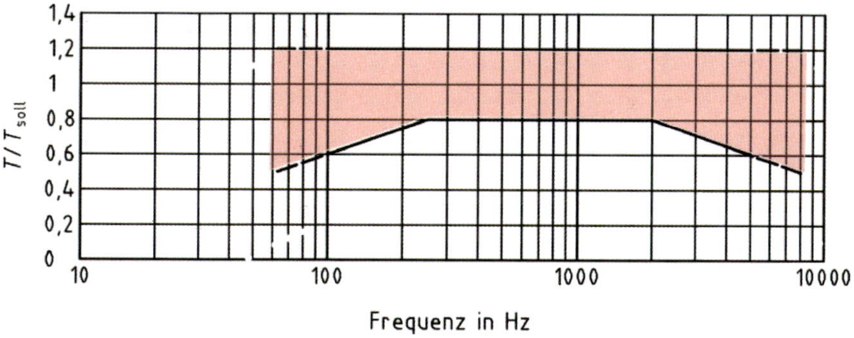

Sprache: $T_{soll} = (0,37 \lg \frac{V}{m^3} - 0,14)s$

Unterricht: $T_{soll} = (0,32 \lg \frac{V}{m^3} - 0,17)s$

Abbildung 1: Anforderungen der DIN 18041 /9/ an die Nachhallzeit in kleinen bis mittelgroßen Räumen

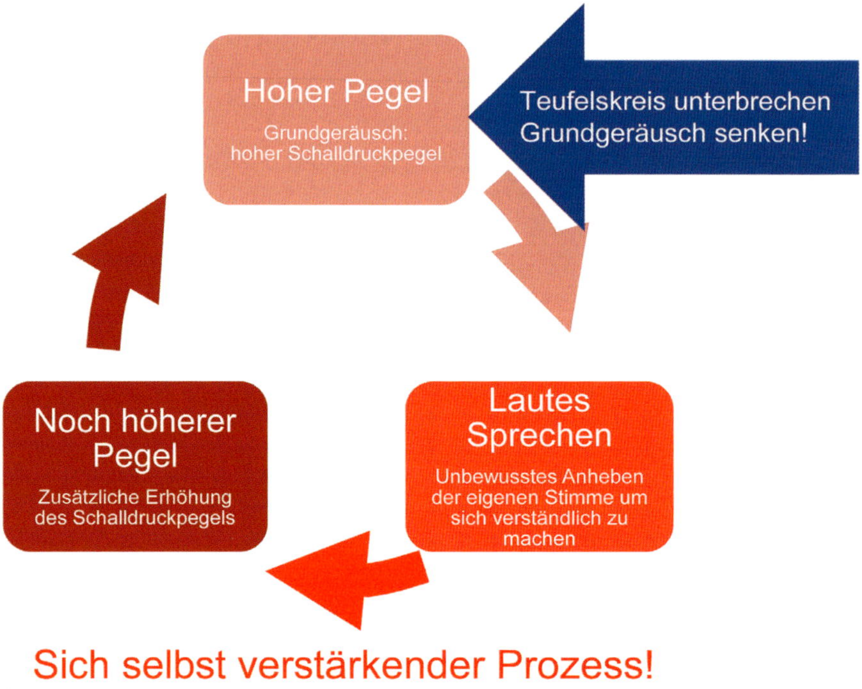

Abbildung 2: Lombardeffekt

Raum werden alle anderen auch so verfahren, wodurch die Sprachverständlichkeit nochmals leidet, was wiederum zu einem weiteren Anheben der Stimmen führt. Diese als »Lombardeffekt« bezeichnete Situation (Abbildung 2) hat jeder schon einmal erlebt, der auf einer Party sein eigenes Wort nicht mehr verstanden hat. Oft weisen die Räume mit schlechter Sprachverständlichkeit, in denen solche Effekte bevorzugt auftreten, eklatante Mängel in der Absorption der tiefen Frequenzen auf. Aber auch bereits ein einzelner Sprecher kann in einem Raum bei ungünstigen akustischen Verhältnissen schwer zu verstehen sein.

Zur Erklärung des Lombardeffektes dient eine Darstellung der Frequenzanteile der menschlichen Sprache und deren Schalldruckpegel (Abbildung 3). So lässt sich die Sprache nach /8/ vereinfacht aufteilen in die tiefen Grundtöne (125 bis 250 Hz), die einen hohen Schalldruckpegel, aber einen geringen Informationsgehalt aufweisen. Im Bereich von 250 Hz bis 2000 Hz folgen die Vokale, bis 3000 Hz die stimmhaften Konsonanten und bis 8000 Hz die stimmlosen Konsonanten.

Mit steigender Frequenz steigt der Informationsgehalt, sinkt aber der Schalldruckpegel. Bei einer Reihe gleichzeitig sprechender Personen wird der Raum vorwiegend mit den tiefen informationsarmen Frequenzen angefüllt. Bei mangelnder Absorption der tiefen Frequenzen oder wenn diese Frequenzen durch

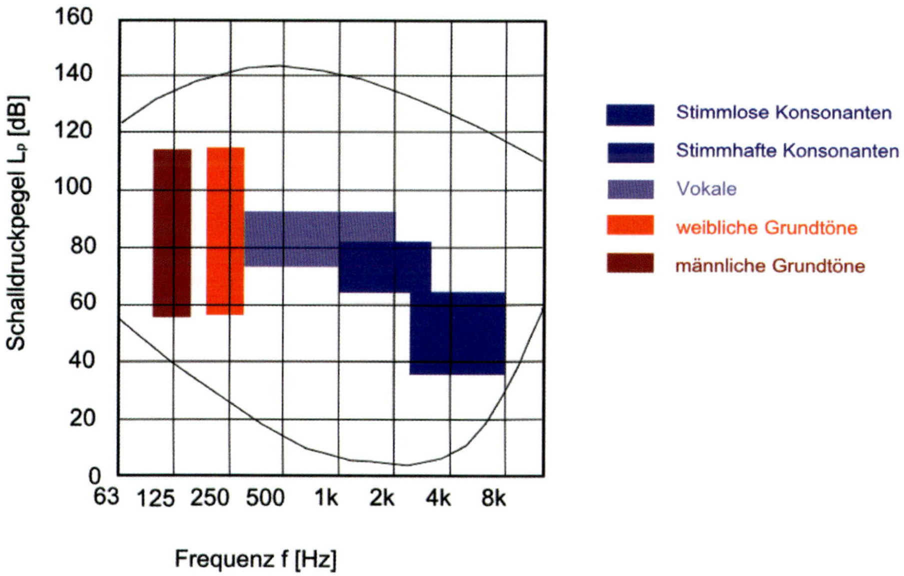

Abbildung 3: Frequenzbereich der menschlichen Stimme /8/

Raummoden gar noch verstärkt werden, führt das dazu, dass alle höheren informationshaltigen Frequenzen der Sprache zugedeckt werden. Die Sprache wird somit trotz hoher Lautstärke unverständlich.

Zur Lösung des Problems werden Schallabsorber eingesetzt. Für eine bestmögliche Unterstützung der Sprachverständlichkeit wäre es dabei wünschenswert, vor allem die tiefen Frequenzen zu bedämpfen. In der Praxis sieht es aber oft genau umgekehrt aus: Zu dünne Schallabsorber absorbieren nur die hohen Frequenzen und damit genau die Anteile der Sprache mit den für das Verständnis wichtigen Konsonanten. Für die Absorption tiefer Frequenzen nehmen klassische Absorber Dimensionen an, die nur noch in Tonstudios eingebaut werden können /4/. Die Absorption der hohen Frequenzen nimmt der Sprache gerade die für die Verständlichkeit unverzichtbaren Konsonanten, wohingegen die informationsarmen Grundtöne übrig bleiben.

Zur Lösung des Problems gibt es aber doch einige wenige Wege zur gezielten Absorption der tiefen Frequenzen:

- Verbundplattenresonatoren dämpfen gezielt im niederfrequenten Bereich bis etwa 500 Hz. /1/
- Breitband-Kompaktabsorber verbinden verschiedene physikalische Prinzipien und kommen somit auf einen konstant hohen Absorptionsgrad bei allen Frequenzen. /1/
- Kantenabsorber stellen ein besonders einfaches und kostengünstiges System dar, gezielt die tiefen Frequenzen zu absorbieren. Sie bestehen einfach aus einer 40... 50 cm dicken, an die Wand gepackten Schicht aus Mineralwolle, die

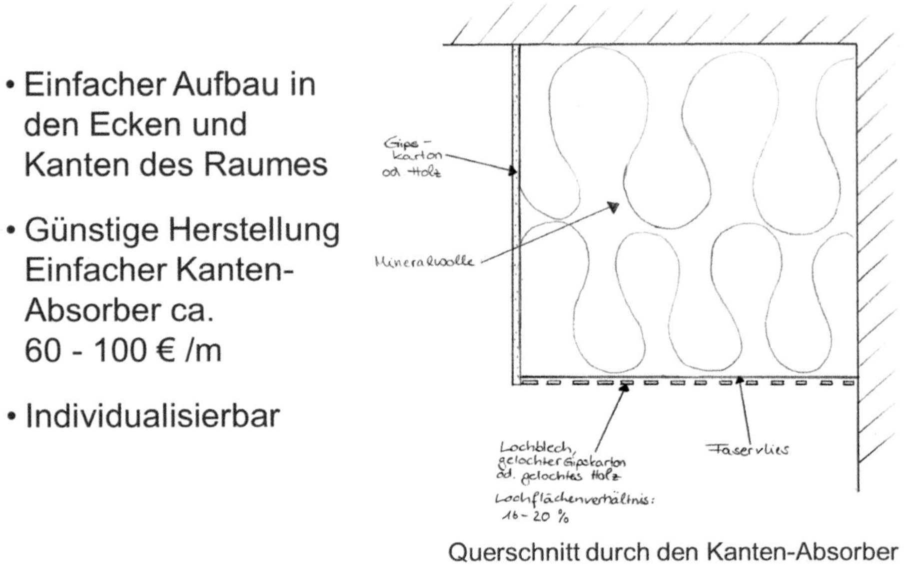

Abbildung 4: Kantenabsorber, Aufbau und Eigenschaften

mit einer geeigneten Abdeckung schalldurchlässig abgedeckt ist (Abbildung 4). Und da man sich bei der Belegung der Wände auf die Raumkanten beschränkt, hält sich der Materialaufwand und Platzbedarf in Grenzen. Ferner kommt der Kantenabsorber so zu seinem Namen.

Die hohe Wirksamkeit der Kantenabsorber beruht darauf, dass die Schallenergie sich in den Kanten und Ecken eines Raumes aufkonzentriert. Absorber genau in diesem Bereichen haben somit eine wesentlich höhere Wirkung als an allen anderen Orten im Raum.

Abbildung 5 stellt den Absorptionsgrad in Abhängigkeit von der Frequenz von Mineralwolle dar, die einmal mittig im Raum ausgelegt ist (Fall a), in Form eines Kantenabsorbers mit Abdeckungen in den Kanten angebracht ist (Fall b) oder ohne Abdeckung in den Kanten liegt (Fall c). Letzterer Fall ist akustisch am vorteilhaftesten, aber in der Praxis wegen der offenen Mineralwolle nicht zu gebrauchen. Der Fall b) stellt eine gut verwendbare Anwendung des Absorbers dar. Die Absorption in den tiefen Frequenzen übertrifft die Anordnung mittig im Raum (Fall a) deutlich.

Typischerweise besteht der Kantenabsorber aus einer geschlossenen Seite (z.B. aus einer Gipskartonplatte) und einer halboffenen Seite. Dies kann z.B. eine gelochte Gipskartonplatte oder ein Lochblech sein. Für höhere Anforderungen an die Hygiene sind hier bereits auch Abdeckungen aus einer dünnen Metallfolie (Edelstahl oder Aluminium) getestet worden. /2/

Zum Erreichen besonderer architektonischer Vorgaben kann der Kantenabsorber auch aus der Kante herausgerückt werden (Abbildung 6). In diesem Fall

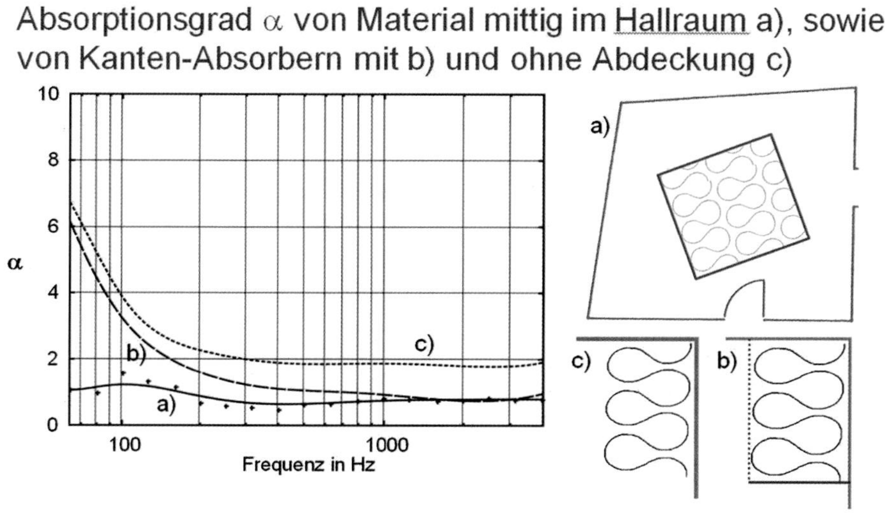

Abbildung 5: Absorptionsgrad von Kantenabsorbern

kann die halboffene Seite der Wand zugewandt werden und ist vom Raum aus somit nicht zu sehen. Der entstehende Spalt zwischen Absorber und Raumkante kann z.B. für eine indirekte Beleuchtung oder für verdeckt geführte Leitungen genutzt werden.

Die besondere Stärke der Kantenabsorber liegt aber darin, dass ein hoher Schallabsorptionsgrad gerade in den tiefen Frequenzen erreicht wird, ohne dass Raumflächen vollflächig belegt werden müssen. Das ist insbesondere wertvoll, wenn Raumdecken als thermisch aktivierte Bauteile nicht verkleidet werden dürfen, die Raumhöhe nicht beschnitten werden kann oder diese Flächen

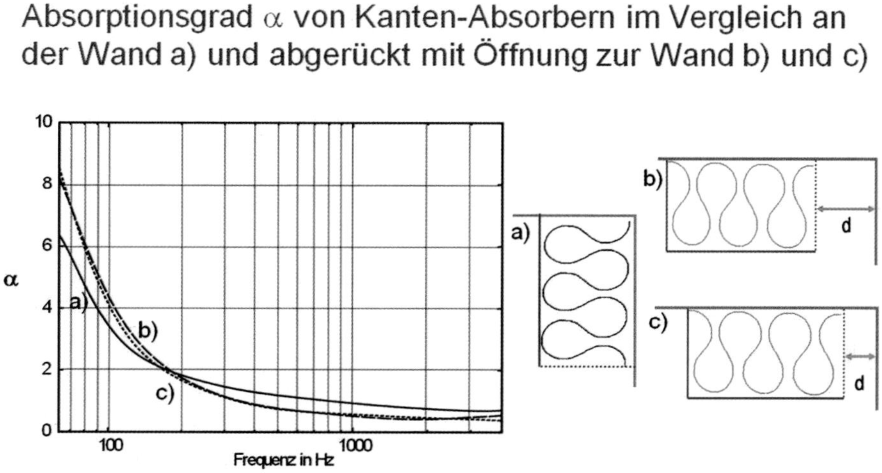

Abbildung 6: Kantenabsorber mit Abstand zur Wand

aus anderen technischen oder optischen Gründen frei bleiben sollen. Die zu belegenden Kanten können in Grenzen frei gewählt werden. Aus Gründen der Wirksamkeit sollte je Raumrichtung zumindest eine Kante belegt werden.

Am Beispiel eines Schulungsraumes (Abbildung 7) in einem typischen Berliner Gewerbehof konnte mit einer vergleichsweise geringen Investition – optisch an die Betonunterzüge angelehnt – mit der Belegung von vier Kanten des Raumes die Sprachverständlichkeit von »katastrophal« auf »gut« verbessert werden.

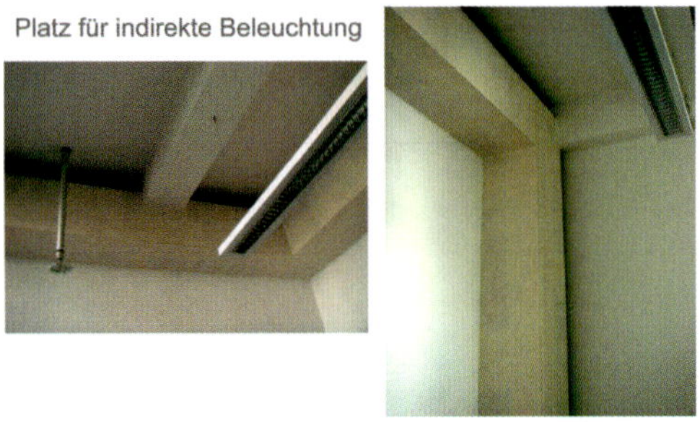

Abbildung 7: Kantenabsorber mit Abstand zur Wand in der Praxis

Kantenabsorber in einer Schule

Die ursprüngliche Nachhallzeit des schallharten Raumes lag bei bis zu 4 Sekunden bei den tiefen Frequenzen. Damit ist an Sprachverständlichkeit nicht mehr zu denken. Der Einbau von vier Kantenabsorbern reduzierte die Nachhallzeit bereits auf 1,2 bis 1,7 Sekunden. Mit rechnerischer Berücksichtigung der Schallabsorption durch die Personen im Raum selbst kommt die Nachhallzeit dann etwa in

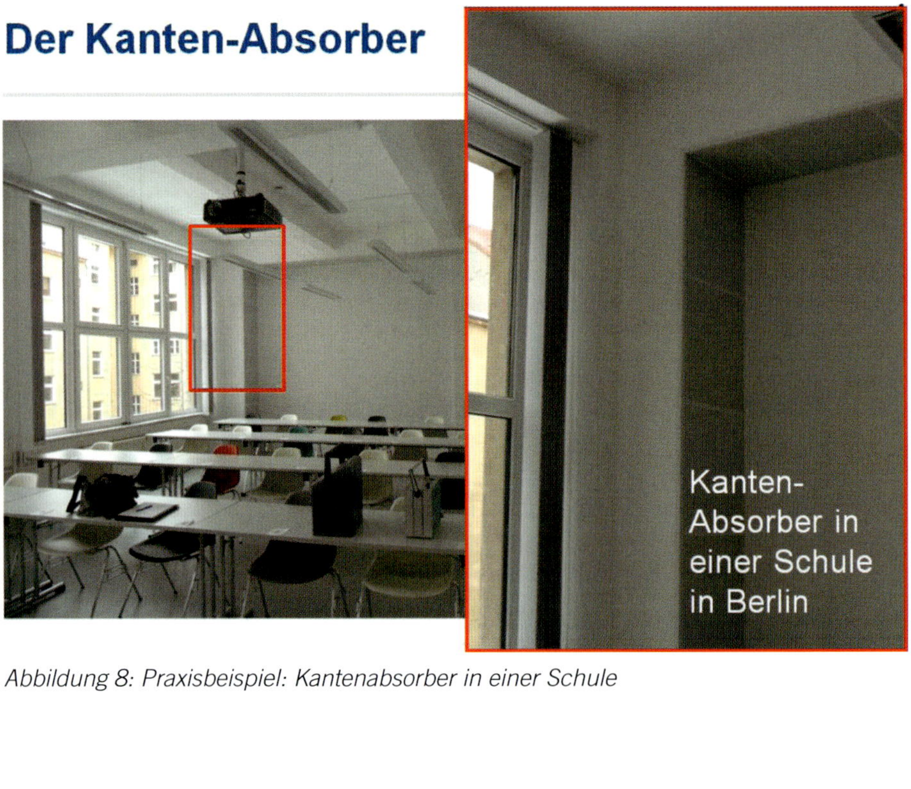

Abbildung 8: Praxisbeispiel: Kantenabsorber in einer Schule

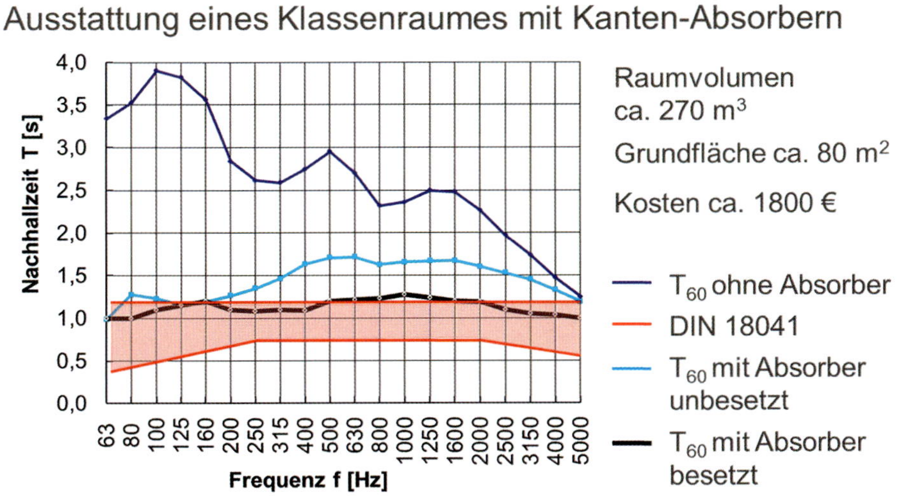

Abbildung 9: Wirkung der Absorber aus Abbildung 8

den von der DIN 18041 geforderten Bereich. Der Raum wies nun die für seinen Zweck unbedingt erforderliche Sprachverständlichkeit auf. Das Beispiel lässt sich auf vielerlei andere Fälle übertragen.

Literatur

1. Fuchs, H.V.: Schallabsorber und Schalldämpfer. Berlin: Springer, 2010.
2. Berger, J. et al.: Ein Schallschutzkonzept für höchste hygienische Ansprüche. 36. Jahrestagung DAGA 2010, Berlin, S. 855–856.
3. Fuchs, H.V.: Weniger Lärm in Kommunikations- und Schulungsräumen. Lärmbekämpfung 1 (2006) H.2, S. 47–56.
4. Everest, F.A.: The master handbook of acoustics. New York: McGraw-Hill, 1994.
5. Fuchs, H.V. et al.: Relevance and treatment of the low-frequency domain for noise control and acoustic comfort in rooms. ACUSTICA 91 (2005) No. 5, p. 920–927.
6. Fuchs, H.V. et al.: Zur Steigerung der Wirkung passiver Absorber: Schall in Raumkanten schlucken! Gesundheits-Ingenieur – Haustechnik – Bauphysik – Umwelttechnik 132 (2011) H. 5, S. 240-250
7. Fuchs, H.V. et al.: Erfahrungen mit innovativen Kanten-Absorbern in kommunikativ genutzten Räumen. 38. Jahrestagung DAGA 2012, Darmstadt
8. Fasold W, Sonntag E, Winkler H: Bau- und Raumakustik, Verlag für Bauwesen, 1987
9. DIN 18041: 2001-05: Hörsamkeit in kleinen bis mittelgroßen Räumen, Beuth Verlag Berlin

Aus Forschung und Praxis
Die FSA – Forschungsgesellschaft für angewandte Systemsicherheit und Arbeitsmedizin stellt Projekte und Arbeitsfelder vor

Die Forschungsgesellschaft für angewandte Systemsicherheit und Arbeitsmedizin

Jürgen Schulin

Die Forschungsgesellschaft für angewandte Systemsicherheit und Arbeitsmedizin e.V. ist ein eingetragener, gemeinnützig anerkannter Verein. Der Verein hat seinen Sitz in Mannheim. Federführendes Mitglied der FSA e.V. ist die Berufsgenossenschaft Nahrungsmittel und Gastgewerbe (BGN), die Personal sowie Labor- und Prüffeldeinrichtungen für Forschungsvorhaben der FSA zur Verfügung stellt.

Neben dem gemeinnützigen Verein FSA e.V., in dem vorwiegend Grundlagenforschung stattfindet, besteht die FSA mbH als Tochtergesellschaft.

Forschung

Moderne Arbeitssysteme stellen immer neue und immer komplexere Ansprüche an den Menschen. Ein Höchstmaß an Anpassungsbereitschaft, Flexibilität, körperlicher und psychischer Belastungsfähigkeit und äußerst vielseitige Anforderungsprofile sind gefragt. Dazu entstehen mit dem technischen Wandel veränderte Belastungen physikalischer und chemischer Natur sowohl für den Menschen als auch für seine Umwelt.

Um der Komplexität dieser Arbeitsprozesse und -systeme gerecht zu werden, analysiert die FSA Sicherheits- und Gesundheitsprobleme in einem ganzheitlichen Ansatz durch interdisziplinäre Arbeitsweise und entwickelt Problemlösungen.

Hierbei liegt der Fokus auf Forschungs- und Entwicklungsarbeit auf dem Gebiet der angewandten Systemsicherheit und Arbeitsmedizin. Maxime der FSA ist die Erarbeitung praxisnaher Maßnahmen.

Die FSA ist hauptsächlich in den Fachbereichen

- Arbeitsmedizin
- Biomechanik
- Mikrobiologie/Betriebshygiene
- Gefahrstoffe
- System- und Anlagensicherheit sowie
- Brand- und Explosionsschutz

interdisziplinär tätig.

Forschungsergebnisse werden in Fachartikeln veröffentlicht sowie bei nationalen und internationalen Symposien/Kolloquien präsentiert. Die Erkenntnisse fließen in die Entwicklung, Beratung und Schulung sowie in die europäische Normungsarbeit ein.

Die FSA mbH ist eine europäisch zugelassene Prüf- und Zertifizierungsstelle für Geräte und Schutzsysteme zur bestimmungsgemäßen Verwendung in explosionsgefährdeten Bereichen. Sie führt EG-Baumusterprüfungen, die ggf. explosionstechnische Untersuchungen entweder im Staublabor in Mannheim oder auf der

Versuchsanlage in Kappelrodeck erfordern können, durch, erstellt Sicherheitsgutachten und steht für messtechnische Dienstleistungen zur Verfügung.

Des Weiteren betreibt die FSA mbH ein Arbeitsmedizinisches Präventionszentrum mit einem Zentrum für Bewegungstherapie in Erfurt.

Arbeitsmedizinisches Präventionszentrum Erfurt

Das Arbeitsmedizinische Präventionszentrum (APZ) Erfurt ist auf den Gebieten der angewandten Systemsicherheit und Arbeitsmedizin ein Dienstleister für alle FSA-Mitglieder und deren zu betreuende Betriebe sowie sonstiger Auftraggeber. Das Leistungsspektrum umfasst die Primär- und Sekundärprävention sowie die Rehabilitation.

Das grundsätzliche Vorgehen erfolgt gemäß des gesetzlichen Auftrages der Unfallversicherungsträger nach § 14 SGB VII, wonach diese mit allen geeigneten Mitteln der Verhütung von Arbeitsunfällen, Berufskrankheiten und arbeitsbedingten Gefahren für Leben und Gesundheit nachgehen sollen und dabei mit den Krankenkassen zusammenarbeiten.

Eine weitere Orientierung gibt § 9 SGB VII, in dem die Unfallversicherungsträger beauftragt sind, bei der Gewinnung neuer medizinisch-wissenschaftlicher Erkenntnisse, insbesondere zur Fortentwicklung des Berufskrankheitenrechts mitzuwirken.

Das inhaltliche Konzept des APZ orientiert sich daher vordergründig an praxisrelevanten arbeitsmedizinischen Fragestellungen aus Forschung und Betreuung.

Zentrum für Bewegungstherapie Erfurt

In Erfurt befindet sich auch das Zentrum für Bewegungstherapie (ZfB), eine ambulante Präventions- und Rehabilitationseinrichtung der FSA mbH mit den Schwerpunkten Stütz-/Bewegungsapparat, Ernährung und Psyche. In der ärztlich geleiteten Einrichtung arbeiten mehrere Fachbereiche abteilungsübergreifend zusammen. Zu dem interdisziplinären Team zählen Physio-, Sport- und Ergotherapeuten, Ernährungsberater, Psychologen, Betriebliche Gesundheitsförderer und Biomechaniker.

Wir wollen Gesundheit vermitteln, erhalten bzw. wiederherstellen. Dabei beziehen wir aktuelle und wissenschaftlich anerkannte Erkenntnisse in Prävention und Rehabilitation mit in unsere Arbeit ein und kooperieren mit Unfallversicherungsträgern, Renten- und Krankenversicherungen und universitären Einrichtungen.

Weitere Informationen zur FSA, insbesondere auch zu Dienstleistungen, Medien und aktuellen Forschungsergebnissen, finden sich auf der Internetseite http://www.fsa.de.

FSA – Forschungsgesellschaft für angewandte Systemsicherheit und Arbeitsmedizin Arbeitsgebiete und ausgewählte Projekte

Siegfried Radandt

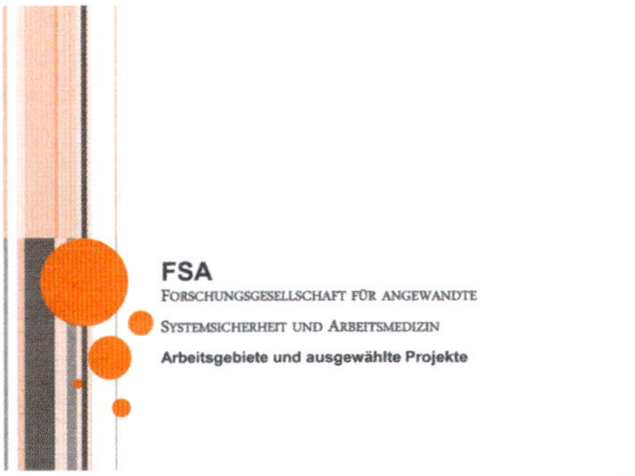

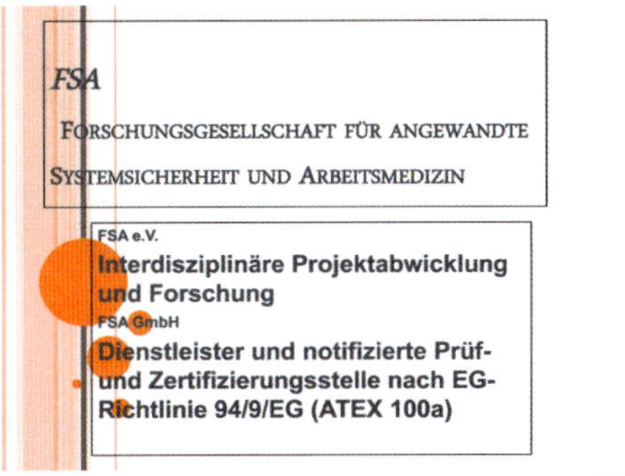

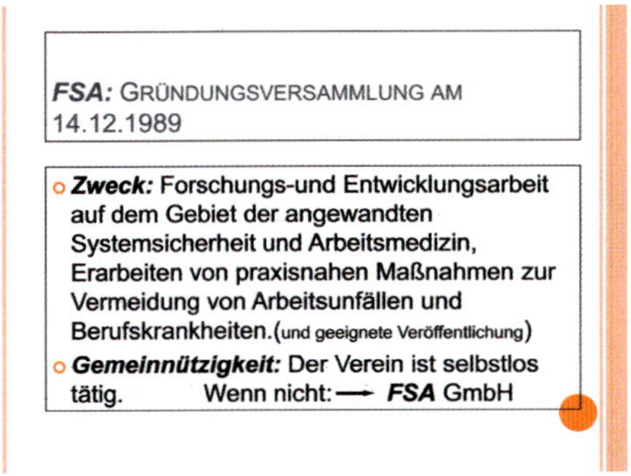

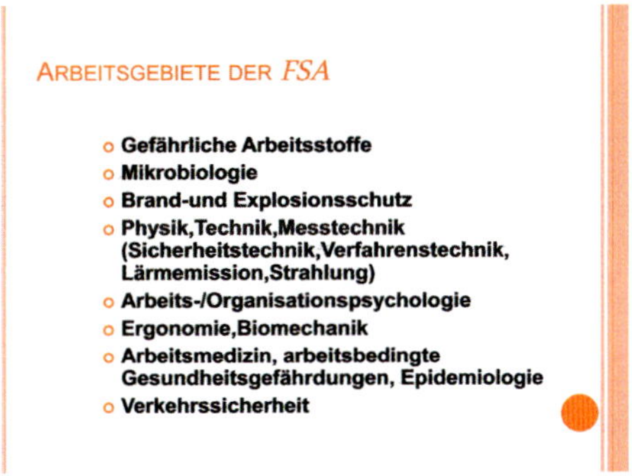

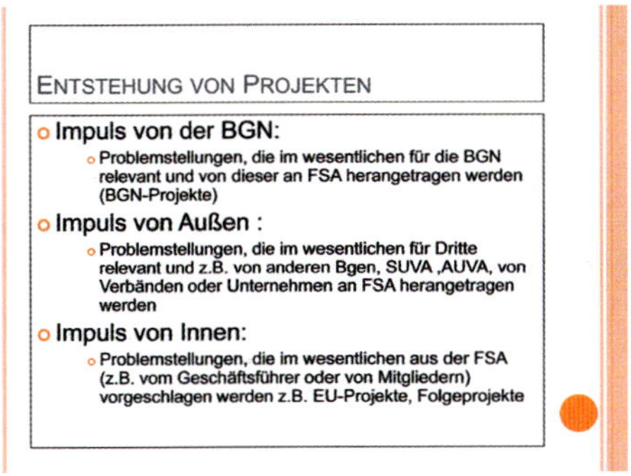

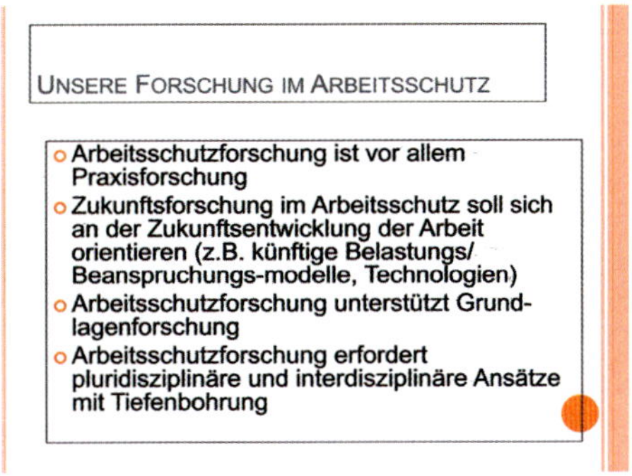

Für unsere Forschung im Arbeitsschutz benötigen wir:

- Allgemeines Wissen , das ist Hintergrundwissen
- Allgemeine Erfahrung , das ist empirisches Wissen
- Spezifische Erfahrung , das ist empirisches Wissen über das zu analysierende und zu bearbeitende Projekt.

Vorgehensweise in der FSA

- Identifizieren von Problemen und den daraus resultierenden Gefährdungen
- Beurteilen der damit verbundenen Risiken (Wahrscheinlichkeiten der auslösenden Ereignisse und Auswirkungen)
- Entwickeln von Lösungen und Risiko-Optionen
- Anpassen von grundsätzlich möglichen Lösungen an individuelle Gegebenheiten

Probleme und Lösungen

- Analyse von Arbeitsprozessen und Arbeitssystemen mit einem auf Komplexität ausgerichteten Forschungsansatz
- Interdisziplinäre Zusammenarbeit von Experten aus den relevanten Fachgebieten (Ingenieure, Physiker, Chemiker, Biologen, Mediziner, Psychologen)
- Vorgehensweise:
Analysieren sicherheitstechnischer und arbeitsmedizinischer Probleme, Zusammenhänge erkennen, Ursachen ermitteln, Lösungen entwickeln

Beispiel Gesundheitsbeanspruchungen in Speisegaststätten

Eine Analyse in Kleinbetrieben

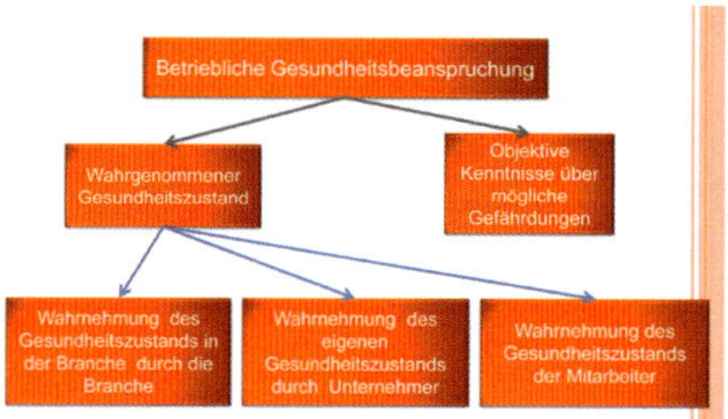

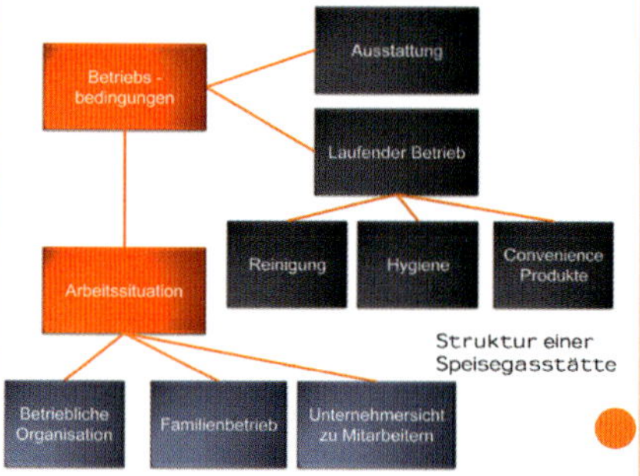

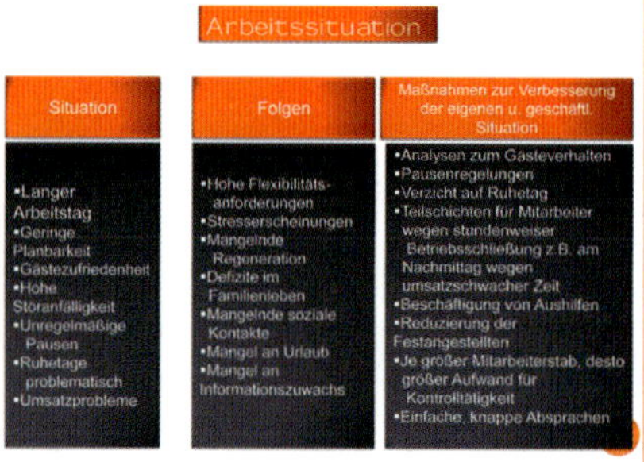

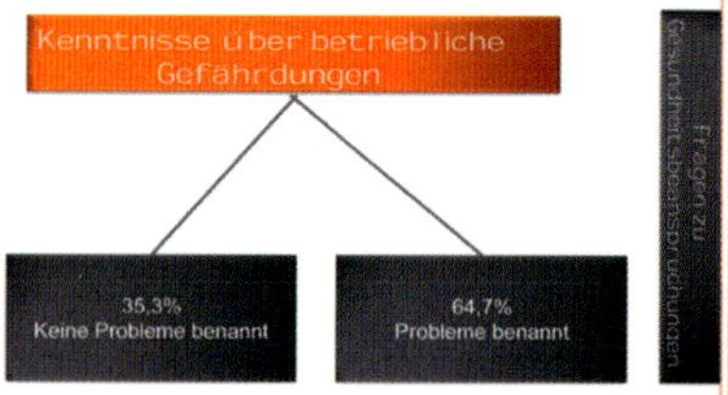

Die benannten Probleme

Arbeitsbedingte Gefährdungen %

Heben, Tragen 32,4
Stress 11,8
Fettaerosole in Atemluft 5,9
Kaltes Wasser
2,9
Allergien
2,9
Rauchen durch Gäste
2,9
Unzureichende Lüftung (Wartungsproblem)
2,9
Schnittverletzungen
2,9

Kenntnisse über Maßnahmen

Arbeitsschuhe tragen
Ausgleichssport betreiben
Vorbeugende Wartung

Wahrnehmung weiterer Belastungen %

55,9
Zu langer Arbeitstag
5,9
Soziale Isolation durch Teilschichten
8,8
Unregelmäßige Freizeit
8,8
Zu viel Alkohol
5,9
Zu wenig Urlaub
5,9
Zu wenig frische Luft
2,9
Zu viel Rauchen
2,9

Gesundheitszustand aus der Sicht der Branche

44,1%
Keine Probleme benannt

55,9%
Probleme benannt

Nennung(auch Mehrfachnennung) %

Stressauswirkung	52,6
Rückenprobleme	21,1
Beschwerden Beine	21,1
Alkoholprobleme	15,8
Gicht	15,8
Psychische Erkrankung, Soziale Isolation	5,3
Hautallergien	5,3
Belastung durch Wechselnden Bio-Rhytmus	5,3

Gesundheitszustand aus der Sicht des Unternehmers (eigener)

73,5%
Keine Probleme benannt, „nie krank", aber

8% Herzinfarkt
4% Schlaganfall
8% akut erkältet, aber weiterarbeite

26,5%
Probleme benannt

Kopfbeschwerden
55,6%
Bewegungsapparat 44,4%
Rücken
Bandscheiben
Schulter
Magenbeschwerden
33,3%
Psychische Erkrankung

Gesundheitszustand aus der Sicht der Mitarbeiter

82,4%
Keine Probleme benannt

17,6%
Probleme benannt

Fußbeschwerden
42,9%
Bewegungsapparat
14,3%
Rücken
Bandscheiben
Schulter
Bronchien
14,3%
Herzbeschwerden
14,3%
Unterleibsprobleme
14,3%

Beanspruchungsprofil von Köchen

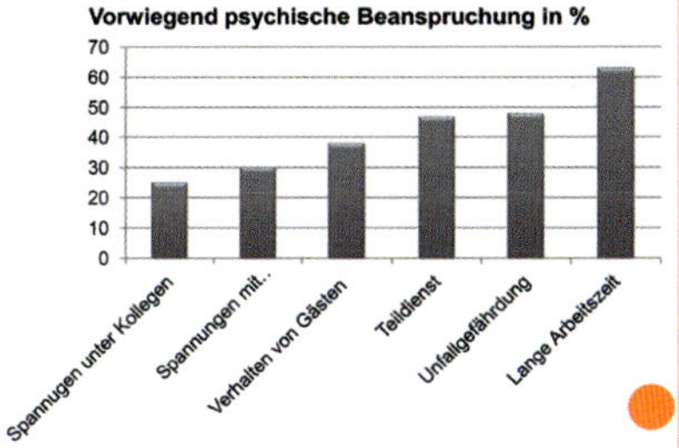

Beanspruchungsprofil von Köchen

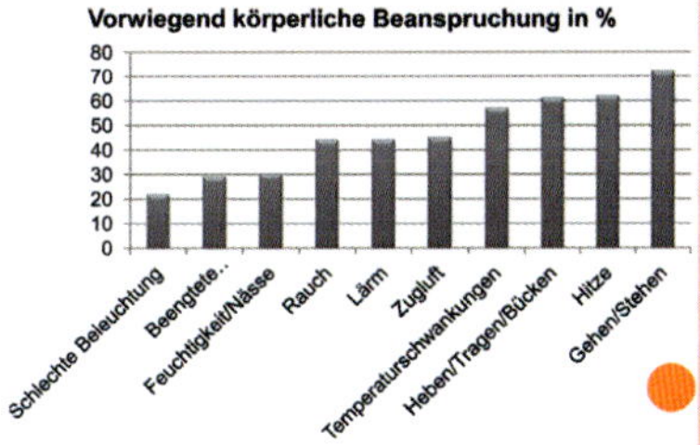

Beispiel:

Biomechanische Analyse von Belastungen bei Tätigkeiten mit komplexer Belastungsstruktur und Ableitung präventiver Ansätze durch Nutzung optimaler Belastungsverteilung unter Beachtung trainingswissenschaftlicher Adaptationsprozesse

Beispiel für Hotel/Gaststätten, Bäcker

Zielsetzung

Biomechanische Analysen von Belastungen/Beanspruchungen und die Analyse von Tätigkeiten mit komplexer Belastungsstruktur.

Entwickeln von Maßnahmen für:

Verbesserte Bewegungsökonomie am Arbeitsplatz

Reduzierte statomuskuläre Belastungen

Verbesserung der muskulären Kraft und Ausdauer

Erhöhte Belastbarkeit

Gesteigerte Sensibilisierung für Fehlbelastungen/Fehlhaltungen

Erhöhte Bereitschaft zu regelmäßigen präventivem Training und gesunder Lebensführung

Durchgeführte Untersuchungen:

- Arbeitsplatzanalyse
- systematische Videoaufzeichnungen
- Befindlichkeitsanalyse zur Erstellung von Beschwerdeprofilen mittels Fragebögen
- klinische Inspektion zur Beschreibung des orthopädischen Status
- Muskelfunktions- und Koordinationstest
- Untersuchung der Rumpfmuskulatur isometrisch mittels instrumentierter Kraftmesssysteme
- Laktattest
- Bioimpedanzanalyse
- Versuchsanordnung, arbeitsplatzbezogene Einzelfallstudien: EMG- und biomechanische Analyse

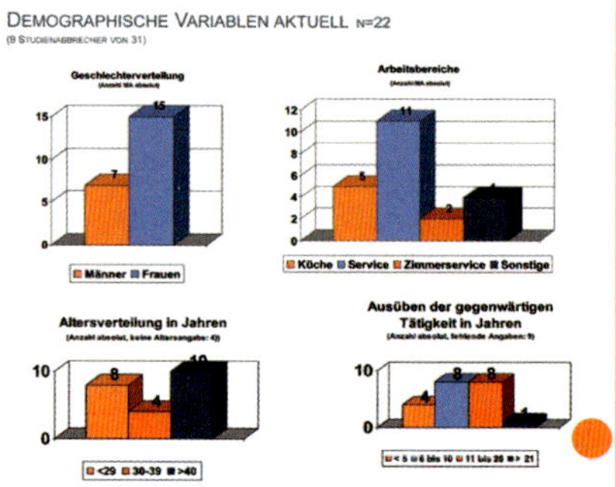

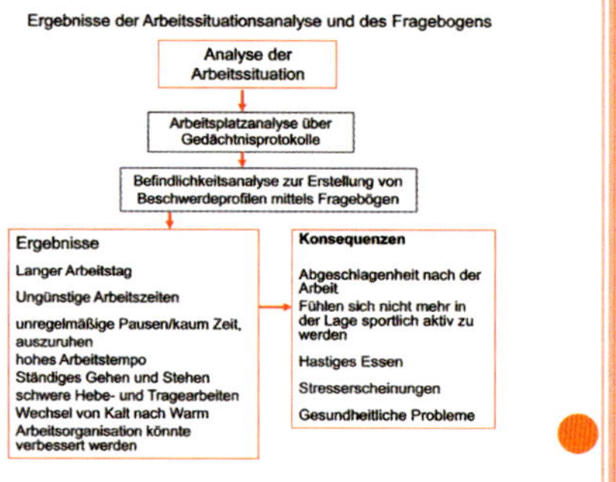

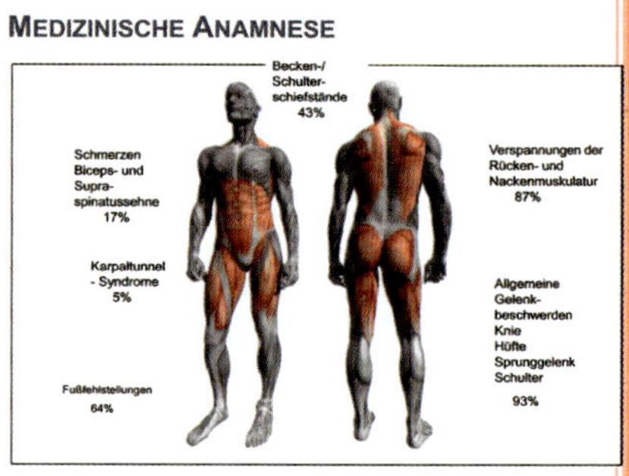

Isometrische Kraftwerte

- Dysbalancen im Rumpf: Die Kraft der Extensoren ist durchgehend größer als die der Flexoren (Bauchmuskulatur)
- Die Rotationskraft in der horizontalen Ebene ist bei fast allen Mitarbeitern eingeschränkt und zeigt Seitenunterschiede

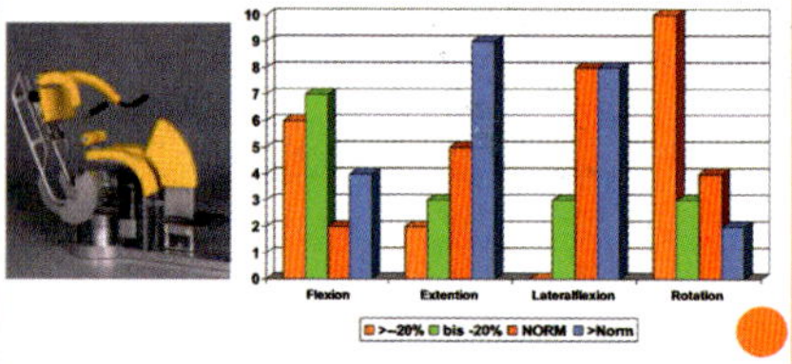

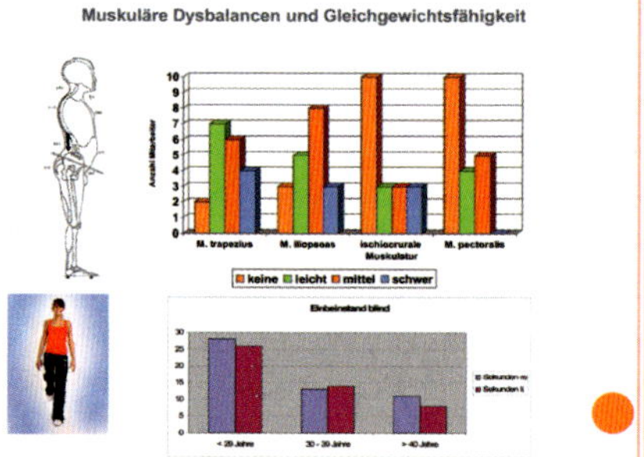

Ergebnisse des Laktat- Stufentests

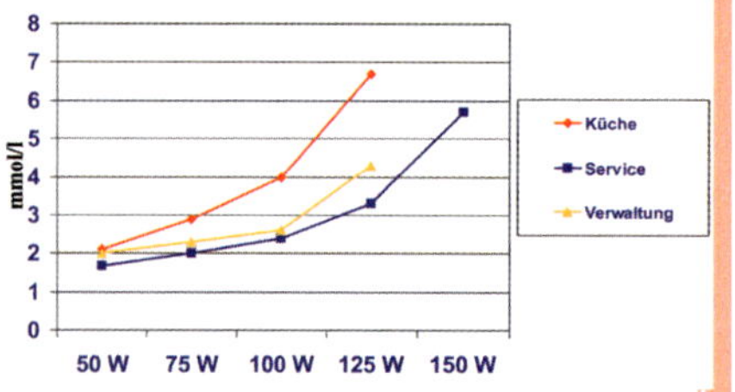

Body Mass Index und Körperfettanteil

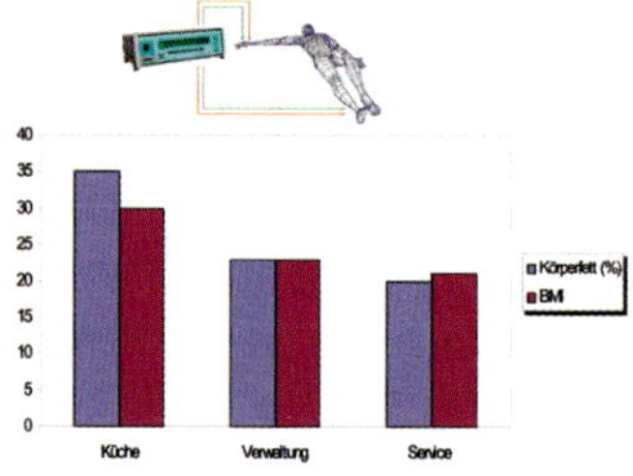

Zusammenfassung Laktattest und Impedanz-Messung

- In keiner Gruppe zeigt sich ein steady state oder lactate-threshold, dh. die aerobe Basis bewegt sich bei allen MitarbeiterInnen auf niedrigem Niveau
- Das Service-Personal weist eine geringfügige Anpassung im anaeroben Bereich auf.
- Beim Küchenpersonal zeigen sich fast durchgehend schlechtere Laktatwerte, höherer BMI und höherer Fettanteil als bei den übrigen Mitarbeitern (Service, Verwaltung)

Versuchsanordnung EMG

- 8-Kanal-EMG
- 16 Klebeelektroden: M. erector spinae, Mm. rhomboidei, M. biceps humeri, M. rectus femoris
- 3-D-Wirbelsäulenkette auf den Processi spinosi
- Anpassung des Raumklimas
- Videoaufzeichnung
- 3 verschiedene Szenarien
- Testdauer: 3 Stunden

Ergebnisse der EMG-Messungen

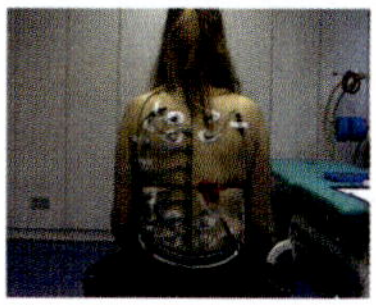

Die EMG-Messungen gekoppelt mit der Videoaufzeichnung zeigen auch bei Rotationsbewegungen starke Aktivierung der oberflächlichen Rückenmuskulatur

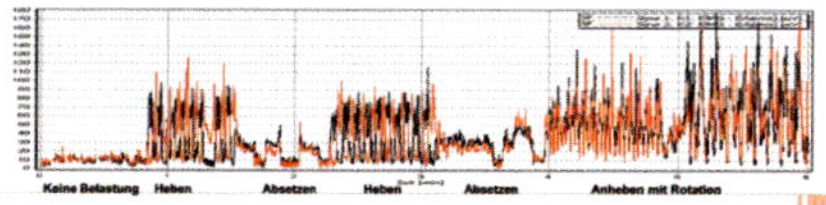

Ergebnisse der biomechanischen Messungen

$F_{Muskel} = 5724N$

Bei einer Masse von 60kg entspricht das: 3434N

$F_{Muskel} = 2270N$

Bei einer Masse von 60kg entspricht das : 1362N

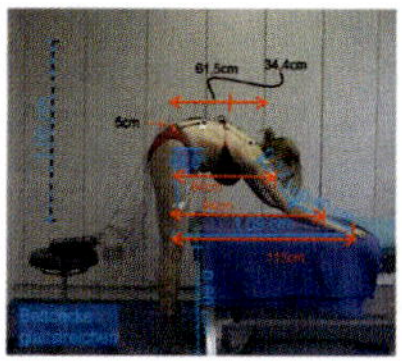

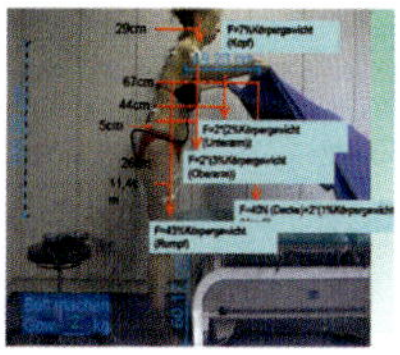

Zusammenfassung der Zwischenergebnisse (1)

- Aufgrund der unsystematischen Belastungsstruktur im Bereich der Herz-Kreislaufbelastungen erfolgen kaum gesundheits- und regenerationsfördernde Anpassungen der aeroben Kapazität..
- Die Kraftmessung zeigt starke Defizite und Seitendifferenzen in der rumpfstabilisierenden Muskulatur. Der Beweglichkeitstest deckt ungewöhnlich ausgeprägte Einschränkungen vor allem der Hüftbeugemuskulatur auf. Der Gleichgewichtstest belegt einen mit dem Lebensalter zunehmenden koordinativen Fähigkeitsverlust.
- Das Körpergewicht und vor allem der Fettanteil sehr vieler MitarbeiterInnen bewegt sich in einem kritischen Bereich.
- Fehlhaltungen, allgemeine Verspannungen und massive Reizzustände der Gelenke belegen eine reduzierte physische Beanspruchungskapazität der Beschäftigten.

Zusammenfassung der Zwischenergebnisse

- Die muskuläre Beanspruchung bei den am stärksten belastenden Arbeitstätigkeiten konzentriert sich auf die oberflächliche Rückenmuskulatur des Longitudinalsystems und Muskeln des Schulter-Arm-Nacken-Bereichs. Die Kräfte, die die Muskulatur im Bereich des unteren Rückens aufbringen muss, bewegen sich im Service – Bereich zwischen 1700 und 3500 N . Bei Tätigkeiten in der Küche werden teilweise über 6000 N gemessen
- Die elektrische Muskelaktivität dieser oberflächlichen Rückenmuskeln ist durchgehend erhöht, was großteils auf die teilweise unphysiologischen Arbeithaltungen und -bewegungen zurück zu führen ist.

Interpretation und Ausblick

- Die arbeitsbezogenen Belastungen rufen keine protektiv wirksamen Adaptionen in muskulärer und kardiovaskulärer Hinsicht hervor.
- Möglicherweise führen Dauerbelastungen in der oberflächlichen Rückenmuskulatur zu Dysbalancen (z.B.Ext/Flex) und verhindern eine Innervation der tiefergelegenen Muskulatur.
- Nachgewiesener Maßen führt eine lokale Ermüdung im m.multifidus zu stärker ausgeprägten Funktionseinbußen als im m.erector spinae (Kompensation der tiefen durch oberflächliche Muskeln)
- Wir vermuten, dass die muskulären Dysbalancen durch diese fehlende segmentale Stabilisierung der Wirbelsäule verursacht werden.
- Daher muss in erster Linie die tiefe Rückenmuskulatur auftrainiert werden.
- Die Wirksamkeit eines solchen Aufbautrainings wurde bei einer bereits abgeschlossenen Langzeitstudie nachgewiesen (Bäckerstudie, 1999 – 2001;)

Zielgruppe für diese Studie waren Inhaber und Angestellte - Männer sowie Frauen - von Bäckereibetrieben, die in der Backstube oder im Verkauf tätig waren.

Das dreimonatige Aufbauprogramm begann mit vierundfünfzig Teilnehmern.
Während des dreimonatigen Aufbautrainings verringerte sich die Teilnehmerzahl um insgesamt neun Personen:

Vier Personen brachen das Programm aus motivationalen Gründen ab, fünf Teilnehmer wurden aus dem Maximalkrafttraining aufgrund auftretender Sekundärerkrankungen in den MTT – Bereich übernommen.

Fünfundvierzig Probanden schlossen das Aufbautraining ab.

Mit fünfunddreißig Probanden, die das Training bis zum Schluss durchführten, wurde die Studie nach zwei Jahren abgeschlossen und ausgewertet.

BÄCKERSTUDIE
STUDIENRELEVANTE UNTERSUCHUNGEN

- ***Ärztliche Untersuchung***
- *Muskelfunktionsprüfung*
- *Mobilitätsmessung*
- *Isometrische Maximalkraftmessung in Form einer computergestützten biomechanischen Funktionsanalyse*
- *Herz – Kreislauf - Test*

ERGEBNISSE DER BÄCKERSTUDIE - VERÄNDERUNG DER KRAFT

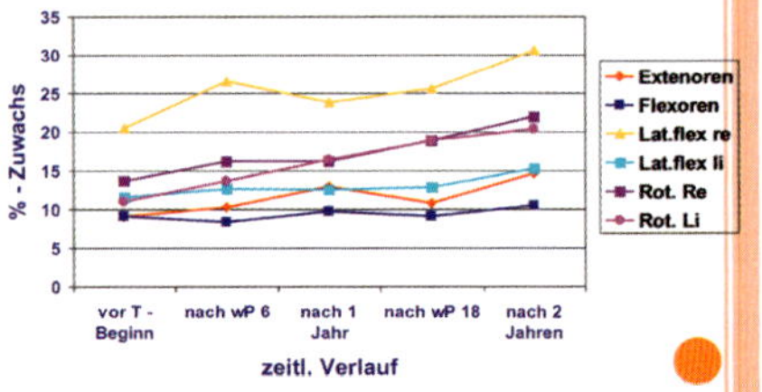

ERGEBNISSE DER BÄCKERSTUDIE -VERÄNDERUNG DER LAKTATWERTE

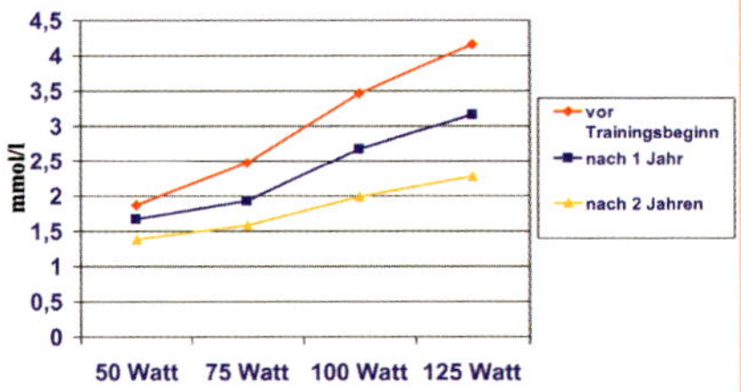

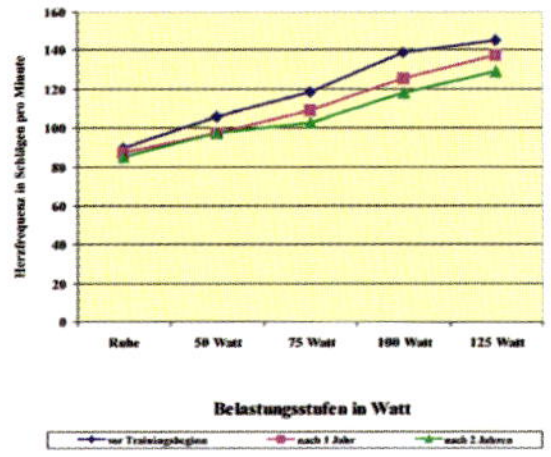

Veränderung der durchschnittlichen Herzfrequenz unter Belastung in der gesamten Gruppe (n=35) zu drei verschiedenen Zeitpunkten

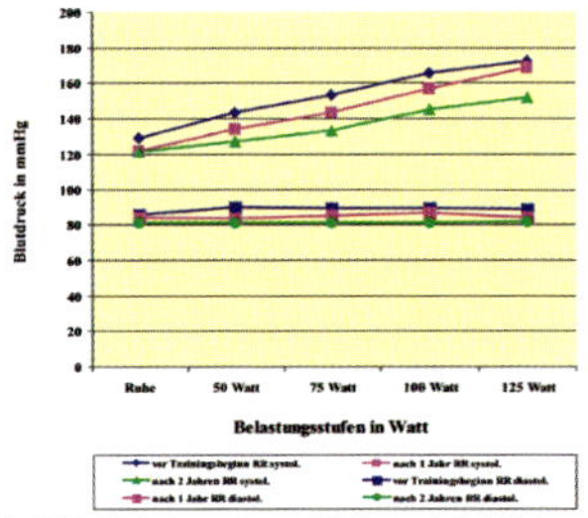

Durchschnittliche Veränderung des systolischen und diastolischen Blutdruckanstiegs unter Belastung in der gesamten Gruppe (n=35) zu drei verschiedenen Zeitpunkten

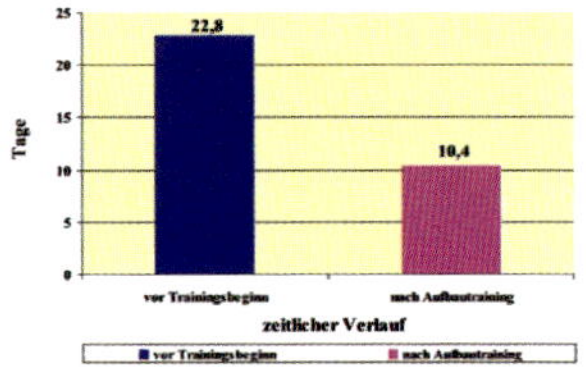

Durchschnittliche Veränderung der Tage mit Rückenbeschwerden in der gesamten Gruppe (n=45) im Zeitraum „vor Trainingsbeginn“ bis „nach Aufbautraining“

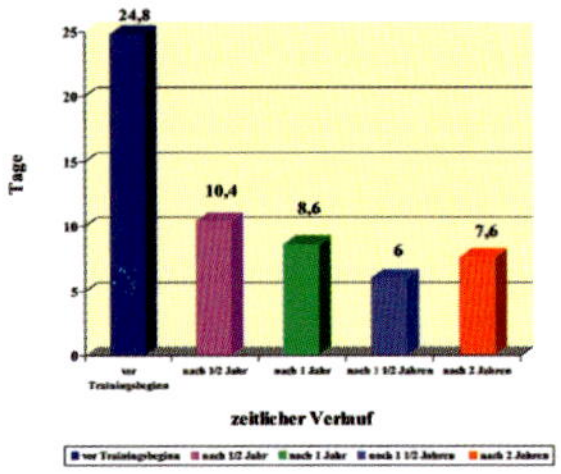

Durchschnittliche Veränderung der Tage mit Rückenbeschwerden in der gesamten Gruppe (n=35) zu fünf verschiedenen Zeitpunkten

ERGEBNISSE DER BÄCKERSTUDIE - TAGE MIT RÜCKENBESCHWERDEN

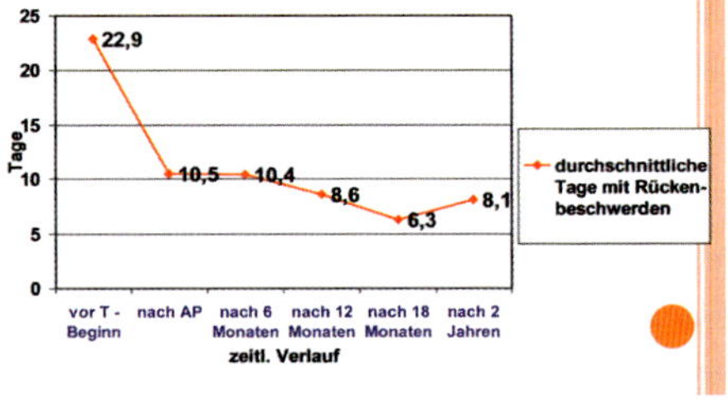

Evaluation der »Mobilen Rückendiagnostik« in Klein- und Kleinstbetrieben der BGN

Sandra Fabian · André Sirch · Martina Stadeler

Einleitung

Die Mobile Rückendiagnostik (MRD) ist seit vielen Jahren ein Präventionsangebot für BGN-Versicherte. In den ersten Jahren wurde sie ausschließlich in Großbetrieben durchgeführt. Im Rahmen eines Modellprojektes wurde sie ab Oktober 2007 für Klein- und Kleinstbetriebe in der Region Thüringen und Sachsen angeboten. In Zusammenarbeit mit den dort ansässigen regionalen Kompetenzzentren (KPZ) der BGN wurden im Zeitraum 10/2007 bis 05/2012 insgesamt 1821 Versicherte aus 296 Klein-/Kleinstbetrieben untersucht. Seit Juni 2012 wird die MRD mit zwei Mobilen (siehe Abbildung 1 und 2) bundesweit in Klein- und Kleinstbetrieben durchgeführt.

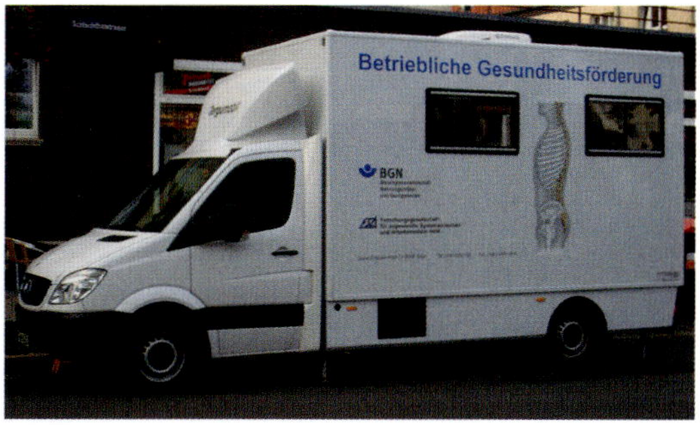

Abbildung 1: BGN-Rückenmobil

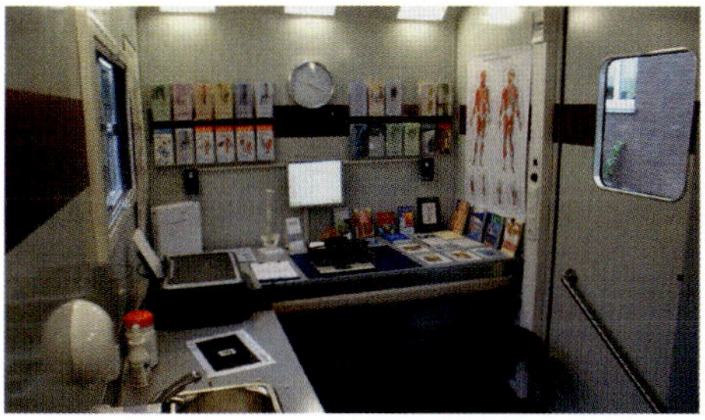

Abbildung 1: Innansicht BGN-Rückenmobil

Ablauf der MRD

Die Untersuchung beginnt mit einer ausführlichen Befragung des Teilnehmers zu Kontraindikationen, Beschwerden sowie Belastungen im Beruf- und Freizeitbereich.

Der Test wird auf einem Gerät der Firma BFMC/Leipzig (siehe Abbildung 3) durchgeführt und besteht aus einem Beweglichkeits- und Maximalkrafttest in jeweils drei Bewegungsebenen bzw. Kraftrichtungen (Sagittalebene=Frontalflexion/-extension, Frontalebene=Lateralflexion nach links/rechts und Transversalebene=Rotation nach links/rechts). Die individuellen Testwerte werden mit einer Normgruppe verglichen, so dass bei der abschließenden Auswertung auf Defizite im Vergleich zur Normgruppe und Dysbalancen im Seitenvergleich eingegangen werden kann. Unter Be-

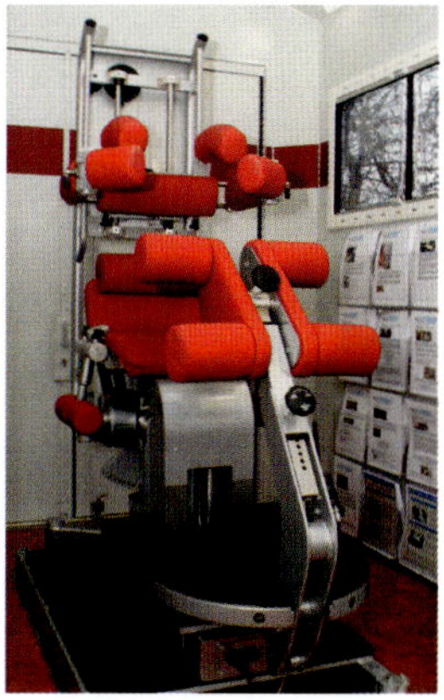

Abbildung 3: Testgerät der Firma BFMC/Leipzig im BGN-Rückenmobil

rücksichtigung der eingangs erhobenen persönlichen Angaben zu Beschwerden und Belastungen erfolgt eine Beratung des Teilnehmers. Diese schließt Empfehlungen zu verhältnis- und verhaltenspräventiven Maßnahmen ein.

Zielstellung und Vorgehensweise

Im Rahmen der Evaluation wurde erhoben, inwieweit die bei der MRD ausgesprochenen Empfehlungen von den Teilnehmern umgesetzt wurden und ob damit Veränderungen des Beschwerde- und Rumpfmuskelstatus einhergingen. Des Weiteren war die Akzeptanz des Präventionsangebotes Gegenstand der Erhebungen. Die Ergebnisse sollen zukünftig dazu genutzt werden, die Inhalte und den Ablauf der MRD zu optimieren.

Auswahl der Stichprobe

Zunächst wurde eine Stichprobe von Teilnehmern (N=419) ermittelt, die im Zeitraum von 06/2010-05/2011 erstmals am Test teilgenommen hatten, so dass zwischen Prä-Test und Befragung bzw. Post-Test mind. ein und max. zwei Jahre lagen.

Telefonbefragung

Im Januar 2012 (t1) erfolgte zunächst eine Telefonbefragung der Stichprobe. Im Vorfeld der Befragung wurde ein Informationsschreiben an die Betriebe versandt, um die Compliance für die Teilnahme zu erhöhen. Die Befragung wurde anhand eines Interviewleitfadens während der Arbeitszeit der Teilnehmer durchgeführt und dauerte je Teilnehmer ca. 10 Minuten. Die Befragungs-Items bezogen sich auf die Umsetzung der ausgesprochenen Empfehlungen, Veränderungen des subjektiven Wohlbefindens (körperlich und psychisch/geistig) im Vergleich zum Prä-Testzeitpunkt (t0), die Bewertung und Weiterführung der MRD als Präventionsangebot der BGN sowie das persönliche Interesse an einem Post-Test.

Post-Test-Phase

Aus den Teilnehmern der Telefonbefragung wurden die Teilnehmer für die Post-Tests rekrutiert. Die Post-Tests wurden im Zeitraum Januar-November 2012 (t2) analog zum Prä-Test durchgeführt, wobei der verwendete Empfehlungsbogen gegenüber t0 leicht modifiziert wurde und zum Teil ein neues Testmobil und -gerät zum Einsatz kamen. Das neue Testgerät unterscheidet sich geringfügig vom alten Gerät hinsichtlich der Fixierung des Teilnehmers mittels Polster. Daher wurden im Vorfeld vergleichende Tests durchgeführt, die die Prä-Post-Test-Reliabilität der Messungen bestätigte. Die Post-Tests wurden vom gleichen Tester wie zu t0 bzw. durch einen von ihm angeleiteten Tester durchgeführt.

Aufgrund der relativ hohen Fluktuationsrate in den teilnehmenden Klein- und Kleinstbetrieben konnte die Zielgröße von 100 Post-Tests im Evaluationszeitraum nicht realisiert werden.

Ergebnisse

Die Analyse der Telefonbefragung und Prä-/Post-Testdaten erfolgte mittels Microsoft Excel, einschließlich VBA.

Telefonbefragung

Insgesamt nahmen n=299 Personen an der Telefonbefragung teil. Dies entspricht einer Teilnahme von 71% bezogen auf die Gesamtstichprobe von N=419.

Rund 82% der Befragten wünschten sich einen Post-Test und 98% befürworteten eine Weiterführung der MRD für die Mitgliedsbetriebe der BGN. Jeweils 47% bewerteten das Diagnostikangebot als »sehr gut« bzw. »gut«, 5% als »mittelmäßig« und 1% machte keine Angaben (vgl. Abb. 4).

In einem Freitext konnten Begründungen für die Bewertung der MRD gegeben werden. Sehr häufig wurden das »Aufzeigen von Defiziten und Schwachstellen«, eine »gute fachliche Beratung« und die »guten Tipps/Empfehlungen« als positive Gründe genannt. Die Empfehlungen wurden häufig auch als »Anstoß für Veränderungen in Beruf und Freizeit« angenommen. Viele Teilnehmer schätzten auch die Tatsache, dass die Diagnostik »vor Ort« stattfindet. In einzelnen Äußerungen wurde auch gelobt, dass man durch die MRD die Möglichkeit erhalten habe, über seine Beschwerden reden zu können. Einige Teilnehmer wünschten sich eine regelmäßige Kontrolle (alle 2-4 Jahre) oder gar einen Ausbau der Diagnostik auf andere Körperregionen (z. B. Handgelenk und Fuß).

Im Durchschnitt erhielten die befragten Teilnehmer zu t0 ca. fünf Empfehlungen, die ggf. durch zusätzliche individuelle Empfehlungen ergänzt wurden. Am häufigsten wurden »mehr intensive Bewegung« (n=264), »ergonomisches

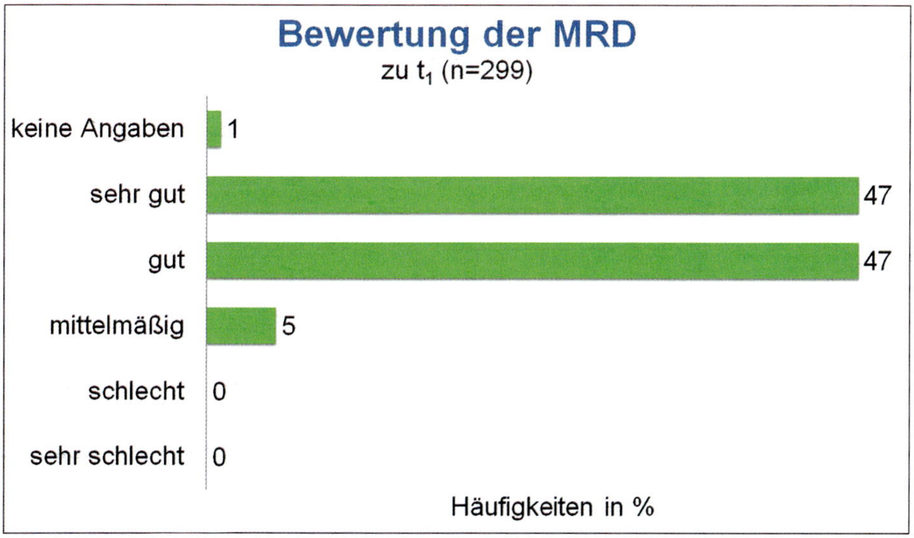

Abbildung 4: Bewertung der Mobilen Rückendiagnostik (MRD) zu t1 (n=299)

Heben/Tragen« (n=233), das »Vermeiden einseitiger Bewegungen« (n=218) sowie »mehr Bewegung zur Gewohnheit machen« (n=193) empfohlen (siehe Anzahlen in [ ] in Abb. 5). Es wurden auch viele individuelle Empfehlungen (n=269), wie z. B. gezielte Übungen oder Sportarten, die Anschaffung geeigneter Arbeitsschuhe oder Empfehlungen für Stressseminare ausgesprochen. Diese wurden jedoch aufgrund der mangelnden Vergleichbarkeit nicht in die Ergebnisdarstellung und weitere Auswertung mit einbezogen.

Bei der Telefonbefragung wurde ermittelt, welche der getroffenen Empfehlungen umgesetzt wurden. Da sieben der Befragten unvollständige Angaben zum Umsetzungsgrad (»nie« bis »sehr oft«) machten, gingen nur 292 Datensätze in die weitere Analyse der Empfehlungen ein. Die Abbildung 5 zeigt die Umsetzungsquote in Prozent, wobei einige der Empfehlungen aufgrund der geringen Fallzahlen nur bedingt interpretierbar sind. Diese sind in der Abbildung halb-transparent dargestellt. Die Empfehlungen »mehr Bewegung zur Gewohnheit machen«, »ergonomisches Heben/Tragen«, und »mehr intensive Bewegung« wurden jeweils zu 50% und mehr umgesetzt. Im Durchschnitt aller Empfehlungen betrug die Umsetzungsquote rund 44%.

Die Veränderungen des subjektiven körperlichen und psychischen/geistigen Wohlbefindens von t0 gegenüber dem Zeitpunkt der Telefonbefragung (t1) wurden auf einer 3er-Skala (»verbessert« – »unverändert« – »verschlechtert«) abgefragt. Von den Befragten gaben 29% bzw. 67% ein verbessertes körperliches bzw.

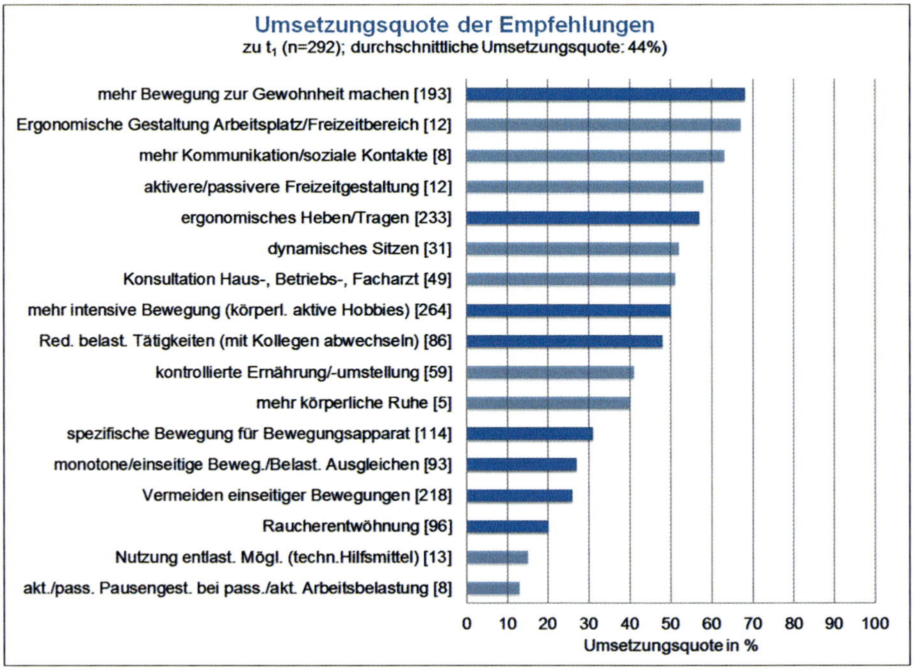

Abbildung 5: Umsetzungsquoten der Empfehlungen zu t1 (n=292). Die Zahlen in [ ] entsprechen den absoluten Häufigkeiten der ausgesprochenen Empfehlungen.

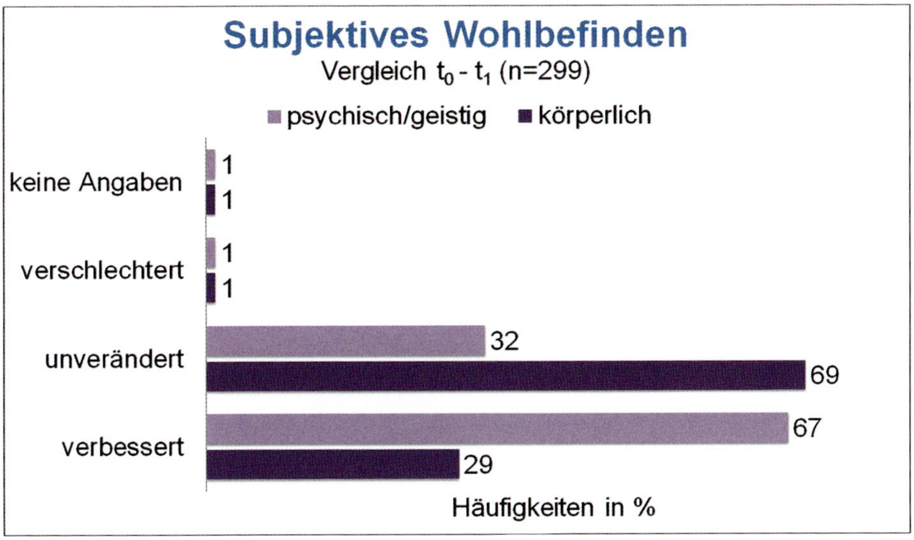

Abbildung 6: Veränderungen des subjektiven Wohlbefindens von t0 zu t1 (n=299)

psychisches/geistiges Wohlbefinden an. Lediglich jeweils 1% berichtete von einer Verschlechterung (vgl. Abb. 6).

Prä-/Post-Test-Daten

Insgesamt nahmen 88 Personen an den Post-Tests (t2) teil. Da jedoch von acht Teilnehmern keine Datensätze aus der Telefonbefragung vorlagen, gingen lediglich 80 Datensätze in die weitere Auswertung ein. In die Datenanalyse wurden die Beschwerdeangaben (Jahresprävalenzen nach Nordischem Fragebogen), die Häufigkeit der sportlichen Aktivität (Stunden/Woche) sowie die Testdaten (Beweglichkeits- und Maximalkraft-Werte) einbezogen. Die umgesetzten Empfehlungen (Angaben aus der Telefonbefragung) wurden als unabhängige Variable zur Gruppenbildung bei der Berechnung der Beschwerde-Prävalenzen herangezogen.

Zur Abklärung der Repräsentativität der Post-Test-Gruppe im Hinblick auf die Häufigkeit der umgesetzten Empfehlungen wurde die mittlere Umsetzungsquote der Post-Test-Teilnehmer mit der der Nicht-Post-Test-Teilnehmer verglichen. Die Umsetzungsquote der Post-Test-Gruppe lag etwa 3% höher, war jedoch nicht signifikant erhöht. Es konnte demnach erwartet werden, dass sich die Post-Test-Teilnehmer auch hinsichtlich der Motivation nicht von den restlichen Teilnehmern der Telefonbefragung unterschieden und mögliche Veränderungen in der Beschwerde-Prävalenz oder den Kraft-/Beweglichkeitsdaten für die Gesamtgruppe repräsentativ waren.

Beschwerde-Prävalenzen

Zunächst wurden die Häufigkeit der einzelnen Empfehlungen und deren Umsetzungsquote zu t1 berechnet (Abb. 7). Empfehlungen, die weniger als 25% der

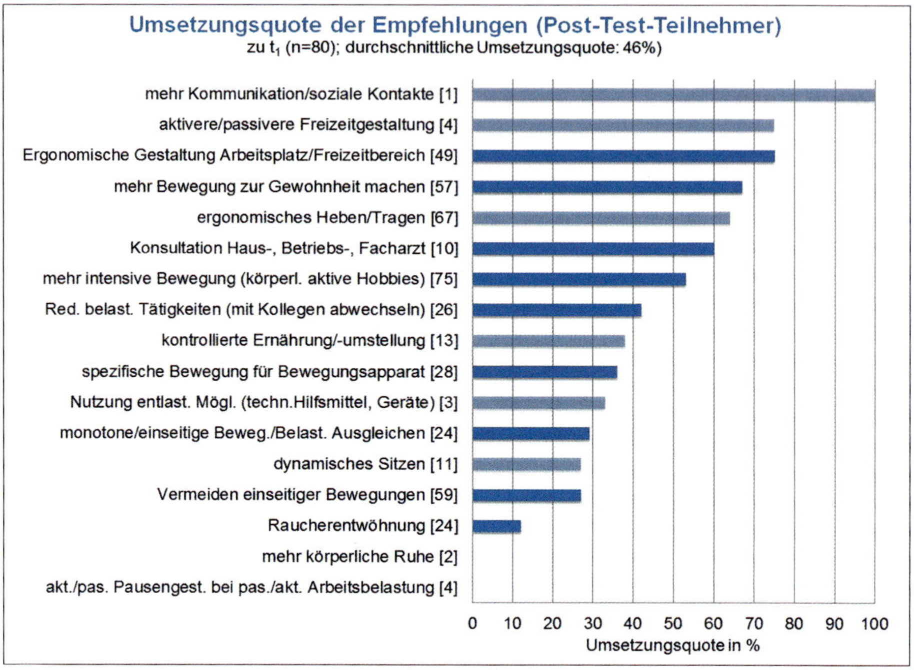

Abbildung 7: Umsetzungsquote der Empfehlungen zu t1, Post-Test-Teilnehmer (n=80). Die Zahlen in [ ] entsprechen den absoluten Häufigkeiten der ausgesprochenen Empfehlungen.

Teilnehmer erhalten hatten, sind mit halb-transparenten Balken dargestellt. Für die weitere Auswertung, d. h. für die Gruppenbildung, wurden nur solche Empfehlungen berücksichtigt, die mindestens 25% der Teilnehmer erhalten hatten und zusätzlich eine Umsetzungsquote von mind. 50% aufwiesen. Dadurch sollte eine ausreichend große Gruppengröße für die Signifikanzprüfung gewährleistet werden. Die drei Empfehlungen: »mehr Bewegung zur Gewohnheit machen«, »ergonomisches Heben/Tragen« und »mehr intensive Bewegung (körperlich aktive Hobbys)« erfüllten die o. g. Kriterien.

Für diese Empfehlungen wurden jeweils zwei Gruppen gebildet: Empfehlung »umgesetzt« bzw. »nicht umgesetzt« und hierfür die Veränderungen in den Beschwerdeangaben (Jahresprävalenzen) von t2 gegenüber t0 ausgewertet. Die Nullhypothese lautete: die beiden Gruppen unterscheiden sich in ihrem Prä-Post-Beschwerdestatus nicht.

In den Empfehlungen »ergonomisches Heben/Tragen« und »mehr Bewegung zur Gewohnheit machen« war jeweils die Gruppe »umgesetzt« deutlich stärker besetzt als die Gruppe »nicht umgesetzt«. Lediglich bei der Empfehlung »mehr intensive Bewegung« waren die beiden Gruppen annähernd gleich groß (s. u.). Um die Wirkung der Empfehlungen auf die Jahresprävalenzen im Prä-Post-Vergleich der beiden Gruppen zu untersuchen, wurde ein McNemar-Test durchgeführt.

Hierbei wurden die Veränderungen vom Prä- zum Post-Testzeitpunkt für jeden einzelnen Teilnehmer ermittelt

Die Empfehlung »ergonomisches Heben/Tragen« wurde von 43 Testteilnehmern (64%) umgesetzt und von 24 Teilnehmern (36%) nicht umgesetzt. Die Veränderungen in den Halswirbelsäulen (HWS)-Jahresprävalenzen vom Post- zum Prä-Testzeitpunkt für die beiden Gruppen stellt die Abb. 8a dar. Es zeigten sich signifikante Verbesserungen für die Gruppe »nicht umgesetzt«. Sieben Gruppenmitglieder (29%) hatten im Post-Test einen verbesserten Beschwerdestatus gegenüber fünf Teilnehmern (12%) aus der Gruppe »umgesetzt«. Außerdem fiel

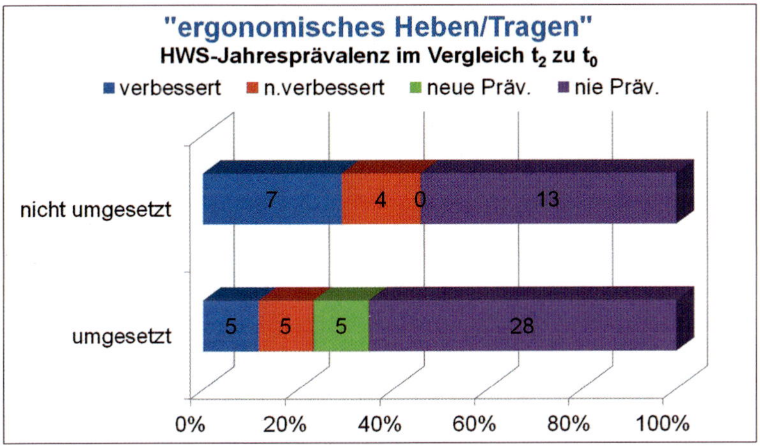

Abbildung 8a: Gruppenvergleich der HWS-Jahresprävalenz (Veränderungen) im Vergleich t2 zu t0 für die Empfehlung »ergonomisches Heben/Tragen« in der Post-Test-Gruppe

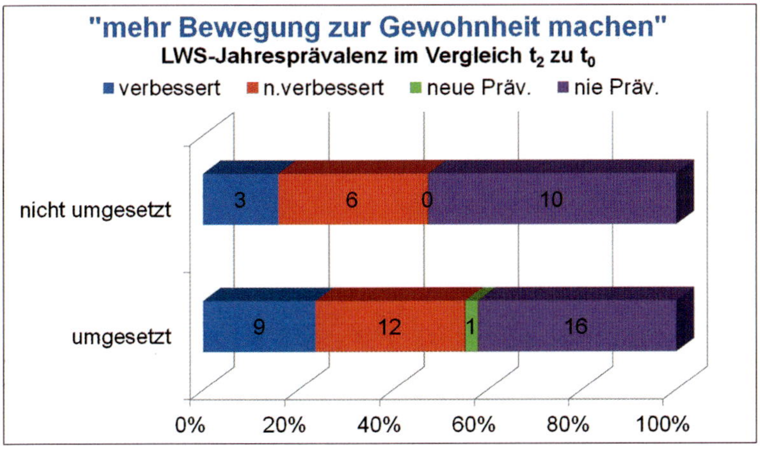

Abbildung 8b: Gruppenvergleich der LWS-Jahresprävalenz (Veränderungen) im Vergleich t2 zu t0 für die Empfehlung »mehr Bewegung zur Gewohnheit machen« in der Post-Test-Gruppe

auf, dass in der Gruppe »umgesetzt« ein höherer Anteil von prävalenzfreien Teilnehmern war als in der Gruppe »nicht umgesetzt« (65% gegenüber 54%). Für die weiteren Körperregionen konnten bei dieser Empfehlung keine signifikanten Veränderungen festgestellt werden.

Die Empfehlung »mehr Bewegung zur Gewohnheit machen« wurde von 38 Testteilnehmern (67%) umgesetzt und von 19 Teilnehmern (23%) nicht umgesetzt. Hier zeigte sich eine signifikante Verbesserung für die Gruppe »umgesetzt« in der Jahresprävalenz der Lendenwirbelsäule (LWS) (vgl. Abb. 8b). Neun Teilnehmer (24%) wiesen einen verbesserten Beschwerdestatus auf; hingegen waren es in der Gruppe »nicht umgesetzt« lediglich drei (16%). Beide Gruppen unterschieden sich außerdem im Hinblick auf den Anteil »nie Prävalenz«. Dieser war in der Gruppe »umgesetzt« mit 42% deutlich niedriger gegenüber 53% in der Gruppe »nicht umgesetzt«.

Die dritte zum Gruppenvergleich herangezogene Empfehlung »mehr intensive Bewegung« wurde von 40 Teilnehmern (53%) umgesetzt und von 35 Teilnehmern (47%) nicht umgesetzt. Hier traten im Gruppenvergleich keine signifikanten Veränderungen in den Jahresprävalenzen auf.

Sportliche Aktivität

Die Häufigkeit der sportlichen Aktivität wurde für alle Post-Test-Teilnehmer im Prä-Post-Vergleich berechnet. Es zeigte sich im Durchschnitt eine Steigerung der sportlichen Aktivität von ca. 0,5 Stunden/Woche. Von den Teilnehmern hatten 36% ihre Aktivität gesteigert und 21% verringert (Abb. 9).

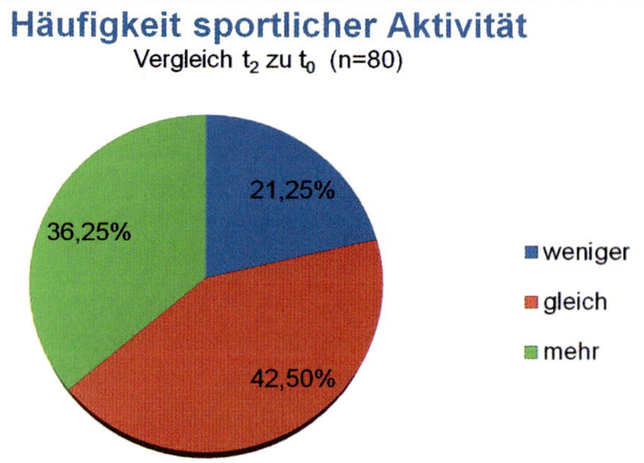

Abbildung 9: Häufigkeit sportlicher Aktivität im Vergleich t2 zu t0; Post-Test-Teilnehmer (n=80)

Ob eine gesteigerte Aktivität bei den Teilnehmern auch mit einer verbesserten Beschwerde-Prävalenz oder einem optimierten Rumpfstatus einhergeht, sollte im Wesentlichen von der Art und Intensität der sportlichen Aktivität abhängen. Da diese im Rahmen der Befragung nicht im Detail erfasst wurde, wurde auf eine weitere Auswertung verzichtet.

Kraft- und Beweglichkeitswerte

Die Auswertung erfolgt ausgehend von der Annahme, dass nicht die Maximalkraftwerte oder das absolute Bewegungsausmaß, sondern vielmehr die Ausgewogenheit der Kraft- und Beweglichkeitsverhältnisse für den Funktionsstatus des

Rumpfes relevant sind. Für alle Post-Test-Teilnehmer wurden daher die Kraft- und Beweglichkeitsverhältnisse innerhalb einer Kraft- bzw. Bewegungsrichtung zwischen t0 und t2 verglichen. Dem Maximalkraftwert in der Flexion (Drücken nach vorne) wurde der Extensionswert (Drücken nach hinten) in einem Verhältnis von 1:2,3 gegenübergestellt. Dies entspricht dem gerätetypischen »idealen« Kraftverhältnis in dieser Kraftrichtung. In der Seitneigung bzw. Rotation wurde der rechte und linke Kraftwert im Verhältnis 1:1 verglichen. Bei der Beweglichkeit wurde analog vorgegangen, wobei in der Flexion/Extension ein Verhältnis von 1:1,5 als »ideal« angenommen wurde. Als Nullhypothese wurde die Annahme formuliert, dass sich die Verhältnisse zwischen t0 und t2 nicht unterscheiden.

Sowohl für die Maximalkraft als auch die Beweglichkeit konnte die Nullhypothese nicht abgelehnt werden, d. h. insgesamt zeigten sich keine signifikanten Veränderungen. Die einzige Ausnahme war das Verhältnis in der Beweglichkeit nach vorne/hinten (Flexion/Extension). Hier zeigte sich eine leichte Zunahme der Dysbalance in Richtung Extension. Bei der Ergebnisinterpretation muss berücksichtigt werden, dass die Messung in dieser Bewegungsrichtung wesentlich vom Untersucher gesteuert wird und dadurch auch störanfällig ist.

Zum heutigen Stand steht noch eine differenzierte Gruppenauswertung nach den unabhängigen Variablen »umgesetzte/nicht umgesetzte Empfehlungen« (analog der Beschwerde-Prävalenzen) aus. Signifikante Veränderungen werden jedoch nicht erwartet, da auch hier die Art und Intensität der Interventionsmaßnahmen (z. B. Maximalkrafttraining oder Ausdauersport) wesentliche Kriterien darstellen, welche außerhalb der Evaluationsstudie stehen.

Zusammenfassung, Schlussfolgerungen und Ausblick

Der zeitliche und organisatorische Aufwand der regionalen MRD ist enorm. Im Schnitt fallen pro Test ca. drei Arbeitsstunden (Vor-/Nachbereitung, An-/Abreise und Durchführung) zuzüglich Reise- und ggf. Übernachtungskosten für den Untersucher an. Worin liegt der Nutzen der MRD?

Im Rahmen dieser Evaluation zeigte sich u. a., dass die Compliance mit den gemachten Empfehlungen unerwartet hoch ist. Dies spiegelte sich auch in der leicht gestiegenen Häufigkeit der sportlichen Aktivität bei den Post-Testteilnehmern wider. Die Ergebnisse liefern auch Hinweise, welche Empfehlungen am häufigsten umgesetzt werden und können damit zur Optimierung der Beratung beitragen. Die Telefonbefragung ergab Verbesserungen des subjektiven Wohlbefindens gegenüber dem Prä-Testzeitpunkt.

Signifikante Veränderungen in den Jahresprävalenzen zum Post-Testzeitpunkt konnten lediglich für zwei Empfehlungen und jeweils eine Körperregion festgestellt werden. Welche Kausalitäten dabei eine Rolle spielen, konnte im Rahmen dieser Untersuchung nicht geklärt werden. Hierzu wäre eine kontrollierte Intervention notwendig gewesen, in deren Rahmen neben dem Umsetzungsgrad auch die Qualität der Maßnahmen dokumentiert werden. Dies war jedoch nicht die Zielstellung der vorliegenden Evaluation.

Da es sich beim Test um einen Maximalkrafttest bzw. einem Beweglichkeitstest im Sitzen handelt, sind durch test-unspezifische Interventionsmaßnahmen (z. B. mehr Bewegung zur Gewohnheit machen) auch keine Veränderungen bezüglich der Kraft- und Beweglichkeitswerte zu erwarten. Dies kann und sollte auch nicht das Ziel der MRD sein.

Der Nutzen der MRD besteht eindeutig in der Motivation der Teilnehmer, über Arbeitsplatzgestaltung, Arbeitsabläufe und persönliches Verhalten nachzudenken und ggf. Veränderungen vorzunehmen. Das Testdesign als Ganzes (Eingangs-Befragung, Test, Auswertung mit individuellem Ergebnisprotokoll und persönlicher Beratung) stellt hier den wesentlichen Erfolgsfaktor dar. Die MRD wirkt außerdem durch die individuelle Beratung der Teilnehmer und Betriebe vor Ort als »Türöffner« für verschiedenste Themen des Gesundheits-/Arbeitsschutzes. Die Versicherten und Unternehmer fühlen sich von ihrem Unfallversicherungsträger gut betreut, was für den Auftraggeber auch einen enormen Imagegewinn darstellt. Dies bestätigen auch die Ergebnisse der Telefonbefragung, in denen die teilnehmenden Versicherten das Präventionsangebot »Mobile Rückendiagnostik« insgesamt sehr positiv bewerteten und eine Weiterführung befürworteten.

Danksagung

Der Dank der Autoren gilt den regionalen Kompetenzzentren der BGN in Thüringen und Sachsen, die bei der Rekrutierung der teilnehmenden Betriebe und der Durchführung der Tests mitgeholfen haben. Des Weiteren ein besonderer Dank an die Mitarbeiterinnen des Call Centers der FSA mbH/Erfurt, die mit ihrem engagierten Einsatz wesentlich zum Gelingen der Telefonbefragung beigetragen haben. Die Datenauswertung wurde dankenswerter Weise und auf verlässliche Art von Hans Dähring, Geschäftsbereich Prävention/BGN vorgenommen.

Applikation von Insektiziden in Mehlsilos von Backbetrieben

Jürgen Fauss

Problemstellung

Bei der Forderung einer hygienischen Mehllagerung in Backbetrieben wird insbesondere ein Befall des Mehlsilos durch tierische Schädlinge als ein zu vermeidendes Risiko erachtet. So wird eine mindestens zweimal jährlich durchzuführende, vollständige Entleerung und Reinigung der Silos empfohlen [1]. Die Erfahrung hat gezeigt, dass eine mit dieser Aktion häufig verbundene präventive Schädlingsbekämpfungsmaßnahme gerade in Kleinbetrieben in eigener Regie durchgeführt wird. Wenn nun in mehllagernden Betrieben Insektizide im Vorratssilo zur Anwendung gelangen, sei es nun präventiv oder durch einen akuten Befall veranlasst, dürfen hierbei nur Wirkstoffe eingesetzt werden, die nach dem Pflanzenschutz-Gesetz [2] zugelassen sind. Denn Getreidemehle sind nach dessen Definition Pflanzenerzeugnisse, da sie »durch einfache Verfahren wie Trocknen oder Zerkleinern« aus pflanzlichen Rohstoffen hergestellt werden; Mehlsilos sind folglich ihre Vorratsbehältnisse. Die bei der Bevorratung von Pflanzenerzeugnissen erlaubten Mittel sind in Teil 5 des jährlich vom Bundesamt für Verbraucherschutz und Lebensmittelsicherheit (BVL) aktualisierten Pflanzenschutzmittelverzeichnisses [3] gelistet. Damit erfolgt eine klare Abgrenzung zu den im Bereich der Schädlingsbekämpfung üblicherweise verwendeten Biozid-Produkten, die einem gänzlich anderen Zulassungsverfahren unterliegen und in den Zuständigkeitsbereich der Bundesanstalt für Arbeitsschutz und Arbeitsmedizin (BAuA) fallen [4].

Insektizid-Wirkstoffe im Vorratsschutz

Derzeit sind für die Behandlung lagernder Getreideerzeugnisse als chemisch wirksame Mittel – Begasungsmittel ausgenommen – nur Produkte zugelassen, die Pyrethrine enthalten. Dies sind die gereinigten Wirkstoffe des sog. Pyrethrum-Extrakts, welcher schon seit mehr als 150 Jahren aus den Blüten bestimmter Chrysanthemenarten, hauptsächlich Chrysanthemum cinerariaefolium isoliert wird [5].

Bei den Wirkstoffen des Pyrethrums handelt sich um ein Gemisch aus sechs verschiedenen Komponenten (Abb. 1A).

Dabei ist die einen Cyclopropanring enthaltende trans-Chrysanthemumsäure ($R = CH_3$) bzw. trans-Pyrethrinsäure ($R = COOCH_3$) jeweils mit der Alkoholgruppe eines substituierten Cyclopentenolon-Rings verestert. Dieser ist Bestandteil der Ketoalkohole Pyrethrolon ($R' = CHCH_2$), Cinerolon ($R' = CH_3$) und Jasmolon ($R' = C_2H_5$), was zu je 2 Pyrethrinen, Cinerinen und Jasmolinen führt, deren Anteile im Pyrethrum ca. 70 %, 20 % bzw. 10 % betragen [6].

Die akut toxische Wirkung der Pyrethrine betrifft mit hoher Selektivität die Arthropoden und somit die zu tilgenden Insekten, welche nach dem Mittelkontakt

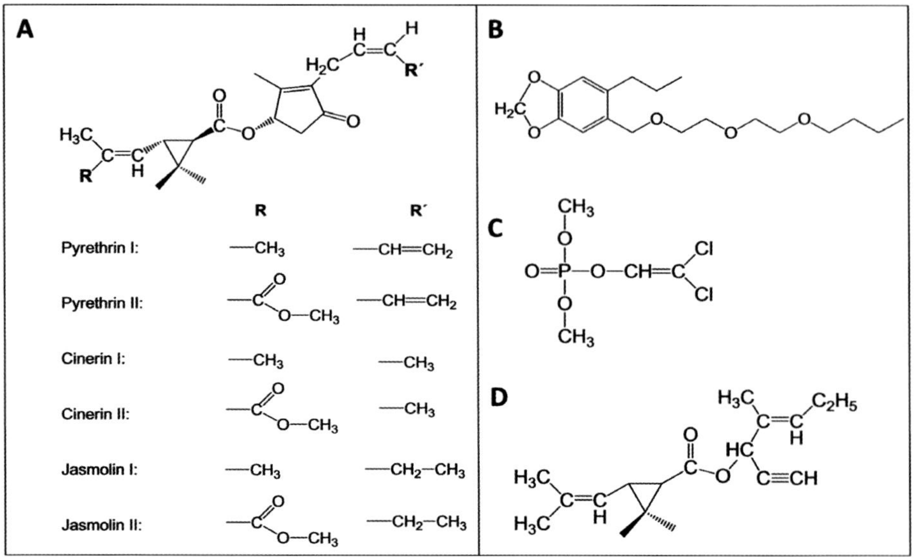

Abbildung 1: Strukturformeln von im Text genannten insektiziden Wirkstoffen
A: die 6 verschiedenen Pyrethrine als Wirkkomponenten des Pyrethrum-Extrakts
B: der Wirkungsverstärker Piperonylbutoxid C: der Phosphorsäureester Dichlorvos
D: Empenthrin als ein Vertreter der Pyrethroide, derzeit als Ersatzstoff für Dichlorvos in Verwendung

bewegungsunfähig verharren (sog. »knock-down«-Effekt). Die Wirkung beruht dabei auf einem verlängerten Einwärtsstrom von Natriumionen in den Nervenmembranen während der Erregungsphase, was zu repetitiven Entladungen führt [7].

In Gegenwart des in Formulierungen häufig mitverwendeten Wirkungsverstärkers Piperonylbutoxid (Abb. 1B), einem Glykolether ohne eigene biozide Eigenschaften, wird eine letale Wirkung erzielt. Dies wird bewerkstelligt durch eine Hemmung der mikrosomalen Oxidasen, die für die Inaktivierung der Pyrethrin-Ester im Insektenorganismus zuständig sind.

Aufgrund ihrer chemischen Natur zeigen die Pyrethrine eine geringe Photostabilität; ihre Halbwertszeit beträgt in direktem Sonnenlicht nur ca. 10 Minuten [6]. Immerhin konnte die geringe UV-Stabilität durch gezielte chemische Modifikationen im Molekül beseitigt werden. So gelang es in der Vergangenheit, eine Vielzahl von stabileren und wirksameren Derivaten, den sog. Pyrethroiden, zu synthetisieren. Diese sind mittlerweile als insektizide Wirkstoffe von herausragender Bedeutung und unter Einschränkungen auch im Vorratsschutz anwendbar. Beispielsweise können derzeit lambda-Cyhalothrin und Deltamethrin zum Schutz von lagernden Hölzern bzw. von vorratslagerndem Getreide eingesetzt werden [3].

In diesem Zusammenhang ist es von Bedeutung, dass im Rahmen der Bevorratung von Getreideerzeugnissen mittlerweile kein Wirkstoff aus der Kategorie der Phosphorsäureester (Organophosphate) mehr zugelassen ist. Diese Wirkstoffgruppe mit einer bekanntermaßen hohen akuten Toxizität, bedingt durch die irreversible Hemmung der Acetylcholinesterase sowie der Neurotoxischen Esterase des Nervengewebes, war in insektizid wirkenden Produkten weit verbreitet. Doch selbst der über viele Jahre im Vorratsschutz üblicherweise angewendete Wirkstoff Dichlorvos (Abb. 1C), ein Organophosphat mit einem relativ hohen Dampfdruck von ca. 3 Pa/25 °C [6], darf mittlerweile als Pflanzenschutzmittel-Wirkstoff nicht mehr eingesetzt werden. Aufgrund des Verdachts einer möglicherweise gentoxischen und karzinogenen Wirkung wurde Dichlorvos im Jahr 2007 EU-weit aus der Liste der zugelassenen Pflanzenschutzmittelwirkstoffe gestrichen [8]. In der Folge musste spätestens am 6. Dezember 2008 der Einsatz von Dichlorvos im Bereich des Pflanzenschutzes eingestellt werden.

Konsequenterweise darf Dichlorvos seit diesem Verbot in Getreide nicht mehr nachweisbar sein [9]. Nach der aktuellen, EU-weit geltenden Pestizid-Höchstgehalte-Verordnung [10] dürfen Rückstände an Dichlorvos in Lebens- und Futtermitteln fast ausnahmslos die analytische Bestimmungsgrenze von 10 µg/kg nicht mehr überschreiten; man spricht von einer »Nulltoleranz«. Dagegen dürfen – der vorgesehenen Anwendung entsprechend – Pyrethrine bis zu einer Konzentration von 3 mg/kg im Getreide enthalten sein. Für den Synergisten Piperonylbutoxid gilt noch die Rückstandshöchstmengen-Verordnung [11], welche dessen Gehalte in Getreide bis zu 10 mg/kg erlaubt.

Expositionsmessungen

Vor dem Eintreten des Dichlorvos-Verbots im Bereich des Pflanzenschutzes wurde in zwei verschiedenen Bäckereien die Applikation von Insektiziden in Mehlsilos messtechnisch verfolgt [12]. Die Analytik wurde mit eigens hierfür entwickelten Verfahren [13,14] im Zentrallabor der BGN in Mannheim durchgeführt. In beiden Fällen handelte es sich um ein als Aerosol ausgebrachtes Mittel, welches als Wirkstoffe 7,6 % Dichlorvos sowie 0,73 % an 25 %igem Pyrethrum-Extrakt enthielt. In einem Fall wurde ein für die Behandlung von Räumen bis 1000 m^3 ausreichender Nebelautomat (Inhalt: 150 ml) in das Silo eingebracht und komplett verbraucht; in einem anderen Fall wurden ca. 100 ml des Mittels manuell in das Silo versprüht. Das Silovolumen betrug in beiden Fällen etwa 6-8 m^3.

Die bei der Aktivierung des Nebelautomaten aufgetretene Dichlorvos-Konzentration wurde an der Person zu 6 µg/m^3 Luft gemessen während Pyrethrum nicht nachweisbar war (s. Tabelle 1). Die 20 Stunden später erfolgte Entnahme des Selbstverneblers aus dem Silo ging mit einer kurzzeitigen Exposition von 0,11 mg/m^3 an Dichlorvos einher.

Beim ebenfalls nur wenige Minuten dauernden Prozess des manuellen, diskontinuierlichen Versprühens wurden dagegen 5 mg/m^3 Dichlorvos bzw. 0,8 mg/m^3 Pyrethrum gefunden – die aktuellen Arbeitsplatzgrenzwerte (AGW´e) betragen für beide Stoffe jeweils 1 mg/m^3. Nach der manuellen Ausbringung wurde im Raum, in dem sich das Mehlsilo befand, mit 0,89 mg/m^3 der AGW von Dichlorvos

Tabelle 1: Insektizid-Konzentrationen nach der automatischen bzw. manuellen Vernebelung von Detmol fum (7,6 % Dichlorvos + 0,73 % eines 25%igen Pyrethrum-Extrakts) im Mehlsilo

Messort / Erläuterung	Dichlorvos [mg/m^3]	Pyrethrum [mg/m^3]	Dichlorvos [mg/m^3]	Pyrethrum [mg/m^3]
Ausbringungsart	automatisch		manuell	
personenbezogen - während Ausbringung	0,006	n.n.	5,1	0,79
nach der Ausbringung	0,110	n.n.	- -	- -
ortsbezogen Siloraum - vor dem Lüften	0,085	n.n.	0,89	0,02
ortsbezogen Siloraum - nach dem Lüften	< 0,001	n.n.	0,13	n.n.
ortsbezogen im Silo - nach dem Lüften	1,6	< 0,002	- -	- -
Probenbezeichnung	Dichlorvos [mg/kg]	Pyrethrum [mg/kg]		
Mehlprobe 1-4 – Backtisch	n.n.	n.n.		
Mehlprobe 5 – Backtisch	< 0,02	n.n.		
Mehlprobe 6 – Silo (Rückstand nach Ausbringung)	14,2	6,3	n.n. nicht nachweisbar < unterhalb Bestimmungsgrenze	

nahezu erreicht, während die raumbezogene Dichlorvos-Konzentration nach der automatischen Applikation nur etwa 1/10 dieses Wertes betrug.

Die Messungen zeigen somit, dass kurzzeitige Expositionen während der Applikation der Mittel zwar im Bereich von Arbeitsplatzgrenzwerten liegen können, Intoxikationen bei sachgerechter Anwendung jedoch als unwahrscheinlich zu erachten sind. Hinsichtlich der Expositionshöhe ist jedenfalls der Ausbringung mit dem Nebelautomaten der Vorzug zu geben.

Die Lüftungseffizienz in den Siloräumen wurde durch die Restkonzentration an dem relativ flüchtigen Wirkstoff Dichlorvos belegt. Sie betrug am Tag nach der Behandlung im Falle von ungünstigen Lüftungsbedingungen (Tabelle 1 rechts) noch immer 0,13 mg/m^3. Eine Messung im Innern des mitgelüfteten Mehlsilos ergab eine Dichlorvos-Konzentration von 1,6 mg/m^3.

Eine stichprobenartige Untersuchung der Mehle (n=5) auf die verwendeten Wirkstoffe am Backtisch zeigte keine bedenklichen Belastungen. Jedoch wurden vor der Mittelapplikation im Silo vorhandene Mehlreste deutlich kontaminiert: die Messungen ergaben Rückstände von 14 mg/kg an Dichlorvos sowie 6,3 mg/kg an Pyrethrum. Demzufolge ist eine möglichst vollständige Entleerung des Mehlsilos vor der Behandlung unverzichtbar.

Aspekte der Mehlsilo-»Desinsektion«

Bei der Applikation von insektiziden Wirkstoffen gegen Mehlmotten, Mehlkäfer und Co. innerhalb der Mehlsilos bewegen sich die Betreiber von Bäckereien und Mühlen in einer rechtlichen Grauzone. So sind die zugelassenen Vorratsschutzmittel nach dem aktuell gültigen Pflanzenschutzmittel-Verzeichnis [3] strenggenommen nur für die Anwendung in Lagerräumen zugelassen, die rechtliche Regelung bezüglich der Silos ist unklar.

Folgende Aspekte sind als kritisch zu erachten:

- Die aus Expositionsgründen vorzuziehenden Nebelautomaten sind zur Applikation in größeren Räumen oder Lagerhallen gedacht (Raumvolumen ca. 1000 m^3). Ihre bestimmungsgemäße Anwendung führt in kleindimensionierten Mehlsilos zwangsweise zu einer Überdosierung
- Dies hat zur Folge, dass insbesondere durch hohe Wirkstoffbeläge im Siloinnern kritische Rückstandssituationen entstehen können; beispielsweise werden die Pyrethrine im Silo aufgrund des fehlenden UV-Lichts nicht abgebaut
- Eine adäquate Lüftung nach der Mittelapplikation ist im Silo ebenfalls kaum zu realisieren, wodurch flüchtige Stoffe wie bspw. Treibmittel verstärkt verbleiben
- Einige im Vorratsschutz zugelassene Präparate enthalten brennbare Treibmittel; somit wird gerade in Verbindung mit der beschriebenen Überdosierung der Aspekt der Explosionsgefahr relevant (s.u.)
- Die Behandlung kann nur bei einem vollständig entleerten Silo funktionieren, da die Wirkstoff-Durchdringung in Getreideerzeugnissen extrem gering ist; Lebewesen im Vorratsgut entziehen sich der Bekämpfung
- Während adulte Tiere oder Junglarven relativ empfindlich auf die eingesetzten Wirkstoffe reagieren, sind bspw. Eier oder Larven von Insekten deutlich resistenter
- Letztlich ist hinsichtlich des Bekämpfungserfolgs problematisch, dass alleine mit Pyrethrinen – in Abwesenheit des Wirkverstärkers – die vollständige Tilgung einer vorhandenen Insektenpopulation nur schwer realisiert werden kann; eine einzige Behandlung wird in der Regel nicht zielführend sein.

Bestandsaufnahme und Möglichkeiten

Wie eine im Mai des Jahres 2012 lancierte Datenerhebung in Backbetrieben durch Aufsichtspersonen der BGN zeigte, werden zur Schädlingsbekämpfung in Silos noch immer mitunter Dichlorvos-haltige Mittel in Form von Bioziden eingesetzt. Lieferant der Mittel ist dabei nicht selten die Mühle, von der das Mehl bezogen wird. Als persönliche Schutzausrüstung wird häufig die im Betrieb vorhandene Staubmaske benutzt, welche allerdings vor Dichlorvos gar nicht und vor Pyrethrum nur wenig schützt. Von Überdosierungen ist aufgrund der Größe der eingesetzten Nebelautomaten auszugehen. Sogar Überschreitungen der unteren Explosionsgrenzen innerhalb des Silos sind denkbar, da die eingesetzten Produkte häufig brennbare Treibmittel enthalten.

Im einschlägigen Fachhandel werden durchaus Produkte angeboten, die aufgrund ihrer Inhaltsstoffe und Applikationsweise als »regelkonforme« Bekämpfungsmittel zur Anwendung im Mehlsilo in Frage kommen. Es handelt sich um selbstvernebelnde Aerosoldosen, die als Wirkstoffe Pyrethrine, teilweise in Verbindung mit Piperonylbutoxid, enthalten und deren Treibmittel nicht brennbar sind. Beispielhaft seien hier die Produkte »Aco.mat PY 150« [15] bzw. »microsol bio autofog« [16] erwähnt (Abb. 2), die beide im Rahmen der internationalen Schädlingsbekämpfermesse Eurocido 2012 in Dortmund angeboten wurden. Ersteres Mittel entschärft aufgrund des geringen Nennvolumens von 150 ml die Rückstandssituation in kleinen Silos, darf aber aufgrund der Beimengung an Piperonylbutoxid nicht in Bio-Betrieben verwendet werden. Letzteres, ein vom BVL für den Schutz von Getreideerzeugnissen zugelassenes Produkt [3], bietet die Möglichkeit der relativ einfachen Unterbrechung des Sprühstrahls. In diesem Zusammenhang sei anzumerken, dass für den beschriebenen Zweck die Anwendung flüssiger Formulierungen, die umgefüllt und mittels Lanze o. Ä. ausgebracht werden müssen, als ungeeignet zu erachten ist.

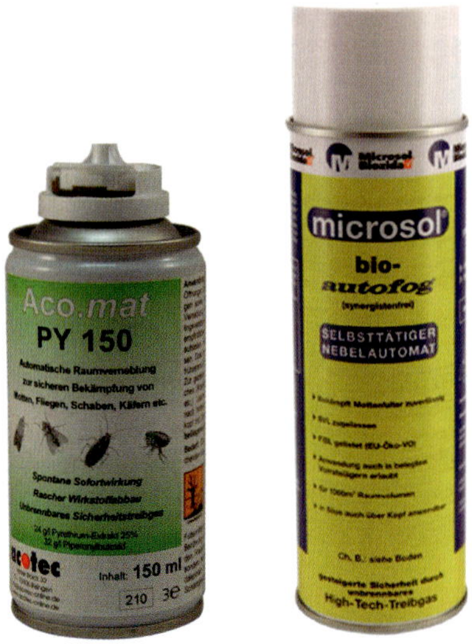

Abbildung 2: Beispiele von insektiziden Mitteln zur Anwendung im Mehlsilo

Ausblick

Oberstes Gebot ist es nun, die Betreiber der Bäckereien und Mühlen mit den Besonderheiten der Schädlingsbekämpfung im Mehlsilo vertraut zu machen und sie auf verschiedenen Wegen zu informieren und zu beraten, wie dies bspw. seitens der BGN [17] oder über die Bäckerfachpresse [18] bereits erfolgt ist.

So bleibt zu hoffen, dass sich ein Explosionsereignis, wie es sich 2011 nach der Ausbringung eines insektiziden Mittels auf der Basis eines Propan/Butan/Alkohol-Gemisches ereignete, nicht wiederholt. Aufgrund einer drastischen Überdosierung in Verbindung mit einer unzureichenden Lüftung wurde in einem Roggenmehlsilo die untere Explosionsgrenze überschritten. Das Aussaugen des Silos führte zu Entladungen statischer Elektrizität, die das Luft/Gasgemisch entzündeten. Es kam zu einer folgenschweren Explosion, bei der sich der Unternehmer schwere Verbrennungen zuzog [19].

Hinsichtlich der Anwendung des toxikologisch als kritisch zu beurteilenden Wirkstoffs Dichlorvos in Form von Biozid-Produkten zeichnet sich eine Entspannung ab. So wurde mittlerweile entschieden, dass Dichlorvos nicht in den Anhang I der Biozid-Richtlinie aufgenommen wird [20]. Darüber hinaus dürfen Dichlorvos-haltige Biozid-Produkte seit dem 1. November 2012 nicht mehr in den Verkehr gebracht werden. Als Ersatzstoff für Dichlorvos wird in erster Linie Empenthrin (Abb. 1D, auch Vaporthrin genannt) dienen [21], ein Pyrethroid, welches ebenso wie Dichlorvos aufgrund seines relativ hohen Dampfdruckes von 0,014 Pa [6] vorwiegend über die Dampfphase wirkt.

Literatur

[1] Schünemann C, Treu G.: Technologie der Backwarenherstellung: Fachkundliches Lehrbuch für Bäcker und Bäckerinnen. Gildebuchverlag, 2009

[2] Pflanzenschutzgesetz vom 6. Februar 2012 (BGBl. I S. 148, 1281)

[3] Pflanzenschutzmittelverzeichnis 2012; Teil 5: Vorratsschutz. Herausgegeben vom Bundesamt für Verbraucherschutz und Lebensmittelsicherheit, Dienststelle Braunschweig, Januar 2012 (im Internet abrufbar unter: www.bvl.bund.de/infopsm)

[4] Biozid-Info 1: Einführung in das Zulassungsverfahren. Herausgegeben von der Bundesanstalt für Arbeitsschutz und Arbeitsmedizin, September 2009 (im Internet abrufbar unter: www.baua.de/de/Publikationen/Broschueren/Broschueren.html)

[5] Roth, L.: Pyrethroide: Eigenschaften, Verwendung, Arbeitsschutz, Umwelt, Lagerung, Entsorgung, Sanierung, Toxizität, Diagnostik, Therapie. Ecomed Verlagsgesellschaft, 1996.

[6] Tomlin, C.D.S.: The Pesticide Manual. British Crop Protection Council, 2003

[7] Marquardt, H. und Schäfer, S. G.: Lehrbuch der Toxikologie. BI-Wissenschaftsverlag, 1997

[8] Entscheidung 2007/387/EG der Kommission vom 6. Juni 2007 über die Nichtaufnahme von Dichlorvos in Anhang I der Richtlinie 91/414/EWG des Rates und den Widerruf der Zulassungen für Pflanzenschutzmittel mit diesem Wirkstoff (Bekannt gegeben unter Aktenzeichen K(2007) 2338). Amtsblatt der EU Nr. L 145 vom 7.6. 2007, S. 16-17

[9] Richtlinie 2006/92/EG der Kommission vom 9. November 2006 zur Änderung der Anhänge der Richtlinien 76/895/EWG, 86/362/EWG und 90/642/EWG des Rates hinsichtlich der Rückstandsgehalte für Captan, Dichlorvos, Ethion und Folpet. Amtsblatt der EU Nr. L 311 vom 10.11. 2006, S. 31-33

[10] Verordnung (EG) Nr. 396/2005 des europäischen Parlaments und des Rates vom 23. Februar 2005 über Höchstgehalte an Pestizid-Rückständen in oder auf Lebens- und Futtermitteln pflanzlichen und tierischen Ursprungs und zur Änderung der Richtlinie 91/414/EWG des Rates. Amtsblatt der EU Nr. L 70 vom 16.3. 2005, S. 1-16

[11] Rückstands-Höchstmengenverordnung in der Fassung der Bekanntmachung vom 21. Oktober 1999 (BGBl. I S. 2082; 2002 I S. 1004), zuletzt geändert durch Artikel 3 der VO vom 19. März 2010 (BGBl. I S. 286)

[12] Fauss, J.: Optimierung der Biozid-Analytik – Validierung/Probenahme im MAK-Bereich. FSA-Projekt F-01-9901, Mannheim, 2004

[13] Verfahren zur Bestimmung von Organophosphor-Bioziden in der Luft an Arbeitsplätzen. Methodensammlung der Messstelle der BGN, Methode Nr. 3, Arbeitsanweisung Nr. 7.1.2; Stand 04/2004

[14] Verfahren zur Bestimmung von Pyrethrum und Pyrethroiden in der Luft an Arbeitsplätzen. Methodensammlung der Messstelle der BGN, Methode Nr. 25, Arbeitsanweisung Nr. 7.1.2; Stand 01/2005

[15] Hygiene und Vorratsschutz. Broschüre der Fa. Acotec GmbH, Bisingen, Ausgabe 2010/2011

[16] Schädlingsbekämpfungspräparate für professionelle Anwender. Broschüre der Fa. Microsol-Biozida Handels-GmbH, Neumünster, Stand 2012

[17] Fürs Silo nur Pyrethrum. »report« – Zeitschrift für Backbetriebe, Ausgabe 2/2012. Herausgeber: BGN, Seite 3

[18] Ein Wirkstoff zugelassen – Nur Pyrethrum zur Schädlingsbekämpfung in Silos. Allgemeine Bäcker Zeitung, Ausgabe vom 8.12.2012

[19] Explosion nach Schädlingsbekämpfung. Jahrbuch der Prävention 2012/2013. Herausgeber: BGN, Seite 46

[20] Beschluss der Kommission vom 20. Mai 2012 über die Nichtaufnahme von Dichlorvos in Anhang I, IA oder IB der Richtlinie 98/8/EG des Europäischen Parlaments und des Rates über das Inverkehrbringen von Biozid-Produkten für die Produktart 18 (Bekannt gegeben unter Aktenzeichen C(2012) 3016). Amtsblatt der EU Nr. L 125 vom 12.5. 2012, S. 33

[21] Nichtaufnahme von Dichlorvos in Annex I, September 2012; unter http://www.frowein808.de, abgerufen am 25.1. 2013

Generierung von Bioaerosolen zur Untersuchung des Rückhaltevermögens von Filtermasken

Klaus W. Müller

Einführung

Filtrierende Halbmasken (im allgemeinen Sprachgebrauch auch als Filtermasken bezeichnet) werden häufig bei Expositionen gegenüber Mikroorganismen in der Atemluft in den verschiedensten Arbeitsbereichen als kostengünstiger Atemschutz mit relativ gutem Tragekomfort eingesetzt. Die Klassifizierung als FFP 1, FFP 2 oder FFP 3 (FFP=Filtering Face Piece) erfolgt gemäß der Norm EN 149[1]. Die Klassifizierung bezieht sich auf das von FFP 1 bis 3 zunehmende Rückhaltevermögen der Masken gegenüber einem durch Versprühen von Kochsalzlösung erzeugten Standard-Größenspektrum von NaCl-Kristallen. Das Rückhaltevermögen wird bestimmt durch Vergleich der NaCl-Massenkonzentration innerhalb und außerhalb der Maske.

Für die Abschätzung einer Gesundheitsgefährdung durch Mikroorganismen ist jedoch nicht deren Masse aussagekräftig, sondern viel mehr die Anzahl (z. B. von Krankheitserregern)[2], unter Umständen auch die Oberfläche (z. B. bezüglich des allergischen Potentials von Mikroorganismen), die bei definierter Partikelgröße aus der Anzahl berechnet werden kann. Diese Bezugssysteme sind in der Norm nicht berücksichtigt.

Mit nicht biologisch aktiven Stäuben belastete Atemluft enthält in vielen Fällen ein dem Prüfaerosol ähnliches Größenspektrum an Partikeln, d. h. es kann angenommen werden, dass die Leistungsfähigkeit der gewählten Filtermasken auch in der Praxis den Prüfkriterien der Norm entspricht. Die tatsächliche Filterleistung kann aber von der Normvorgabe abweichen, wenn es sich um Partikel einer definierten Größe handelt, wie es bei Mikroorganismen zu erwarten ist. Abbildung 1 gibt die Größenbereiche für Viren, Bakterien und Pilzsporen an[3].

Da die Filterleistung grundsätzlich nicht unabhängig von der Partikelgröße ist ([4], siehe Abbildung 2), kann das

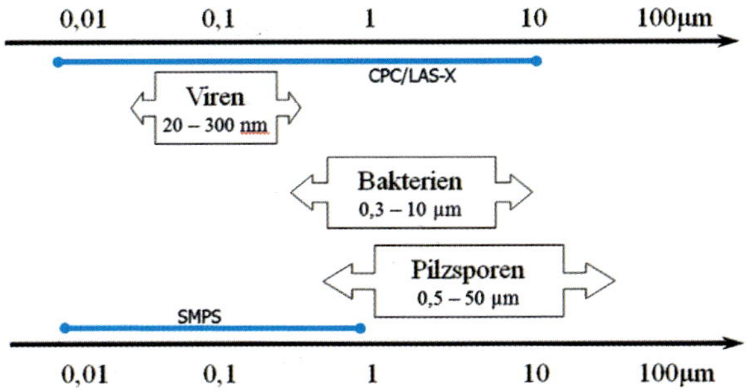

Abbildung 1: Größenvergleich der verschiedenen Mikroorganismenarten ([3], die blauen Linien stellen den Partikelgrößenbereich zweier Messverfahren dar; CPC = Condensation Particle Counter, LAS-X = optisches Aerosolspektrometer, SMPS = Scanning Mobility Particle Sizer)

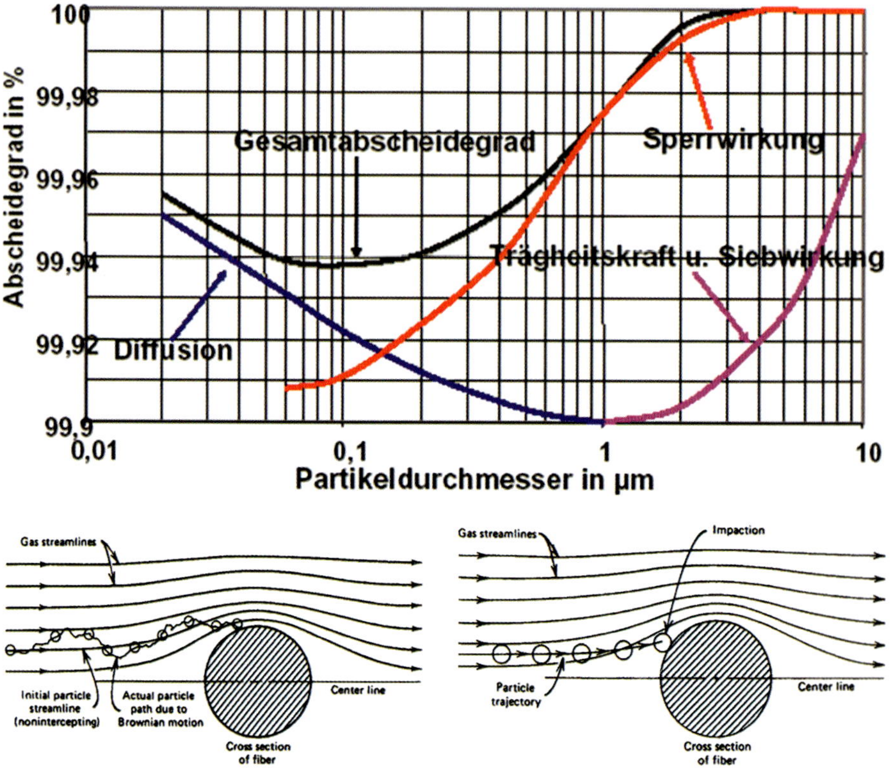

Abbildung 2: Einfluss der Abscheidemechanismen verschiedener Partikelgrößen auf den Gesamtabscheidegrad von Partikelfiltern (HEPA-Filter als Beispiel). Im nanoskaligen Bereich führt die Diffusion (Eigenbewegung der Teilchen) zur Abscheidung an den Filterfasern, größere Partikel werden auf Grund ihrer größeren Massenträgheit im Vergleich zum Gasstrom abgeschieden.

Filterrückhaltevermögen bei Partikeln bestimmter Größe signifikant von der auf das Standard-Größenspektrum der EN 149 bezogenen Leistung abweichen.

Das Rückhaltevermögen des Filtermaterials wird beeinflusst durch die Faserstärke, die Geflechtdichte und die Schichtdicke (Beispiele siehe Abbildung 3). Eine Verbesserung der Abscheidewirkung bedeutet jedoch auch einen erhöhten Atemwiderstand und damit eine höhere physische Belastung des Filtermaskenträgers. Werden die Filtermaterialien mit einem elektrischen Oberflächenpotential ausgestattet, wird dadurch die Filterleistung erhöht bzw. der Atemwiderstand erniedrigt. Die elektrischen Eigenschaften der Fasern können sich im Gebrauch jedoch schnell verschlechtern, vor allem durch Feuchtigkeit. Diese Gefahr kann jedoch durch Ausstattung des Fasermaterials mit hydrophoben Oberflächeneigenschaften verringert werden[2].

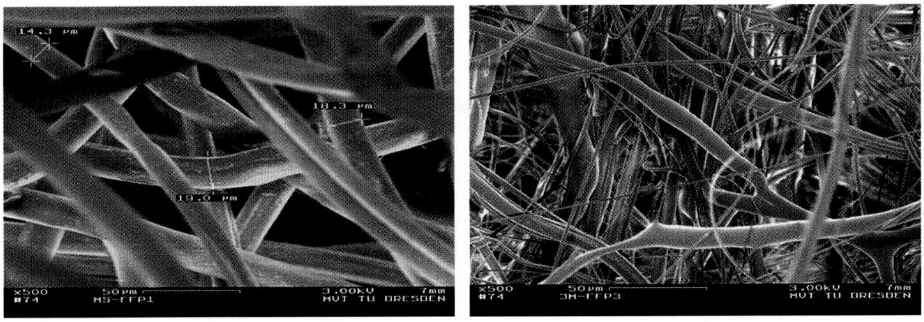

Abbildung 3: Rasterelektronenmikroskopische Aufnahme des Filtermaterials (links FFP1-, rechts FFP3-Maske, die Balken unter den Aufnahmen entsprechen 50 µm)

Zielsetzung

Bisherige Empfehlungen für Filtermasken einer bestimmten Filterklasse gemäß der Norm EN 149 (FFP 1 bis FFP 3) als Schutzmaßnahme gegenüber mikrobiellen Expositionen beruhen unter anderem auf der bisher nicht wissenschaftlich überprüften Annahme, dass die gemäß EN 149 auf die Massenkonzentration bezogene Filterleistung vergleichbar ist mit der auf die Anzahlkonzentration bezogenen. Im Zweifel werden je nach Schwere eines möglichen Gesundheitsschadens der Einsatz von Masken der Klassen FFP 2 oder FFP 3 empfohlen [5]. Es fehlt also die genaue Kenntnis, ob einerseits die Filterleistung der in Frage kommenden Maske nicht tatsächlich geringer ist als angenommen oder ob anderseits auch eine niedriger klassifizierte Maske (mit geringerer Tragebelastung) ausreichende Sicherheit bieten würde.

Den Untersuchungen mit nanoskaligen Bioaerosolen, wie dem Phagen P008 (siehe Abbildung 6), liegt folgende Zielsetzung zu Grunde: Ein Vergleich des Rückhaltevermögens von Partikelfiltrierenden Halbmasken gegenüber luftgetragenen Viruspartikeln mit der Anzahlkonzentration als Basis. Mit den Untersuchungen sollten an Filtermasken der Klassen FFP 1 – 3 Erkenntnisse gewonnen werden bezüglich der Vergleichbarkeit der Filterleistungen innerhalb der einzelnen Filterklassen und bezüglich der Unterschiede zwischen den Filterklassen.

Versuchsstand zur Bestimmung des Rückhaltevermögens von Filtermasken gegenüber Bioaerosolen

Für die Untersuchung von Filtermaterialien und Filtrierenden Halbmasken wurde zunächst von Professor Ripperger und Mitarbeitern in Dresden ein Messstand[4] aufgebaut, mit dem biologisch nicht aktive Partikel von 20 bis 1000 nm aerodynamischem Durchmesser in ihrer Größe und Anzahl bestimmt werden können. Seit Professor Rippergers Wechsel an die Universität Kaiserslautern wurden die Untersuchungen dort weiter geführt. Für die Maskenuntersuchungen mit Bioaerosolen wurde der Versuchsstand in Fulda von Prof. Ahlert und Mitarbeiter

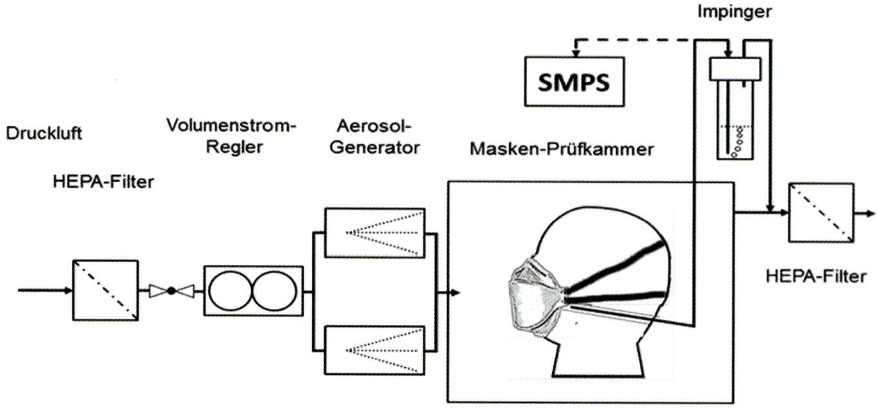

Abbildung 4: Versuchsaufbau für Bioaerosol-Messungen

modifiziert gemäß Abbildung 4. Über die Ergebnisse hinsichtlich luftgetragener Bakterien und Pilzsporen wurde bereits 2011 am gleichen Ort berichtet[6], Im Folgenden werden die Ergebnisse für Bioaerosole im Größenbereich von Viren (20 bis 300 nm) dargestellt.

Der Versuchsaufbau (4) besteht im Prinzip aus folgenden Elementen: Über einen Druckregler wird gereinigte und mikroorganismenfreie Druckluft zwei parallel betriebenen Collision Zerstäubern zugeführt, die aus der Flüssigphase ein Virenaerosol-Luftgemisch generieren.

Die Zerstäubung der Virensuspension erfolgt nach dem Venturi-Prinzip, wie in Abbildung 5 schematisch dargestellt. Der in der Düse erzeugte Aerosolstrom wird gegen eine Prallfläche gelenkt.

Auf Grund der Massenträgheit können größere Tröpfchen dem Luftstrom nicht

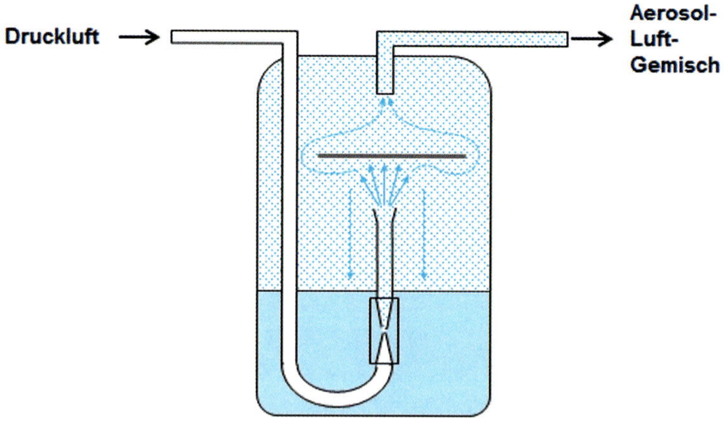

Abbildung 5: Prinzip der Generierung eines Virenaerosols aus der Flüssigphase nach dem Venturi-Prinzip

folgen und tropfen nach dem Aufprall in die Partikelsuspension zurück. Partikel in der Größenordnung der Viren werden auf Grund ihrer geringen Trägheit mit dem Luftstrom um die Prallfläche herum geleitet und aus dem Zerstäuber geführt.

Das mit den Zerstäubern erzeugte Bioaerosol-Luftgemisch wird homogen in einer Maskenprüfkammer verteilt. Ein Prüfkopf gemäß EN 149 in der Kammer enthält eine Bohrung von hinten nach vorne unter den Nasenbereich des Kopfes. Durch diese Bohrung ist ein nach außen abgedichteter Schlauch geführt, der zum Absaugen des Aerosol-Luftstromes für die Partikelmessung dient, und zwar entweder

- ohne Filtermaske zur Bestimmung der Ausgangs-Partikelkonzentration in der Prüfkammer oder
- bei aufgesetzter Filtermaske zur Messung der Partikelkonzentration im Maskeninnenraum.

Zur Bestimmung des Rückhaltevermögens der Filtermasken gegenüber den luftgetragenen Viren wird mittels Impinger-Verfahren die Phagenaerosolkonzentration in der Prüfkammer (siehe Abbildung 4, ohne aufgesetzte Filtermaske) bzw. im Maskeninneren (mit aufgesetzter Filtermaske) bestimmt[8], [9].

Rückhaltevermögen von Filtermasken gegenüber luftgetragenen Viruspartikeln

Als Testorganismus wird aus Sicherheitsgründen anstelle eines humanpathogenen Virus ein Bakterienvirus verwendet, der die gleichen Kriterien wie ein Virus erfüllt[7]: Bakteriophage P008, ein Phagenstamm, der sich nur in Kombination mit dem spezifischen Wirtsbakterium Lactococcus lactis vermehren kann.

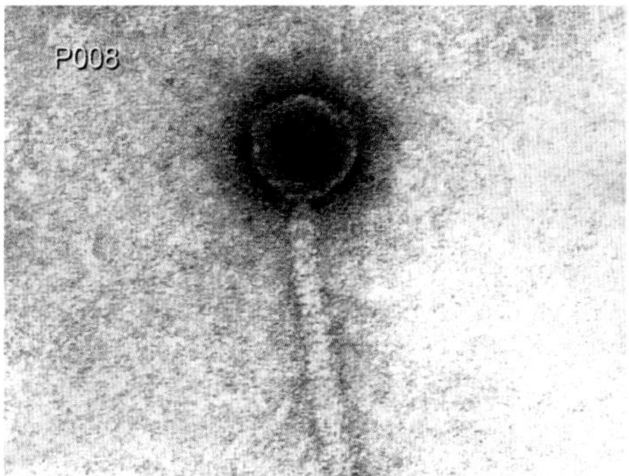

Abbildung 6: Phage P008. Balken für Größenvergleich entspricht 50 nm. © H.-W. Ackermann, Department of Biochemistry and Microbiology, Laval University, Quebec, Canada, mit freundlicher Genehmigung

Für die Untersuchungen kommen Filtermasken der Filterklasse FFP 1, FFP 2 und FFP 3 von vier marktüblichen Herstellern zum Einsatz und - zum Vergleich - 2 unterschiedliche Typen von Mund-Nasen-Schutz (sogenannte OP-Masken). Das Rückhaltevermögen der Filtermasken wird bestimmt aus der jeweiligen Differenz zwischen der Anzahlkonzentration in der Prüfkammer und der Konzentration der in die Masken penetrierenden Partikel. Zusätzlich wird der Anteil der Leckage an den Dichtungsrändern der Filtermasken bestimmt, indem die Kon-

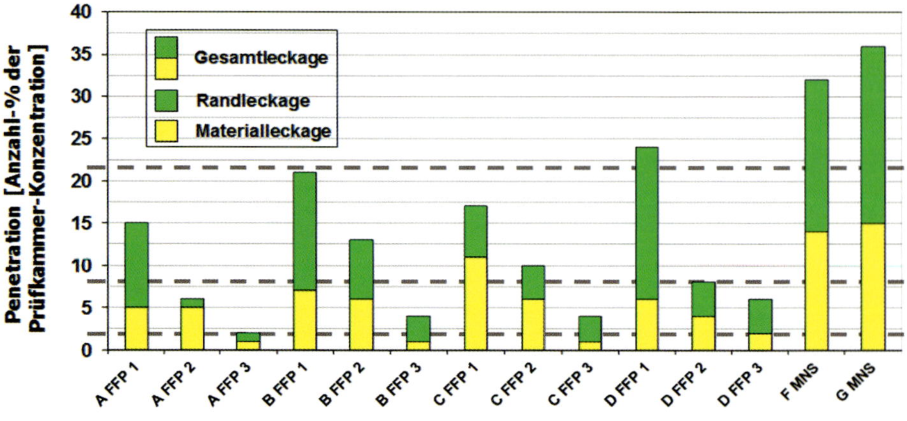

Abbildung 7: Penetration der Phagen aus dem Aerosol-Luftstrom in Atemfiltermasken bzw. OP-Masken (Mund-Nasen-Schutz) auf dem Prüfkopf. Die Maskenhersteller werden anonymisiert als A, B, C und D bezeichnet; getestet wurden jeweils Masken der Filterklassen FFP 1, FFP 2 und FFP 3 mit und ohne Berücksichtigung der Randleckage. Die gestrichelten Linien entsprechend 2%, 8% und 22% deuten die Penetrationsgrenzen bezüglich der relativen Massenkonzentration des NaCl-Aerosolspektrums gemäß den Kriterien der EN 149 für die drei Filterklassen an. 100% entsprechen der Ausgangskonzentration von 2 x 10^8 Phagen/ml.

zentration jeweils bei gemäß den Herstellerangaben auf den Prüfkopf aufgesetzten Masken (ergibt die Gesamtleckage) und nach Abdichten der Maskenränder am Prüfkopf mit Klebeband (zur Bestimmung der Materialleckage) gemessen wird.

Zu Vergleichszwecken werden in Abbildung 7 auch die Maximalgrenzen für die entsprechend der EN 149 akzeptable »Partikeldurchlässigkeit« der Masken angedeutet. Diese in der Norm genannten Grenzen gelten jedoch für ein anderes Bezugssystem (gesamtes Größenspektrum von NaCl-Aerosol, gemessen als Massenkonzentration) und werden für die hier bestimmte Anzahlkonzentration von Phagenpartikeln nur zum Vergleich verwendet. Es kann daraus jedoch nicht abgeleitet werden, in wie weit die Filtermasken die Kriterien der Norm erfüllen oder nicht.

Die in Abbildung 7 dargestellten Unterschiede in der Leistungsfähigkeit der Filtermasken der verschiedenen Filterklassen sind –unabhängig vom jeweiligen Hersteller – deutlich zu erkennen. Jedoch auch innerhalb der Filterklassen gibt es im Vergleich der Produkte der vier Hersteller signifikante Unterschiede. Diese sind durch die unterschiedlichen Bauformen, Randabdichtungen und auch durch unterschiedliche Eigenschaften der Maskenmaterialien zu erklären.

Die zum Vergleich getesteten Mund-Nasenschutz-Produkte sind zwar bezüglich ihrer Materialeigenschaften in etwa mit einer FFP-1-Maske vergleichbar, erreichen aber vor allem auf Grund ihrer schlechteren Randabdichtung nicht das Leistungsvermögen einer Filtermaske.

Schlussfolgerungen

Die Ergebnisse zeigen, dass ein Bioaerosol aus Viren mittels Collision Zerstäuber hergestellt werden kann, um die Leistungsfähigkeit von Atemfiltermasken unter Laborbedingungen zu testen.

Zur quantitativen Bestimmung lebensfähiger Biopartikel eignet sich das Impinger Verfahren (siehe dazu auch [8]). Alternativ stellt die Bestimmung der Biopartikel mittels PCR (Polymerase-Ketten-Reaktion) ein schnelles und effektives Nachweisverfahren dar [8], [9].

Moderne partikelfiltrierende Halbmasken sind zumindest in der Filterklasse FFP 3 als sehr leistungsfähiger Atemschutz gegenüber Biopartikeln im Größenbereich von Viren anzusehen. Die Klassifizierung nach der Norm EN 149 stellt allerdings kein geeignetes Kriterium dar, um die optimal geeignete Filtermaske für diese Partikelgröße auszuwählen, da die Masken innerhalb der Filterklassen signifikante Abweichungen bezüglich ihrer Rückhalteleistung gegenüber Viren aufweisen.

Eine baldige Standardisierung der Messverfahren zur Bestimmung der Anzahlkonzentration sollte angestrebt werden, um Prüfergebnisse vergleichbar zu machen. Dann könnten auch Anforderungen an die Eignung von Filtermasken gegenüber luftgetragenen Viren Eingang in die betreffende Normung finden.

Danksagung

Die hier präsentierten Untersuchungen entstammen einem Forschungsprojekt folgender Kooperationspartner:

- FSA Forschungsgesellschaft für angewandte Systemforschung und Arbeitsmedizin e.V. Mannheim (Prof. Radandt, Prof. Grieshaber)
- BGN Berufsgenossenschaft Nahrungsmittel und Gastgewerbe Mannheim (Dr. Müller)
- IFA Institut für Arbeitssicherheit der Deutschen Gesetzlichen Unfallversicherung St. Augustin (Prof. Blome)

Partikelmesstechnik-Untersuchungen:

- Prof. Ripperger, jeweils Institut für Verfahrenstechnik der Universitäten Dresden und Kaiserslautern (Dresden: Herr Hillemann, Dr. Stintz, Kaiserslautern: Herr Niklas, Herr Voigt) und IFA (Herr Hellmann)

Mikrobiologische Untersuchungen

- Prof. Ahlert, Fachbereich Lebensmitteltechnologie, Hochschule Fulda (Herr Helmke) und BGN (Dr. Sohmen, Dr. Duggal)

Literatur

[1] EN 149: Atemschutzgeräte –Filtrierende Halbmasken zum Schutz gegen Partikeln-Anforderung, Prüfung, Kennzeichnung. Deutsches Institut für Normung 2001

[2] Helmke G, Ahlert B, Müller KW: Herstellung eines Aerosols aus Biopartikeln zur Abschätzung des Rückhaltevermögens von Filtermasken gegenüber Viren. Gefahrstoffe-Reinhaltung der Luft 2012 (72): 489-493

[3] Hinds C W: Aerosol technology: properties, behaviour, and measurement of airborne particles, 2nd edition, Wiley and Sons, 1999

[4] Hillemann L; Helmke G; Ahlert B; Stintz M; Müller, K W; Ripperger S: Prüfung von Atemschutzmasken mit Mikroorganismen-Äquivalentaerosolen. Gefahrstoffe-Reinhaltung der Luft 2006 (66): 383-387

[5] DGUV (Hg.): Benutzung von Atemschutzgeräten. Regel BGR/GUV-R 190 Dez. 2011

[6] Hellmann A., Ripperger S, Müller K W, Berges M, Möhlmann C: Abscheideverhalten von ultrafeinen Stäuben und Nanopartikeln an Atemschutzmasken. In: Prävention von arbeitsbedingten Gesundheitsgefahren und Erkrankungen, 18. Erfurter Tage, 2012, S.137-141. ISBN 978-3-942115-18-6

[7] Klaus S, Krüger D, Meyer J: Bakterienviren. Gustav Fischer Verlag, Stuttgart 1991

[8] Madigan M, Martinko J, Parker J: Brock Mikrobiologie Spektrum Akademischer Verlag, Heidelberg 2001

[9] Friese A, Roesler U, Truyen U: Effizienzvergleich von Sammelgeräten und Methoden zum quantitativen Virusnachweis aus der Luft. Gefahrstoffe-Reinhaltung der Luft, 2012 (72): 379-383

Müdigkeit im Straßenverkehr: Fahrverhalten und pupillographischer Schläfrigkeitstest (PST) – ein Vorschlag für eine Validierungsstudie des PST an sicherheitsrelevanten Fahrfehlern

Michael Geiler · Peter Strohbeck-Kuehner

Ausgangslage

Müdigkeit im Straßenverkehr ist ein weit verbreitetes Phänomen. Eine Fülle von in verschiedenen Ländern durchgeführten Befragungen von Kraftfahrern verdeutlicht die Prävalenz. Einige Daten seien beispielhaft genannt: In Großbritannien gaben 29% der Fahrer an, im letzten Jahr beim Fahren fast eingeschlafen zu sein. Aus Ontario wird berichtet, 60% der befragten Pkw-Fahrer seien schon einmal übermüdet gefahren und 14,5% seien im letzten Jahr »eingenickt« (Vanlaar et al., 2008). Daten aus den USA liegen in ähnlicher Größenordnung: 8 % der Fahrer sind eigenen Angaben zufolge innerhalb der letzten 6 Monate beim Fahren eingenickt oder eingeschlafen (NHTSA, 2003).

Müdigkeit stellt vor allem für LKW-Fahrer ein Problem dar. Etwa die Hälfte der von Ellinghaus & Steinbrecher (2008) befragten Fahrer gab an, beim Fahren schon einmal fast eingeschlafen zu sein. Der ETSC (2001) berichtet von ähnlichen Größenordnungen in anderen europäischen Staaten. Auch aus USA (64 % der Lkw-Fahrer am Steuer schon einmal fast eingeschlafen) und Australien (60 %) sind ähnliche Daten bekannt (van Ouwerkerk,1987). Erhebungen mit dem pupillographischen Schläfrigkeitstest (s. u.) auf Autobahnraststätten in Deutschland ergaben, dass bei 23 % der Lkw-Fahrer und bei 6 % der Pkw-Fahrer eine extrem starke Einschlafneigung vorlag (Weeß et al., 2001). Aus Lettland wurde kürzlich berichtet, dass von den am helllichten Tage im Straßenverkehr untersuchten Fahrern fast ein Drittel schläfrig unterwegs war (Blumfelds, 2012).

»Müdigkeit im Straßenverkehr« ist ein Massenphänomen und stellt daher seit geraumer Zeit ein wichtiges Thema im Bereich der Verkehrssicherheit dar. Offenbar war »Einschlafen am Steuer« schon zu früherer Zeit ein Problem: In einer Unfallverhütungsvorschrift der Fuhrwerksgenossenschaft (gesetzliche Unfallversicherung) vom 24. Juni 1887 heißt es:« Das Schlafen eines Kutschers, solange das von ihm gelenkte Gefährt noch in Bewegung ist, ist verboten.« Zuwiderhandlungen gegen Unfallverhütungsvorschriften wurden nach § 78 des Unfallversicherungsgesetzes vom 6. Juli 1884 mit Geldstrafen geahndet.

Müdigkeit als Unfallursache

In vielen Studien wurde der Frage nachgegangen, welchen Stellenwert Müdigkeit als Unfall(mit-)ursache hat. Je nach Erhebungsmethode resultieren unterschiedliche Angaben (siehe SafetyNet (2009) Fatigue): Nach Polizeistatistiken sind

1–4 % der Unfälle (in NL, UK, USA) müdigkeitsbedingt. Aus Fragebogenstudien (aus UK) resultieren Werte, die zwischen 20 % (auf Autobahnen) und 7 % (innerorts) liegen. Nach den aus den USA bekannten Naturalistic Driving Studies sind 12 % der Unfälle, 10 % der Beinah-Unfälle und 7 % der Verkehrskonflikte durch Müdigkeit bedingt. In–Depth Untersuchungen sehen 20 % der Unfälle auf Autobahnen (UK), 16 % der tödlichen Unfälle (in Finnland) und 20 % der tödlichen Unfälle (in Australien) als durch Müdigkeit bedingt an.

In ähnlicher Größenordnung liegen die Ergebnisse einer vom HUK-Verband bereits 1991 durchgeführten Analyse der tödlichen Unfälle auf Bayerischen Autobahnen (25 %) (Langwieder et al., 1994). Im Stadtverkehr ist etwa jeder 5. Unfall durch Müdigkeit bedingt (ten Thoren et al., 2003). Das US Department of Transportation (2003) gibt an, dass bei 20 – 40 % der Unfälle im gewerblichen Transport Müdigkeit eine wesentliche Unfallursache darstellt. Auch bei anderen Großschadensereignissen (z. B. Tschernobyl, Tanker Exxon Valdez) wurde Müdigkeit als relevante Ursache identifiziert. Bei 21 % der kritischen Ereignisse in der Luftfahrt wurde von Piloten Müdigkeit als mitursächlich genannt (US Department of Transportation, 2003).

Im Tagesgang sind zwei Unfallschwerpunkte bekannt: In den frühen Morgenstunden und am frühen Nachmittag. Bei 42 % der nächtlichen Verkehrsunfälle war Müdigkeit eine wesentliche Unfallursache; bei den Unfällen zwischen 14:00 und 17:00 Uhr war dies bei 11 % der Unfälle der Fall (Evers und Auerbach, 2005).

Die bislang berichteten Zahlen sind kein zwingender Beweis dafür, dass Müdigkeit im Straßenverkehr gefährlich ist. Es könnte ja z. B. der Fall sein, dass müde Fahrer mehr Kilometer zurücklegen und das Unfallrisiko pro gefahrenen Kilometer gleich ist. Daher wurden in entsprechenden Studien die Exposition und andere konfundierende Faktoren kontrolliert. Es ergaben sich deutliche Erhöhungen des Unfallrisikos durch Müdigkeit um den Faktor 4 (Klauer et al., 2005) bzw. 8 (Connor et al., 2001) bzw. 14 (Cummings et al., 2001).

Auch eine von der EU mitfinanzierte Studie kommt zu dem Ergebnis, dass Schläfrigkeit einhergeht mit einem erhöhten Unfallrisiko und dass die Ursachen in einer Kombination von biologischen, arbeitsbezogenen und Lifestyle Faktoren zu suchen sind. Sehr häufig spielen berufliche Anforderungen und dadurch vorgegebene Rhythmen eine wesentliche ursächliche Rolle für das Auftreten von Fahrerschläfrigkeit. Neben jungen Fahrern, Berufskraftfahrern und Fahrern mit Schlafstörungen sind es auch die Schichtarbeiter, die diesbezüglich eine Risikogruppe darstellen (ec.europa.eu/transport/road_safety/specialist/knowledge/pdf/fatigue.pdf).

Begrifflichkeiten

In der Fachliteratur zum Fahrerverhalten und zur Verkehrssicherheit begegnet man verschiedenen Begriffen: Müdigkeit, Schläfrigkeit, Vigilanz, Fatigue, Drowsiness, Ermüdung, Highway Hypnosis. Sie werden ganz unterschiedlich verwendet. In Anlehnung an May und Baldwin (2009) lässt sich zwischen schlafbezogener

Müdigkeit und aufgabenbezogener Müdigkeit unterscheiden. Schlafbezogene Müdigkeit (Schläfrigkeit = Sleepiness) ist durch Schlafmangel und den circadianen Rhythmus entstanden. Schläfrigkeit ist definiert als die Fähigkeit, wach zu bleiben, und nur durch Schlaf reduzierbar.

Aufgabenbezogene Müdigkeit (Fatigue) ist durch externe Einflussfaktoren bedingt (z. B. durch eine Fahraufgabe) und durch Pausen reduzierbar. Bei der aufgabenbezogenen Müdigkeit lässt sich zwischen passiver und aktiver Müdigkeit unterscheiden. Passive aufgabenbezogene Müdigkeit tritt auf bei Unterforderung (z. B. monotone Langstreckenfahrten), aktive aufgabenbezogene Müdigkeit ist das Resultat hoher Beanspruchung (z. B. anspruchsvolle Fahrmanöver bei widrigen Witterungsverhältnissen).

Diese drei Arten von Müdigkeit führen zu Vigilanzabfall, Drowsiness und Highway Hypnosis (siehe Abb. 1).

Drowsiness (»Benommenheit«) ist ein subjektiver / physiologischer Zustand reduzierter Aufmerksamkeit. Vigilanzabfall äußert sich in der Reduzierung der Fähigkeit, auf Reize in der Umwelt zu reagieren. Highway Hypnosis kann bei monotonen, anregungsarmen Autofahrten auftreten. Sie äußert sich in einer Reduzierung des Situationsbewusstseins (driving without awareness). Es können Erinnerungslücken auftreten.

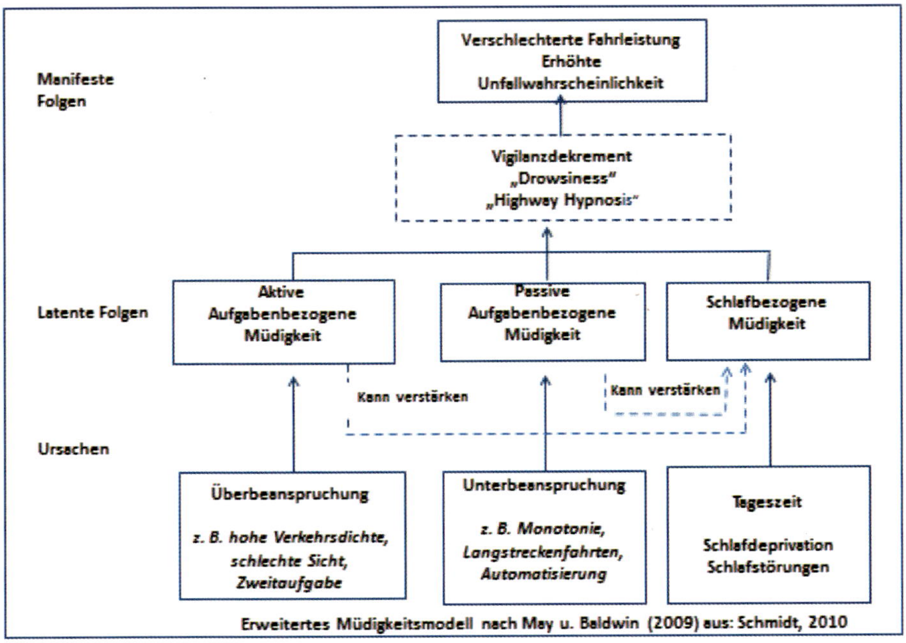

Abbildung 1: Erweitertes Müdigkeitsmodell nach May u. Baldwin (2009), aus: Schmidt, 2010

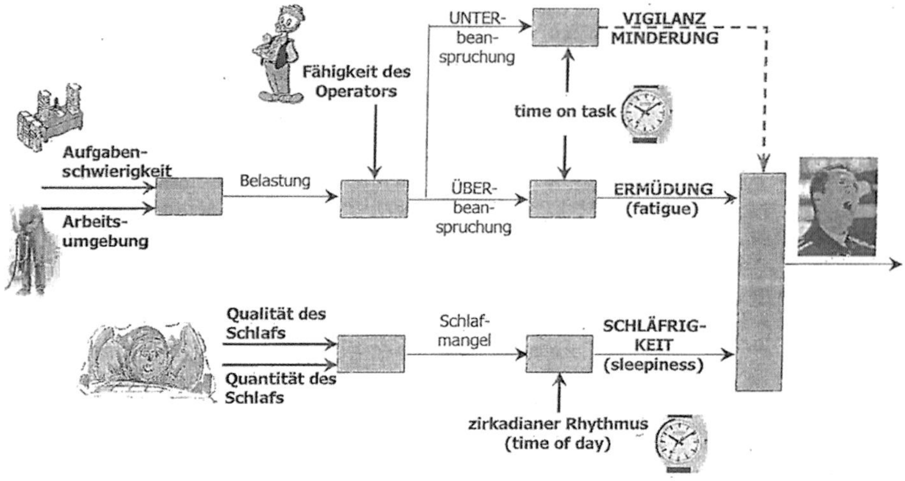

Abbildung 2: Entstehungsfaktoren von Müdigkeit, aus Hargutt (2005)
Ursachen von Müdigkeit: Drei Prozesse spielen eine Rolle: Schläfrigkeit, Ermüdung, Vigilanzminderung, außerdem: Medikamente und Erkrankungen

Manifeste Folgen der Müdigkeit sind: Verlängerung von Reaktionszeiten, Verschlechterung der psychomotorischen Koordination und der Informationsverarbeitung. Aufmerksamkeit wird von der Straße abgezogen, Unlustgefühle und Motivationsabnahme stellen sich ein, es kommt zu Schwierigkeiten auf der Spurführungsebene. Es resultieren schlechtere Fahrleistungen und die Unfallgefahr erhöht sich (auch wenn der Fahrer nicht einschläft).

Auch Hargutt (2005) sieht in ähnlicher Weise bei der Entstehung von Müdigkeit drei Prozesse als bedeutsam an: Schläfrigkeit (durch Schlafmangel und circadianen Rhythmus), Ermüdung (durch Überbeanspruchung bzw. Time on Task) sowie Vigilanzminderung (durch Unterbeanspruchung) (siehe Abb. 2)

Suche nach Müdigkeitswarnern bzw. Fitness-for-Duty Tests

Die Entwicklung von Müdigkeitswarnern bzw. von Fitness-for-Duty Tests ist aus Sicht der Unfallprävention ein wichtiges Anliegen. Durch derartige Testverfahren ließen sich z. B. vor Beginn einer Arbeitsschicht bei Akteuren in gefährdungsrelevanten Bereichen (z. B. bei Piloten, Radarlotsen, Lkw-Fahrern, Schiffsführern) Überprüfungen des Vigilanzniveaus und der Handlungsbereitschaft vornehmen. In Fachkreisen wird die Forderung erhoben (z. B. Walzl et al., 2007), Kontrollinstanzen wie z. B. die Verkehrspolizei mit Mitteln auszustatten, mit deren Hilfe bei Verkehrskontrollen übermüdete Fahrer identifiziert werden könnten (vergleichbar den Alkoholkontrollen).

»Wünschenswert wäre ein Instrument zur Erfassung von Müdigkeit, das es den Kontrollinstanzen (Polizei, Bundesamt für den Güterverkehr) erlaubt, schnell und kostengünstig eine Überprüfung des aktuellen Vigilanz Zustandes des Fahrers vor Ort vorzunehmen« (Evers und Auerbach, 2005). Auch auf politischer Ebene gewinnt das Müdigkeitsthema an Bedeutung. In das Verkehrssicherheitsprogramm des Bundesministeriums für Verkehr, Bau und Stadtentwicklung (2011) wurden entsprechende Präventionsziele aufgenommen. Es wird dort gefordert, Maßnahmen gegen müdigkeitsbedingte Unfälle sowie medizinische anerkannte und justiziable Grenzwerte für Schläfrigkeit zu ermitteln.

Dem Thema »Fitness for Duty« kommt auch in der Arbeitsmedizin wegen der gesundheitlichen Auswirkungen von Schicht- und Nachtarbeit große Bedeutung zu. Fitness-for-Duty Testverfahren könnten nicht nur im Verkehrssicherheitskontext, sondern auch in der arbeitsmedizinischen Diagnostik und Beratung Anwendung finden. Schließlich ist das Thema auch für die Unfallforschung der Träger der Gesetzlichen Unfallversicherung relevant. Objektive, reliable und valide Messungen würden die Erarbeitung differenzierterer Erkenntnisse über Zusammenhänge zwischen Ermüdung und Arbeitsunfällen ermöglichen.

Der Pupillographische Schläfrigkeitstest (PST)

Die Suche nach entsprechenden Verfahren führte u. a. zur Entwicklung des Pupillographischen Schläfrigkeitstests (PST)[1]. Auf dem Markt befindet sich u. a. der F2D Pupillograph der Firma AMTech. Das Gerät ist für den mobilen Einsatz konzipiert und in 2 tragbaren Koffern untergebracht. Es ist sowohl im Labor, in der Praxis und im klinischen Betrieb sowie gleichermaßen im Feldbetrieb einsetzbar. Die untersuchte Person blickt durch eine Videobrille und fixiert einen schwach leuchtenden Lichtpunkt. Über einen Zeitraum von max. 11 Minuten werden die Schwankungen des Pupillendurchmessers gemessen. Das Gerät errechnet daraus den Pupillenunruheindex (PUI); dieser Parameter ist nach verschiedenen Autoren (z. B. Wilhelm et al., 2008) ein Indikator für die zentralnervöse Aktiviertheit (»Schläfrigkeit«): Bei abnehmender Aktiviertheit kommt es zu spontanen Oszillationen des Pupillendurchmessers. In bislang vorliegenden Arbeiten zum PST wird der Pupillenunruheindex PUI als objektives, reliables und valides Maß für »Schläfrigkeit« bezeichnet (Wilhelm et.al.2008, Weeß et al., 2001, Grellner et al., 2005). Spezifität und Sensitivität des Verfahrens seien hoch (z. B. Golz, 2010). Kritiker des PST sehen im PUI weniger einen Indikator für Schläfrigkeit, sondern eher eine sich kurzfristig einstellende Reaktion der Person auf die monotone Untersuchungssituation. Inwieweit der Pupillenunruheindex eine Vorhersage des Fahrverhaltens ermöglicht, ist unklar. Denn Studien, in denen Zusammenhänge

1 Weitere Ansätze zur Müdigkeitsmessung / Fahrerzustandserkennung sind: Kopfhaltung (Hartley et al., 2000), Lidschlussverhalten (PERCLOS = Percentage eyes closed): Anteil der Zeit während der das Lid mindestens 80 % der Pupille bedeckt) (Dinges und Grace, 1998); EEG: Alpha Spindelrate und Spindeldauer; Gleichgewicht (Posturographie) (Sargent et al.,2012); akustische Stimmanalyse (Krajewski et al., 2007); Lenkverhalten, Lenkwinkel Änderung, Spurhaltegüte (Attention Assist); Thermographie (Hauttemperaturveränderungen). Systeme im Fahrzeug, die den Zustand des Fahrers erkennen, haben möglicherweise das Problem, dass der Fahrer daran adaptiert, länger als verantwortbar fährt und die Warnungen des Systems ignoriert. Außerdem erfolgt die Warnung evtl. zu spät, etwa erst dann, wenn der Fahrer bereits eingeschlafen ist.

zwischen PUI-Werten und dem Verhalten bei der Nutzung eines Kraftfahrzeuges im realen Straßenverkehr im Focus standen, sind bislang nicht bekannt.

Zielsetzung der Untersuchung

In der Studie soll der Frage nachgegangen werden, ob und inwieweit Schläfrigkeit direkte Auswirkungen auf das konkrete Fahrverhalten hat. Während sich verschiedene Arbeiten mit den Auswirkungen von Schläfrigkeit während monotoner Langstreckenfahrten (auf Autobahnen oder im Simulator) beschäftigten, soll diese Studie die Auswirkungen auf das Verhalten bei kürzeren Fahrten und insbesondere auch bei Fahrten innerorts und auf Landstraßen untersuchen. Dies hat den Vorteil, dass so ein reales Abbild von Heimfahrten nach der Arbeit geschaffen wird und dadurch eine bessere Risikoabschätzung für Wege zwischen Wohnung und Arbeitsplatz möglich ist. Monotone Langstreckenfahrten auf Autobahnen stellen im Regelfall nicht den alltäglichen Arbeitsweg von Beschäftigten dar.

Zudem soll der Frage nachgegangen werden, ob das Messgerät (F2D Fit-for-Duty Test) für die Erfassung von Schläfrigkeit hilfreich ist um entsprechende Leistungs- und Fahrdefizite zu diagnostizieren. Insofern soll die Studie einen Beitrag zur Validierung des PST an sicherheitsrelevanten Fahrfehlern (und somit Unfallwahrscheinlichkeiten) leisten und somit, außer zur Beratung von betroffenen Schichtarbeitern, auch zur Grenzwertdiskussion beitragen (welcher PUI-Wert ist noch akzeptabel? Ab welchem Wert sollte nicht mehr gefahren werden dürfen?)

Außerdem sollen subjektive Einschätzungen des Vigilanzstatus sowie Vigilanzleistungen im Labor erhoben und mit den PUI-Werten abgeglichen werden. Die Ergebnisse geben nicht nur Hinweise auf die Fahrtüchtigkeit, sondern ganz allgemein auf die Leistungsfähigkeit nach einer durchwachten Nacht (Nachtschicht). Sie sind nicht nur hinsichtlich der Verkehrssicherheit relevant. Auf Basis der Befunde kann eine Beratung betroffener Schichtarbeiter erfolgen.

Letztlich geht es in der Studie um die Frage, ob und inwieweit der PST als Fitness-for-Duty Test verwendbar und zur individuellen Diagnostik von Ermüdung oder ermüdungsähnlichen Zuständen geeignet ist. Insofern ist die Studie nicht nur auf den Bereich der Verkehrssicherheit bezogen.[2]

Methodisches Vorgehen

Anzuwerbende Probanden (N = 50) nehmen freiwillig zweimal an einer standardisierten Fahrverhaltensbeobachtung (FVB) teil (nach Schubert und Wagner,

2 Ermüdung spielt in der Arbeitswelt eine große Rolle. Es steht außer Frage, dass mit Ermüdung negative Folgen für Gesundheit und Sicherheit einhergehen. Dazu zählen erhöhte Fehlerraten und gesundheitliche Beeinträchtigungen. Bei Schichtarbeitern sind signifikante Zusammenhänge zwischen Ermüdung und (tödlichen) Unfällen bzw. Gesundheitsbeeinträchtigungen belegt. Zahlreiche Studien (z.B. Nachreiner, 2001; Nachreiner et al., 2000; Wirtz et al., 2009) haben Zusammenhänge zwischen Länge der Arbeitszeit, Schichtlage und Ermüdung nachgewiesen und auch die jeweiligen Auswirkungen auf das Unfallgeschehen und die körperliche und psychische Gesundheit aufgezeigt. Finesst-for-Duty Test-Verfahren könnten nicht nur im Verkehrssicherheitskontext, sondern auch in der arbeitsmedizinischen Diagnostik und Beratung (z. B. bei Schicht- und Nachtarbeitern im Dienstleistungsbereich wie etwa in der Gastronomie) Anwendung finden.

2003) und zwar einmal mit Schlafentzug (d. h. nach einer Nachtschicht), einmal ohne Schlafentzug in der vorangegangenen Nacht. Die Fahrstrecke und die darauf bezogenen Beobachtungsbögen wurden von der Begutachtungsstelle für Fahreignung (Institut für Rechts- und Verkehrsmedizin, Universität Heidelberg) vor geraumer Zeit als Instrumente zur Fahreignungsdiagnostik festgelegt und teststatistisch überprüft. Die Fahrstrecke (35 km, benötigte Fahrzeit ca. 1 Stunde) umfasst Innenstadtbereiche, Hauptverkehrsstraßen, Gebiete zwischen Ortschaften und einen kurzen Autobahnabschnitt im Großraum Heidelberg. Es wird angestrebt, Schichtarbeiter als Untersuchungsteilnehmer zu gewinnen, nach Möglichkeit solche aus der Industrie und Gastronomie. Sollten aus Industrie und Gastronomie geeignete Probanden in ausreichender Anzahl nicht rekrutiert werden können, kämen Nachtarbeiter auch aus anderen Bereichen in Betracht (z. B. Gesundheitswesen, Polizei). Durch den Schlafentzug sollen hohe PUI- Werte induziert werden. Die Festlegung der Reihenfolge der Versuchsbedingungen (FVB mit/ohne vorherigen Schlafentzug) erfolgt nach dem Zufallsprinzip. Die Erhebung folgender Daten ist beabsichtigt:

- Einfache medizinische Anamnese.
- Standardisierte Fahrverhaltensbeobachtung: Registrierung des Fahrverhaltens mit standardisiertem Beobachtungsbogen: An 72 festgelegten Messpunkten werden vorher genau definierte Verhaltensweisen registriert (z. B. das Überfahren einer durchgezogenen Linie). Beurteilt werden die Dimensionen »Orientierungsleistung«, »Aufmerksamkeit- und Konzentrationsfähigkeit«, »Risiko bezogene Selbstkontrolle« sowie »Handlungszuverlässigkeit« (Strohbeck – Kuehner und Geiler, 2010).
- Vor und nach jeder Fahrt: PST (pupillographischer Schläfrigkeitstest mit dem F2D der Firma AMTech).
- Skalen zur Überprüfung der Schlafqualität und des Schlaftypus (z. B. KSS, SSS).
- Vigilanz (z. B. Tracking-Test, Wiener-Test-System ggf. Flimmerverschmelzungsfrequenz).

Die Fahrten erfolgen in einem Fahrschulfahrzeug unter Anwesenheit eines mit der Durchführung von standardisierten Fahrten vertrauten Fahrlehrers sowie eines Verkehrspsychologen, der die Verhaltensbeobachtung durchführt. Ein Abbruch der Fahrt ist jederzeit auf Wunsch des Probanden möglich oder auch durch den Fahrlehrer/Verkehrspsychologen, wenn die Weiterfahrt aufgrund extremer Fahrfehler aus Gründen der Verkehrssicherheit nicht mehr vertretbar erscheint.

Ausschlusskriterien sind: Akuter Einfluss psychoaktiver Substanzen (Alkohol, Drogen), aktivierende oder sedierende Medikation sowie stimulierende Getränke in der durchwachten Nacht und vor der Fahrverhaltensbeobachtung, schlafbezogene Erkrankungen, Schlafapnoe.

Die Zustimmung der Ethik-Kommission der Universität Heidelberg ist unverzichtbare Voraussetzung für die Durchführung der Studie.

Da von den Versuchspersonen eine hohe Mitarbeitsbereitschaft erwartet werden muss (durchwachte Nacht, zweimalige Durchführung von Fahrverhaltensbeobachtungen und Teilnahme an Laboruntersuchungen) ist eine angemessene finanzielle Entschädigung vorzusehen.

Zu erwartender Nutzen

Die Studie ermittelt einen ggf. bestehenden Einfluss von »Schläfrigkeit« auf die Leistungen beim Steuern eines Pkw im Realverkehr. Sie ermöglicht somit einen Einblick in die Fahrsituation von z.B. Schichtarbeitern, die sich nach durchwachter Nacht auf dem Weg nach Hause befinden. Dadurch ist die Möglichkeit eröffnet, Notwendigkeit und Bedarf verkehrssicherheitsbezogener Präventionsmaßnahmen bei Beschäftigtengruppen mit Nachtarbeit abzuschätzen.

Außerdem trägt die Untersuchung zur Validierung des PST bei. Eine Validierung wird in der Literatur gefordert. »Vor einer breitflächigen Anwendung des PST zur Erkennung von einschlafgefährdeten Berufsfahrern im Rahmen von Verkehrskontrollen ist die wissenschaftliche Untermauerung justiziabler Grenzwerte bzw. die Validierung des PST anhand der tatsächlichen Fahrleistung notwendig« (Wilhelm, 2012). Falls Schlafentzug zu erhöhten PUI-Werten führt und falls die PUI-Werte in Relation zu den Fahrleistungen bei der standardisierten Fahrverhaltensbeobachtung und den Vigilanz Leistungen im Labor stehen, wäre man einem Fitness-for-Duty Test entscheidend näher gekommen. Von der Untersuchung kann ein Beitrag zur verbesserten Beurteilung der inhaltlichen Aussagekraft des PUI erwartet werden. Nicht zuletzt erleichtern die bei der Verwendung des Messgerätes F2D gewonnenen Erfahrungen seinen zukünftigen Einsatz in anderen Praxisfeldern (Müdigkeitsmessungen z. B. bei Schicht-Nachtarbeitern; Vigilanzmessungen bei anderen Überwachungs- und Steuertätigkeiten).

Ein valider Fitness-for-Duty Test wäre weiterhin ein Hilfsmittel für die (arbeitsmedizinische) Beratung bei der Aufstellung von Schicht-, Dienst- und Einsatzplänen. Außerdem stünde ein Instrument zur Beurteilung der Wirksamkeit von Interventionsmaßnahmen (sicherheitsbezogen, gesundheitsbezogen) zur Verfügung. Er ließe sich auch bei Vorsorge- und Eignungsuntersuchungen z. B. bei der Diagnose schlafbezogene Erkrankungen wie Schlafapnoe einsetzen. So ist entsprechend Anlage 4 der Fahrerlaubnisverordnung ein Kraftfahrer mit Schlafapnoe nur dann fahrgeeignet, wenn bei ihm keine messbar erhöhte Tagesschläfrigkeit vorliegt und die Erkrankung therapiert wird. Ein valider PST könnte also in der arbeits- und verkehrsmedizinischen Diagnostik, in der Therapiekontrolle und in der Beratung von Schicht- und Nachtarbeitern eingesetzt werden.

Es besteht die Möglichkeit, dass sich höhere Schläfrigkeitswerte auf die Leistung in der Fahrverhaltensbeobachtung in eher städtisch geprägten Verkehrssituationen nicht auswirken. In einem solchen Verkehrsumfeld bestehen keine monotonen, anregungsarmen Fahrsituationen, anders als z.B. bei längeren Autobahnfahrten – vor allem des Nachts. Ein derartiger Befund könnte zu einer differenzierteren Betrachtungsweise der Auswirkungen von Schläfrigkeit auf die Verkehrssicherheit in Abhängigkeit von der Fahrstrecke führen.

Ausblick

Die theoretischen Vorarbeiten zur Studie wurden in 2010 durchgeführt, mit dem empirischen Teil der Datenerhebung sollte in 2011 begonnen werden. Die in dieser Zeit erfolgten personellen Veränderungen in der Leitung des Geschäftsbereiches Prävention und in der Hauptgeschäftsführung der BGN verhinderte die Aufnahme der Arbeiten. Ob und unter welchen Voraussetzungen die Untersuchung in absehbarer Zukunft realisiert werden kann, ist zum gegenwärtigen Zeitpunkt nicht abschätzbar.

Literatur

Blumfelds, L.: Schläfrige Kraftfahrer am Steuer – auch ein Problem für Lettland? In: Blutalkohol, Vol. 49 No 5. September 2012, Jahrgang 2012, Sup II – 36 ff

Bundesministerium für Verkehr, Bau und Stadtentwicklung. Verkehrssicherheitsprogramm 2011

Connor, J., Whitlock, G., Norton, R. & Jackson, R (2001) The role of driver sleepiness in car crashes: a systematic review of epidemiological studies Accident Analysis and Prevention, 33, 31 – 41

Cummings, P., Koepsell, T.D.; Moffat, J.M. & Rivara, F.P. (2002) Drowsiness, counter-measures to drowsiness, and the risk of a motor vehicle crash. Injury Prevention, 7, 194 – 199

Dinges, D. F./Grace, R. (1998), PERCLOS: A valid psychophysiological measure of alertness as assessed by psychomotor vigilance (No. FHWA-MCRT-98-006). US Department of Transportation: Federal Highway Administration

Ellinghaus, D./Steinbrecher, J.: Lkw im Straßenverkehr. Eine Untersuchung über die Beziehungen zwischen Lkw- und Pkw-Fahrern. Uniroyal-Verkehrsuntersuchung Nr. 27, Köln/Hannover 2002

ETSC (European Transport Safety Council): The Role of Driver Fatigue in Commercial Road Transport Crashes, Brüssel 2001

Evers, C./Auerbach, K.: Verhaltensbezogene Ursachen schwerer Lkw-Unfälle. Berichte der Bundesanstalt für Straßenwesen, Reihe Mensch und Sicherheit, Heft M 174. Wirtschaftsverlag NW, Bremerhaven 2005

Golz, M./Sommer, D./Schnupp, T./Heinze, C.: Messung von Schläfrigkeit: PUI im Vergleich mit anderen Methoden. 6. Gemeinsames Symposium der Deutschen Gesellschaft für Verkehrsmedizin und der Deutschen Gesellschaft für Verkehrspsychologie, Tübingen, 1. – 2. Oktober 2010

Grellner, W./Kruchten, U./Georg, T.: Müdigkeit und Gefahr des Sekundenschlafs am Steuer nach einer Nachtdiensttätigkeit. Kongressbericht 2005 der Deutschen Gesellschaft für Verkehrsmedizin e. V., 33. Jahrestagung, Bonn, 10. bis 12. März 2005. Berichte der Bundesanstalt für Straßenwesen M 171

Hargutt, V.: CBT »Todmüde? – ohne mich!« Begleitmaterial für Ausbilder und Lehrgangsteilnehmer zur inhaltlichen Vor- und Nachbereitung. Deutscher Verkehrssicherheitsrat, Bonn 2005

Hartley, L/Horberry, T./Mabbott, N./Krüger, G. P. (2000). Review of fatigue detection and prediction technologies, National Road Transport Commission

Klauer, S. G.: The «100 Car« Study: A Pilot for Large-Scale Naturalistic Driving Research http://onlinepubs.trb.org/onlinepubs/shrp2/SafetySym_Klauer.pdf Aufgerufen am 24.01.2013

Krajewski, J./Gundel, A./Wilhelm, B./Kröger, B (2007). Akustische Schläfrigkeitsmessung. In: Jenewein, K. (Hrsg.), Kompetenzentwicklung in realen und virtuellen Arbeitssystemen. Dortmund : GfA-Press

Langwieder, K./Sporner, A./Hell, W.: Struktur der Unfälle mit Getöteten im Freistaat Bayern im Jahr 1991. Ein Beitrag zur Analyse des Unfallgeschehens. Büro für Kfz-Technik des HUK Verbandes

May, J. F./Baldwin, C. L.: Driver fatigue: The importance of identifying causal factors of fatigue when considering detection and countermeasure technologies. In: Transportation Research Part F. 12 (2009) 218 – 224

Nachreiner , F., 2001. Time on task effects on safety. J. Hum. Ergol. (Tokyo) 30, 97 – 102

Nachreiner, F./Akkermann, S./Haenecke, K.: Fatal accident risk as a function of hours into work. In: Hornberger, S./Knauth,P./Costa, G./Folkard, S. (eds.): Shiftwork in the Century. Challenges for Research and Practice. Peter Lang Verlag. Frankfurt /M. 2000

NHTSA (National Highway Traffic Safety Administration): National Survey of Distracted and Drowsy Driving. Attitudes and Behaviour. Washington D.C. 2003

SafetyNet (2009) Fatigue. http://ec.europa.eu/transport/road_safety/specialist/knowledge/pdf/fatigue.pdf Aufgerufen am 23.01.2013

Sargent, C./Darwent, D./Ferguson, S. A./Roach, G.: Can a simple balance task be used to assess fitness for duty? In: Accident Analysis and Prevention 455 (2012) 74 – 79

Schmidt, E. A.: Die objektive Erfassung von Müdigkeit während monotoner Tagfahrten und deren verbale Selbsteinschätzung durch den Fahrer. Inauguraldissertation zur Erlangung des Doktorgrades der Mathematisch – Naturwissenschaftlichen Fakultät der Heinrich-Heine-Universität Düsseldorf. Juni 2010

Strohbeck-Kuehner und Geiler: Kombinierte Sicherheits- und Ökotrainings. Auswirkungen auf Einstellungen und das Fahrverhalten von Kraftfahrern. Z .f. Verkehrssicherheit 56 (2010) Nr.4,S.199

ten Thoren, C./Gundel, A.: Müdigkeit als Unfallursache im Stadtbereich – eine Befragung von Unfallbeteiligten. In: Somnologie, 7, 2003 S. 1 – 9

U.S. Department of Transportation Research and Special Programs Administration. Commercial Transportation Operator Fatigue Management Reference July 2003

Vanlaar, W./Simpson, H./Mayhew, D./Robertson, R.: Fatigued and drowsy driving: A survey oft attitudes, opinions and behaviors. In: Journal oft Safety Research, 3, 39, 2008, S. 303 – 309

Van Ouwerkerk, F. (1987) Relationships between road transport working conditions, fatigue, health and traffic safety. Report VK 87-01. Traffic Research centre, Netherlands, Haren

Walzl, M: Schläfrig am Steuer? Puppillometrische Untersuchungen an Pkw-Lenkern. Zbl. Arbeitsmed. 58 (2008), S. 130 – 141

Walzl, M./Hagen, R./Prummer, K.: Puppillometrische Untersuchungen auf Schläfrigkeit bei Berufskraftfahrern. Zbl. Arbeitsmed. 57 (2007) S. 349 – 364

Weeß, H. G./Binder, R./Grellner, W./Lüdke, H./Wilhelm, B./Steinberg, R.: Verkehrsgefährdung infolge Schläfrigkeit am Steuer – Eine Untersuchung auf einer deutschen Bundesautobahn. In: Somnologie, 5 (Suppl. 2), 2001, S. 58

Wilhelm, B.: Pupillografie zur Messing von Fahrerschläfrigkeit. In: Klin Monatsbl Augenheilkd, 2008, 225,791 – 798

Wilhelm, B.: Tagesschläfrigkeit und Verkehrssicherheit. Z. f. Verkehrssicherheit 58 (2012) Nr. 1, S. 35

Williamson, A./Lombardi, D. A. /Folkard, S./Stutts, J./Courtney, T. K./Connor, J. L.: The Link between fatigue and safety. In: Accident Analysis and Prevention 43 (2011) 498 – 515

Wirtz, A./Nachreiner, F.: Gesundheitliche Effekte langer Arbeitszeiten. In: Bundesanstalt für Arbeitsschutz und Arbeitsmedizin (Hrsg.). Nutzerpotentiale von Beschäftigtenbefragungen. Workshop vom 20. Februar 2008 in Dortmund. S. 104 – 117. Dortmund/Berlin/Dresden 2009

Arbeitspsychologische Bewertung der individuellen Warnung für den Hochrisikobereich »Gleisbau«

Juliane Manteuffel

Einleitung

Bei Arbeiten an und in der Nähe von Gleisanlagen bestehen Gefährdungen durch bewegte Schienenfahrzeuge und stromführende Leitungen. Die Gefahr mit dem höchsten Gefährdungspotenzial bei Arbeiten im Gleisbereich stellt der Eisenbahnbetrieb dar. Für alle Arbeiten, bei denen Personen, Maschinen oder Geräte im Gleisbereich eingesetzt werden oder in den Gleisbereich hineingeraten können, sind Sicherungsmaßnahmen zum Schutz vor den Gefahren des Bahnbetriebs erforderlich. Dies gilt sowohl für Gleisbauarbeiten als auch für Arbeiten in Gleisnähe. Die Sicherungsmaßnahmen haben eine unterschiedliche Reichweite bzw. Wirksamkeit und müssen im Einzelfall, auf Grundlage einer Gefährdungsbeurteilung, festgelegt werden.

Warnsysteme – akustische Warnsysteme bei Arbeiten im Gleisbereich – sind nur ein Teil der möglichen Sicherungsmaßnahmen. Sie trennen den Menschen nicht von der Gefahr, wie beispielsweise die Gleissperrung. Warnsysteme sind hinweisende, verhaltensabhängige Sicherungsmaßnahmen, die die Betroffenen lediglich über die Gefahr informieren und ein bestimmtes Verhalten initiieren.

Sicherungssysteme, die auf dem Prinzip der Warnung beruhen, sind nur dann sicher, wenn der Warnreiz wahrgenommen, identifiziert und die geforderte Reaktion zugeordnet und ausgeführt wurde.

Kollektive und individuelle Warnsysteme

Warnsysteme lassen sich in kollektive und individuelle Warnsysteme unterscheiden.

Bei der sogenannten kollektiven akustischen Warnung wird das Warnsignal über Warnsignalgeber an alle Personen im Hörbereich gegeben (ERRI, 1996). Bei richtiger akustischer Projektierung erreichen die Warnsignale die Beschäftigten unabhängig von ihrem individuellen Verhalten.

Speziell bei Baustellen, die in der Nacht durchgeführt werden, kommt es im Zusammenhang mit der kollektiven akustischen Warnung immer wieder zu Beschwerden der Anwohner, die sich durch den von den akustischen Warnsystemen verursachten Lärm belästigt fühlen. Der Verzicht auf die kollektive akustische Warnung durch den Einsatz individueller Warnsysteme wäre für die Deutsche Bahn AG eine Option zur Vermeidung der Lärmemission.

Bei der individuellen Warnung wird im Unterschied zur kollektiven Warnung jedem Beschäftigten im Gleisbereich ein persönliches, tragbares Warngerät zugeteilt (ERRI, 1997). Es handelt sich um ein Sicherungssystem, zu dessen

Funktionieren in erheblichem Maße auch der richtige Gebrauch des Warnmittels erforderlich ist. Wird ein individuelles Warngerät nicht bzw. nicht korrekt getragen, ist die betroffene Person vollkommen ungeschützt. Dies kann bei Arbeiten im oder in der Nähe des Gleisbereichs einen Unfall mit weitreichendem Schadensausmaß zur Folge haben.

Gemeinsam ist den kollektiven und individuellen Warnsystemen, dass ihre sichernde Wirkung vom Verhalten des Einzelnen abhängt. Bei der kollektiven Warnung ist allerdings von einer einfachen Verhaltensabhängigkeit des Warnsystems – Signal wahrnehmen / sicheres Verhalten einleiten – auszugehen, bei der individuellen Warnung dagegen von einer zweifachen Verhaltensabhängigkeit – Signal wahrnehmen / sicheres Verhalten einleiten und richtiger individueller Umgang mit der Sicherheitseinrichtung – .

Das FSA-Projekt und seine Ergebnisse

Im Rahmen des Projekts »Beurteilung des Einsatzes der individuellen Warnung im bzw. am Gleisbereich – insbesondere unter Berücksichtigung der Trageakzeptanz von individuellen Warngeräten für bestimmte Arbeitsstellen« hat die FSA 2011/2012 die Fragestellung untersucht, inwieweit individuelle Warnsysteme überhaupt für Arbeiten im Gleisbereich geeignet sind.

Unabhängig davon, ob die individuelle Warnung akustisch, optisch, taktil oder wie auch immer geartet erfolgt, wurde im Rahmen einer Risikobewertung eine Gefährdungsbeurteilung durchgeführt, die die Trageakzeptanz individueller Warngeräte, menschliches Fehlverhalten, die auszuführenden Tätigkeiten und die Baustellenorganisation berücksichtigte. Auf der Grundlage einer Literaturrecherche, Expertenbefragungen und von Feldbeobachtungen erfolgte so eine arbeitspsychologische Beurteilung der individuellen Warnung zur Sicherung von Arbeitsstellen im bzw. am Gleisbereich.

Schaper (2011) definiert sicherheitskritisches Verhalten als riskantes, sicherheitswidriges Verhalten, das mehr oder weniger bewusst bzw. beabsichtigt geschieht, aber ebenso als nicht bewusstes bzw. nicht beabsichtigtes Fehlverhalten.

Sicherheitskritisches Verhalten wird sowohl durch individuelle und organisationale Faktoren (Schaper 2011) als auch durch die Gefahrenkognition (Musahl 1997; Zimolong 1978) beeinflusst. Fehlhandlungen entstehen eher unabsichtlich durch bestimmte Eigenschaften des menschlichen Informationsverarbeitungssystems (Reason1994).

Die Feststellung, dass die individuelle Warnung mehrfach verhaltensabhängig ist und sicherheitsgerechtes Verhalten von einer Vielzahl von Faktoren abhängt, die vor dem Hintergrund des hohen Gefährdungspotenzials bei Arbeiten im Gleisbereich nicht vernachlässigt werden dürfen, bestimmt die folgende Bewertung der individuellen Warnung und die daraus abgeleiteten Anforderungen.

Mindestanforderungen an eine individuelle Warnung für Arbeiten im Gleisbereich

Aufgrund des hohen Gefährdungspotenzials bei Arbeiten im Gleisbereich sollte jede Sicherungsmaßnahme menschliches Fehlverhalten berücksichtigen und dieses von vornherein ausschließen bzw. bei Fehlverhalten einen sicheren Zustand annehmen.

Bereits im frühen Stadium der Warnsignalwahrnehmung können Fehler auftreten, die dazu führen, dass das Warnsignal nicht wahrgenommen wird. Eine Maßnahme zur Verbesserung der Wahrnehmung der Warnung stellt die redundante Darbietung der Warnung (ansprechen von mindestens zwei Sinneskanälen) dar. Auf diese Weise wird die Verfügbarkeit der Warnung erhöht, allerdings nicht automatisch die Sicherheit dieser.

Um das Warnsystem in ein tatsächlich sicherndes zu überführen, muss es beim Einsatz individueller Warnsysteme auf Basis einer Risikobeurteilung wirksame Rückfallebenen geben. Dies kann indirekt die arbeitsmedizinische und arbeitspsychologische Eignung der Mitarbeiter betreffen, vor allem aber konkrete Maßnahmen vor Ort, die bei Ausbleiben des gewünschten Verhaltens einen Schutz gegenüber der Gefahr bieten.

Darüber hinaus darf nach Arbeitsschutzgesetz die individuelle Warnung erst dann zum Einsatz kommen, wenn technische oder organisatorische Maßnahmen wie z.B. die Gleissperrung bzw. kollektive Warnsysteme nicht möglich bzw. sicherheitstechnisch nicht gerechtfertigt sind.

Anforderungen an individuelle Warngeräte

Die Wirksamkeit der individuellen Warnung ist maßgeblich von der Tragebereitschaft individueller Warngeräte abhängig. Die Einflussgrößen individueller Trageakzeptanz von Persönlicher Schutzausrüstung (PSA) sind bekannt. Strobel (1994, 1996) benennt in einem Aufsatz über PSA wichtige Einflussgrößen auf die Tragebereitschaft: optische Gestaltung und Design, Tragekomfort und Handhabbarkeit, Möglichkeiten der fachgerechten Arbeitsausführung, Gefahrenbeurteilung und Glaube an die Schutzfunktion. Diese gilt es auch bei der individuellen Warnung zu berücksichtigen.

Darüber hinaus sollten die Regelungen, die nach der Unfallverhütungsvorschrift »Grundsätze der Prävention« (GUV-V A1) für den Einsatz von PSA bedacht und erfüllt sein müssen, auch als Anforderung an individuelle Warngeräte formuliert werden. Individuelle körperliche Voraussetzungen, persönliche Unverträglichkeiten, die Umgebungsbedingungen und Einsatzmöglichkeiten am Arbeitsplatz, aber auch hygienische und ergonomische Bedingungen sollten beim Einsatz von individuellen Warngeräten berücksichtigt werden.

Alternative Warnsignale und ihre Eignung für die individuelle Warnung

Derzeit existieren ausschließlich akustische individuelle Warngeräte, bei denen das akustische Warnsignal über Kopfhörer direkt am Ohr der Beschäftigten abgegeben wird. Es gibt vermehrt Bestrebungen, auch optische und taktile Warnsignale in individuelle Warngeräte zu integrieren.

Gefahrensignale müssen bestimmte Anforderungen erfüllen, die durch DIN EN Normen festgelegt sind. Nach der DIN EN ISO 7731 müssen akustische Gefahrensignale deutlich hörbar sein, sich ausreichend von anderen Geräuschen der Umgebung unterscheiden und eine erkennbare Bedeutung haben. Vergleichbares gilt für optische Gefahrensignale und ist in den Normen EN 842 und ISO 8995 festgelegt. Auch ein taktiles Warnsignal müsste diesen Anforderungen unter allen zu erwartenden Bedingungen der Baustellenpraxis gerecht werden.

Der Vorteil akustischer Signale besteht darin, dass sich der Mensch bei akustischer Warnung nicht zur Signalquelle hinwenden muss, um das Signal aufnehmen zu können. Es existiert ein erforschtes, bewährtes und allgemein anerkanntes Kriterium für den erforderlichen Abstand zwischen Signalpegel und Störschall (Differenz mind. plus 3 dB(A) am Ohr des Beschäftigten), um die Wahrnehmung des Signals zu gewährleisten. Ein entsprechendes Kriterium fehlt sowohl für die optischen als auch für die taktilen Signale. Darüber hinaus werden Beschäftigte, die gehörschädigendem Lärm ausgesetzt sind, nach dem berufsgenossenschaftlichen Grundsatz »Lärm« arbeitsmedizinisch untersucht. Es existieren drei verschiedene Warnsignale mit unterschiedlich verhaltensauffordernder Wirkung, die sich aus unterschiedlichen Tonfolgen zusammensetzen. Inwieweit dies auch mit Hilfe von Licht- bzw. taktilen Signalen umzusetzen ist, muss geprüft werden.

Optische Signale sind vor dem Hintergrund wechselnder Lichtquellen aus Baustellenbeleuchtung, Maschinenbeleuchtung, Arbeitsverfahren kritisch zu betrachten. Neben der Tatsache, dass der Reiz durch Rahmenbedingungen aus der konkreten Arbeitssituation heraus überlagert werden kann, ist der im Vergleich zum akustischen Signal geringere Aufforderungscharakter und die fehlende Differenziertheit des optischen Signals als problematisch anzusehen.

Aus der Pallästhesiometrie (Vibrationswahrnehmung) ist bekannt, dass individuelle Unterschiede in der Vibrationssensibilität beim gesunden Menschen existieren und Krankheiten mit erhöhten Vibrationswahrnehmungsschwellen einhergehen. Viele unterschiedliche und zum Teil noch nicht bekannte Einflussfaktoren haben einen Einfluss auf die Vibrationswahrnehmung (Ahrend, 1994).

Derzeit existiert kein individuelles Warngerät, welches sowohl die beschriebenen Anforderungen an Gefahrensignale als auch die speziellen Anforderungen, die das Arbeiten im Gleisbereich mit sich bringt, erfüllt.

Ein Forschungsprojekt, das sich speziell mit diesen Anforderungen auseinandersetzt, befindet sich derzeit in Planung.

Stärkung der psychischen und körperlichen Gesundheit von jungen Mitarbeitern: Förderung von Regenerations- und Bewältigungsstrategien

Peter Bärenz

In einer großen europäischen Studie in 27 Mitgliedsstaaten der EU [1] konnte gezeigt werden, dass 38,2 % der Allgemeinbevölkerung (incl. Kinder und Jugendliche) mindestens einmal im Jahr an einer psychischen Störung leiden. An der Spitze der Erkrankungen liegen Angststörungen (14%), Schlafstörungen (7%) und Depressivität (7%). Unterschiede zwischen einzelnen Ländern konnten nicht gefunden werden. Auch eine Steigerung der psychischen Erkrankungen innerhalb der letzten fünf Jahre konnte nicht gezeigt werden [2, 3,4]. Bei weitem nicht alle der gefundenen Störungen dürften durch die Arbeit verursacht sein, die Auswirkungen solcher Störungen senken aber die Produktivität der Betriebe. Wenn auch die Anzahl der psychischen Erkrankungen wahrscheinlich nicht steigt, steigt in den letzten Jahren die Anzahl der AU Tage, ein Sachverhalt, der nicht kausal durch eine Veränderung der Arbeitsbedingungen verursacht sein muss. Die 12-Monats-Prävalenz für somatische Erkrankungen wird mit 60% im Vergleich zu psychischen Störungen höher eingeschätzt. Es wird vermutet, dass sich die beiden Prävalenzen in Zukunft angleichen werden [5].

Für die Untergruppe der Jungen Mitarbeiter wird angenommen, dass diese besonderen beruflichen Herausforderungen, aber auch überdurchschnittlichen psychischen und körperlichen Belastungen und Beanspruchungen ausgesetzt sind. Aufgrund fehlender Erfahrung sehen sie sich oft nicht ausreichend in der Lage, arbeitsbezogene Probleme und belastende Situationen angemessen zu bewältigen. Dies kann zu Überforderung, Gesundheitsproblemen oder gar Ausstieg aus dem gewählten Berufsfeld führen. Es wird auch unterstellt, dass diese beruflichen Belastungen in Verbindung mit nicht adäquaten Bewältigungsstrategien zu einer Erhöhung der Prävalenzen somatischer Erkrankungen oder psychischer Störungen führen könnten. Zumindest wird eine Aggravierung von somatischen Krankheitsbildern oder vorhandener psychischer Störungen angenommen.

Für Schmerzen liegen für Auszubildende im Dualen System bezogen auf eine Stichprobe von n=4207 hohe Prävalenzen vor [6]. Weibliche Auszubildende berichteten mehr (61%) als männliche Auszubildende (49%) von allgemeinen Schmerzen, die länger als 12 Monate andauerten. Bei Rückenschmerzen waren es 62.5 % vs. 47.6 %.In einer weiteren Studie einer Krankenkasse in Verbindung mit einem UV-Träger konnten bei einer Stichprobe von n=6360 [7] bei 53% der jungen Mitarbeiter Rückenschmerzen in den letzten 12 Monaten belegt werden. In der sfs-BGN Jugendstudie [8] mit n=800 Junge Mitarbeiter hatten 80% in den letzten 12 Monaten Kopfschmerzen, ca. 50% chronisch (12 Monate). In zwei der genannten Studien [7,8] wurden auch hohe Prävalenzen (50% – 60%)

von psychischen Störungen bei Jungen Mitarbeitern berichtet. Die Kosten für psychische Erkrankungen werden allgemein auf 3% – 4% des BIP geschätzt [9].

Grundlage für die Prävention Psychischer Belastungen durch die Arbeit ist die Gefährdungsbeurteilung. Die rechtliche Verankerung der europäischen Rahmenvereinbarung zu arbeitsbedingtem Stress [10] ist in den Mitgliedsstaaten sehr unterschiedlich ausgeprägt. Mit am wenigstem sind diese Vorgaben in Deutschland rechtlich umgesetzt [11]. Aktuelle Bemühungen von Interessengruppen den Gesetzgeber von der Notwendigkeit einer »Verordnung psychische Gefährdungsbeurteilung« zu überzeugen, werden noch zu diskutieren sein.

Psychische Gesundheit am Arbeitsplatz fördern, beinhaltet drei Aspekte: Die Prävention von Beanspruchungsfolgen von psychischen Belastungen am Arbeitsplatz, die Förderung von individuellen Ressourcen und die Entwicklung von Copingstrategien zur Bewältigung psychischer Belastungen, so wie die Wiedereingliederung psychisch Erkrankter. Auf europäischer Ebene hat man eine »Joint Action«[12] Initiative zur Verbesserung der Psychischen Gesundheit am Arbeitsplatz ergriffen. Grundsätzlich ist man sich darüber einig, dass

- sich in einer verändernden Arbeitswelt der Stresslevel erhöht.
- die psychische Gesundheit fundamental für den wirtschaftlichen Erfolg ist.
- genügend Präventions-Knowhow verfügbar ist, es aber nicht ausgenutzt oder verstanden wird (»implementation gap«).
- neben den betrieblichen Voraussetzungen auch die Qualität der Infrastruktur außerhalb der Betriebe der Schlüssel zum Erfolg ist.
- der Disseminierung von Good Practice Grenzen gesetzt sind (KMU, prekäre Arbeitsplätze).

Auf der Suche nach geeigneten Präventionsstrategien für junge Mitarbeiter fällt auf [8], dass sie sich häufig überfordert fühlen und das Vorgesetztenverhalten als belastend wahrnehmen. Es treten nicht selten Schlafprobleme auf, die von weiblichen Auszubildenden in erster Linie mit verstärktem Tabakkonsum, bei männlichen Auszubildenden mit verstärktem Alkohol- und Tabakkonsum kompensiert werden. Trotz dieser Befunde schätzen über 80% der befragten Auszubildenden ihren allgemeinen Gesundheitszustand als zufriedenstellend bis ausgezeichnet ein, sie fühlen sich in ihrem Beruf insgesamt eher wohl, sind stolz auf ihre Arbeit und erfüllen vor allem gerne die Wünsche der Gäste.

Es konnte gezeigt werden [8], wie die jungen Mitarbeiter mit belastenden Situationen umgehen, also ihre »Coping-Strategien« mit der individuellen Stresseinschätzung und den berichteten Gesundheitsbeschwerden in einem engen Zusammenhang stehen. Vor allem sogenannte »emotionale Strategien«, die sich unter anderem in Verdrängung und Genussmittelkonsum äußern, erwiesen sich als dysfunktional. Zu vermuten ist, dass diesem dysfunktionalen Umgang mit Belastungen ein Mangel an Meta-Kompetenzen zugrunde liegt, also unzureichendes Zeit- und Selbstmanagement, fehlende Strategien zur wirksamen Bewältigung von beruflichen Belastungen und Beanspruchungen sowie eine mangelnde Regenerationshygiene.

Forschungsprojekte in der Arbeitspsychologie haben gezeigt, dass das Regenerationsverhalten und das Erholungserleben für die psychische und körperliche Gesundheit eine große Rolle spielen, dass beides jedoch vor allem durch ungünstige Arbeitszeiten und belastende Arbeitssituationen stark beeinträchtigt sein kann. Über Erholungsaktivitäten und -prozesse spezifisch von jungen Mitarbeitern ist noch sehr wenig bekannt. Es ist zu befürchten, dass das Freizeitverhalten das Befinden von jungen Mitarbeitern zwar häufig kurzfristig verbessert, die Gesundheit aber nicht langfristig stärkt.

Somit stellt die Vermittlung von erfolgversprechenden Regenerations- und Bewältigungsstrategien – sowie die Motivierung zu deren Nutzung im Alltag – einen wichtigen Ansatzpunkt dar, um junge Mitarbeiter darin zu unterstützen, arbeitsbezogene Probleme und berufliche Belastungen zu meistern. Regenerations- und Bewältigungsstrategien werden dabei als eine wichtige Gesundheitsressource angesehen, denen in der Prävention von arbeitsbedingten Gesundheitsbeeinträchtigungen eine zentrale Rolle zukommt.

Bislang ist noch sehr wenig darüber bekannt, welche Regenerations- und Bewältigungsstrategien junge Mitarbeiter nutzen und vor allem, welche angesichts von beruflichen Belastungssituationen langfristig effektiv sind. Praktische Ansätze, die spezifisch auf die Förderung dieser Strategien abzielen, liegen bislang nicht vor. Sie sind jedoch notwendig, um die Gesundheit und die Leistungsfähigkeit von jungen Mitarbeitern langfristig zu sichern.

Angesichts der demographischen Entwicklung ist dies aus mehreren Gründen von großer gesellschaftlicher und wirtschaftlicher Bedeutung. Es ist davon auszugehen, dass die heute »jungen« Mitarbeiter bis in ein relatives hohes Alter erwerbstätig sein müssen; eine gute Gesundheit und eine ausgeprägte Leistungsfähigkeit und Leistungsbereitschaft sind hierfür notwendige Voraussetzungen. Somit müssen die heute jungen Mitarbeiter lernen, langfristig ihre Gesundheit und andere Leistungsvoraussetzungen zu erhalten. Darüber hinaus sehen sich manche Wirtschaftszweige bereits heute mit Nachwuchsproblemen konfrontiert; es wird immer schwieriger, gut qualifizierte junge Mitarbeiter für Tätigkeiten in auch belastenden Arbeitssituationen zu gewinnen. Somit ist es notwendig, Maßnahmen zu entwickeln, die signalisieren, dass Möglichkeiten zur Verfügung stehen, um auch mit diesen Situationen umzugehen.

Ziel des RELA-X Projekts ist es, Maßnahmen zur Vermittlung von Regenerations- und Bewältigungsstrategien bei jungen Mitarbeitern zu entwickeln und umzusetzen. Als »Junge Mitarbeiter« wird dabei die Altersgruppe der bis zu 25-Jährigen verstanden[13].

Literatur

[1] Wittchen H-U Jakobi F et al : The size and burden of mental disorders and other disorders of the brain in Europe 2010 (=ECNP/EBC Report) 2011

[2] Wittchen H-U, Jakobi F: Size and burden of mental disorders in Europe – a critical review and appraisal of 27 studies, Neuropsychopharmacology 2005, 15 (4), 357-376

[3] Jakobi F, Hoyer J: Gesundheitsberichterstattung über Psychotherapie nach dem Gesundheitsmodernisierungsgesetz: Ein kritischer Fall: Psychotherapeutenjournal, 2008 (33),140-143

[4] Richter D, Berger K, Reker T: Nehmen psychische Störungen zu? Eine systematische Literaturübersicht. Psychiatrische Praxis, 20
[5] Jakobi F: Nehmen psychische Störungen zu? Report Psychologie, 34 (1), 2009
[6] Roth-Isigkeit A, König I R et al: Schmerzbeschwerden bei Auszubildenden in dualer Ausbildung unter Beachtung geschlechtsspezifischer Aspekte ASU, 45 (5), 2010
[7] Betz, M, Graf-Weber G Kapelke C Wenchel K: Gesundheitszustand, Gesundheitsverhalten und Belastungen bei Auszubildenden im Kfz-Handwerk. ASU, 45, 2010, 310-311.
[8] Guhlemann K, Georg A: Auswirkungen der Arbeit in der Gastronomie auf junge Beschäftigte und deren Lebenswelten, 2011
[9] Grünbuch: Die psychische Gesundheit der Bevölkerung verbessern – Entwicklung einer Strategie für die Förderung der psychischen Gesundheit in der Europäischen Union KOM(2005) 484 endgültig
[10] Europäische Rahmenvereinbarung über arbeitsbezogenen Stress vom 08. Oktober 2004 unterzeichnet von ETUC, UNICE/UEAPME und
[11] Kamp L.Pickshaus, K (Hrsg.).: Regelungslücke psychische Belastungen schließen (= Hans-Böckler-Stiftung), 2011
[12] Council conclusions on ‚The European Pact for Mental Health and Well-being: results and future action' 3095th Employment, Social Policy, Health and Consumer Affairs Council meeting – Health issues – Luxembourg, 6 June 2011
[13] www.RELA-X.de

Arbeits- und Leistungsfähigkeit im demografischen Wandel – Vorstellung eines Pilotprojektes

Josefine Groschopp

Hintergrund

Der demografische Wandel spiegelt sich auch in den Mitgliedsbetrieben der Berufsgenossenschaft Nahrungsmittel und Gastgewerbe (BGN) wider. Durch das steigende Durchschnittsalter der Belegschaft muss die Arbeit von immer älteren Beschäftigten bewältigt werden, während jüngere Mitarbeiter kaum nachrücken. Die Problematik zeigt sich in den Bewerbungseingängen nicht nur quantitativ sondern vor allem qualitativ. Durch die Erhöhung des Rentenalters müssen die älteren Arbeitnehmer noch länger leistungs- und arbeitsfähig bleiben. Die Betriebe fragen nach Lösungen und Erfahrungen.

Die Forschungsgesellschaft für angewandte Systemsicherheit und Arbeitsmedizin mbH (FSA) führt im Auftrag der BGN ein dreijähriges Pilotprojekt durch, um sich einen Überblick über die aktuellen betrieblichen Situationen zu verschaffen und zu erproben, welche Interventionsmaßnahmen umsetzbar sind.

Zielstellung

Das Ziel des Pilotprojektes ist der Erhalt und/oder die Steigerung der Gesundheit und Leistungsfähigkeit der Mitarbeiter bis ins Rentenalter und somit die Sicherung der Wettbewerbsfähigkeit der Betriebe. Zur Zielerreichung sind systematische gesundheitsförderliche Maßnahmen aus den Bereichen Stütz-/Bewegungsapparat (Rücken-, Knie-, Hüftbeschwerden), Ernährung (Übergewicht, Diabetes, Herz-Kreislauf-Erkrankungen), Psychologie (Stress, mentale Leistungsfähigkeit, Sucht), Seh- und Hörorgan (Sehstörungen, Schwerhörigkeit) sowie Haut und Atemwege (Allergien, Asthma) erforderlich. Die Angebotsstruktur unterscheidet sich hinsichtlich zweier Zielgruppen. Während allgemeine gesundheitsförderliche Maßnahmen, wie z. B. Betriebssport oder die Anschaffung von Hilfsmitteln, allen Beschäftigten angeboten werden, erhalten die Mitarbeiter ab 50 Jahren zusätzlich eine individuelle Gesundheitsberatung einschließlich Diagnostik, Gesundheitscoaching und Einzelbetreuung in den o. a. Bereichen.

Projektplan

Das Projekt orientiert sich an den klassischen Projektmanagementphasen Analyse, Konzeptionierung, Intervention und Evaluation. Im ersten Betrieb sind alle Phasen bereits abgeschlossen. Der zweite Betrieb befindet sich derzeit in der Interventionsphase.

Umsetzung

Vorstellung der Betriebe

Für das Projekt wurden zwei Pilotbetriebe der Thüringer Nahrungsmittelindustrie ausgewählt. Beide sind Hersteller von Dauerbackwaren im 3-Schichtbetrieb und werden in Tabelle 1 kurz vorgestellt.

Tabelle 1: Gegenüberstellung der Projektbetriebe

Vergleichsmerkmal	Betrieb A	Betrieb B
Größe	416 Mitarbeiter	172 Mitarbeiter
Durchschnittsalter	42,6 Jahre	41,9 Jahre
BGM	vorhanden	nicht vorhanden

Neben der Betriebsgröße unterscheiden sie sich vor allem durch das Betriebliche Gesundheitsmanagement (BGM). Während Betrieb A in diesem Bereich feste Strukturen mit einem regelmäßigen Arbeitskreis, Gesundheitsnewsletter und Betriebssport aufweist, muss im Betrieb B das BGM erst aufgebaut werden.

Vorgehen im Betrieb

Nachdem den Betrieben einschließlich der Werksleitung das Vorhaben vorgestellt wurde, erfolgte eine ausführliche Analysephase. Diese beinhaltete jeweils eine Betriebsbegehung, Gefährdungsbeurteilung mittels Leitmerkmalmethode, Sekundäranalyse der von den Krankenkassen zur Verfügung gestellten Arbeitsunfähigkeitsdaten, Sichtung der Unfallstatistiken sowie eine Altersstrukturanalyse. Neben diesen Instrumenten sollten die subjektiven Empfindungen der Mitarbeiter hinzugezogen werden. Daher wurde im nächsten Schritt eine Mitarbeiterbefragung zur Arbeitssituation/-organisation, zum Gesundheitszustand, zur Unternehmenskultur und Führung sowie zu Optimierungsvorschlägen durchgeführt. Hierbei kam der standardisierte und evaluierte Fragebogen des ISO-Instituts Saarbrücken (vgl. Projekt »LagO – Länger arbeiten in gesunden Organisationen«) zum Einsatz. Die Ergebnisse sollten einerseits dabei helfen, eine Auswahl an bedarfsorientierten Maßnahmen zu treffen und anzubieten, andererseits bilden sie die Vergleichsbasis für eine zweite Befragung nach Abschluss der Interventionsmaßnahmen. Nach der Ergebnisvorstellung in den Unternehmen wurden entsprechende Maßnahmen geplant und neben den individuellen Betreuungen durchgeführt. Den Projektabschluss bildet die Auswertung der Interventionsphase. Um die Nachhaltigkeit zu gewährleisten, wird in den Betrieben zusätzlich ein »Demografie-Beauftragter« ausgebildet.

Analyseergebnisse: Arbeitsunfähigkeitsdaten

Die Arbeitsunfähigkeitsdaten (AU-Daten) wurden von der AOK Plus zur Verfügung gestellt. Sie hat in beiden Betrieben den höchsten Versichertenanteil und kann daher repräsentative Aussagen zum Krankenstand vornehmen. Tabelle 2 zeigt die Gegenüberstellung der wichtigsten Merkmale für beide Betriebe.

Tabelle 2: Zusammenfassung der Arbeitsunfähigkeitsdaten der AOK Plus

	Betrieb A (2008)	Betrieb B (2010)
Krankenstand	6,6 % > Branche	8,0 % > Branche
Hauptdiagnose-gruppe nach AU-Tagen	1. MSE 36,2% 2. „Sonstige" 25,4% 3. Verletzungen/ Atmungs-system je 13,1%	1. Verletzungen 25,0% 2. Atmungssystem 8,9% 3. Verdauungssystem 8,1%
Entwicklung	„Sonstige" (beinhaltet psychische Erkrankungen)	MSE stark rückläufig (7,3%, zu 52,1 % im Jahr 2008)
„Verursacher"	über 50jährige	20-30jährige

Die Krankenstände beider Unternehmen liegen über dem Branchendurchschnitt. Beim Vergleich der Hauptdiagnosegruppen nach AU-Tagen finden sich deutliche Unterschiede. Muskel-Skelett-Erkrankungen (MSE), die seit Jahren die Statistiken der Arbeitsunfähigkeitstage nach Diagnosegruppen anführen [1], stehen im Betrieb A mit 36,2 % an erster Stelle, gefolgt von »sonstigen Erkrankungen«, welche die seit Jahren zunehmenden psychischen Erkrankungen beinhalten. Im Betrieb B sind die MSE jedoch stark rückläufig. Sie verursachen nur noch 7,3% aller AU-Tage, während es im Jahr 2008 noch 52,1% waren. Dieser Trend wurde von der AOK Plus in mehreren Betrieben beobachtet. Ein starker Gegensatz zeigt sich bei den »Verursachern« der AU-Tage und AU–Fälle. Während im Betrieb A die Mitarbeiter ab 50 Jahren die meisten AU-Tage und AU-Fälle verursachen, sind es im Betrieb B die 20- bis 30-Jährigen. Die Literaturaussagen, dass die Älteren zwar länger, aber dafür weniger oft krank sind [2], können in beiden Betrieben nicht bestätigt werden.

Analyseergebnisse: Altersstruktur

Zur Analyse der Altersstruktur wurde der »Demografierechner« der Industrie- und Handelskammer genutzt. Maßgebend für die Veränderungen sind die jeweiligen jährlichen Zu- und Abgänge. Diese ergeben sich aus den Statistiken der letzten zwei Jahre vor dem Analysejahr und gelten laut den Personalabteilungen auch als Durchschnittswerte für die Zukunft. Die Prognose wurde für die kommenden

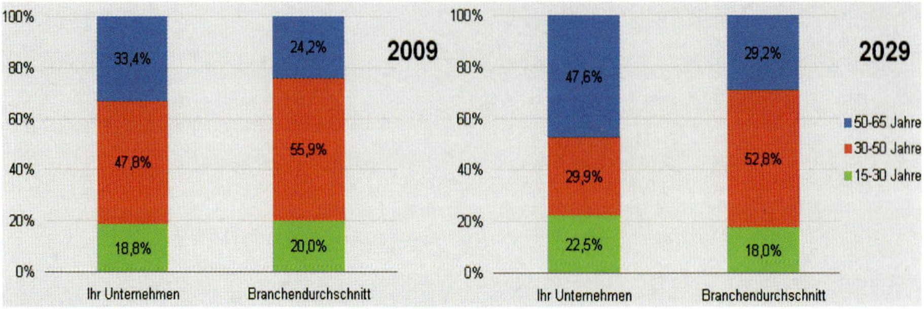

Abbildung 1: Altersstrukturanalyse Betrieb A. Wettbewerbsvergleich, Beschäftigtenanteile nach Altersklassen im Jahr 2009/2029 zur Vergleichsbranche produzierendes Gewerbe, Deutschland, grafische Darstellung in Anlehnung an Demografierechner 2.0, Datenbasis: LSKN, Destatis, eigene Berechnungen

20 Jahre aufgestellt und geht von der damals gültigen Regelaltersgrenze von 65 Jahren aus. Abbildung 1 veranschaulicht die Ergebnisse von Betrieb A. Das Durchschnittsalter in der Belegschaft liegt bei 42,6 Jahren und wird bis zum Jahr 2029 um 3,7 Jahre auf 46,3 steigen. Während im Jahr 2009 die 50- bis 65-jährigen Mitarbeiter mit 33,4% bereits 10% über dem Branchendurchschnitt liegen, bildet den Großteil der Mitarbeiter die Altersgruppe der 30- bis 50-Jährigen. 2029 verschiebt sich diese Dominanz in die letzte Altersgruppe der 55- bis unter 65-Jährigen, was den Trend zur alternden Belegschaft widerspiegelt.

Die Entwicklung im Betrieb B ist noch gravierender und wird in der Abbildung 2 dargestellt. Das Durchschnittsalter in der Belegschaft liegt bei 41,9 Jahren und wird bis zum Jahr 2031 um 7,6 Jahre auf 49,5 steigen. Trotz einer durchschnittlichen Repräsentation der mittleren Altersgruppe wird die Tendenz zu einer alternden Belegschaft dadurch deutlich, dass im Vergleich zur Branche die Jüngeren bereits unterdurchschnittlich und die Älteren bereits überdurchschnittlich

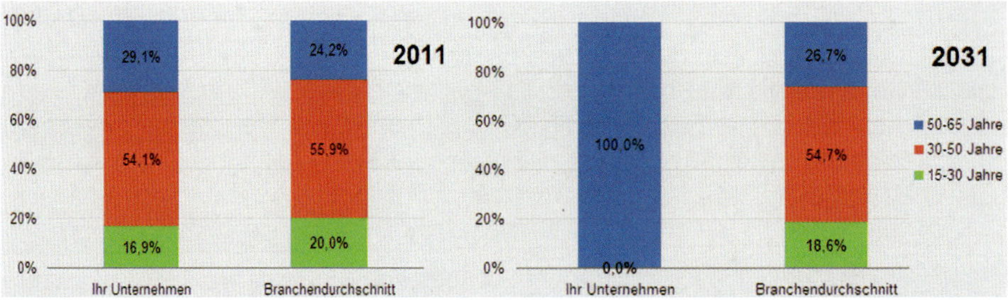

Abbildung 2: Altersstrukturanalyse Betrieb B. Wettbewerbsvergleich, Beschäftigtenanteile nach Altersklassen im Jahr 2011/2031 zur Vergleichsbranche produzierendes Gewerbe, Deutschland, grafische Darstellung in Anlehnung an Demografierechner 2.0, Datenbasis: LSKN, Destatis, eigene Berechnungen

vertreten sind. Im Jahr 2031 würde die Belegschaft zu 100% aus Mitarbeitern über 50 Jahren bestehen. Bei der Interpretation ist jedoch der im Jahr 2009 vollzogene 10%ige Personalabbau einzubeziehen, der ausschließlich die jüngste Altersgruppe betraf. Um eine aussagefähigere und realistischere Übersicht zu erhalten, wurde für die künftige Personalplanung das erneute Berechnen mit zukünftig anzunehmenden Werten empfohlen.

Ergebnisse der Eingangsbefragung der Mitarbeiter

Es werden im Folgenden nur Ergebnisse dargestellt, die einen Handlungsbedarf hervorrufen. Untersucht wurde zusätzlich, ob es einen altersspezifischen Unterschied gab. Die Grenze lag hierbei aufgrund der Gruppengröße bei unter bzw. über 45 Jahren. Eine Altersspezifik wurde ab einem Unterschied von mindestens 10% angenommen. Die Ergebnisse zum Gesundheitszustand der Mitarbeiter veranschaulicht Tabelle 3.

Tabelle 3: Ergebnisse der Mitarbeiterbefragung zum Gesundheitszustand

„Häufige und ständige“ Beschwerden	Betrieb A	Betrieb B	Altersspezifik?
Rücken-/ Kreuzschmerzen	52 %	49 %	Ältere
Nacken-/Schulterschmerzen	52 %	47 %	Ältere
Schlafstörungen	31 %	25 %	Ältere

Etwa die Hälfte der befragten Mitarbeiter beider Betriebe gab an, »häufig« und »ständig« Rücken-/Kreuzschmerzen sowie Nacken- und Schulterschmerzen zu haben. Diese Angaben lagen deutlich über den Werten für MSE der AU-Datenanalyse der AOK Plus (vgl. Tabelle 2), was auf einen verstärkten Präsentismus verweisen kann. Unter Schlafstörungen litt jeder dritte (Betrieb A) bzw. vierte Mitarbeiter (Betrieb B) »häufig« und »ständig«. Mit steigendem Lebensalter weist der Stütz- und Bewegungsapparat zunehmend degenerative Veränderungen, vor allem im Bereich der Wirbelsäule, auf [3]. Daher waren in beiden Betrieben die Mitarbeiter über 45 Jahren bei den MSE häufiger betroffen. Dies traf jedoch auch auf die Schlafstörungen zu. Im Betrieb A war die Betroffenheit der Älteren bei allen Beschwerdebildern durchschnittlich 15% höher, im Betrieb B sogar doppelt so hoch.

In der Kategorie »Arbeitssituation und -organisation« wurden die Angaben »schlecht« und »sehr schlecht« analysiert. In beiden Betrieben beurteilten die Mitarbeiter das Stehen als höchste Arbeitsbelastung (vgl. Tabelle 4).

Tabelle 4: Ergebnisse der Mitarbeiterbefragung zur Arbeitssituation/-organisation

„Schlechte und ziemlich schlechte“ Faktoren	Betrieb A	Betrieb B	Altersspezifik?
Stehen	56 %	64 %	
Lärm	50 %	47 %	
Zeitdruck	25 %	50 %	A: Jüngere/B: Ältere
Schichtsystem	25 %	33 %	

Unter den Arbeitsumgebungsfaktoren stand der Lärm an erster Stelle. Rund die Hälfte der Mitarbeiter empfand diesen als »schlecht« oder »sehr schlecht«. Zeitdruck wurde im Betrieb A von jedem vierten und im Betrieb B von jedem zweiten Mitarbeiter als »schlecht« und »sehr schlecht« erlebt. Er zählt zu den besonders alterskritischen Belastungsfaktoren [4] und wurde im Betrieb B auch eher von den älteren Mitarbeitern genannt. Im Betrieb A gaben diesen jedoch häufiger Jüngere an. Die Kategorie »Unternehmenskultur und Führung« wies die meiste Unzufriedenheit auf, wie Tabelle 5 veranschaulicht.

Tabelle 5: Ergebnisse der Mitarbeiterbefragung zur Unternehmenskultur/Führung

„Schlechte und ziemlich schlechte“ Faktoren	Betrieb A	Betrieb B	Altersspezifik?
Mitsprachemöglichkeit	50 %	67 %	
Rückmeldung	26 %	36 %	Ältere
Qualifizierungsmöglichkeit	44 %	60 %	

Mehr Mitsprachemöglichkeiten bei betrieblichen Entscheidungen wünschten sich 50% (Betrieb A) bzw. 67% (Betrieb B) der Mitarbeiter. Jeder vierte (Betrieb A) bzw. dritte Mitarbeiter (Betrieb B) empfand die Rückmeldung über die geleistete Arbeit als »schlecht« und »sehr schlecht«. Die damit verbundene Wertschätzung fehlte besonders den Älteren. Altersunabhängig wurden die Qualifizierungsmöglichkeiten in beiden Betrieben als unzureichend bewertet.

Im Anschluss wurden die Mitarbeiter nach Optimierungsvorschlägen gefragt. Sie sollten angeben, welche Bereiche ihnen dabei am wichtigsten sind. Es waren

Mehrfachnennungen möglich. In beiden Betrieben stand laut Angaben der Mitarbeiter die Verbesserung der Arbeitsumgebungsfaktoren an erster Stelle, gefolgt von einem höheren Qualifizierungsangebot. Auf Platz drei platzierten sich im Betrieb A eine erweiterte Rotation und im Betrieb B eine bessere und ergonomischere Arbeitsplatzgestaltung.

Ableitung allgemeiner Maßnahmen

Im Betrieb A wurden die Ergebnisse der Mitarbeiterbefragung im »Arbeitskreis Gesundheit« besprochen und daraus gemeinsam Maßnahmen beschlossen. Das Angebot reichte von Schnupperkursen (Pilates und Stressbewältigung) über Ernährungsworkshops (gesunde Snacks für die Schichtarbeit) bis hin zur mobilen Rückendiagnostik, die den Mitarbeitern direkt im Betrieb angeboten wurde und besonders großes Interesse weckte. Einen ähnlich großen Zulauf hatte das von der BGN bezuschusste Fahrsicherheitstraining. Zu den Gesundheitstagen stellten sich ortsansässige Vereine mit Schnupperkursen vor. Das Ziel war, die Beteiligung an Gesundheitsaktivitäten auch unabhängig vom Betrieb nachhaltig zu gestalten. Zusätzlich wurde die Rentenversicherung eingeladen, um Unsicherheiten bzgl. Rehabilitationsmaßnahmen zu vermeiden oder Informationen zur Rente zu geben. Im Rahmen der Arbeitsorganisation erfolgte für eine Anzahl freiwilliger Mitarbeiter eine Testphase zur Umstellung des Schichtsystems von bisher Nacht-Spät-Früh auf Früh-Spät-Nacht. Das Schichtsystem wurde hierbei entsprechend neuester Empfehlungen vorwärts rotierend und mit kurzen Schichtfolgen [5] gestaltet. Die Reaktionen waren positiv: 90% der beteiligten Mitarbeiter wollten nicht zurück ins »alte« Schichtsystem. Über eine generelle Umstellung für alle Mitarbeiter laufen derzeit Diskussionen.

Im Betrieb B wurde zunächst ein Arbeitskreis BGM gegründet, der regelmäßig sechs Mal im Jahr tagt und die Ergebnisse der Mitarbeiterbefragung aufgreift, um entsprechende Maßnahmen zu planen. Zur Verbesserung der Kommunikation und Information wurde ein regelmäßiger Gesundheitsnewsletter beschlossen. Dieser soll Themen der Mitarbeiterbefragung genauer aufgreifen und über die Aktivitäten des Arbeitskreises BGM berichten. Durch die vorab durchgeführte Gefährdungsanalyse und Betriebsbegehung wurden an mehreren Arbeitsplätzen im Produktionsbereich Hilfsmittel, wie Stehhilfen, Scherenhubwagen und Antiermüdungsmatten angeschafft. Außerdem konnte die Rotation für statische Arbeitsplätze erweitert und Ausgleichsgymnastik durchgeführt werden. Zusätzlich erfolgten eine Anpassung der Arbeitskleidung im Kältebereich und die Überprüfung des Gehörschutzes im Lärmbereich. Im Verwaltungsbereich wurden Empfehlungen zur ergonomischen Einrichtung der Bildschirmarbeitsplätze gegeben und Pausengymnastik angeboten. Der Arbeitskreis wollte auch die Belastungen durch die Schichtarbeit reduzieren und die Schichtfolgen nach den neuesten Erkenntnissen gestalten. Die Mitarbeiter sollten an dieser Entscheidung partizipieren und wurden daher befragt. Der angestrebte Wechsel zur Vorwärtsrotation ist gescheitert (nach erneuter Mitarbeiterbefragung waren 60% dagegen).

Individuelle Betreuung

Zeitgleich zu den allgemeinen Maßnahmen fanden im Betrieb A bereits die individuellen Gesundheitsberatungen statt. Daran nahmen zwölf Mitarbeiter kontinuierlich teil. Diese Betreuung umfasste ein Erstgespräch, eine Eingangsdiagnostik, ein Zielfindungsgespräch, zwei bis vier Fachgespräche mit den jeweiligen Therapeuten, Gespräche zum Zwischenstand sowie eine Abschlussdiagnostik und ein Abschlussgespräch. Zusätzlich wurden die Teilnehmer telefonisch betreut. Durchschnittlich wurden die Mitarbeiter über ein Jahr alle sechs Wochen kontaktiert und beraten. Während dieser Zeit wurden verschiedene Empfehlungen und Hinweise zu den Handlungsfeldern Bewegung, Ernährung und Stress/Work-Life-Balance gegeben.

Was wurde tatsächlich umgesetzt? Im Bereich Bewegung nahmen alle Teilnehmer die orthopädischen Diagnostiken in Anspruch. Die Empfehlungen der Ärztin wurden eingehalten und häufig ein weiterer Facharzt aufgesucht. Im Anschluss beteiligten sich vereinzelt Mitarbeiter am Betriebssport oder suchten sich vor Ort einen Verein, der am Gesundheitstag vorgestellt wurde. Zwei Teilnehmer konnten zum langfristigen Rehabilitationssport motiviert werden und zwei weitere nutzen die Präventionskurse ihrer Krankenkassen (Pilates, Rückenschule). Im Handlungsfeld Ernährung wurde das Ernährungsverhalten mittels Ernährungstagebuch analysiert und die Stoffwechselparameter durch Blutentnahmen und einen Ausdauertest untersucht. Hierdurch konnten vereinzelt Unverträglichkeiten festgestellt werden und Empfehlungen zu Umstellungen gegeben werden. Das Gewicht wurde bis zum Projektende gehalten oder minimal reduziert. Die Blut- und Ausdauerwerte haben sich nur unwesentlich verändert. Das Thema Stress und Work-Life-Balance umfasste das Ausprobieren neuer Behandlungsmethoden (Osteopathie, neurologische Untersuchung), das Durchführen von Entspannungsübungen über die Krankenkasse oder Entspannungs-CD der BGN sowie Hinweise zur Erhöhung der Zufriedenheit und zum Zeitmanagement (mehr Zeit für die Familie oder neue Partnersuche bei Einsamkeit).

Fazit: Als positiv erwies sich das starke Interesse an den Diagnostiken und die Teilnahme daran. Hierdurch wurde die Motivation, etwas für die Gesundheit zu tun, erhöht. Die Nutzung der individuellen Betreuungsangebote durch die Mitarbieter war zwar anteilig gering, aber dafür kontinuierlich. Zusätzlich wurden die allgemeinen Maßnahmen von den Projektteilnehmern beansprucht. Die Kooperation mit dem Betriebsarzt und der Krankenkasse zog viele Vorteile mit sich. Nachteilig wirkten sich die Veränderung des Schichtrhythmus (zeitlicher und organisatorischer Mehraufwand) sowie die betriebliche Kürzung des Haushalts für das BGM im Projektzeitraum aus. Teilweise ließ die Motivation und Bereitschaft der Teilnahme außerhalb der Arbeitszeit über den Projektzeitraum nach.

Ergebnisse der Abschlussbefragung der Mitarbeiter

Nach der Interventionsphase wurde im Betrieb A eine Abschlussbefragung der Mitarbeiter durchgeführt. Die Ergebnisse wurden mit denen der Eingangsbefragung verglichen und nur berücksichtigt, wenn die Probanden an beiden Befragungen beteiligt waren. Welche Änderungen eingetreten sind, veranschaulicht Tabelle 6. Bei dieser Übersicht werden Änderungen erst ab einer Abweichung von mindestens 10% dargestellt.

Tabelle 6: Ergebnisse der Abschlussbefragung

Gesundheitszustand	Veränderung
Rücken-/Kreuzschmerzen	unverändert
Schlafstörungen	Verbesserung um 20%
Arbeitssituation/ -organisation	**Veränderung**
Körperliche Anstrengungen	Verbesserung um 16%
Lärm	unverändert
Zeitdruck	Verschlechterung um 20%
Schichtsystem	Verbesserung um 12%
Unternehmenskultur / Führung	**Veränderung**
Kommunikation	Verschlechterung um 16%
Rückmeldung	Verschlechterung um 20%
Qualifizierungsangebote	Verbesserung um 12%

Demnach hat sich der Gesundheitszustand etwas verbessert. Während von den Mitarbeitern nur tendenziell weniger Rückenschmerzen angegeben wurden, nahmen die Schlafstörungen deutlich um 20% ab. Diese Änderung ist vermutlich auf die Umstellung des Schichtsystems zurückzuführen, da dieses ebenfalls positiver bewertet wurde. Dementsprechend hat sich sowohl das Schichtsystem als auch die Vereinbarkeit von Beruf und Familie um 12% verbessert. Im Handlungsfeld »Arbeitssituation/-organisation« war zusätzlich eine positive Entwicklung der körperlichen Anstrengungen zu verzeichnen, die um 16% reduziert wurden. Unverändert auf Platz eins der schlechten Umgebungsfaktoren stand jedoch der Lärm. Der von den Mitarbeitern empfundene Zeitdruck hat während der Projektdauer sogar um 20% zugenommen. Eine ähnlich negative Entwicklung vollzog sich im Themenkomplex »Unternehmenskultur/Führung«. Die Bereiche »Kommunikation mit dem Vorgesetzten« und »Rückmeldung über die geleistete Arbeit« schnitten noch schlechter ab als vor dem Projektbeginn. Das Angebot an Qualifizierungsmaßnahmen hat sich jedoch um 12% verbessert.

Fazit: Es wurden teilweise positive Effekte erzielt. Der Bereich »Unternehmenskultur/Führung« stellt jedoch weiterhin einen Handlungsschwerpunkt dar. Zukünftig ist vom Betrieb eine Schulung der mittleren Führungskräfte zur Wertschätzung und Kommunikation angedacht.

Zusammenfassung und Ausblick

Es gab Ansätze, die haben funktioniert und andere, die nicht den gewünschten Erfolg mit sich gebracht haben. Das Schichtsystem wurde zwar zeitlich eingeplant, aber deutlich unterschätzt. Die gesammelten Erfahrungen können bei der zukünftigen Arbeit helfen. Im Betrieb A ist das Projekt abgeschlossen. Ziel war die Erhaltung bzw. Steigerung der Leistungsfähigkeit und Gesundheit der Mitarbeiter im Betrieb. Das Teilziel der Erhaltung konnte erreicht werden, eine Steigerung war nur bei Einzelfällen zu verzeichnen. Im Bereich der individuellen Betreuung konnten keine statistischen Auswertungen vorgenommen werden, da die Fallzahlen zu gering waren. Zusammenfassend würde jeder der befragten Mitarbeiter erneut am Projekt teilnehmen und fühlt sich gesundheitsbewusster. Die Umsetzung im zweiten Betrieb läuft derzeit.

Da für alle Beteiligten ein großer zeitlicher und personeller Aufwand entsteht, muss die Führungskraft von Anfang an hinter dem Projekt stehen. Erst, wenn die Grundvoraussetzungen im Betrieb geschaffen sind (wertschätzender Umgang), kann ein solches Projekt mehr Mitarbeiter erreichen, mögliche Zweifel abbauen, das Betriebsklima verbessern und somit messbare Erfolge erzielen.

Danksagung

Ein besonderer Dank gilt den Projektbetrieben für die organisatorische Unterstützung und allen teilnehmenden Mitarbeitern. Des Weiteren großer Dank an alle Therapeuten, Ärzte und Mitarbeiter des Zentrums für Bewegungstherapie und des Arbeitsmedizinischen Präventionszentrums Erfurt, die an der Umsetzung der Maßnahmen im Betrieb und an der individuellen Betreuung der Projektteilnehmer engagiert beteiligt waren.

Literatur

[1]: SUGA: Sicherheit und Gesundheit bei der Arbeit 2008 Unfallverhütungsbericht Arbeit. Bundesanstalt für Arbeitsschutz und Arbeitsmedizin (BAuA) (Hrsg.), Dortmund, 2009.

[2]: Bertelsmann Stiftung: Älter werden – aktiv bleiben. Beschäftigungen in Wirtschaft und Gesellschaft. Verlag Bertelsmann Stiftung (Hrsg.), Gütersloh, 2006.

[3]: Weinrich, A.: Ältere Arbeitnehmer. Eine gewinnbringende Herausforderung für Unternehmen. VDM Verlag Dr. Müller. Saarbrücken, 2007.

[4]: Herrmann, N.: Erfolgspotential ältere Arbeitnehmer. Den demografischen Wandel souverän meistern. Hanser Verlag, München, 2008.

[5]: DGUV Report 1/2012: Schichtarbeit. Rechtslage, gesundheitliche Risiken und Präventionsmöglichkeiten. Deutsche Gesetzliche Unfallversicherung (DGUV) (Hrsg.), Berlin, 2012.

»Gut gerüstet gegen Stress« – Ein Seminar zur Förderung der Resilienz

Manfred Materne · Theresa Wolcke · Dietmar Wolf

Zielstellung

Ziel des Projektes ist die Erstellung eines Seminarkonzeptes und verschiedener Präventions- bzw. Interventionsmaterialien zum Thema »Resilienz und Stressbewältigung«. Die Fragestellung lautet: Fördert die Teilnahme an Seminaren zur Stressbewältigung bei den Teilnehmern dauerhaft die Resilienz (psychische Widerstandsfähigkeit) gegenüber psychomentalen Belastungen?

Theoretische Vorarbeit

Literatur zum Thema Resilienz

Die Literatur zum Thema Resilienz ist sehr vielfältig und unübersichtlich. Es finden sich Beiträge aus verschiedensten Fachbereichen: Pädagogik, Psychologie, Wirtschaft, Geriatrie, Pädiatrie und Allgemeinmedizin.

Begriffsklärung

Es finden sich nahezu so viele Definitionen von Resilienz, wie es Fachartikel zu diesem Thema gibt.

Gemeinsamkeiten
Viele der Autoren »übersetzen« den Begriff Resilienz mit Widerstandsfähigkeit, d.h. die Fähigkeit nach kritischen Ereignissen wieder in die Ausgangslage zurückzukehren, engl. »to bounce back from …« (sowohl psychologisch, als auch physiologisch). Häufig wird Resilienz als Gegenpol zur Vulnerabilität beschrieben. Ursprünglich: »resilient child« (Verwendung jedoch im Englischen umgangsprachl.: »unverwüstliches Kind«). »Resilienz« (resilience) wurde im Deutschen als Fachterminus eingeführt, ohne eine theoretische Einbindung.

Unterschiede
Uneinigkeit herrscht hinsichtlich der Frage, was die Resilienz ausmacht, d.h. was befähigt eine Person, in den Normalzustand zurückzukehren?

Resultierende Frage
Ist Resilienz eine Fähigkeit, oder ein Bündel von Fähigkeiten, oder ein Persönlichkeitsmerkmal, oder ein Prozess?

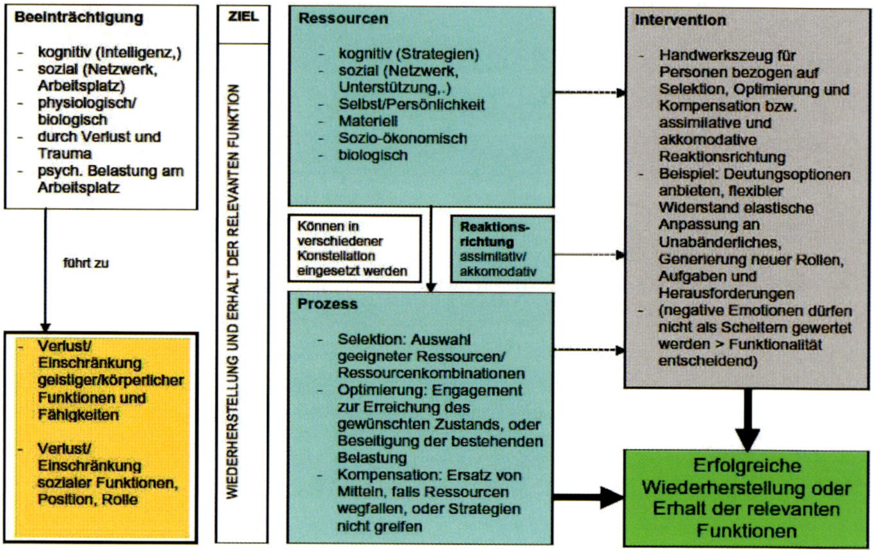

Abbildung 1: Schematische Darstellung der Annahmen aus: Staudinger, U.M., Greve, W. (2001): Personale, gesundheitliche und Umweltressourcen im Alter. Expertisen zum Dritten Altenbericht der Bundesregierung

Forschungsansätze

Eine logisch sehr gut nachvollziehbare und umfassende Erklärung von Resilienz bieten Staudinger und Greve (2001) an: Die Autoren verstehen Resilienz als Prozess bzw. wählen die Person-Situation-Konstellationen als Ausgangspunkt (relationaler Ansatz).

In Abbildung 1 sieht man eine schematische Darstellung der Annahmen aus: Staudinger und Greve, W. (2001). Personale, gesundheitliche und Umweltressourcen im Alter. Expertisen zum Dritten Altenbericht der Bundesregierung – Band 1. Deutsches Zentrum für Altersfragen (Ed.); pp. 95-144. Opladen: Leske + Budrich.

Voraussetzungen für resilientes Verhalten:

- Wahl der Reaktionsrichtung (Verhalten oder Verhältnisse)
- Wahl der Ressourcen
- Ausdauer/Engagement/Durchhaltevermögen
- Kompensation bei veränderten Rahmenbedingungen
- Nach Staudinger und Greve 2001, bezeichnet der Begriff »Resilienz« eine Konstellation von Faktoren auf Seiten der Person und Faktoren auf Seiten der Umwelt (Situation).

Resilienz ist demnach nicht nur als Fähigkeit, sondern eher als Prozess zu betrachten. Resultat dieses Prozesses ist also resilientes Verhalten (bzw. Kognitionen, die ihrerseits Einfluss auf Verhalten üben). Diese/s resiliente/n Verhalten/Kognitionen kann/können sich in verschied. Bereichen äußern:

- Soziale Kompetenzen, Beispiele:
  - erfüllende Beziehungen zu anderen Menschen
  - sich von anderen Menschen Hilfe holen
  - Einnehmen zentraler Positionen in Gruppensituationen
  - Betrachtung von Situationen/Handlungen aus der Perspektive Anderer
  - kein Zwang von anderen Menschen gemocht zu werden
  - keine Ängste auf andere Menschen zuzugehen)
- Persönliche Kompetenzen, Beispiele:
  - Beharrlichkeit bei der Umsetzung von Plänen
  - Flexibilität bei der Umsetzung von Plänen
  - Fähigkeit Aufgaben parallel zu erledigen
  - Aufrechterhaltung von Interesse an Aufgaben
  - Verlässlichkeit
  - hohe Selbstwirksamkeitserwartung
  - Entschlossenheit
  - realistische Betrachtung und Akzeptanz unabänderlicher Umstände
- Selbstwertschätzung, Beispiele:
  - allgemein positive Einstellung zu sich selbst
  - Stolz auf Geleistetes
  - Glaube an eigene Fähigkeiten und positive Eigenschaften
  - Respekt vor sich selbst
  - Zufriedenheit mit sich selbst
  - hohe Wertschätzung von sich selbst
- Positive Emotionalität, Beispiele:
  - gezielter und unbewusster Einsatz von Humor, Entspannung und optimistisches Denken
  - Offenheit für neue Erfahrungen
  - Wahrnehmung von Sinn im Leben
  - Empfindung überwiegend positiver Emotionen wie Stolz, Freude, Inspiration, Hoffnung
- Kontrollüberzeugung, Beispiele:
  - sind der Meinung ihre Zukunft selbst gestalten zu können
  - nehmen mehr Kontrolle über Geschehnisse wahr
  - nehmen weniger Fremdkontrolle über eigenes Handeln wahr

Diese Bereiche bieten die Grundlage zur Erfassung von Resilienz (resilientem Verhalten).

Die von Schumacher et al. (2004) entwickelte Resilienzskala (Kurz-/ Langform) beinhaltet die aufgeführten Bereiche in hinreichendem Umfang und wurde bereits ausreichend validiert.

Menschen, die wenig resilient sind, d.h. wenig oder gar kein resilientes Verhalten zeigen, sind – angelehnt an die Annahmen von Staudinger und Greve 2001 – nicht in der Lage, eine verlorene/beeinträchtigte Fähigkeit/Rolle/soziale

Position oder allgemein Funktion wieder herzustellen/aufrecht zu erhalten/zu kompensieren.

Ein Interventionsprogramm sollte zu diesen Herausforderungen Hilfestellung geben.

Konkret heißt das, nach Staudinger und Greve hat jede Person eine Reihe von Ressourcen zur Verfügung. Die Nutzung und der Einsatz dieser Ressourcen machen allerdings erst den Bewältigungsprozess und damit das resiliente Verhalten aus.

Die Autoren unterscheiden nach Art der Reaktionsrichtung/Bewältigungsrichtung:

- Assimilativ (Veränderung der Situation/Bedingungen/Umstände)
- Akkomodativ (Anpassung an die Situation/Bedingungen/Umstände)

sowie nach Mechanismen:

- Selektion (Auswahl geeigneter Ressourcen/Ressourcenkombinationen)
- Optimierung (Engagement/Ausdauer/Investition um Ziel zu erreichen)
- Kompensation (geeigneter Ausgleich/Ersatz bei Ausfall von Ressourcen, oder Veränderung der Umstände)

Interventionsansatz

Diese Reaktionsrichtungen und Mechanismen sollten nach Staudinger und Greve die Grundlage einer Intervention/Präventionsmaßnahme sein: »… auf einer Meta-Ebene zu intervenieren, die dem Einzelnen das Handwerkszeug an die Hand gibt, sein Leben selbst gelungener zu gestalten. Die Mechanismen der Selektion, der Kompensation und der Optimierung sowie die beiden Bewältigungsrichtungen der Assimilation und Akkomodation könnten als solche Meta-Richtlinien dienen.«

Interventionsziele

Ziel einer präventiven Maßnahme bzw. Intervention sollte demnach sein:

- Befähigung einer Person zur Bewältigung belastender Lebensumstände und Stress (Hilfe zur Selbsthilfe) durch die Vermittlung von »Werkzeugen«, die Mechanismen und Reaktionsrichtungen beinhalten
- Dauerhafte/ nachhaltige Erhaltung oder Wiederherstellung der »Funktionsfähigkeit« einer Person in Arbeitswelt und Privatleben (das Privatleben sollte bei der Gestaltung einer Maßnahme auch Berücksichtigung finden, da eine beeinträchtigte/verlorene Funktion in diesem Bereich ebenfalls Einfluss auf die Funktion in anderen Bereichen, wie der Arbeitswelt, haben kann)

Ziel einer Intervention sollte es nicht sein, Personen nahezu unbegrenzt belastbar zu machen, sodass der Arbeitgeber/Auftraggeber immer mehr Personal- und Materialkosten einspart.

Resilientes Verhalten soll dazu dienen, bestehenden Belastungen angemessen begegnen zu können und nicht dazu, immer mehr belastende Faktoren hinzufügen oder die Intensität der Belastung immer mehr steigern zu können.

Interventionsinhalte

Inhalt der präventiven Maßnahme bzw. Intervention sollte demnach sein:
- Vermittlung von Wissen zum Begriff Resilienz (Psychoedukation) (Risikofaktoren, Ressourcen, Mechanismen, Reaktionsrichtungen)
- Training von Strategien und Kompetenzen, die aus Stresssituationen heraushelfen bzw. Krisen abmildern oder ganz vermeiden können

Seminarkonzept

Entwicklung des Seminarkonzeptes

Einzelne Seminarbausteine sollen in einen verständlichen Rahmen eingeordnet werden.

Ausprägung von Merkmalen auf sechs Dimensionen zwischen resilient und vulnerabel:
- Wahrnehmung (ungefiltert – gefiltert)
- Einstellung (synegoistisch – selbstlos/egoistisch)
- Verhalten/Kommunikation (kooperativ – aggressiv/submissiv)
- Emotion (stabil – labil)
- Kognition (optimistisch – pessimistisch)
- Zielsetzung (flexibel/realistisch – starr/unrealistisch)

Wir trainieren sechs ineinandergreifende und aufeinander aufbauende Basiskompetenzen. Die intuitive Nutzung und das bewusste Einsetzen dieser Kompetenzen sind das Ziel.

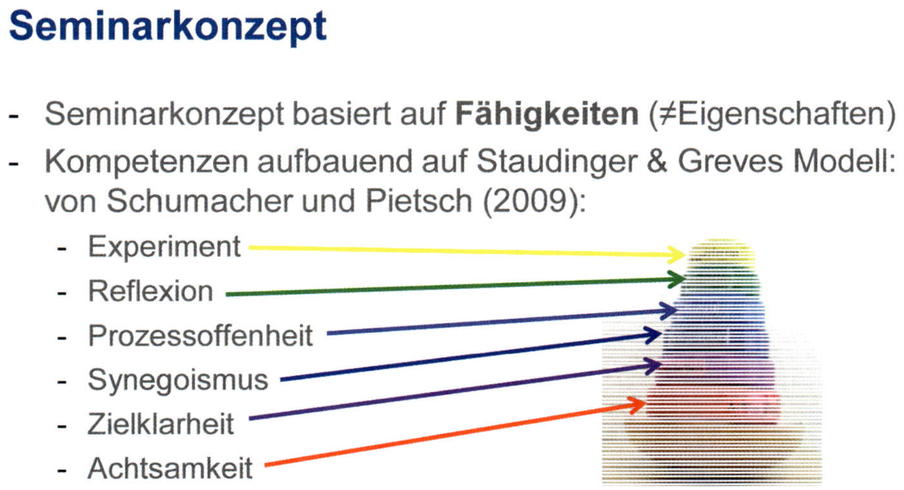

Abbildung 2: Die Basis des Seminarkonzepts

Rahmenbedingungen

Die Rahmenbedingungen bildet ein Tagesseminar mit anschließendem begleitenden Coaching (maximal 12 Teilnehmer, Zielgruppe Mitarbeiter, Führungskräfte, Auszubildende).

Die Erarbeitung der Seminarbausteine erfolgt anhand praxisnaher Übungen. Im Folgenden werden die Leitfragen genannt, die in jeder dieser Kompetenzen als Orientierung dienen.

Achtsamkeit/ Kontakt
- Wie geht es mir?
- Wie geht es mir beim Gedanken an ...?
- In welcher Situation fühle ich mich wohl?
- Bei welchen Gedanken fühle ich mich gut?
- Wann fühle ich mich schlecht?
- Was bedeutet »gut«/ »schlecht«?
- Welche Reaktionen nehme ich in meinem Körper bei Stress wahr?
- In Gegenwart welcher Personen bin ich nervös?

Zielklarheit
- Wo will ich hin?
- Was ist/sind mein/e Ziel/e?
- Wie soll der Zielzustand aussehen?
- Habe ich Träume?
- Wie unterscheiden sich Träume von Zielen?
- Wie kann ich Ziele konkret formulieren?
- Welche Ressourcen brauche ich?

Synegoismus
- Was wollen die Anderen?
- Welche Ziele verfolgen die Anderen?
- Wer könnte mir bei meinem Vorhaben helfen?
- Wen brauche ich zur Erreichung meiner Ziele?
- Stehen meine Ziele im Gegensatz zu denen der Anderen?
- Wie können beide Parteien profitieren?

Prozessoffenheit
- Welche Schwierigkeiten könnten auftreten?
- Was könnte die Erreichung meiner Ziele verzögern?
- Was kommt nach der Planung?
- Was ist, wenn Ressourcen wegfallen?
- Wird meine Motivation/ mein Enthusiasmus nachlassen?
- Wie viel Zeit gebe ich mir zur Zielerreichung?

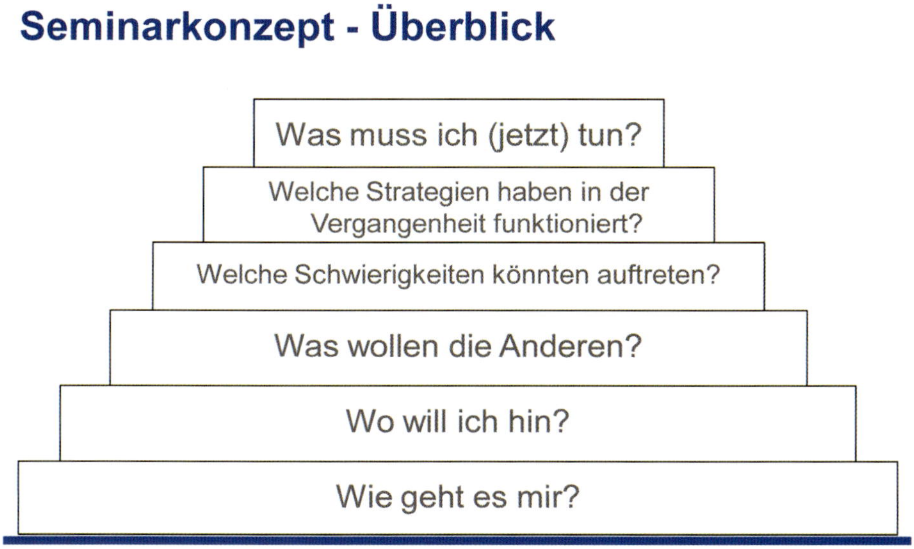

Abbildung 3: Der Überblick über das Seminarkonzept

Reflexion / Experiment
- Was habe ich in der Vergangenheit schon ausprobiert?
- Wie gut haben vergangene Lösungsstrategien funktioniert?
- Mit welchen Strategien/ Handlungsfolgen war ich erfolgreich?
- Sind meine Handlungsstrategien vielleicht zu festgefahren?
- Welche Möglichkeiten/ Alternativen stehen offen?
- Gibt es Strategien/ Methoden, die ich noch nicht ausprobiert habe?

(Eigen)Initiative /»Selbstpräsenz« – Assertiveness (engl. »resourceful presence«)
- Was will, muss, soll ich jetzt sofort angehen?
- Welche Zwischenziele kann ich mir setzen?
- Womit kann ich jetzt anfangen?

Messung der Resilienz

Für die Überprüfung der Wirksamkeit eines Präventions- oder Interventionskonzeptes ist die Messung von Resilienz notwendig.

Da sich die Prozessschritte nicht messen lassen, beziehen wir uns auf Wahrnehmung/Einstellungen/Verhalten/Kognition und Emotion, die je nach Kompetenzlevel unterschiedlich ausgeprägt sind.

Die ausgewählten Fragebögen:
- Resilienzskala (Kurzform) RS 11
- DASS-42
- SWOP

Die Resilienzskala wurde von Schumacher et al. (2004) entwickelt. Hier eine Auswahl aus den 25 Items:

- Ich kann es akzeptieren, wenn mich nicht alle Leute mögen.
- Ich behalte an vielen Dingen Interesse.
- Ich bin stolz auf das, was ich schon geleistet habe.
- Ich finde öfter etwas worüber ich lachen kann.
- Normalerweise schaffe ich Alles irgendwie.

DASS-42

- Um die Wirksamkeit der Interventions- bzw. Präventionsmaßnahme weiter zu objektivieren sollten zusätzlich – wie auch in vorangegangenen Studien – Konstrukte gemessen werden, die in höherem Maße bei wenig resilientem Verhalten auftreten – Stress, Angst und Depression.
- Ein Fragebogen, der diese Konstrukte erfasst ist der DASS 42 nach Lovibond & Lovibond (1995); deutsche Fassung: DASS 42-G.
- Dieser Fragebogen wurde durch Crawford & Henry 2003 an einer nichtklinischen Population validiert.

SWOP

- Da die erfolgreiche Bewältigung von Krisen Auswirkungen auf die Selbstwirksamkeit und den Optimismus einer Person haben, ist eine Erfassung dieser Konstrukte ebenfalls sinnvoll.
- Scholler et al. haben 1999 dazu einen Fragebogen entworfen: Selbstwirksamkeit – Optimismus – Pessimismus Fragebogen (Kurzform).

Für die weitere Darstellung der Datenerhebung und der Ergebnisse wird auf die Abbildungen 5 bis 7 verwiesen.

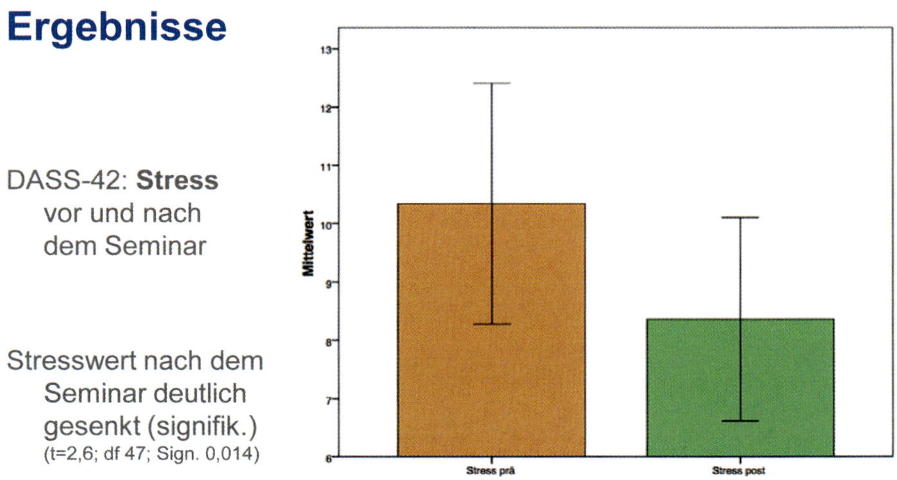

Abbildung 5: Ergebnisse

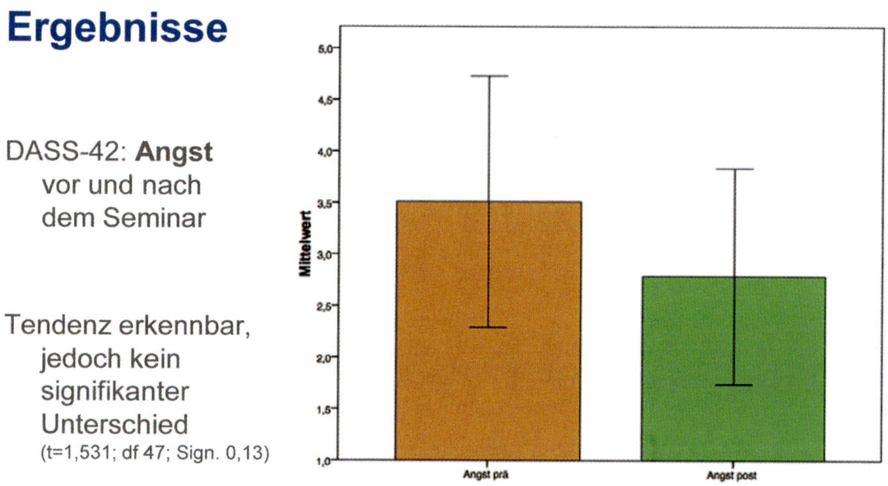

Abbildung 6: Ergebnisse

Ergebnisse

Zum Ende des Projektes (Dezember 2012) standen 142 brauchbare Datensätzen (Prä) und 62 vollständige Nachbefragungsbögen zur Auswertung zur Verfügung. Nach T-Tests für abhängige Stichproben konnten folgende Ergebnisse postuliert werden:

- Das Stressempfinden der Seminarteilnehmer konnte signifikant gesenkt werden. (Fragebogen DASS-42, Konstrukt Stress; t = 2,427, df = 61, Signifikanz .018). Auch die Werte für Depression waren tendenziell gesenkt (DASS-42,

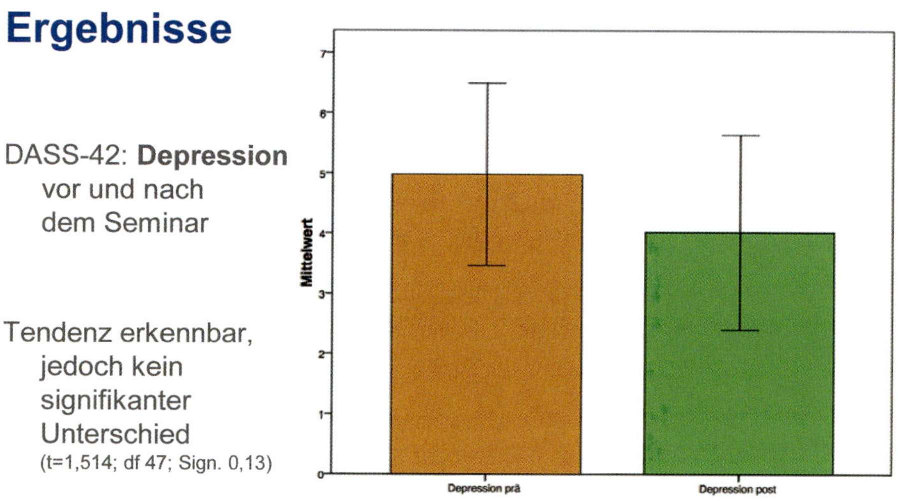

Abbildung 7: Ergebnisse

Konstrukt Depression, t = 1,981, df = 61, Signifikanz 0,052). Ebenfalls waren Tendenzen für steigende Selbstwirksamkeit und Optimismus zu verzeichnen. (SWOP, Konstrukt Selbstwirksamkeit, t = -1,862, df = 60, Signifikanz 0,067; Konstrukt Optimismus, t = -1,862, df 60, Signifikanz 0,067).

Schlussfolgerungen und Ausblick

Für die Darstellung von Schlussfolgerungen und Ausblick wird auf die Abbildung 8 verwiesen.

Schlussfolgerungen - Ausblick

- Das **Stressempfinden** der Teilnehmer lag nach dem Seminar (8 Wochen danach) **deutlich niedriger** als zuvor
- Zur Sicherung und Präzisierung der Ergebnisse bedarf es **weiterer Daten** (ausstehende Postmessung, mind. 40 Fb)
- Eine Erweiterung des Seminars auf zwei oder **mehr** Tage erscheint sinnvoll und notwendig um die Kernbegriffe und Strategien fester zu verankern > **Einstellungsänderung**
- Zur Vertiefung und Evaluation des Gelernten wurde von den Teilnehmern ein **Folgeseminar** bzw. **begleitendes Coaching** angefragt
- weitere **Anpassung** der Übungsauswahl an die Zielgruppen (Auszubildende, Führungskräfte, Ältere AN.)
- Erstellung eines **Übungsheft**es zur Festigung der Inhalte während **und** nach dem Seminar (weniger „totes" Papier)
- Aufarbeitung der Inhalte für ein **Onlineangebot**, was tiefergehende Informationen und weitere Übungen, sowie einen „**Notfallkoffer**" bereitstellt
- Erweiterung des Konzepts hin zu: „**Resilienzorientiertes Personalmanagement**" (Vor dem Hintergrund: Fachkräftemangel, Personalauswahl, demograph. Wandel)

Abbildung 8: Schlussfolgerungen – Ausblick

Angewandte Präventionsforschung zu Erkrankungen des Bewegungssystems

Zur Evolution der Rückenmuskulatur der Menschenaffen

Nadja Schilling · Martin S. Fischer

Einleitung

Muskulatur gehört zu den plastischsten Geweben im Tierkörper. Seine außergewöhnliche phänotypische Plastizität erlaubt es Muskelgewebe, sich an neue funktionelle Bedürfnisse anzupassen – sowohl ontogenetisch als auch phylogenetisch (Schaeffer & Lindtstedt, 2013). Im Unterschied zu unmittelbaren Anpassungen wie Modifikationen der Aktivierungsmuster zeigen sich bei anhaltender Belastungsänderung quantitative und qualitative Änderungen in den Expressionsmustern der Muskelproteine, der Muskelmasse und/oder der intramuskulären Architektur (Goldspink, 2002; Goldspink, 2005). Im Laufe der Evolution haben sich durch Selektion so Unterschiede im Aufbau der Muskulatur in Anpassung an die spezifischen Herausforderungen eines Lebensraumes und z.B. der bevorzugten Fortbewegungsmuster herausgebildet. Das Ergebnis sind artspezifische Unterschiede in den Hauptkontraktionseigenschaften der Muskulatur – Kraft, Ausdauer, Kontraktionsfrequenz – und den diese Eigenschaften determinierenden Komponenten der Muskelzellen – Dichte von Myofibrillen, Mitochondrien und sarkoplasmatischem Retikulum (Lindstedt et al., 1998). Da sich diese Parameter in ihren Anteilen insbesondere zwischen den Hauptmuskelfasertypen langsam und schnell unterscheiden, lassen artspezifische Unterschiede in der Faserzusammensetzung auf Unterschiede in der Funktion und Funktionsweise der Muskulatur der jeweiligen Spezies schließen.

Unsere Untersuchungen der letzten Jahre haben gezeigt, daß sich Große Menschenaffen von anderen Primaten in der Verteilung der langsamen und schnellen Fasern in der perivertebralen Muskulatur unterscheiden (Schilling et al., 2009; Hesse, 2010; Neufuß, 2012; Schilling & Fischer, 2012). Wie andere Säugetiere mit pronograder Rumpfhaltung zeigen auch quadrupede, pronograde Affen eine heterogene Fasertypenverteilung verbunden mit einer deutlichen morphofunktionellen Unterteilung der perivertebralen Muskulatur. Muskeln, die der statischen (lokalen) Stabilisierung dienen, enthalten hohe Anteile ausdauernder und langsam kontrahierender Fasern. Im Unterschied dazu sind Muskeln, die den Rumpf dynamisch stabilisieren oder mobilisieren (global), aus schnell kontrahierenden, aber auch schnell ermüdenden Fasern aufgebaut. Bei den bisher untersuchten Vertretern der Großen Menschenaffen (Orangutan, Bonobo, Schimpanse, Mensch) sind die perivertebralen Muskeln, abgesehen von artspezifischen Unterschieden in den absoluten Anteilen der Fasertypen, homogen aufgebaut; es finden sich keine deutlichen Unterschiede im Faseranteil zwischen verschiedenen Muskeln oder Muskelregionen. Da Muskeln oder Muskelbereiche, die ihre Funktion in immer gleicher Art und Weise ausführen, vornehmlich aus dem für diese Funktion am besten geeigneten Fasertyp aufgebaut sind, während Muskeln oder Muskelregionen, die sich durch eine hohe Vielseitigkeit in ihren Aufgaben auszeichnen, eine ausgewogenere Mischung beider Fasertypen besitzen, deutet die bei den Großen Menschenaffen beobachtete homogene Faserverteilung auf häufig wechselnde Funktionsweisen und Funktionen der Muskulatur hin. Die damit verbundene hohe Variabilität in den Funktionen der perivertebralen Muskulatur wurde im Zusammenhang mit der Evolution von orthograden Rumpfhaltungen und der damit verbundenen deutlichen Erweiterung des Spektrums an Körperhaltungen und Fortbewegungsmodi interpretiert (Schilling & Fischer, 2012).

Orthogradie und die damit verbundenen Veränderungen des axialen muskuloskeletalen Systems stellt einen der beiden Merkmalskomplexe dar, die die Kronengruppe der Menschenaffen von den Vertretern der Stammlinie der Menschenaffen unterscheidet (Crompton et al., 2008). Sollte die Auflösung der heterogenen Fasertypenverteilung mit der Evolution orthograder Verhaltensweisen verbunden sein, stellt die homogene Faserzusammensetzung der perivertebralen Muskulatur ein gemeinsames abgeleitetes Merkmal aller Menschenaffen dar und nicht wie bisher diskutiert der Großen Menschenaffen. Um diese Hypothese zu prüfen, wurden in dieser Studie Vertreter der Gibbons als Schwestergruppe der Großen Menschenaffen untersucht. Gibbons sind innerhalb der rezenten Hominoidea die am stärksten an den arborealen Lebensraum angepaßten Menschenaffen. Um diesen dreidimensionalen Lebensraum der Baumkronen optimal nutzen zu können, besitzen Gibbons ein außergewöhnlich breites Fortbewegungsrepertoire, das Quadrupedie, Tripedie, Bipedie, Springen und insbesondere eine Vielzahl orthograder Verhaltensweise wie Klettern, Hangeln und Brachiation beinhaltet (Fleagle, 1976; Gittins, 1983). Verglichen mit anderen Menschenaffen stellt Brachiation die Hauptfortbewegungsweise der Gibbons dar (ca. 15% der lokomotorisch aktiven Zeit Großer Menschenaffen vs. 60-70% bei Gibbons; Thorpe & Crompton, 2006). Aber auch am Boden zeigen Gibbons eine beeindruckende Gewandtheit und zeichnen sich, z.B. im Vergleich zu anderen Menschenaffen, durch eine große Vielseitigkeit in den zeitlich-räumlichen Parametern ihrer Fußfallmuster aus und zeigen interessante biomechanische Übereinstimmungen mit menschlicher Bipedie (Vereecke et al., 2006; Vereecke & Aerts, 2008).

Material und Techniken

Für die Untersuchung der Verteilung der Fasertypen in der wirbelsäulennahen Muskulatur standen uns zwei fixierte Vertreter der Gruppe der Hylobatidae zur Verfügung (#1: *Symphalangus syndactylus*, Siamang, weiblich, 9,4 Jahre, 8,3 kg; #2: *Hylobates lar*, Weißhandgibbon, weiblich, 21,8 Jahre, 6,5 kg). Den Kadavern wurde die dorsovertebrale und die ventrovertebrale Muskulatur jeweils im Verbund entnommen und in histologisch handhabbare Muskelblöckchen unterteilt. Wie in den vorangegangenen Studien wurden diese Blöckchen nach ihrer Überführung in Paraffin mit dem Mikrotom geschnitten und Schnitte auf Höhe der Wirbelmitten für den immunhistochemischen Nachweis der beiden Hauptmuskelfasertypen entnommen (für Details siehe Schilling et al., 2006, Färbeprotokoll nach Schmidt & Schilling, 2007). Da die Testserien der immunhistochemischen Reaktion zeigten, daß die Fasertypen des ersten Kadavers nicht mit den kommerziell verfügbaren Antikörpern detektierbar waren, wahrscheinlich aufgrund der Zusammensetzung der verwendeten Fixierlösung, konnten nur die Schnitte des zweiten Kadavers für den Vergleich mit den Ergebnissen der Großen Menschenaffen verwendet werden. Die Auswertung der Schnitte und die Aufbereitung der Daten in Form von Histogrammen, die die Häufigkeitsverteilung der langsamen Fasern veranschaulichen, erfolgte nach dem gleichen Schema wie zuvor für die anderen Menschenaffen, um so eine direkte Vergleichbarkeit der Daten zu gewährleisten (Schilling et al., 2007; Schilling et al., 2009; nach Hesse, 2010).

Ergebnisse und Diskussion

Verglichen mit anderen Primaten vergleichbarer Körpergröße zeigen Gibbons einen hohen Anteil langsamer Fasern in ihren Arm- (Kimura, 1992) und Rückenmuskeln (z.B. Japanmakak (Kojima & Okada, 1996): dorsomedialer Trakt: 27% langsame Fasern vs. 59% beim Weißhandgibbon, dorsolateraler Trakt: 13% vs. 61%). Damit ähneln Gibbons in ihrem Anteil langsamer Fasern eher ihren größeren Verwandten innerhalb der Menschenaffen (Abb. 1). Heute lebende Vertreter der Hylobatidae sind im Vergleich zu ihren fossilen Vorfahren verzwergt (Pilbeam, 1996; Tyler, 1993 zitiert in MacLatchy, 2004). Da die nötigen Vergleichsdaten fehlen, bleibt offen, ob ihr relativ hoher Anteil langsamer Fasern mit der ehemals größeren Körpergröße ihrer Vorfahren und/oder mit anderen Faktoren wie z.B. einer gemächlicheren Lebens- und Fortbewegungsweise wie für Orangutans aufgrund ihrer großen Körpergröße diskutiert (Myatt et al., 2011), korrespondiert.

Wie auch die Vertreter der Großen Menschenaffen zeigen Gibbons keine deutlichen Unterschiede in den Anteilen der Fasertypen zwischen den Muskelgruppen (Abb. 1). Die Verteilung der langsamen Fasern ist relativ homogen über den Querschnitt und insbesondere mediale und laterale Anteile der epaxialen Muskulatur unterscheiden sich nicht in ihrem Anteil langsamer Fasern (L3, dorsomedial zu dorsolateral: Brauner Lemur 26% zu 7% vs. Weißhandgibbon 64% zu 60%; Abb. 1). Damit besitzen Gibbons wie auch die anderen Menschenaffen eine homogene Fasertypenzusammensetzung ihrer perivertebralen Muskulatur und es fehlen ihnen die deutlichen morphofunktionellen Unterschiede zwischen den Muskelgruppen, wie sie für quadrupede, pronograde Affen beschrieben wurden (z.B. Yokoyama, 1982; Bagnall et al., 1983; Ford et al., 1986; Kojima & Okada, 1996). Somit kann die homogene Zusammensetzung der perivertebralen Muskulatur aus langsamen und schnellen Fasern als gemeinsames Merkmal aller heute lebenden Menschenaffen angesehen werden.

Neben der Erweiterung des Bewegungsumfanges der Arme um den Raum über dem Kopf wird die Nutzung zahlreicher orthograder Rumpfhaltungen und die damit verbundenen muskuloskeletalen Veränderungen des Rumpfes als ein

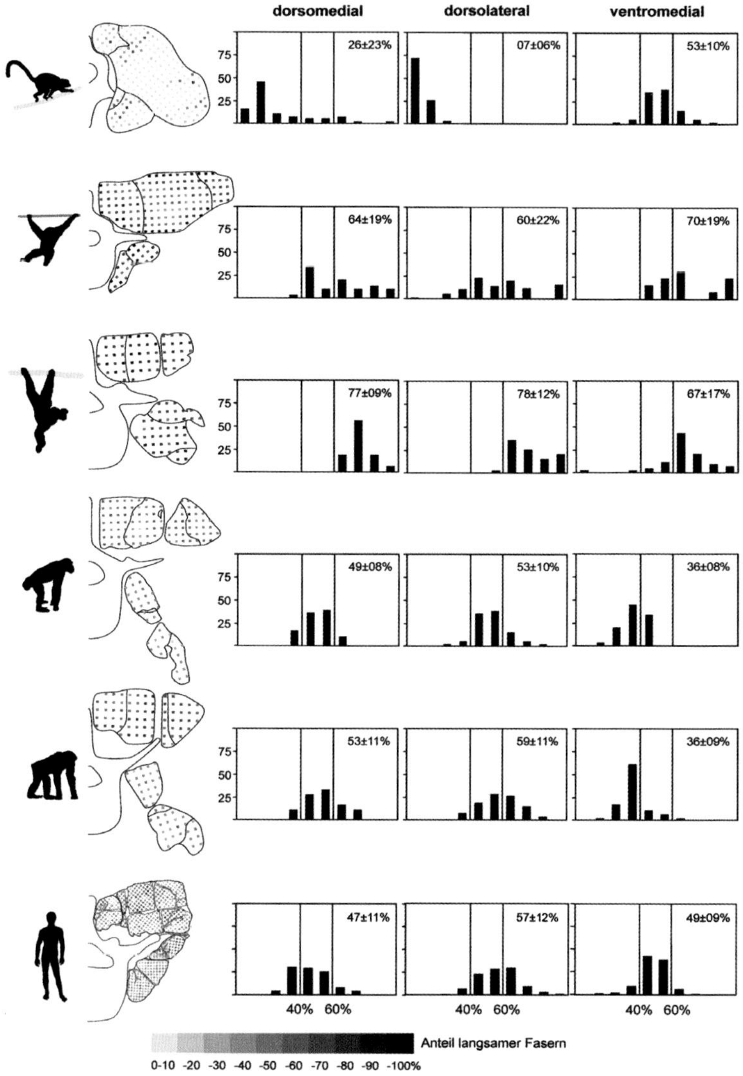

Abbildung 1: Vergleich der Muskelfasertypenzusammensetzung bei: Braunem Lemur, Gibbon, Orangutan, Schimpansen, Bonobo und Mensch (v.o.n.u.) auf Höhe L3 (außer Schimpanse und Bonobo: L2). Links: Verteilungsmuster langsamer Fasern (prozentualer Anteil kodiert in Grautönen, siehe Legende). Rechts: Häufigkeitsverteilung des Anteils langsamer Fasern im dorsomedialen, dorsolateralen und ventromedialen Trakt der perivertebralen Muskulatur. Mittelwert ± Standardabweichung des Anteils langsamer Fasern ist jeweils rechts oben im Diagramm angegeben. Auffällig ist der deutliche Unterschied im mittleren Anteil langsamer Fasern zwischen dem medialen und dem lateralen Trakt der epaxialen Muskulatur beim Braunen Lemur im Vergleich zur annähernd gleichen Faserzusammensetzung beider Trakte bei den Menschenaffen. Daten zusammengestellt aus: Hesse, 2010; Hesse et al., 2011; Neufuß, 2012).

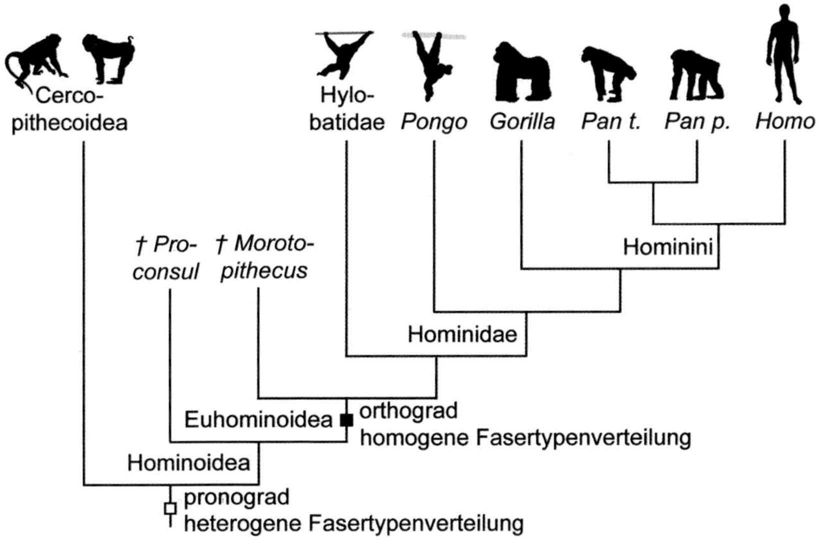

Abbildung 2: Vereinfachtes Verwandtschaftsschema der Neuweltaffen (Platyrrhini). Die Evolution eines homogenen Fasertypenverteilungsmusters in der perivertebralen Muskulatur war höchstwahrscheinlich assoziiert mit der Evolution orthograder Rumpfhaltungen und ist als Merkmal im Grundmuster der Kronengruppe der Menschenaffen (Euhominoidea) anzunehmen.

abgeleitetes Merkmal der Kronengruppe der Menschenaffen (»Euhominoidea«, Abb. 2) angesehen (Ward, 2007; Crompton et al., 2008). Frühe Stammlinienvertreter der Menschenaffen (Hominoidea) wie z.B. *Proconsul* waren, wie skelettale Merkmale an Rumpf und Extremitäten zeigen, quadruped und pronograd (Ward, 1993). Bereits bei frühen Vertretern der Euhominoidea (z.B. *Moropithecus*, MacLatchy et al., 2000) weisen Merkmale wie Orientierung und Ansatz der dorsalen und transversalen Wirbelfortsätze auf die Evolution aufrechter Rumpfhaltungen hin. Daher geht man aktuell davon aus, daß Orthogradie zum Grundmuster des letzten gemeinsamen Vorfahrens aller Euhominoidea gehörte und sich im Kontext der vielseitigen Nutzung des dreidimensionalen arborealen Lebensraumes durch quadrupedes, tripedes und bipedes Laufen, Klettern und Hangeln eines in der Körpergröße mit heute lebenden Großen Menschenaffen vergleichbaren Vertreters entwickelt hat (Ward, 2007; Crompton et al., 2008). Durch diese neuen orthograden Verhaltens- und Fortbewegungsweisen erweitert sich deutlich das Belastungsregime für den Rumpf, da nun lokomotorische Kräfte nicht nur aus allen Richtungen am Rumpf angreifen, sondern dieser zusätzlich wie z.B. beim Hangeln auch auf Zug belastet wird (Johnson & Shapiro, 1998). Das bei den rezenten Menschenaffen beobachtete Verteilungsmuster der Fasertypen steht im Einklang mit der Evolution orthograder Verhaltensweisen und ihren Anforderungen an den Rumpf und daher schlagen wir vor, daß eine homogene Fasertypenzusammensetzung der perivertebralen Muskulatur im Grundmuster der Euhominoidea anzunehmen ist. Der nachfolgende Übergang der arborealen Vorfahren, die nahezu gleichermaßen behende bipede, tripede und quadrupede pronograde und orthograde Lokomotionsformen nutzten, zu einem aufrechten bipeden homininen Vertreter war graduell und nicht mit substantiellen strukturellen Spezialisationen verbunden (D'Aout et al., 2004; Vereecke et al., 2006). Die großen Übereinstimmungen im Aufbau der perivertebralen Muskulatur zwischen dem Menschen und den anderen Menschenaffen bestätigen dieses Szenario.

Der hier vorgeschlagene Zusammenhang zwischen homogener Muskelfasertypenverteilung in der perivertebralen Muskulatur und Erweiterung des Bewegungsspektrums um orthograde Verhaltensweisen sollte durch die Untersuchung von Primaten, die konvergent orthograde Verhaltensweisen zeigen, geprüft werden. Verschiedene Vertreter der Klammerschwanzaffen (Atelidae) nutzen beispielsweise ausgeprägt orthograde Rumpfhaltungen und zeigen verglichen mit den Menschaffen zahlreiche muskulo-skelettale Übereinstimmungen im Rumpfbereich (Benton, 1967; Johnson & Shapiro, 1998). Zeigen auch diese Primaten eine Auflösung der ursprünglichen heterogenen Fasertypenverteilung, wäre der vorgeschlagene morphofunktionelle Zusammenhang zwischen Rumpfnutzung und Aufbau der Muskulatur untermauert.

Danksagung

E.E. Vereecke (Königliche Universität Leuven, Belgien) stellte die Kadaver für diese Studie zur Verfügung. Für Diskussionen und vielfältige Unterstützung danken wir B. Hesse und J. Neufuß. Technisch wurde unsere Arbeit durch I. Weiß und M. Krüger unterstützt. Diese Arbeit wurde durch Förderungen im Rahmen des Kompetenzzentrum für Interdisziplinäre Prävention (KIP) der Friedrich-Schiller-Universität Jena und der Berufsgenossenschaft Nahrungsmittel und Gastgewerbe Erfurt möglich.

Literatur

Bagnall, K.M., Ford, D.M., McFadden, K.D., Greenhill, B.J. and Raso, V.J. (1983). A comparison of vertebral muscle fiber characteristics between human and monkey tissue. Acta Anat. 117, 51-57.

Benton, R. (1967). Morphological evidence for adaptations within the epaxial region of the primates. In: Vagtborg, H. (ed.): The baboon in Medical research. Austin, University of Texas Press 2, 201-216.

Crompton, R.H., Vereecke, E.E. and Thorpe, S.K.S. (2008). Locomotion and posture from the common hominoid ancestor to fully modern hominins, with special reference to the last common panin/hominin ancestor J. Anat. 212, 501-543.

D'Aout, K., Vereecke, E., Shoonaert, K., De Clrecq, D., Van Elsacker, L. and Aerts, P. (2004). Locomotion in bonobos (*Pan paniscus*): differences and similarities between bipedal and quadrupedal terrestrial walking, and a comparison with other locomotor modes. J. Anat. 204, 353-361.

Fleagle, J.G. (1976). Locomotion and posture of the Malayan Siamang and implications for hominoid evolution. Folia Primatol. 26, 245-269.

Ford, D.M., Bagnall, K.M., McFadden, K.D. and Reid, D.C. (1986). A comparison of muscle fiber characteristics at different levels of the vertebral column in the rhesus monkey. Acta Anat. 126, 163-166.

Gittins, S.P. (1983). Use of the forest canopy by the agile gibbon. Folia Primatol. 40, 134-144.

Goldspink, G. (2002). Gene expression in skeletal muscle. Biochem. Soc. Trans. 30, 285-290.

Goldspink, G. (2005). Research on mechano growth factor: Its potential for optimising physical training as well as misuse in doping. Br. J. Sports Med. 39, 787-788.

Hesse, B. (2010). Funktionsmorphologische Anpassungen an den aufrechten Gang in der perivertebralen Lumbalmuskulatur des Menschen. Dissertation der Biologisch-Pharmazeutischen Fakultät der Friedrich-Schiller-Universität Jena, 1-100.

Hesse, B., Stark, H., Neufuß, J., Thorpe, S.K.S., Fröber, R., Fischer, M.S. and Schilling, N. (2011). Rückenmuskulatur und aufrechter Gang – Morphofunktionelle Eigenschaften der perivertebralen Muskulatur bei Menschenaffen. In: Grieshaber, R.; Stadler, M.; Scholle, H.-Ch. (eds.): Kongressband 17. Erfurter Tage »Prävention von arbeitsbedingten Gesundheitsgefahren und Erkrankungen« (Verlag Bussert & Stadeler). 279-289.

Johnson, S.E. and Shapiro, L. (1998). Positional behavior and vertebral morphology in Atelines and Cebines. Am. J. Phys. Anthrop. 105, 333-354.

Kimura, T. (1992). Comparison of muscle fiber types in the M. biceps brachii of white and handed gibbon and crab-eating monkey. Primate Res. 8, 113-122.

Kojima, R. and Okada, M. (1996). Distribution of muscle fibre types in thoracic and lumbar epaxial muscles of Japanese macaques (*Macaca fuscata*). Folia Primatol. 66, 38-43.

Lindstedt, S.L., McGothlin, T., Percy, E. and Pifer, J. (1998). Task-specific design of skeletal muscle: balancing muscle structural composition. Comp. Biochem. Physiol. A Biochem. Physiol. 120, 35-40.

MacLatchy, L. (2004). The oldest ape. Evol. Anthropol. 13, 90-103.

MacLatchy, L., Gebo, D.L., Kityo, R. and Pilbeam, D. (2000). Postcranial functional morphology of Morotopithecus bishopi, with implications for the evolution of modern ape locomotion. J. Hum. Evol. 39, 159-183.

Myatt, J., Schilling, N. and Thorpe, S.K.S. (2011). Distribution patterns of fibre types in the triceps surae muscle group of chimpanzees and orangutans. J. Anat. 218, 402-412.

Neufuß, J. (2012). Funktionelle Morphologie des Rumpfes beim Schimpansen (*Pan troglodytes*). Diplomarbeit der Biologisch-Pharmazeutischen Fakultät der Friedrich-Schiller-Universität Jena.

Pilbeam, D. (1996). Genetic and morphological records of the Hominoidea and hominid origins: a synthesis. Mol. Phyl. Evol. 5, 155-168.

Schaeffer, P.J. and Lindtstedt, S.L. (2013). How animals move: comparative lessons on animal locomotion. Compr. Physiol. 3, 289-314.

Schilling, N. and Fischer, M.S. (2012). Funktionsmorphologische Eigenschaften der perivertebralen Muskulatur von Menschenaffen. In: Grieshaber, R.; Stadeler, M.; Scholle, H.-Ch. (eds.): Kongressband 18. Erfurter Tage »Prävention von arbeitsbedingten Gesundheitsgefahren und Erkrankungen« (Verlag Bussert & Stadeler). 191-197.

Schilling, N., Hesse, B., Fröber, R. and Fischer, M.S. (2006). Fasertypenverteilung in der Rückenmuskulatur – Von Menschen und Mäusen. In: Grieshaber, R.; Stadeler, M.; Scholle, H.-Ch. (eds.): Kongressband 12. Erfurter Tage »Prävention von arbeitsbedingten Gesundheitsgefahren und Erkrankungen« (Verlag Bussert & Stadeler), 375-381.

Schilling, N., Hesse, B., Fröber, R. and Fischer, M.S. (2007). Eigenschaften der Rückenmuskulatur bei Menschen und anderen Säugetieren. In: Grieshaber, R.; Stadeler, M.; Scholle, H.-Ch. (eds.): Kongressband 13. Erfurter Tage »Prävention von arbeitsbedingten Gesundheitsgefahren und Erkrankungen« (Verlag Bussert & Stadeler). 280-290.

Schilling, N., Hesse, B., Fröber, R. and Fischer, M.S. (2009). Morphofunktionelle Eigenschaften der Rückenmuskulatur beim Menschen und seinen Verwandten. In: Grieshaber, R.; Stadeler, M.; Scholle, H.-Ch. (eds.): Kongressband 15. Erfurter Tage »Prävention von arbeitsbedingten Gesundheitsgefahren und Erkrankungen« (Verlag Bussert & Stadeler). 225-235.

Schmidt, M. and Schilling, N. (2007). Fiber type distribution in the shoulder muscles of the tree shrew, the cotton-top tamarin, and the squirrel monkey related to shoulder movements and forelimb loading. J. Hum. Evol. 52, 401-419.

Thorpe, S.K.S. and Crompton, R.H. (2006). Orangutan positional behavior and the nature of arboral locomotion in Hominoidea. Am. J. Phys. Anthrop. 131, 384-401.

Vereecke, E., D'Aout, K. and Aerts, P. (2006). Locomotor versatility in the white-handed gibbon (Hylobates lar): A spatiotemporal analysis of the bipedal, tripedal, and quadrupedal gaits. J. Hum. Evol. 50, 552-567.

Vereecke, E.E. and Aerts, P. (2008). The mechanics of the gibbon foot and its potential for elastic energy storage during bipedalism. J. Exp. Biol. 211, 3661-3670.

Ward, C.V. (1993). Torso morphology and locomotion in Proconsul nyanzae. Am. J. Phys. Anthrop. 92, 291-328.

Ward, C.V. (2007). Postcranial and locomotor adaptations of hominoids. In: Henke, W. & Tattersall, I. (eds.): Handbook of Paleoanthropology. Springer-Verlag, Berlin, Heidelberg 2, 1011-1030.

Yokoyama, I. (1982). Analyses of the fibre composition of the lumbar back muscles in mammals. Nipp. Seik. Gakkai Zasshi 56, 579-594.

Einfluss steigender Störfrequenzen auf Haltungsreflexe von Rumpfmuskeln

Heiko Wagner · Maria Bürger · Martin Fritz
Reinhard Blickhan · Adam Dabrowski
David Schinowski · Kim Joris Boström

Einleitung

Plötzliche, unerwartete Störungen können zur Entstehung von Rückenschmerzen beitragen (Magora, 1973; Manning, Mitchell, & Blanchfield, 1984; Omino & Hayashi, 1992; Wilder et al., 1996). Insbesondere in der Arbeitsmedizin haben zyklische Störungen und Ganzkörperschwingungen eine große Bedeutung, und es wird angenommen, dass sie mit der Zeit zu degenerativen Veränderungen der Wirbelsäule führen (Andersson, 1981, Bovenzi & Hulshof, 1999; Leboeuf-Yde, 2000; Magnusson et al., 1993). Als wichtigste Faktoren dieser Degeneration werden bislang die dabei auftretenden Kräfte genannt (ISO 2631-5: 2004; Fritz, Bröde, & Fischer, 2003; Fritz, Fischer, & Bröde, 2005; Hinz et al. 2007, Seidel et al. 2008). Um das Gesundheitsrisiko durch Vibrationsbelastungen zu reduzieren, wurden Richtlinien formuliert (ISO 2631-1,1997; European Directive 2002/44/EC, 2002). Für einen sitzenden Menschen wurden Resonanzfrequenzen zwischen 4 Hz und 6 Hz bestimmt (Mansfield & Griffin, 2000; Pope, Magnusson, & Wilder, 1998; Pope, Wilder, & Magnusson, 1999), und nur bei externen Störungen bis zu 10 Hz wurden zyklische Reaktionen nachgewiesen (Blüthner, Seidel, & Hinz, 2002; Pope, Magnusson, & Wilder, 1998; Seroussi, Wilder, & Pope, 1989; Wilder et al., 1996). In Abhängigkeit von der Störfrequenz konnten bereits neuromuskuläre Veränderungen gemessen werden (Lu et al., 2008).

Es ist bekannt, dass die Stabilität der Wirbelsäule bzw. der Haltung des Menschen auf einem Zusammenspiel zwischen dem muskuloskeletalen System und der motorischen Kontrolle basiert (Crisco & Panjabi, 1991; Cholewicki, Simons, & Radebold, 2000; Panjabi, 1992).

Der Einfluss von azyklischen plötzlichen Störungen auf die aufrechte Haltung wurde bereits von uns untersucht (Liebetrau et al., 2013; Wagner et al., 2005). Mit der vorliegenden Studie soll nun der Einfluss von veränderlichen Störfrequenzen auf die Haltungskontrolle analysiert werden.

Methode

An der Studie haben 20 gesunde Probanden (9 Frauen und 11 Männer) im Alter zwischen 23 und 29 Jahren (Mittelwert 24.8 Jahre) und einer Körpermasse zwischen 53 kg und 95 kg (Mittelwert 67.5 kg) teilgenommen.

Im aufrechten Stand wurden auf den Oberkörper über einen Servomotor (AKM 44 E Servo Drive S300, Danaher Motion, Germany) Störungen mit 1Hz bis 8Hz appliziert (Abbildung 1). Die maximale Kraft der Störung wurde auf die

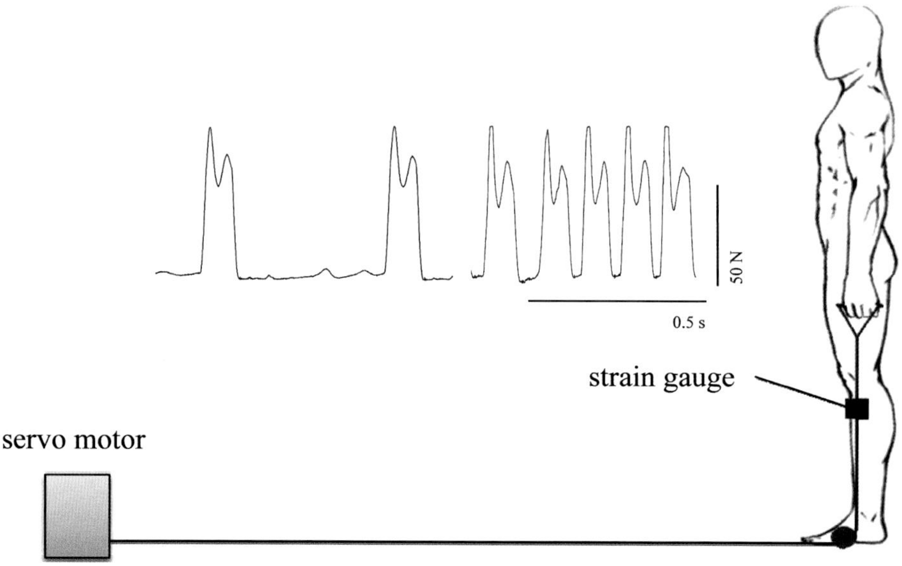

Abbildung 1: Versuchsaufbau. Durch einen Servomotor wurden externe zyklische Störungen appliziert. Beispielhaft sind Störungen mit 2Hz und 8Hz in Blau dargestellt.

Körpermasse der Probanden normiert durch: Kraft [N] = 1,4 × Körpermasse [kg]. Die Störungen wurden mit einem Kraftaufnehmer gemessen (50 – 2000 N, Biovision, Germany). Zur Messung der reflektorischen Haltungskontrolle wurden die Muskelaktivierungen durch Oberflächen-Elektromyographie (EMG) folgender Muskeln bilateral, entsprechend internationaler Standards gemessen (Ng, Kippers, & Richardson, 1998): erector spinae (ES), multifidus (MF), abdominal external oblique (EO), abdominal internal oblique (IO), rectus abdominis (RA).

Die gemessenen EMGs wurden zur weiteren Analyse gefiltert (Butterworth-Filter 4. Ordnung, 40 Hz), gleichgerichtet und mit einem gleitenden Mittelwert über ±10 Datenpunkte geglättet. Für jeden Muskel und jede Störfrequenz wurde daraufhin der Mittelwert der maximalen Amplituden über acht Störungen berechnet, wobei die ersten beiden Störungen einer Frequenz jeweils nicht verwendet wurden. Zur statistischen Analyse wurde auf diesen Daten eine ANOVA zwischen den gemittelten Werten der Frequenzbereiche 1–3 Hz, 4–5 Hz und 6–8 Hz berechnet.

Ergebnisse

Es konnte eine deutliche Veränderung der reflektorischen Kontrolle bei wachsender Störfrequenz nachgewiesen werden (Abbildung 2). Die Reflexamplituden waren bei Störungen von 8 Hz um 27% geringer als bei 1 Hz. Im Allgemeinen wurden die Reflexamplituden mit steigender Störfrequenz reduziert (Abbildung 3). Insbesondere die Reflexamplituden bei Störungen zwischen 6 Hz und 8 Hz waren höchst signifikant unterschiedlich zu den Reflexamplituden bei niedrigeren

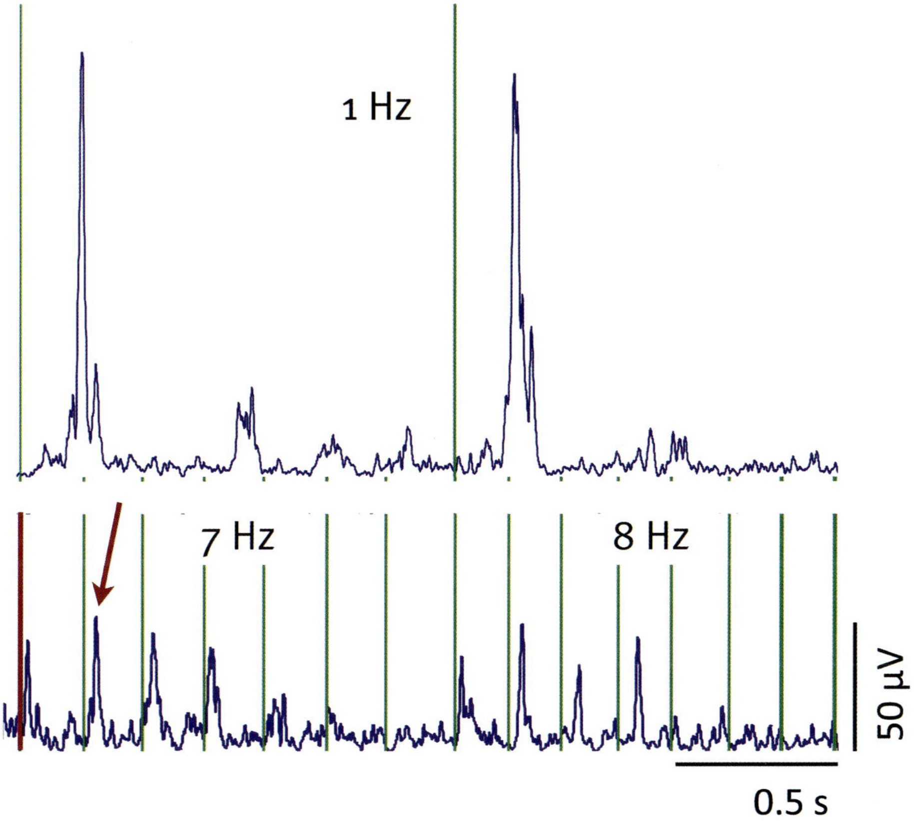

Abbildung 2: Darstellung einer typischen Reflexantwort eines Muskels bei einer Störung mit 1 Hz (obere Reihe) sowie 7 Hz und 8 Hz (untere Reihe). Die grünen vertikalen Linien stellen den Zeitpunkt der Störung dar. Es ist zu erkennen, dass bei höheren Störfrequenzen die reflektorische Antwort zeitgleich mit der nächsten Störung erfolgt.

Frequenzen. Die weitere statistische Analyse ergab weder bezüglich der Wahl des gemessenen Muskels noch bezüglich der Interaktion zwischen der Wahl des Muskels und der Störfrequenz einen signifikanten Effekt. Um Ermüdungseffekte auszuschließen wurde am Ende der Messung noch eine Störung von 2 Hz appliziert, die ebenfalls keinen signifikanten Unterschied zur anfänglichen Störung von 2 Hz aufwies.

Diskussion

Die Ergebnisse bestätigen veränderte Reflexantworten bei steigender Störfrequenz. Insbesondere bei Störungen oberhalb von ca. 6 Hz konnte eine signifikante Reduktion der Reflexamplituden nachgewiesen werden. Die Ursache dieser Veränderungen ist noch unklar. Die Haltungsreflexe treten nach einer Latenzzeit von etwa 150 bis 200 ms auf, so dass bei einer Störfrequenz von 6-8 Hz die

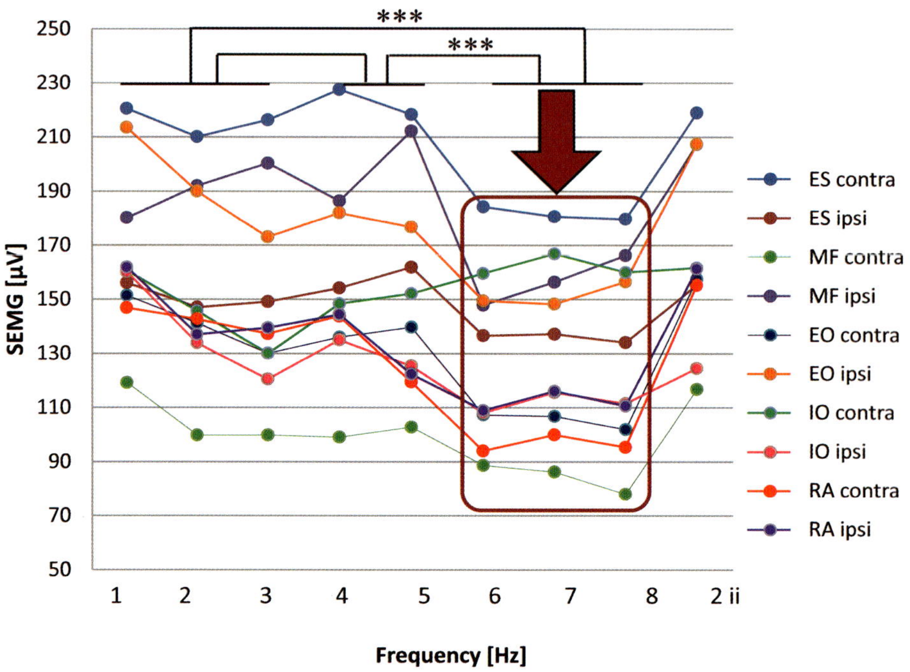

*Abbildung 3: Mittlere Reflexamplituden in Abhängigkeit von der Störfrequenz. Es ist eine signifikante Reduktion der Reflexamplituden zwischen 6 Hz und 8 Hz gegenüber den geringeren Störfrequenzen erkennbar (*** p < 0.001.)*

nachfolgende Störung bereits vor oder zeitgleich mit dem vorherigen Reflex erfolgt. Deshalb könnte es hier zu einer Inhibition des Haltungsreflexes kommen, um einer Verletzung des Muskels vorzubeugen oder um die aufrechte Haltung weiterhin zu stabilisieren. Da in der vorliegenden Studie die Muskeln beider Körperseiten eine gleichartige Reduktion der Reflexamplituden zeigten, kann die Veränderung der motorischen Kontrolle nicht durch eine reziproke Hemmung erklärt werden. Auch eine Ermüdung oder eine propriozeptive Dysfunktion kann aufgrund unserer Nachmessung bei 2 Hz ausgeschlossen werden. Es wurde zwar in anderen Studien bereits die reflektorische Kontrolle bei zyklischen Störungen untersucht, die Ergebnisse können aber nicht direkt mit den Ergebnissen unserer Studie verglichen werden, da die Störungen in anderer Form und mit deutlich höheren Frequenzen appliziert wurden (Shinohara, 2005; Wierzbicka et al., 1998).

Ganzkörperschwingungen sind ein bekannter Risikofaktor für die Entwicklung von chronischen Rückenschmerzen. Unsere Ergebnisse zeigen eine Inhibition der reflektorischen Muskelantwort bei zyklischen Störungen eines bestimmten Frequenzbereichs. Es bleibt jedoch unklar, ob eine solche Adaptation des sensomotorischen Systems einen positiven oder negativen Einfluss auf die Entstehung von chronischen Rückenschmerzen hat. Hier sind weitere experimentelle Studien und Simulationsrechnungen mit biomechanischen Modellen notwendig.

Danksagung

Diese Studie wurde unterstützt durch das Kompetenzzentrum für interdisziplinäre Prävention (KIP) der Friedrich-Schiller-Universität Jena und der Berufsgenossenschaft Nahrungsmittel und Gastgewerbe.

Literatur

Andersson, G. B. (1981). Epidemiologic aspects on low-back pain in industry. Spine, 6(1), 53–60.

Blüthner, R., Seidel, H., & Hinz, B. (2002). Myoelectric response of back muscles to vertical random whole-body vibration with different magnitudes at different postures. Journal of Sound and Vibration, 253(1), 37–56. doi:10.1006/jsvi.2001.4248

Cholewicki, J., Simons, A. P., & Radebold, A. (2000). Effects of external trunk loads on lumbar spine stability. J Biomech, 33(11), 1377–1385.

Crisco, J. J. 3., & Panjabi, M. M. (1991). The intersegmental and multisegmental muscles of the lumbar spine. A biomechanical model comparing lateral stabilizing potential. Spine, 16(7), 793–799.

Directive 2002/44/EC of the European Parliament and of the Council, of 25 June 2002 on the minimum health and safety requirements regarding the exposure of workers to the risks arising from physical agents (vibration) (sixteenth individual Directive within the meaning of Article 16(1) of Directive 89/391/EEC)

Fritz, M., Bröde, P. & Fischer, S. (2003). Vergleich der Schwingungsbewertung nach VDI 2057 mit einer kraftbezogenen Bewertung zur Abschätzung des Risikos von Wirbelsäulenveränderungen. Zentralblatt für Arbeitsmedizin, Arbeitsschutz und Ergonomie 53, 354–363.

Fritz, M., Fischer, S. & Bröde, P. (2005). Vibration induced low back disorders – Comparison of the vibration evaluation according to ISO 2631 with a force-related evaluation. Applied Ergonomics 36, 481–488.

Hinz, B., Seidel, H., Hofmann, J. & Menzel, G. (2007). Modelle europäischer Fahrer – neue Wege zur Beurteilung von Gesundheitsgefährdungen durch langzeitige Einwirkung von Ganzkörper-Schwingungen. VDI-Berichte 2002, 349–386.

ISO 2631-1 (1997). Mechanical vibration and shock – Guide to the evaluation of human exposure to whole-body vibration – Part 1: General requirements. Genève, International Organisation for Standardization.

ISO 2631-5 (2004). Mechanical vibration and shock – Guide to the evaluation of human exposure to whole-body vibration – Part 5: Method for evaluation of vibration containing multiple shocks. Genève, International Organisation for Standardization.

Leboeuf-Yde, C. (2000). Body weight and low back pain. A systematic literature review of 56 journal articles reporting on 65 epidemiologic studies. Spine, 25(2), 226–237.

Liebetrau A, Puta C, Anders C, de Lussanet M H E and Wagner H (2013) Influence of delayed muscle reflexes on spinal stability. -Model based predictions allow alternative interpretations of experimental data-. Hum Movement Sci (accepted)

Lu, D., Le, P., Davidson, B., Zhou, B. H., Lu, Y., Patel, V., & Solomonow, M. (2008). Frequency of cyclic lumbar loading is a risk factor for cumulative trauma disorder. Muscle Nerve, 38(1), 867–874. doi:10.1002/mus.21019

Magnusson, M. L., Wilder, D. G., Pope, M. H., & Hansson, T. (1993). Investigation of the long-term exposure to whole-body vibration: 2-country study. Eur J Phys Med Rehabil, 3(1), 28–34.

Magora, A. (1973). Investigations of the relation between low back pain and occupation: Physical requirements, bending, rotation, reaching and sudden maximal effort. Scan J Rehabil Med, 5(4), 186–190.

Manning, D. P., Mitchell, R. G., & Blanchfield, L. P. (1984). Body movements and events contributing to accidental and nonaccidental back injuries. Spine, 9(7), 734–739.

Mansfield, N. J., & Griffin, M. J. (2000). Non-linearities in apparent mass and transmissibility during exposure to whole-body vertical vibration. J Biomech, 33(8), 933–941.

Ng, J. K., Kippers, V., & Richardson, C. A. (1998). Muscle fibre orientation of abdominal muscles and suggested surface EMG electrode positions. Electromyogr Clin Neurophysiol, 38(1), 51–581.

Omino, K., & Hayashi, Y. (1992). Preparation of dynamic posture and occurrence of low back pain. Ergonomics, 35(5-6), 693–707. doi:10.1080/00140139208967847

Panjabi, M. M. (1992). The stabilizing system of the spine. Part I. Function, dysfunction, adaptation, and enhancement. J Spinal Disord, 5(4), 383–9; discussion 397.

Pope, M. H., Magnusson, M., & Wilder, D. G. (1998). Kappa Delta Award. Low back pain and whole body vibration. Clin Orthop Relat Res, (354), 241–248.

Pope, M. H., Wilder, D. G., & Magnusson, M. L. (1999). A review of studies on seated whole body vibration and low back pain. Proceedings of the Institution of Mechanical Engineers. Part H, Journal of Engineering in Medicine, 213(6), 435–446.

Seidel, H., Hinz, B., Hofmann, J. & Menzel, G. (2008). Intraspinal forces and health risk caused by whole-body vibration - predictions for European drivers and different field conditions. Int J Ind Ergon 38, 856-867.

Seroussi, R. E., Wilder, D. G., & Pope, M. H. (1989). Trunk muscle electromyography and whole body vibration. J Biomech, 22(3), 219–229.

Shinohara, M. (2005). Effects of prolonged vibration on motor unit activity and motor performance. Med Sci Sports Exerc, 37(12), 2120–2125.

Wagner, H., Anders, C., Puta, C., Petrovitch, A., Morl, F., Schilling, N., et al. (2005). Musculoskeletal support of lumbar spine stability. Pathophysiology, 12(4), 257–265.

Wierzbicka, M. M., Gilhodes, J. C., & Roll, J. P. (1998). Vibration-induced postural posteffects. Journal of Neurophysiology, 79(1), 143–150.

Wilder, D. G., Aleksiev, A. R., Magnusson, M. L., Pope, M. H., Spratt, K. F., & Goel, V. K. (1996). Muscular response to sudden load. A tool to evaluate fatigue and rehabilitation. Spine, 21(22), 2628–2639.

Analyse der Rumpfmuskelkoordination bei Gesunden und Rückenschmerzpatienten während schneller zyklischer alternierender Kraftwirkung auf den Rumpf (Propriomed)

Christoph Anders · Christian Puta · Roland Graßme
Romano Grieshaber · Hans-Christoph Scholle

Einleitung

Spätestens seit den richtungsweisenden Resultaten von Hodges (Hodges und Richardson 1996) werden koordinative Probleme der Rumpfmuskulatur, insbesondere während kurzzeitigen bzw. schnellen Änderungen unterliegenden Aktivitäten als pathogenetisch bedeutsame Befunde für das Auftreten von unspezifischen Rückenschmerzen betrachtet. Im hierfür benutzten Experiment wurden selbst initiierte, sehr schnell ausgeführte Armbewegungen als Reiz verwendet, um das Timing der Rumpfmuskeln zu analysieren. Im Ergebnis wurde festgestellt, dass von allen untersuchten Muskeln der M. transversus abdominis seiner die Wirbelsäule stabilisierenden Funktion durch die bei Gesunden nachweisbare Voraktivierung bei Patienten mit unspezifischen Rückenschmerzen nicht nachkam. Insofern konnte damit an einem Experiment die bereits kurz vorher durch Panjabi entwickelte Hypothese des stabilisierenden Systems der Wirbelsäule für den Fall des Eintritts einer Instabilität nachgewiesen werden (Panjabi 1992a, Panjabi 1992b). Später wurde diese Hypothese von Panjabi weiter entwickelt. Dabei wurden als wesentliche Ursache für chronisch unspezifische Rückenschmerzen (CURS) minimale Verletzungen auf der Grundlage von Koordinationsstörungen definiert (Panjabi 2002). Diese Hypothese wird durch weitere Befunde unterstützt, wie z.B. die Arbeiten von Lamoth (Lamoth et al. 2006), aber auch eigene Ergebnisse (Anders et al. 2012). Allen diesen Untersuchungen war aber gemeinsam, dass sie anhand von selbst initiierten Bewegungen, sei es die plötzliche Armbewegung bei Hodges oder lokomotorische Aktivitäten in den beiden anderen genannten Fällen, untersucht wurden. Es stellt sich daher die Frage, ob anhand von extern generierten zyklischen Provokationen des Rumpfes ebenfalls koordinative Besonderheiten zu finden sind, oder sich dabei CURS-Patienten und Gesunde nicht unterscheiden. Diese Aussage wäre insofern von großem Wert, als dass damit die beobachteten Abweichungen als generalisierbar im Sinne nicht durch Voreingenommenheit durch die beabsichtigte Aktivität interpretiert werden könnten.

Methode

Für die Untersuchung wurden 30 gesunde Vergleichspersonen (15 Frauen, 23 ± 2 Jahre, 15 Männer, 25 ± 6 Jahre) und 42 CURS- Patienten (27 Frauen, 48 ± 9 Jahre, 15 Männer, 45 ± 10) berücksichtigt.

Die Untersuchungssituation beinhaltete das Schwingen des Propriomed (Haider bioswing) longitudinal zu den Unterarmen (1. Schwingungsebene), sowohl in horizontaler als auch in vertikaler Richtung. Es wurde ein Gerät mit einer Länge von 170 cm verwendet, die Schwingungsfrequenzen betrugen 3,0 Hz, 3,5 Hz und 4,5 Hz. Die Abfolge der Schwingungsrichtungen und – frequenzen wurde jeweils individuell randomisiert. Die Dauer einer jeden Einzelsituation betrug ca. 20 s um ermüdungsbedingte Effekte zu vermeiden. Das Propriomed war mit einem zweiachsigen Bewegungssensor ausgestattet, um die Bewegungszyklen zu identifizieren. Der Beginn eines Zyklus wurde dabei am hinteren bzw. oberen Umkehrpunkt definiert. Nicht korrekte Zyklen (ungleichmäßige Schwingungen, nicht in der Zielebene ausgeführte Schwingungen) wurden identifiziert und eliminiert.

Die Aufzeichnung Muskelaktivität der Rumpfmuskulatur erfolgte mittels Oberflächen-EMG (OEMG), die erfassten Muskeln waren M. rectus abdominis (RA), M. obliquus internus (OI), M. obliquus externus (OE), M. multifidus (MF) und M. erector spinae (ES). Die Ableitung erfolgte an den international üblichen Positionen (Hermens et al. 1999, Ng et al. 1998).

Die weitere Analyse der Daten erfolgte über zeitnormierte EMG-Verlaufskurven (Auflösung 0,5%) anhand der gemittelten Werte aller korrekten Schwingungen. Aus diesen wurden Verlaufskurven, sowie zeitunabhängige Parameter (Mittelwerte, Ratios, normierte Range) extrahiert. Berechnung der Muskelratios (van Dieen et al. 2003): alle abdominalen- gegen die Rückenmuskeln (v/h), ES gegen MF (ES/MF) und OI gegen RA (OI/RA).

Die statistischen Berechnungen wurden mittels nichtparametrischer Tests durchgeführt. Für die Ermittlung zeitbezogener Gruppenunterschiede erfolgte die Berechnung unter Berücksichtigung der false discovery rate (fdr, (Korn et al. 2004) anhand der Verlaufsdaten mit einer Zeitauflösung von 0,5%.

Ergebnisse

Zeitunabhängige Daten

Die mittleren Amplituden weisen, hier exemplarisch für die Schwingungsfrequenz von 3,5 Hz gezeigt, unabhängig von der Schwingungsrichtung systematische Unterschiede zwischen den beiden Gruppen auf (Abbildung 1): die gesunden Personen weisen für den MF und den ES, die Patienten für den OE die jeweils höheren Werte auf. Damit ist die Amplitudenratio zwischen Vorder- und Rückseite für die Patienten höher als für die Gesunden. Die für die horizontale Schwingungsrichtung lediglich angedeutet höhere mittlere Amplitude für die CURS-Patienten ist für die vertikale Schwingungsrichtung signifikant nachweisbar.

Für die normierte Range lassen sich praktisch keine systematischen Unterschiede zwischen den beiden Gruppen nachweisen, allerdings tendiert der ES in beiden Schwingungsrichtungen und der MF für die horizontale Schwingungsrichtung zu höheren Werten in der CURS-Gruppe. Im Ergebnis kann für die hier ebenfalls berechneten Ratios für die horizontale Schwingungsrichtung ein für die CURS-Patienten vermindertes Verhältnis v/h, sowie ein relativ höherer Wert für

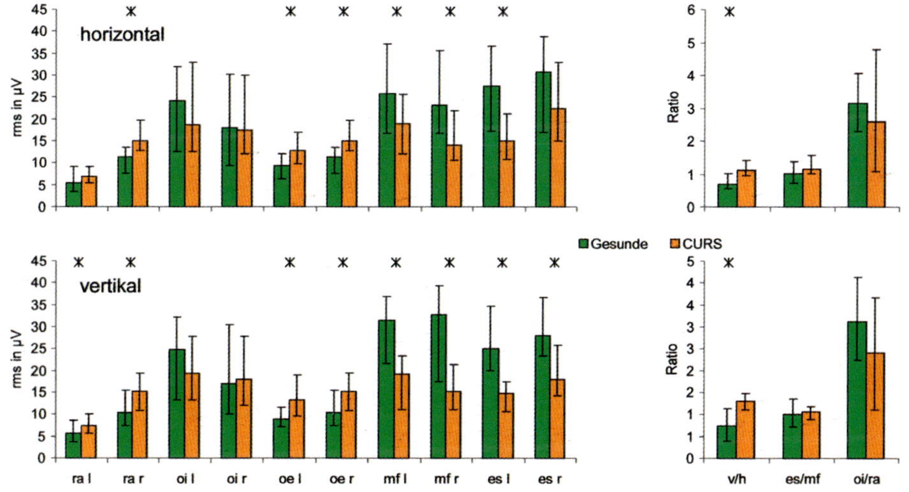

Abbildung 1: Mittlere rms-Werte der untersuchten Rumpfmuskeln über den normierten Schwingungszyklus beim Gebrauch des Propriomed mit einer Schwingungsfrequenz von 3,5 Hz für Gesunde und CURS- Patienten. Im rechten Diagramm sind die Muskelratios dargestellt. Die Sternchen markieren signifikante Gruppenunterschiede zwischen beiden Gruppen (p<0,05).

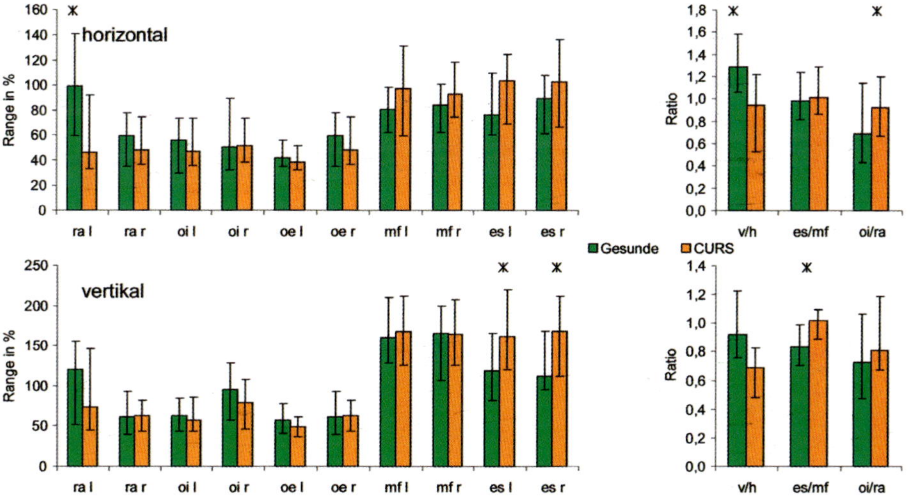

Abbildung 2: Mittlere normierte Range-Werte der untersuchten Rumpfmuskeln über den normierten Schwingungszyklus beim Gebrauch des Propriomed mit einer Schwingungsfrequenz von 3,5 Hz für Gesunde und CURS- Patienten. Im rechten Diagramm sind die Werte analog der berechneten Muskelratios dargestellt. Die Sternchen markieren signifikante Gruppenunterschiede zwischen beiden Gruppen (p<0,05).

die OI/RA Ratio in der horizontalen Schwingungsrichtung nachgewiesen werden. Dieselbe Tendenz ergibt sich für die vertikale Schwingungsrichtung, sie ist aber statistisch nicht nachweisbar.

Zeitabhängige Daten

Die Amplitudenverlaufskurven geben die schwingphasenbezogene Aktivitätscharakteristik aller untersuchten Muskeln wider.

Entsprechend der bereits in den zeitunabhängigen Daten nachweisbaren generellen Amplitudenunterschiede können dabei deren Detailcharakteristik, sowohl im direkten Amplitudenvergleich, aber auch amplitudenunabhängig die jeweiligen Koordinationsmuster miteinander verglichen werden.

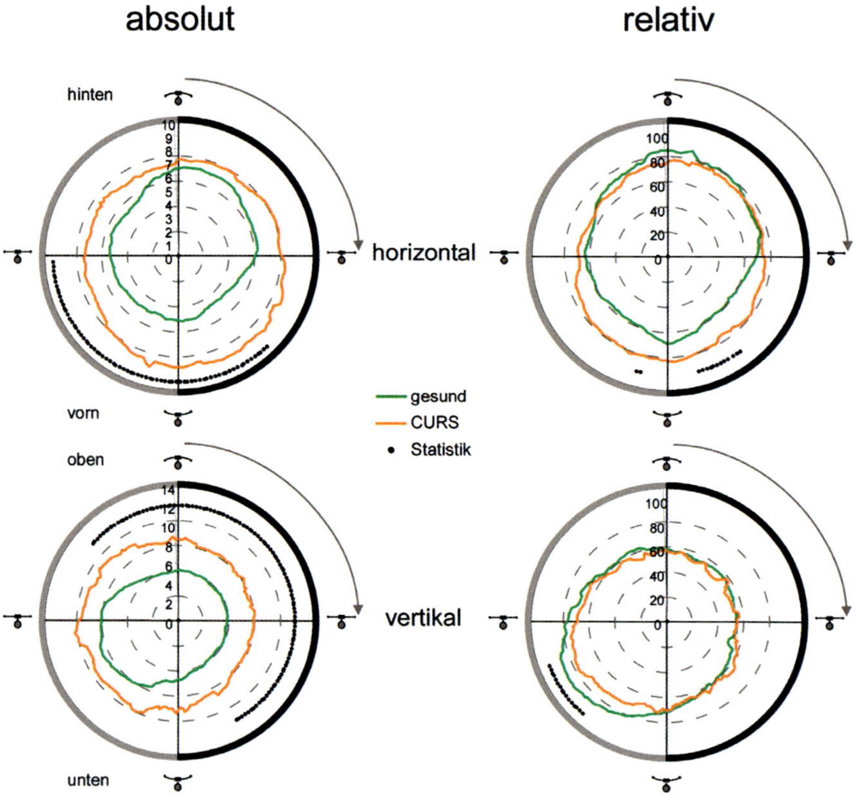

Abbildung 3: Zeitverlaufskurven der gepoolten Werte des M. rectus abdominis über den normierten Schwingungszyklus beim Gebrauch des Propriomed mit einer Schwingungsfrequenz von 3,5 Hz für Gesunde und CURS- Patienten. Gezeigt werden Amplitudenwerte (links), sowie Koordinationsmuster (rechts) für die horizontale (oben) und die vertikale (untern) Schwingungsrichtung. Die umlaufenden Punkte markieren signifikante Gruppenunterschiede zwischen beiden Gruppen (p<0,05) mit einer Zeitauflösung von 0,5% unter Beachtung der fdr (Korn et al. 2004).

M. rectus abdominis
Die generellen Amplitudenunterschiede zugunsten der CURS-Patienten lassen sich in der Detailanalyse für die horizontale Schwingungsrichtung vor allem im Bereich des vorderen Umlenkpunktes und in der sich anschließenden Rückwärtsbewegung, sowie in der vertikalen Schwingungsrichtung im Bereich des oberen Umkehrpunktes und der sich anschließenden Abwärtsbewegung nachweisen. Für die Koordinationsmuster sind lediglich geringfügige Abweichungen nachweisbar.

M. obliquus internus
Die Detailanalyse für den M. obliquus internus ergibt weder für die Amplitudenwerte noch für die Koordinationsmuster auffällige bzw. nachweisbare Unterschiede zwischen den beiden untersuchten Gruppen.

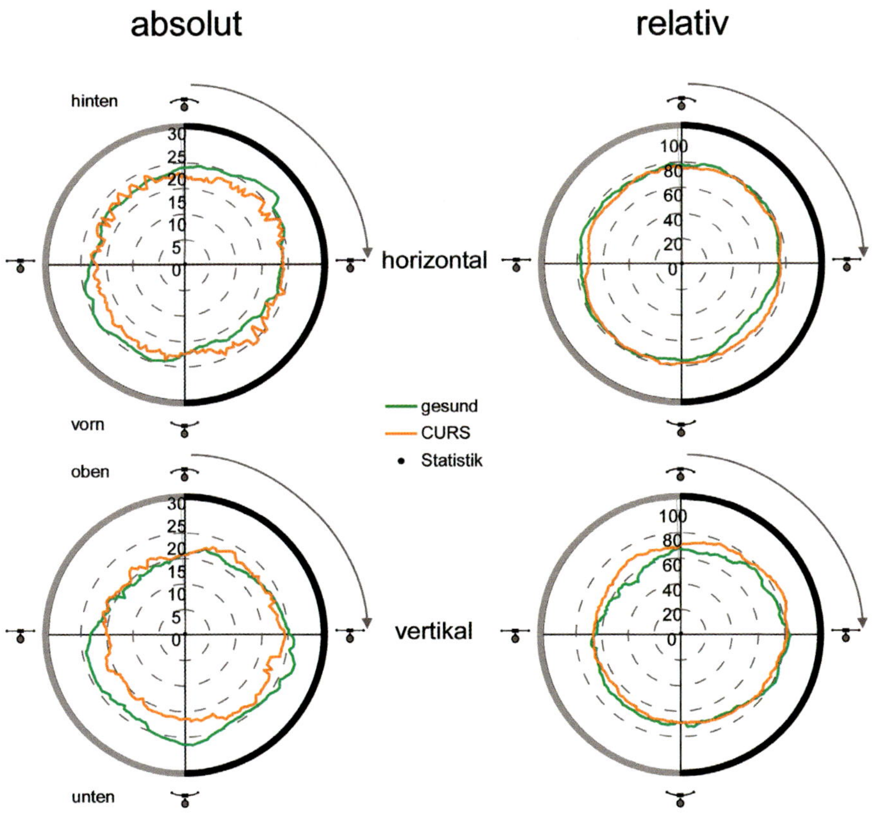

Abbildung 4: Zeitverlaufskurven der gepoolten Werte des M. obliquus internus über den normierten Schwingungszyklus beim Gebrauch des Propriomed mit einer Schwingungsfrequenz von 3,5 Hz für Gesunde und CURS- Patienten

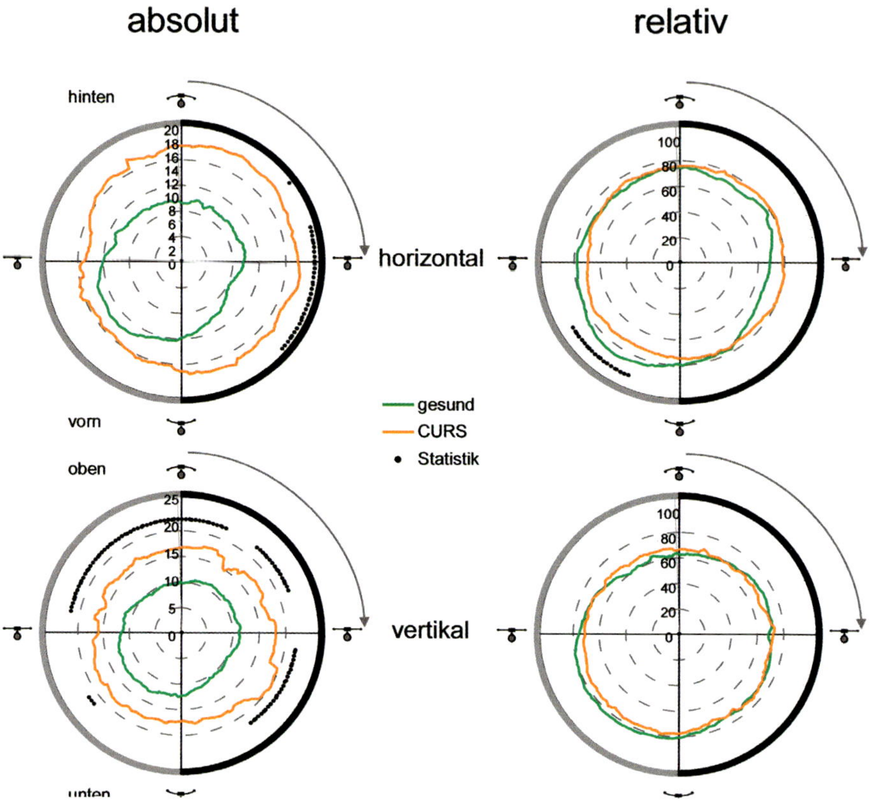

Abbildung 5: Zeitverlaufskurven der gepoolten Werte des M. obliquus externus über den normierten Schwingungszyklus beim Gebrauch des Propriomed mit einer Schwingungsfrequenz von 3,5 Hz für Gesunde und CURS-Patienten

M. obliquus externus
Hier lassen sich erneut Amplitudenunterschiede zugunsten der CURS-Patienten nachweisen, die sich für die horizontale Schwingungsrichtung lediglich im mittleren Bereich der Vorschwingphase befinden, für die vertikale Schwingungsrichtung aber praktisch phasenunabhängig auftreten. Die Koordinationsmuster sind wie für die beiden anderen Bauchmuskeln weitgehend unauffällig.

M. multifidus
Für die horizontale Schwingungsrichtung lassen sich sowohl für die Amplitudenwerte selber als auch für die Koordinationsmuster im mittleren Bereich der Vorschwingphase gegenüber den Gesunden verringerte Werte in der CURS-Gruppe nachweisen.

In der vertikalen Schwingungsrichtung verstärken sich diese Unterschiede für die Amplitudenwerte, die beginnend im Bereich des oberen Umkehrpunktes bis

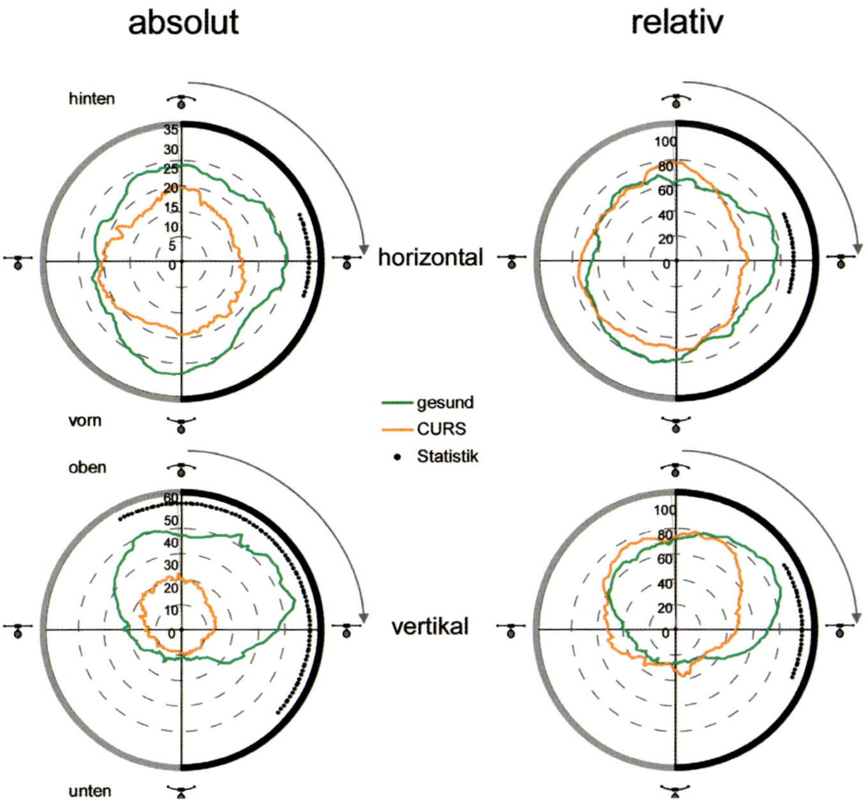

Abbildung 6: Zeitverlaufskurven der gepoolten Werte des M. multifidus über den normierten Schwingungszyklus beim Gebrauch des Propriomed mit einer Schwingungsfrequenz von 3,5 Hz für Gesunde und CURS-Patienten

kurz vor dem unteren Umkehrpunkt deutlich erhöhte Werte für die Gesunden aufweisen. Anhand der Koordinationsmuster schränkt sich dieser Bereich auf die mittlere Abschwingphase ein, jedoch erscheint der gesamte Aktivitätsverlauf bei den CURS-Patienten gegenüber den Gesunden entgegen dem Uhrzeigersinn phasenverschoben und weist somit einen zeitigeren Einsatz auf.

M. erector spinae

Generell ähneln die nachweisbaren Abweichungen zwischen beiden Gruppen denen, wie sie bereits beim M. multifidus beobachtet wurden. Der Bereich nachweisbarer Amplitudenunterschiede weitet sich jedoch für die horizontale Schwingungsrichtung noch weiter aus und betrifft damit zusätzlich auch noch den vorderen Umkehrpunkt – wieder mit gegenüber der Vergleichsgruppe erniedrigten Werten für die CURS-Patienten. Die Veränderung der Koordinationsmuster ist nunmehr für beide Schwingungsrichtungen nachweisbar, erneut mit einer Änderung

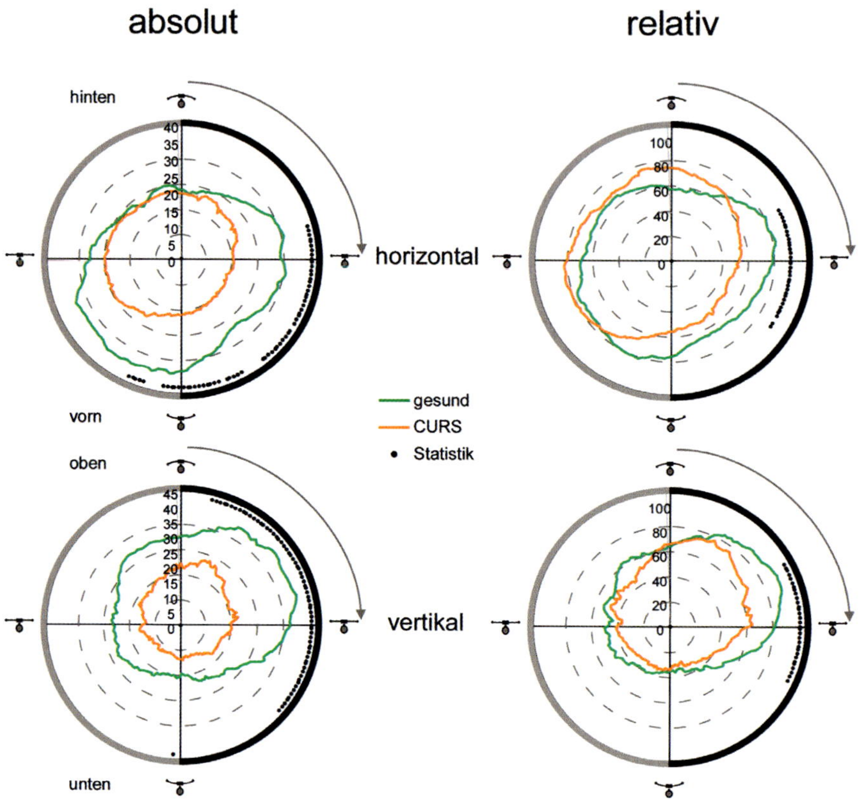

Abbildung 7: Zeitverlaufskurven der gepoolten Werte des M. erector spinae über den normierten Schwingungszyklus beim Gebrauch des Propriomed mit einer Schwingungsfrequenz von 3,5 Hz für Gesunde und CURS-Patienten

der Phasenlage entgegen des Uhrzeigersinns, also hin zu früheren Einsatzzeiten in der Gruppe der CURS-Patienten.

Diskussion

Zeitunabhängige Daten

Es fällt auf, dass im Gegensatz zur Datenlage während Lokomotion (Anders et al. 2012), bei der die CURS-Patienten erhöhte Amplitudenwerte für die Rückenmuskeln, aber insbesondere für den M. obliquus internus niedrigere Werte aufwiesen, sich für die hier analysierte Belastungssituation die Verhältnisse praktisch umkehren: hier finden wir deutlich gegenüber den Gesunden verminderte Amplituden in der CURS-Gruppe für die Rückenmuskeln und für den RA und den OE erhöhte Werte. Die Reaktion auf den ungewohnten Reiz, der extrinsisch initiiert auf den Rumpf wirkt ist demnach gegenüber der selbst initiierten Situation während des Gehens quasi komplett invertiert. Dabei ist die Phasizität in der Bauchmuskulatur gegenüber den Gesunden im M. rectus abdominis deutlich, in den restlichen Bauchmuskeln angedeutet vermindert, im Gegensatz dazu weisen beide Rückenmuskeln deutliche, teilweise signifikant nachweisbare Erhöhungen ihrer Phasizität gegenüber den Gesunden auf.

Somit geben die Befunde Hinweise auf erhöhten, vor allem durch die Bauchmuskulatur vermittelten Stabilitätsbedarf für die angebotene Belastungssituation. Die untersuchte Rückenmuskulatur der CURS-Patienten kommt der Anforderung im Vergleich allerdings nur unzureichend nach.

Generell wird demnach die von uns applizierte externe Belastungssituation von beiden Gruppen mit unterschiedlichen motorischen Bewältigungsstrategien kompensiert.

Zeitabhängige Daten

Die Detailanalyse der zeitabhängigen Daten ergibt für die Bauchmuskeln ein Bild, dass lediglich ein Amplitudenoffset aufweist – die Koordinationsmuster sind für alle untersuchten Bauchmuskeln weitgehend unauffällig.

Ganz anders verhalten sich demgegenüber die Rückenmuskeln: Neben den grundsätzlich geringeren Amplitudenwerten für die CURS-Patienten kann bei ihnen zusätzlich auch noch eine deutliche Änderung der Koordination identifiziert werden. Dabei ist der M. multifidus vor allem in der vertikalen Schwingungsrichtung betroffen, der M. erector spinae weist die gleichsinnigen Änderungen wie der mf sogar in beiden Schwingungsrichtungen auf. Die dabei zu beobachtende Änderung mit einer im Bewegungszyklus nach vorn verschobenen Charakteristik entspricht hier wieder den, bereits während der Lokomotion beobachteten Veränderungen (Anders et al. 2012). Dort waren diese zeitlichen Auffälligkeiten allerdings von deutlich überhöhten Amplitudenwerten begleitet gewesen, was sie im vorliegenden Fall nicht sind.

Es ist durchaus denkbar, dass die bei den CURS-Patienten gegenüber den Gesunden abgewandelte Kompensationsstrategie (erhöhter Aufwand in den Bauchmuskeln und verminderter Aufwand in den Rückenmuskeln) zu dieser koordinativen Umstellung beiträgt, sicher kann das an dieser Stelle jedoch nicht beantwortet werden.

Möglich ist auch, dass durch die bestehenden Schmerzen im Zusammenhang mit der ungewohnten, extrinsisch initiierten Belastung eine schmerzbedingte Hemmung der Rückenmuskeln auftritt, die dann durch die Bauchmuskeln zu kompensieren wäre.

Generell ergeben sich abhängig von der Art der äußeren Belastung jeweils differenzierte gruppenspezifische Antwortmuster, die je nach Ausprägung die unterschiedlichen durch die Schmerzen betroffenen Lebensbereiche erklären könnten.

Literatur

Anders C, Puta C, Grassme R, Grieshaber R, Scholle HC. 2012. Intermuskuläre Koordination der Rumpfmuskulatur beim Gehen: Welche Unterschiede gibt es zwischen chronischen Rückenschmerzpatienten und Gesunden. In: Kirchner CJ, Stadeler M, Scholle HC, Hrsg. Prävention von arbeitsbedingten Gesundheitsgefahren und Erkrankungen - 18 Erfurter Tage. Jena: Bussert & Stadeler, 199-206.

Hermens HJ, Freriks B, Merletti R, Stegeman DF, Blok J, Rau G, Disselhorst-Klug C, Hägg G. 1999. European Recommendations for Surface ElectroMyoGraphy, results of the SENIAM project. Enschede: Roessingh Research and Development b.v.

Hodges PW, Richardson CA. 1996. Inefficient muscular stabilization of the lumbar spine associated with low back pain. A motor control evaluation of transversus abdominis. Spine, 21 (22):2640-2650.

Korn EL, Troendle JF, McShane LM, Simon R. 2004. Controlling the number of false discoveries: application to high-dimensional genomic data. Journal of Statistical Planning and Inference, 124 (2):379-398.

Lamoth CJ, Meijer OG, Daffertshofer A, Wuisman PI, Beek PJ. 2006. Effects of chronic low back pain on trunk coordination and back muscle activity during walking: changes in motor control. Eur Spine J, 15 (1):23-40.

Ng JK, Kippers V, Richardson CA. 1998. Muscle fibre orientation of abdominal muscles and suggested surface EMG electrode positions. Electromyogr Clin Neurophysiol, 38 (1):51-58.

Panjabi MM. 1992a. The stabilizing system of the spine. Part II. Neutral zone and instability hypothesis. J Spinal Disord, 5 (4):390-396.

Panjabi MM. 1992b. The stabilizing system of the spine. Part I. Function, dysfunction, adaptation, and enhancement. J Spinal Disord, 5 (4):383-389.

Panjabi MM. 2002. Consequences of a subfailure injury. A hypothesis of chronic spine pain. IV World Congress of Biomechanics. Calgary.

Individuelle Klassifikation von Patienten mit chronisch- nicht spezifischem Rückenschmerz mittels CLASSIF1 (Datensiebung-Algorithmus)

Christian Puta · Dirk Nötzel · Constanze Borys
Christoph Anders · Heiko Wagner · Thomas Weiss
Brunhild Gabriel · Hans-Christoph Scholle
Gunther Valet · Holger Gabriel

Einleitung

Chronischer Rückenschmerz (CRS) stellt in industrialisierten Ländern eines der größten Gesundheitsprobleme dar. Unterer Rückenschmerz weist eine Lebenszeit-Prävalenz von 84% auf, chronischer unterer Rückenschmerz ca. 23% [1]. Die rückenschmerz-assoziierten Kosten beliefen sich 2008 in Deutschland schätzungsweise auf 49 Billionen Euro, das entspricht ca. 2,2% des Bruttoinlandsproduktes [2]. Psychologische und berufs-assoziierte Faktoren sind die am meisten relevanten und etablierten Risikofaktoren für die Chronifizierung von Rückenschmerzen [3].

Untersuchungen der grauen Substanz zeigen, dass die frontolimbische Konnektivität als Prädiktor der Chronifizierung des Rückenschmerzes dienen könnte [4]. Aktuelle modellbasierte Ansätze belegen, dass eine veränderte reflektorische Kontrolle bei CRS mit spinalen Instabilitäten assoziiert sein könnte [5]. Derzeitige therapeutische Empfehlungen umfassen gezielte kurze Wissensvermittlungen zum chronischen Schmerz, Aufforderungen aktiv zu bleiben, »sich zu bewegen«, nicht-steriodale anti-inflammatorische Medikamente, Übungstherapie und spinale Manipulationen [6]. Multimodale therapeutische Ansätze sind monofokalen Therapien vorzuziehen [7]. Interessanter Weise sind die Effektstärken von therapeutischen Ansätzen bei CRS bzgl. Schmerzreduktion und Verbesserungen der Einschränkungen nur gering bis moderat, verglichen mit Placebo-Behandlungen [1].

Aufgrund der offensichtlich eher geringen Effekten von therapeutischen Ansätzen bzgl. Schmerzreduktion und Verbesserung der Beeinträchtigungen sowie der nur schwer zu generalisierenden therapeutischen Empfehlungen lässt sich ableiten, dass zukünftige therapeutische Strategien personalisierte bzw. individualisierte und subgruppenorientierte Aspekte stärker integrieren sollten [8]. Dies wiederum hat zur Folge, dass eine individualisierte Klassifikation das Ergebnis der Diagnostik sein kann [9]. Es existieren keine Untersuchungen, welche anhand von psychometrischen Größen und Parametern der reflektorischen Kontrolle einen individualisierten subgruppenorientierten diagnostischen Ansatz verfolgen.

Die vorliegende Studie verfolgt das Ziel, einen bereits etablierten Datensiebungs-Algorithmus zur individuellen Klassifikation bei Personen mit CRS hinsichtlich individualdiagnostischer Empfehlungen zu prüfen.

Methode

Probanden

Insgesamt 38 Personen wurden in die Analyse eingeschlossen: 19 weibliche Probanden mit chronisch nicht-spezifischem unteren Rückenschmerz (Mittlw. ± SD; Alter: 39±12; mittlere Schmerzstärke während der vergangenen 4 Wochen: 41 ± 25, VAS 0-100; Schmerzen länger als 6 Monate, keine nicht altersgemäße strukturelle Veränderungen an der Wirbelsäule, MRT-Befund; keine red flags [10]) und 19 gesunde weibliche Kontrollpersonen (33±11 Jahre).

Die Beurteilung der physischen und psychischen Gesundheit erfolgte für Personen mit CRS und für die Kontrollpersonen mit der deutschen Version des SF-36 Health Survey [11]. Die Erfassung von Angst und Depressivität erfolgte mittels der deutschen Version [12] der Hospital Anxiety and Depression Scale (HADS-A: Angst und HADS-D: Depression). Alle Teilnehmerinnen gaben ihr schriftliches Einverständnis für die Untersuchung. Die Studie wurde von der lokalen Ethikkommission der Universität Jena genehmigt und erfüllt damit die Deklaration von Helsinki.

Laterale Störungen

Ein bereits etablierter und validierter experimenteller Aufbau wurde für die Beurteilung der reflektorischen Kontrolle und die Bestimmung der Latenzzeiten genutzt [13]. Fünf aufeinander folgende Serien von jeweils sechs Störungen unterschiedlicher Art (vier Belastungsstörungen und zwei Entlastungsstörungen) wurden randomisiert jeweils über die linke und nach Seitenwechsel über die rechte Hand appliziert (30 Störungen pro Hand bzw. Körperseite, Dauer Seitenwechsel ca. 5 min). Eine Leine mit Kevlar-Kern aus »High modular Aramid« (Edelried®, Deutschland) verband den fest in der Hand gehaltenen Griff mit einem Servomotor (Stromag Elektronik GmbH, FLP 31/0125 – 30AA232). Ein Kraftsensor (50-2000N, 2000 Hz, Biovison®, Wehrheim, Deutschland) war zwischen dem Griff und dem Servomotor in die Leine integriert, um die über die Hand eingeleitete Kraft zu messen. Für die vorliegende Untersuchung wurden die drei stärksten Belastungsstörungen (Störung 4, 5 und 6) analysiert und die automatisiert bestimmten und visuell kontrollierten muskulären Latenzzeiten in die Klassifikationsanalyse eingeschlossen. Folgenden Muskeln wurden mittels Oberflächenelektromyographie (OEMG) untersucht (bipolar): M. rectus abdominis (RA), M. obliquus externus abdominis (OE), M. obliquus internus abdominis (OI), M. gluteus medius (GM), M. rectus femoris (RF); M. biceps femoris (BF), M. vastus medialis (VM), M. tibialis anterior (TA), M. peroneus longus (PL). Weiterhin wurden mittels monopolarer OEMG Ableitung der M. multifidus (M1 auf Höhe L4/5 und M2 L3/4) und der M. erector spinae (E1 Th12/L1 und E2 Th11/12) gemessen. Die Messung erfolgte simultan für beide Körperseiten.

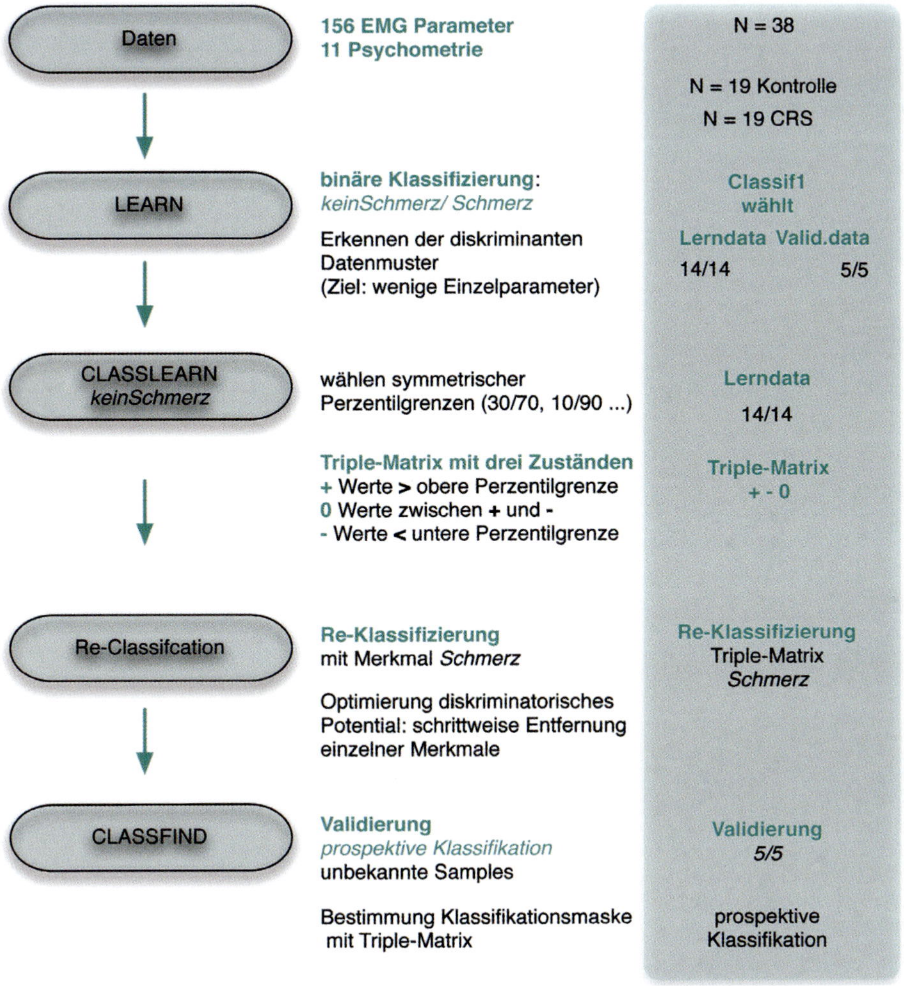

Abbildung 1: Datensiebung-Algorithmus mittels CLASSIF 1 modifiziert nach [18]. Ablauf des in CLASSIF 1 verwendeten Klassifikations-Algorithmus zur Datensiebung, verdeutlicht an der untersuchten Stichprobe von 19 weiblichen Patienten mit chronischem nicht-spezifischem unteren Rückenschmerz und 19 weiblichen Kontrollpersonen

Algorithmus zur Datensiebung (Classif1)

Datensiebung stellt einen induktiven Ansatz für die erschöpfende Extraktion von Informationen aus großen multiparametrische Datenräumen in Anbetracht von prädiktiven oder diagnostischen Zielen dar [14]. Nach erfolgten internen Validierungen des Verfahrens anhand eines von Classif1 selbstgewählten Validierungsdatensatzes können prospektive Klassifikationen für einzelne Personen durchgeführt werden [15]. Abbildung 1 verdeutlicht die einzelnen Schritte innerhalb des selbstlernenden Verfahrens.

Mittels Classif 1 ist eine Bestimmung des am besten diskriminierenden Datenmusters zur Unterscheidung zwischen CRS und Kontrollen möglich. Mittels der Klassifikationsmaske (Tabelle 1) und dem Klassifikations-Koinzidenzfaktor (Mask coincidence factor; MCF), der sich aus den Parametern und der dazugehörigen Tripple-Matrix zusammensetzt, kann eine individuelle Klassifikation vorgenommen werden (Tabelle 2).

Tabelle 1: Selektierte psychometrische und elektromyografische Klassifikationsparameter sowie die dazugehörige Tripple-Matrix (-,0,+)

Nummer	Parameter	Klassifikationsmaske	
		Kontrolle (C)	CRS (P)
1	R4_LP_rectus abdominis right	- 0	+
2	R4_RP_rectus abdominis left	- 0	+
3	R4_RP_gluteus medius left	- 0	+
4	R4_RP_rectus femoris left	- 0	+
5	R4_RP_biceps femoris right	- 0	+
6	R5_LP_rectus abdominis right	- 0	+
7	R5_LP_gluteus medius right	- 0	+
8	R5_LP_vastus medialis right	- 0	+
9	R5_LP_rectus abdominis left	- 0	+
10	R5_RP_gluteus medius left	- 0	+
11	R6_LP_gluteus medius right	- 0	+
12	R6_LP_rectus abdominis left	- 0	+
13	R6_LP_rectus femoris left	- 0	+
14	R6_RP_gluteus medius left	- 0	+
15	HADS-A	- 0	+
16	SF1 Körperliche Rollenfunktion (PF)	0 +	-
17	SF3 Körperlicher Schmerz (BP)	0 +	-
18	SF4 Generelle Gesundheit (GH)	0 +	-
19	SF5 Vitalität	0 +	-

»+« bedeutet außerhalb der Perzentilgrenzen (nach oben); »0« bedeutet innerhhalb der Perzentilgrenzen; »-« bdeutet unterhalb der Perzentilgrenzen (nach unten)

Der MCF gibt an, wie viele der 19 identifizierten Parameter als Klassifikationsschranke dienen. Liegen alle Parameter oberhalb (Latenzzeiten, HADS) bzw. unterhalb (SF 36) der Perzentilgrenzen (19 von 19) so wird der Person zu 100% das Merkmal »Schmerz« zugeordnet. Liegen alle Parameter unterhalb (Latenzzeiten, HADS) bzw. oberhalb (SF 36) der Perzentilgrenzen (0/19) so wird der Person zu 100% das Merkmal »kein Schmerz« zugeordnet. Die Tripple-Matrix kennzeichnet die Lage des gewählten Parameters (z.B.: Latenzzeit R4-LP-Rectus abdominis; Tabelle 1) bezüglich der vor der Klassifikation festgelegten Perzentilgrenzen. Tabelle 1 verdeutlicht sehr gut, dass CRS-PatientInnen außerhalb der festgelegten

Tabelle 2: Klassifikationsergebnisse des Lerndatensatzes

Proband: Nr./Gruppe	Klassifikationsmaske																			MCF	CCR
	LP4_RAR	RP4_RAL	RP4_GML	RP4_RFL	RP4_BFR	RP5_RAR	LP5_GMR	LP5_VMR	LP5_RAL	RP5_GML	LP6_GMR	LP6_RAL	LP6_RFL	RP6_GML	HADSA	SF1	SF3	SF4	SF5		
Kontrolle (C)	- 0	- 0	- 0	- 0	- 0	- 0	- 0	- 0	- 0	- 0	- 0	- 0	- 0	- 0	- 0	+	+	+	+	1.00	C
Patient (P)	+	+	+	+	+	+	+	+	+	+	+	+	+	+	+	-	-	-	-	1.00	P
2/C	-	-	-	-	0	-	0	0	-	0	0	-	-	0	-	+	+	+	+	1.0	C
3/C	0	0	0	+	0	0	-	0	0	-	-	0	0	0	0	+	+	0	-	.89	C
4/C	0	+	0	0	-	0	+	f	0	+	+	0	0	+	0	+	+	0	-	.68	C
5/C	-	0	0	f	0	-	0	-	+	0	0	+	-	-	+	-	-	-	-	.58	C
7/C	+	-	-	0	0	+	+	+	+	0	+	+	+	-	0	+	+	+	-	.53	C
8/C	0	0	+	f	-	+	+	+	+	0	0	0	0	0	+	+	+	0	0	.63	C
9/C	+	+	+	0	+	+	-	0	0	+	-	+	0	+	-	+	-	0	+	.53	C
10/C	0	-	-	+	+	0	0	0	+	-	0	-	0	0	+	+	+	-	+	.74	C
12/C	-	-	-	-	-	-	-	-	-	-	+	-	-	-	-	+	+	+	0	.95	C
13/C	0	+	+	+	-	0	+	-	0	0	0	0	+	0	+	+	0	-	+	.63	C
14/C	+	0	+	+	+	-	0	+	-	+	-	0	+	0	0	+	+	+	+	.63	C
15/C	+	+	0	f	+	+	+	+	+	+	+	+	0	+	+	+	+	0	-	.68	P
17/C	+	0	0	-	+	0	-	0	0	-	-	+	+	0	+	-	0	-	0	.63	C
18/C	-	+	+	0	+	0	0	0	-	+	0	-	-	+	0	+	-	+	+	.68	C
21/P	+	+	+	+	+	+	+	+	+	0	+	+	0	+	+	-	-	-	-	.89	P
22/P	+	+	+	+	+	+	+	+	+	+	+	+	+	+	+	-	-	-	-	1.0	P
23/P	0	-	+	+	+	+	+	0	+	+	+	+	+	+	+	-	-	-	-	.84	P
24/P	+	0	-	0	+	+	0	-	+	-	0	+	0	-	+	-	-	-	-	.53	P
26/P	+	+	+	+	+	0	+	+	+	+	+	+	+	+	+	-	-	-	-	.95	P
27/P	+	+	+	+	+	+	+	+	0	+	+	+	+	+	+	-	-	-	-	.95	P
28/P	+	+	0	+	-	+	+	0	+	+	+	+	+	+	+	f	f	f	-	.68	P
29/P	+	+	+	f	+	+	+	+	+	0	+	+	+	+	+	-	-	-	-	.89	P
31/P	+	+	+	-	+	+	0	+	+	+	-	+	0	+	+	-	-	0	-	.74	P
32/P	+	+	+	+	+	+	+	+	+	+	+	+	+	+	+	-	-	-	+	.95	P
33/P	0	0	+	0	0	0	+	+	0	+	+	0	0	+	+	-	-	-	0	.53	P
34/P	0	+	0	+	+	+	0	+	+	+	-	+	0	0	+	-	-	0	+	.58	P
36/P	+	-	-	-	0	0	0	+	+	-	-	0	-	0	+	+	-	-	-	.63	C
37/P	+	+	+	+	+	+	+	f	+	+	+	+	+	+	+	+	-	-	-	.89	P

»+« bedeutet außerhalb der Perzentilgrenzen (nach oben); »0« bedeutet innerhhalb der Perzentilgrenzen; »-« bdeutet unterhalb der Perzentilgrenzen (nach unten); "f" bedeutet keine Latenzzeit detektierbar

Perzentilgrenzen liegen (gekennzeichnet mit +). Demgegenüber weisen die weiblichen Kontrollpersonen Latenzzeiten innerhalb (gekennzeichnet mit 0) oder unterhalb (gekennzeichnet mit -) auf. Analog lassen sich die Psychometrischen Daten entsprechend einordnen (siehe HADS, SF 36; Tabelle 1). Insgesamt wurden 156 EMG und elf psychometrische Parameter in Classif 1 übergeben. Diese individuelle Klassifikation bietet die Möglichkeit, einzelne Personen anhand ihrer individuellen Merkmalsausprägung bzw. der Konfiguration der 19 gewählten Parameter einer gezielten therapeutischen Strategie zu zuführen.

Ergebnisse

Lerndatensatz & Validierungsdatensatz

Classif 1 klassifizierte aus dem Lerndatensatz 13/14 CRS-Patienten mit einem MCF > 0,5. Acht der 14 Personen mit CRS konnten eindeutig mit einem MCF > 0,75 klassifiziert werden (siehe Tabelle 2). Ein CRS-Patient weist nur ca. 30% der Parameter der gesunden Probanden auf (Proband 36/P). Von den gewählten 14 gesunden Probanden wurden 13 als »nicht Schmerz« mit einem MCF > 0,5 klassifiziert. Eine gesunde Person wies ca. 70% auffällige Parameter auf (Proband 15/C, siehe Tabelle 2).

Individualdiagnostik

Proband 15/C (gesunde Kontrollperson)
Tabelle 2 verdeutlicht sehr gut, dass eine als Patient klassifizierte schmerzfreie Kontrollperson in ca. 78% der Parameter, welche muskuläre Latenzzeiten berücksichtigen (11 von 14) und in 60% der psychometrischen Parameter (3 von 5) außerhalb der Perzentilgrenzen lokalisiert ist. Unter Berücksichtigung des fehlenden Parameters (keine Latenzzeit detektierbar) und der Lage der andern Parameter bzgl. der Perzentilgrenzen weist die gesunde Kontrollperson ca. 70 auffällige Parameter auf und wird entsprechend in Richtung »Schmerz« lokalisiert. Eine weiter differenzierte Analyse zeigt, dass Rumpf und Beinmuskulatur durch Latenzzeiten außerhalb der Pertenzilgrenzen gekennzeichnet sind. Darüber hinaus weisen die psychometrischen Parameter auf abweichende Werte für Angst (HADS A: 5/21) und Vitalität (65/100) hin.

Proband 36/P (CRS-Proband)
Die untersuchten 19 Parameter des MCF zeigen, dass Proband 36/P mit nichtspezifischem chronischem Rückenschmerz für die festgelegten Perzentilgrenzen überwiegend unauffällige Latenzzeiten aufweist (78% unauffällig; 11 von 14) und in einer psychometrischen Variable auffällig ist (HADS A: 12/21).

Diskussion

Ziel der vorliegende Studie war die Klassifikation eines Datensatzes bestehend aus elektromyografischen und psychometrischen Parametern unter Verwendung eines bereits etablierten Datensiebungs-Algorithmus zur individuellen Klassifikation bei Personen mit chronisch nicht-spezifischem Rückenschmerz. Die erfolgreiche individuelle Klassifikation anhand der eingeschlossenen psychometrischen und neurophysiologischen zeigt, dass individuelle Empfehlungen gegeben werden können.

Für Proband 15/C (gesunde Kontrollperson) können beispielsweise die vorhandenen Latenzzeitveränderungen, vergleichbar denen der CRS-Patienten und psychometrischen Hinweise in einen therapeutischen Ansatz münden der folgendes beinhalte: 1) tiefe segmentale Stabilisation, 2) reflektorische Kontrolle der becken- und rumpfstabilisierenden oberflächigen Muskulatur, 3) psychologische Edukation. Demgegenüber existieren bei Proband 36 (CRS-Patient) für die untersuchten Parameter im neurophysiologischen und psychometrischen Bereich keine Hinweise auf einen möglichen Zusammenhang zu den angegeben chronischen Schmerzen. Lediglich die HADS-A-Werte weisen auf eine evtl. auch klinisch bedeutsame Symptomlage im psychometrischen Bereich hin. Therapeutische Ansätze im Bereich der reflektorischen Kontrolle und der tiefen segmentalen Stabilisation sind offensichtlich nicht adjuvant. In diesem Falle ist es sinnvoll/notwendig mittels weiterführender Diagnostik zu prüfen, ob ggf. Veränderungen in der somatosensorischen Informationsverarbeitung existieren [16, 17]. Darüber hinaus würde eine fragebogenbasierte Analyse helfen, die Komponenten des chronischen Schmerzes (nozizeptiv, peripher neuropathisch, zentral sensitivierend) zu erfassen. Diese fragebogenbasierte Analyse sowie die evtl. veränderten somatosensorischen Aspekte können individualdiagnostisch eine weitere Therapiestrategie eröffnen. Eine Erweiterung der Analyse mit Classif 1 auf die benannten Komponenten ist daher anzuraten.

Methodenkritisch bleibt festzuhalten, dass diese erste Analyse mit Classif 1 im Bereich des chronischen Rückenschmerzes eine relativ kleine Stichprobe einschließt. Darüber hinaus handelte es sich ausschließlich um weibliche Probanden, welche in die Analyse eingeschlossen wurden. Eine Erweiterung des Datensatzes auf männliche Probanden sowie die Reduktion der gemessenen Muskeln in der Oberflächenelektromyografie ist ebenso für angewandte Fragestellungen erforderlich wie die Erweiterung des Ansatzes auf Aspekte der somatosensorischen Informationsverarbeitung.

Danksagung

Die Studie wurde unterstützt vom Kompetenzzentrum für interdisziplinäre Prävention der Friedrich-Schiller-Universität Jena und der Berufsgenossenschaft Nahrungsmittel und Gastgewerbe (KIP).

Literatur

1 Balagué F, Mannion AF, Pellisé F, Cedraschi C (2012) Non-specific low back pain. Lancet 379: 482-491.

2 Wenig CM, Schmidt CO, Kohlmann T, Schweikert B (2009) Costs of back pain in Germany. Eur J Pain 13: 280-286.
3 Rozenberg S, Foltz V, Fautrel B (2012) Treatment strategy for chronic low back pain. Joint Bone Spine 79: 555-559.
4 Baliki MN, Petre B, Torbey S, Herrmann KM, Huang L, et al (2012) Corticostriatal functional connectivity predicts transition to chronic back pain. Nat Neurosci 15: 1117-1119.
5 Liebetrau A, Puta C, Anders C, de Lussanet M H E and Wagner H Influence of delayed muscle reflexes on spinal stability. -Model based predictions allow alternative interpretations of experimental data-. Hum Movement Sci (accepted)
6 Dagenais S, Tricco AC, Haldeman S (2010) Synthesis of recommendations for the assessment and management of low back pain from recent clinical practice guidelines. Spine J 10: 514-529.
7 Jensen IB, Busch H, Bodin L, Hagberg J, Nygren A, Bergström G (2009) Cost effectiveness of two rehabilitation programmes for neck and back pain patients: A seven year follow-up. Pain 142: 202-208.
8 Billis E, McCarthy CJ, Roberts C, Gliatis J, Papandreou M, et al (2013) Sub-grouping patients with non-specific low back pain based on cluster analysis of discriminatory clinical items. J Rehabil Med 45: 177-185.
9 Puta C, Nötzel D, Borys C, Anders C, Grieshaber R, et al (2012) Klassifikation von SIPR* Patienten mit Rückenschmerz vor und nach Therapie anhand von elektrophysiologischen und psychometrischen Parametern – Pilotuntersuchung In: Prävention von Arbeitsbedingten Gesundheitsgefahren und Erkrankungen. Verlag Bussert & Stadeler.
10 Koes BW, van Tulder MW, Thomas S (2006) Diagnosis and treatment of low back pain. BMJ 332: 1430-1434.
11 Bullinger M, Kirchberger I, Ware J Der deutsche SF-36 Health Survey Übersetzung und psychometrische Testung eines krankheitsübergreifenden Instruments zur Erfassung der gesundheitsbezogenen Lebensqualität. Zeitschrift für Gesundheitswissenschaften = Journal of public health 3: 21-36.
12 Hermann C, Buss U, Snaith RP (1995) Anxiety and Depression Scale—Deutsche Version Bern. Bern, Göttingen: Huber.
13 Wagner H, Anders Ch, Puta Ch, Petrovitch A, Mörl F, et al (2005) Musculoskeletal support of lumbar spine stability. Pathophysiology 12: 257-265.
14 Valet G (2002) Predictive medicine by cytomics: potential and challenges. J Biol Regul Homeost Agents 16: 164-167.
15 Valet G (2002) Predictive medicine by cytomics: potential and challenges. J Biol Regul Homeost Agents 16: 164-167.
16 Puta C, Schulz B, Schoeler S, Magerl W, Gabriel B, et al (2013) Somatosensory abnormalities for painful and innocuous stimuli at the back and at a site distinct from the region of pain in chronic back pain patients. PLoS One 8: e58885.
17 Puta C, Schulz B, Schoeler S, Magerl W, Gabriel B, et al (2012) Enhanced sensitivity to punctate painful stimuli in female patients with chronic low back pain. BMC Neurol 12: 98.
18 Valet G, Valet M, Tschöpe D, Gabriel H, Rothe G, et al (1993) White cell and thrombocyte disorders. Standardized, self-learning flow cytometric list mode data classification with the CLASSIF1 program system. Ann N Y Acad Sci 677: 233-251.

Muskelaktivität – Schutz vor chronischen Erkrankungen: Muskel als endokrines Organ – »somatische« und »nozizeptive« Strukturierung des Gehirns?

Wolfgang Laube

Einleitung

Es ist eine Realität, dass in allen Altersbereichen für die Bewältigung des Alltags weder vielfältige noch ausdauernde oder kraftorientierte Belastungen erforderlich sind. Aber der Organismus benötigt physische Belastungen, um im Kindes- und Jugendalter eine gesunde und leistungsfähige strukturelle und damit funktionelle Entwicklung nehmen zu können, diese in der mittleren Lebensspanne zu erhalten, später die Alterungsprozesse verzögernd zu beeinflussen und um über die gesamte Lebensspanne chronischen Erkrankungen primär präventiv entgegenzuwirken (Laube 2009b/c, 2011, Pedersen 2007a,b). Das Ergebnis der chronischen Inaktivität ist eine ungenügende Entwicklung der mentalen und physischen Fähigkeiten und Fertigkeiten. Aus primär physischer Sicht mit konsequenterweise auch zentralnervösen Folgen liegt ein chronischer Dekonditionierungszustand mit verminderter Leistungsfähigkeit, Belastbarkeit, Kompensationsfähigkeit und Belastungsverträglichkeit (vgl. Laube 2009 a/b, 2011) vor. Auf der Grundlage der ungenügenden Muskelaktivitäten in Umfang und Intensität entsteht eine chronische systemische low-grade Entzündung (Mathur und Pedersen 2008), die als Disposition für die Entwicklung und Unterhaltung eines Pools phänotypisch unterschiedlicher chronischer Erkrankungen fungiert (Pedersen 2009). Allein (BMI-unabhängig) aber auch gemeinsam mit der übermäßig häufig gleichzeitigen Energiebilanzstörung infolge inadäquat hoher Nahrungsenergieaufnahme entstehen die Stoffwechselerkrankungen Adipositas, Metabolisches Syndrom und Diabetis mellitus, die des Herz-Kreislauf-Systems Hypertonie und Arteriosklerose jeweils mit allen Komplikationen, die des Stütz- und Bewegungssystems wie degenerative Wirbelsäulen- und Gelenkerkrankungen, neurodegenerative und einige onkologische Erkrankungen (diseasome of physical inactivity; Pedersen 2009). Damit verknüpft sind chronische Schmerzsyndrome bei ca. 20 % der erwachsenen Weltbevölkerung (Breivik et al. 2006, Gold und Gebhart 2010). 50 – 80 % aller Menschen erleiden zumindest einmal im Leben starke Rückenschmerzen (Brown et al. 1998). Wird auch sechs Monate nach deren Beginn noch eine Krankschreibung notwendig, sind bis zu 40% dieser Patienten betroffen (Hestbaek et al. 2006) und insgesamt entwickeln ca. 5% aller primär betroffenen Patienten chronische Rückenschmerzen (van Tulder et al. 2006). Dafür sind letztendlich psychische Faktoren prägend verantwortlich und liefern die sichersten prognostischen Aussagen (Carragee et al. 2005). Als der chronische Vorläufer dieser psychophysiologischen zentralnervösen Faktoren (inklusive vergesellschaftete soziale

Faktoren) muss die physische Dekonditionierung mit der low-grade Entzündung angesehen werden. Diese in der Regel latente chronische Entzündung kann zur peripheren und zentralen Sensibilisierung des nozizeptiven Systems führen, diese dann aufrecht erhalten und weiter entwickeln. Es handelt sich um einen »pathophysiological nociceptive pain« (vgl. Schaible 2011). Weiterhin bestehen als Vorläufer oder als Ergebnis der Schmerzen eine Insuffizienz der sensomotorischen Koordination (Laube 2012) und Funktionsstörungen im sensomotorischen System und alle Faktoren interagieren miteinander. Sensomotorische Inaktivität führt zu Dekonditionierung und Schmerz gekoppelt mit dem Schmerzsyndrom, häufig dann auch als eigenständiges Krankheitsbild, verstärken die Inaktivität weiter oder verhinderen physisch und psychisch eine ausreichende therapeutische Aktivität.

Somit kann zunächst verallgemeinert werden, dass die aktive oder inaktive Gestaltung und die Dynamik des Zyklus Belastung – Adaptation darüber entscheiden, ob eine physiologische »somatische Körperstruktur« oder eine pathophysiologische »atrophisch-degenerativ-nozizeptive Körperstruktur« entsteht und unterhalten wird. Funktions- und Leistungsfähigkeit, der Gesundheitszustand als auch stabile therapeutische und rehabilitative Ergebnisse sind ein dynamisches Produkt dieses Zyklus.

Der Zyklus Belastung – Beanspruchung – Ermüdung – Adaptation

Der Zyklus »Belastung – Adaptation« steht für eine belastungsabhängige und -spezifische biologische Wirkungskette. Diese Wirkungskette funktioniert

- bei systematischer physischer Aktivität in Richtung Strukturaufbau und –anpassung, funktioneller Integration und koordinierten Interaktionen zwischen allen Teilsystemen (positive anabole Richtung; »somatische Strukturierung«) und
- bei chronischer Inaktivität in Richtung Strukturabbau und -degeneration, funktioneller Desintegration und inadäquaten Interaktionen (negative katabole Richtung; »atrophisch-degenerativ-nozizeptive Strukturierung«).

Im Rahmen dieses Zyklus reagieren alle Strukturen des sensomotorischen Systems (Laube 2009a) sowie der Logistik- und der generalisierten und lokalen Regulationssysteme spezifisch und mit differentem Zeitbedarf und Ausmaß auf die systematisch abverlangte Funktion (Bewegungslernen: z.B. bewegungsspezifische neuronale Funktionen und Vernetzungen; Ausdauer: z.B. Ausstattung mit aeroben Enzymsystemen und mit Mitochondrien; Kraft: z.B. neuronale Adaptationen, Ausstattung mit Myofibrillen; Entwicklung und Optimierung der globalen endokrinen und der lokalen para- und autokrinen Regulationen einschließlich der Myokine; korrekte Funktion der endogenen Schmerzhemmsysteme, ...). Hinsichtlich der Schnittstellen zwischen den belastungsadäquaten Beanspruchungen und der spezifischen Umsetzung in Strukturaufbau oder -abbau und damit Funktionsvorteil oder -verlust sind noch viele Fragen offen. Sicher ist, dass die essentiellen Vermittler an dieser Schnittstelle die neurohumoralen endokrinen als auch die parakrinen und autokrinen Regulationen sind.

Mit Hilfe der durch die physische Aktivität aktivierten Schnittstellen werden nicht nur die Skelettmuskulatur sowie die Strukturen der Logistik- und Regulationssysteme (vgl. Laube 2009a), sondern z.T. auch in sehr kurzen Zeiträumen das Gehirn spezifisch strukturiert oder restrukturiert. Hierbei haben Lerntraining für den Erwerb und die Erhaltung von Bewegungsfertigkeiten, das Ausdauer- und das Krafttraining sehr unterschiedliche, hoch spezifische aber sich optimal ergänzende Anpassungen im Gehirn zur Folge. Bewegungslernen provoziert mit der Synaptogenese die spezifische Vernetzung, die synaptischen Funktionseigenschaften ändern sich (LTP, LTD) und es findet eine Organisation oder Reorganisation der Körperrepräsentation im motorischen Cortex statt. Ausdauertraining induziert dort die Angiogenese, aber bleibt ohne Einfluss auf die motorische Repräsentation und die Synaptogenese und Krafttraining verändert die Erregbarkeit der spinalen und zentralen Motoneurone, führt im spinalen Bereich zur Synaptogenese, aber hat gleichfalls keinen Einfluss auf die zentrale Repräsentation im Motorcortex (siehe Adkins et al. 2006). So sind die Belastungsmodi nicht austauschbar, sondern sie sind notwendige gegenseitige Ergänzungen.

Auch das endogene Schmerzsystem wird beeinflusst. Zum Einen wirken bei angepasster Dosierung die peripheren Adaptationen gegen die Auslösung nozizeptiver Afferenzen und zum Anderen hemmen die zentralen motorischen Efferenzen als auch die propriorezeptiven Afferenzen und Reafferenzen direkt und indirekt die schmerzrelevanten Neuronenpopulationen im Hinterhorn und sie aktivieren die Schmerzhemmsysteme. Da auf der anderen Seite die sensomotorischen Cortexareale zugleich mit inaktivitäts- und schmerzbedingten Strukturveränderungen an der Chronifizierung von Schmerzen beteiligt sind, ist die physische Aktivität präventiv als auch therapeutisch wirksam. Inaktivität führt nicht nur einfach zur Atrophie, Funktions- und Leistungsminderung, sondern auch zur Entwicklung einer »nozizeptiven« Struktur sowohl in der Peripherie als auch im ZNS und die interagieren miteinander.

Der Inhalt und die Dynamik des Zyklus Belastung – Adaptation bzw. Entlastung (Inaktivität) und Deadaptation sind somit die Schlüssel für eine physiologische, leistungsfähige, reagible und gesunde Struktur oder für chronische Erkrankungen inklusive der Schmerzsyndrome. Der belastungsbedingte Energieverbrauch für z.B. eine gesunde kardioprotektive Struktur sollte zwischen 2000 kcal/Wo. – 3000 kcal/Wo. liegen. Vergleichbare Empfehlungen für ein ausreichend dosiertes Kraft- und sensomotorisches Lerntraining liegen leider nicht vor.

Muskel – endogenes Organ: Aktivität antientzündlich

Eine gesunde funktions- und leistungsfähige Körperstruktur und –funktion kann nur entstehen und aufrechterhalten werden, wenn die Belastung eine Mindestbeanspruchung auslöst. Diese ist für die Aktivierung der Produktion anaboler Signalstoffe des endokrinen Hormonsystems und der endo, para- und autokrin wirksamen Substanzen auch anderer Gewebe essentiell.

Seitdem erkannt wurde, dass der Muskel ein Hormonproduzent ist, steht er auch aus dieser Sicht intensiv im Blickfeld. Nach einem kontraktionsbedingten sogenannten »exercise factor«, welcher an den adaptiven metabolischen Veränderungen im Muskel selbst, aber auch in anderen Organen beteiligt ist, wurde bereits lange gesucht.

Die Zytokinfamilie (zunächst von Makrophagen, Lymphozyten) spielt eine hoch komplexe Rolle bei der Immunregulation und entzündlichen Reaktionen (Dinarello und Mier 1986) sowie bei der Kommunikation zwischen dem Immun- und dem endokrinen System (Spangelo und Gorospe 1995). Es konnte nachgewiesen werden, dass auch die Muskelfasern eine Palette von endo-, para- und autokrin wirksamen Zytokinen produzieren. Es gilt besonders hervorzuheben, dass ausschließlich der aktive und nicht der ruhende (inaktive) Muskel als endokrines Organ fungiert (Steensberg et al. 2000). Die Zytokine des Muskels werden entsprechend ihrer Herkunft auch als Myokine (Pedersen et al. 2003, Pedersen et al. 2007) bezeichnet.

Die Zytokine sind wesentlich als endo-, para- und autokrine Schnittstellen an der Kommunikation zwischen der aktiven Muskulatur und dem Stoffwechsel der Myozyten selbst (Pedersen et al. 2007), der beanspruchungsbedingten zellgebundenen Immunreaktion (Pedersen 2000) sowie an den Wechselbeziehungen zwischen der aktiven Muskulatur und dem insbesondere visceralen Fettgebewebe und der Leber (Pedersen 2009a, 2009b) beteiligt. Darüber hinaus aktivieren die Zytokine des Muskels Signalwege mit letztendlich antientzündlicher Funktion. Sie wirken hiermit der low-grade Entzündung durch die Substanzen des visceralen Fettgewebes entgegen, welche ein wesentliches Element in der Pathogenese der häufigsten chronischen Erkrankungen (Handschin und Spiegelman 2008) der Gruppe der diseasome of physical inactivity (Pedersen 2009) ist.

IL-8 ist offensichtlich bevorzugt eine lokal agierende Substanz und wahrscheinlich an der Stimulation der Angiogenese beteiligt und IL-15 wirkt anabol (Pedersen et al. 2007).

Das Zytokine IL-6 ist zunächst als eine pro-inflammatorische Substanz bekannt und als Promotor der muskulären Insulinresistenz. Der beanspruchte Muskel produziert sogar große IL-6-Mengen (Steensberg et al. 2000) und gibt sie als Hormon ab. Es konnte gezeigt werden, dass dieses Hormon aber auch anti-inflammatorisch wirksam werden kann (Pedersen 2005) und insbesondere dass es antientzündliche Signalwege generiert und die Produktion des Entzündungspromotors wie der Insulinresistenz TNF-α (Tumornekrosefaktor) antagonisiert (Starkie 2003). Bei der Belastungsreaktion muss die Bilanz der verschiedenartig wirksamen Signalstoffe betrachtet werden. Es steigen mit einem jeweils unterschiedlichen Zeitmuster sowohl die Konzentrationen der pro-inflammatorischen (IL-6, TNF-α, u.a.) und der anti-inflammatorischen Zytokine (IL-10) als auch der Zytokinehemmer und die Bilanz entscheidet über die Intensität und Dauer der entzündlichen Wirkung (Ostrowski et al. 1999). Physische Belastung hat somit letztendlich eine antientzündliche Bilanz, obwohl natürlich auch Entzündungsprozesse generiert werden.

Das IL-6 ist zugleich ein wichtiges Hormon für die Stimulation der Lipolyse und der Oxidation von Fettsäuren. So ist die Muskelaktivität auch direkt an der Mobilisierung des Fettgewebes beteiligt.

Fettgewebe als Initiator der low grad Entzündung

Ein erhöhter Anteil insbesondere von visceralem Fettgewebe sorgt entsprechend für eine verstärkte Produktion der hormonellen Produkte der Fettzellen, der Adipokine und Adipozytokine. Hierzu gehören insbesondere die inflammatorisch wirkenden Botenstoffen TNF-α, IL-6, Leptin und C-reaktives Protein (CRP). Der gravierend am low-grade Entzündungsprozess beteiligte TNF-α hat im Fettgewebe offensichtlich den wesentlichsten Produktionsstandort (Bullò et al. 2003). Dieser Faktor ist zugleich an der Induktion der Insulinresistenz und damit der Störung des Kohlenhydratstoffwechsels (Plomgaard et al. 2007) und des Fettstoffwechsels (Plomgaard et a. 2008) beteiligt. Somit sorgt die Adipositas, aber auch schon das vermehrte viscerale Fettgewebe ohne Adipositas, für eine erhöhte TNF-α-Produktion, die dann die low-grade Entzündung hervorruft und unterhält. Auf dieser Grundlage ist das hormonell aktive viscerale Fett ein Element der Pathogenese des metabolischen Syndroms und ebenso an den atherogenen Gefäßerkrankungen mit all ihren Folgen beteiligt.

Chronische Erkrankungen und Schmerz

Die low-grade Entzündung ist die gemeinsame Basis vieler verschiedener chronischer Erkrankungen und viele davon sind mit chronischen Schmerzen vergesellschaftet.

Schmerzafferenzen werden von nicht-korpuskulären frei endenden polymodalen unmyelinisierten, sehr langsamen Fasern (C-Nozizeptoren) und wenig myelinisierten, deutlich schnelleren Nervenfasern (Aσ-Nozizeptoren) generiert. Die Afferenzen entstehen durch mechanische, thermische Reize und vor allem auch durch körpereigene Substanzen wie z.B. Entzündungsmediatoren (Prostaglandine) und Gewebshormone (Histamin, Serotonin, Zytokine, u.a.).

In der Muskulatur sprechen die Schmerzrezeptoren bevorzugt auf ATP, welches bei jeder Muskelverletzung frei gesetzt wird, und auf H^+-Ionen an. Für ATP und H^+-Ionen besitzen die Nervenendigungen spezielle Rezeptormoleküle. Die Konzentration des letztgenannten Aktivators der Nozizeptoren ist bei akuten Entzündungen hochgradig und infolge der inaktivitätsbedingten low-grade Entzündung, die auch bereits im jugendlichen und mittleren Altersbereich der Lebensspanne auftritt, chronisch erhöht. Im Alterungsprozess entwickelt sich zusätzlich eine ernährungsbedingte metabolische Azidose (Laube und Kannenberg 2009). Des Weiteren sorgen inaktivitätsbedingte chronische Mikrozirkulationsstörungen infolge ungenügender Kapillarisierung sowie gefäßbedingter Störungen über eine relative Ischämie und damit Hypoxie für einen latenten Anstieg der [H^+]-Konzentration. Die Muskelnozizeptoren reagieren aber auch auf den nerve growth factor (NGF; Eigenproduktion der Myozyten) mit Afferenzen, dessen Produktion während Entzündungen auch erhöht ist (Reinert et al. 1998).

Die peptidergen freien nozizeptiven Nervenendigungen interagieren mit dem umgebenden Gewebe. Sie speichern Substanz P und CGRP (calcitonin gene related peptide). Mit der Freisetzung dieser Substanzen kann im dekonditionierten Muskel mit der bereits beschriebenen stoffwechselbedingten low-grade Entzündung zusätzlich eine »neurogene Entzündung« (Schaible et al. 2005) entstehen. Die Entzündung infolge beider Entzündungsmechanismen setzt weitere Entzündungsmediatoren frei, welche die Nozizeptoren sensibilisieren können. Die aktiven Sensoren vermindern ihre Reizschwellen und die sogenannten schlafenden Nozizeptoren nehmen die Funktion auf (Gold und Gebhart 2010, Schaible und Richter 2004). Das bedeutet, auf gleich intensive nozizeptive aber auch auf bisher nicht nozizeptive Reize entstehen mehr bzw. nun zusätzliche nozizeptive Afferenzen aus der dekonditionierten, klinisch bevorzugt latent entzündeten Muskulatur (periphere Sensibilisierung). Die Neurone aller freien Nervenendigungen befinden sich im Hinterhorn des Rückenmarks. Hier erfolgt die Umschaltung auf Neurone der verschiedenen Laminae (II: C-Afferenzen; I und V: Aσ-Afferenzen) und die Weiterleitung über z.B. die Vorderseitenstrangbahn nach supraspinal u.a. zum Thalamus, der »Eintrittspforte« zum Cortex.

Bei bestehender peripherer Sensibilisierung ist das Afferenzmuster intensiver, die synaptischen Übertragungsprozesse werden entsprechend häufiger (zeitliche Summation an einer Synapse; räumliche Summation durch Divergenz) und die nach geschalteten Neurone ändern daraufhin ihre Übertragungseigenschaften. Das nachgeordnete Neuron im ZNS antwortet nun auch häufiger und die Kette setzt sich bis in die bewussten Bereiche der Schmerzverarbeitung fort (zentrale Sensibilisierung). Das Endergebnis der intensivierten nozizeptiven Afferenzen aus dem Gewebe, der veränderten Funktionseigenschaften der Neuronen der Kette sowie der verarbeitenden Gehirnstrukturen inklusive ihrer Interaktionen verursachen die Hyperalgesie (Anstieg der Empfindlichkeit auf bisher schmerzhafte Reize) und die Allodynie (bisher nicht schmerzhafte Reize führen zur Schmerzempfindung), den »pathophysiologischen nozizeptiven Schmerz« (Schaible et al. 2011). Die chronische Erkrankung mit einem Schmerzsyndrom oder sogar ein sich eigenständig gemachtes chronisches Schmerzsyndrom auf der Grundlage der bisherigen Krankheitsentwicklung hat sich als Langzeitergebnis etabliert.

Arbeitsmedizinische Aspekte der Belastungsgestaltung

Es kommt also darauf an, immer eine ausreichend gerichtete, intensive und langdauernde muskuläre Aktivität zu garantieren, um Krankheitsentwicklungen der diseasome of physical inactivity primär präventiv nicht zu zulassen oder sekundär präventiv zu behandeln.

Ein optimales gesundheitsrelevantes Belastungsprogramm muss alle Strukturbestandteile des sensomotorischen Systems und die Logistik- und Regulationssysteme ansprechen. Dies ist mit einer einzigen Belastungsform nicht möglich. Das sensomotorische System ist zwar immer nur als Ganzes aktivierbar (Laube 2009) aber Belastungsart, -umfang und -intensität entscheiden darüber, welche peripheren und zentralen Adaptationen entstehen können. Der Mensch benötigt sowohl die zentralen neuronalen Adaptationen für variabel ausführbare vielfältige Bewegungen mit guter Körperstammstabilisation zur Vermeidung chronischer Rückenbeschwerden, gut entwickelte periphere und zentrale Mikrozirkulationsgebiete, aerobe Kapazitäten und entsprechende kontraktile Leistungen des Muskelgewebes. Die Beanspruchungsformen Bewegungslernen und –stabilisieren, Ausdauer und Kraft sind aber untereinander nicht austauschbar. Ein optimales Gesundheitsprogramm benötigt Belastungen für alle Zielstellungen.

Dies hat Konsequenzen für eine gesundheitsorientierte Arbeitsgestaltung. Bei der üblichen Gestaltung der Arbeitszeit als zusammenhängender Zeitblock lassen sich Belastungen für die Erhaltung und Verbesserung der aeroben Ausdauer nicht durchführen. Die Ausdauer hat aus der Sicht einer ausreichenden Adaptation des Herz-Kreislauf-Systems und des Energiestoffwechsels die alleinvertretende Schlüsselposition. Die Belastungsdauer jeder Einheit sollte mindestens 30 Minuten und optimal 60 Minuten (Grundlagenausdauer II-III) betragen. Nur dann ist der anzustrebende Effekt zu erreichen. So ist die Zielstellung Ausdauer während der Arbeitszeit nicht zu verwirklichen. Die Erhaltung und Verbesserung der Muskelkraft hat zwei Komponenten. Dies sind die neuronalen und die kontraktilen Adaptationen des Muskels selbst. Eine optimale Belastung für die Zielstellung Kraft dürfte gleichfalls im täglichen Arbeitsprozess nicht unterzubringen sein. Sie erfordert eine ausreichende Erwärmung, Belastungen jeweils bis zur sehr starken Ermüdung bzw. bis zur Erschöpfung der Muskulatur und entsprechende Erholungszeiten zwischen den Anstrengungen und danach. Das Zeitbudget für Krafttraining ist im Arbeitsprozess gleichfalls nicht vorhanden.

Bleiben für eine sinnvolle und mögliche Integration in den üblichen Arbeitszeitblock nur Belastungen kurzer Zeitdauer. Diese müssen von der Arbeitsbelastung stark abweichende afferente Informationsaktivitäten hervorrufen und ohne eine Verletzungsgefährdung zu verursachen, ohne Erwärmung auskommen. Es verbleiben somit fast ausschließlich auf die koordinative Funktion des sensomotorischen Systems ausgerichtete Belastungen. Oder es handelt sich um Belastungen, die einfach einen notwendigen Wechsel der Körperhaltung bedeuten und mit zusätzlichen einfachen, sonst nicht vorkommenden Bewegungsausführungen gekoppelt werden können. Z. B. können hier sehr gut Belastungen aus einem aktiven physiotherapeutischen Übungsprogramm mit Teil- und Ganzkörperbelastungen zur Körperstammstabilisation ausgeführt werden, wofür man maximal eine Matte benötigt. Auch das etwas intensivere Üben wäre mit einfachen Hilfsmitteln wie z.B. mit Theraband oder auch relativ leichten Hanteln oder Ähnlichem möglich. Für den Einsatz im Arbeitsalltag dürften sich Vibrationsplatten gut eignen. Hiermit können sogar in kurzer Zeit hohe Belastungsintensitäten realisiert werden. Wiederholte Belastungsphasen von ca. 1 Minute sorgen für eine intensive Ganzkörperbelastung, welcher ohne große Erholungszeit die Tätigkeiten des Arbeitstages wieder folgen können.

Eine ausreichende Kompensation der chronischen physischen Unterbelastung am Arbeitsplatz muss demnach durch eine entsprechende Ausdauer- (Langzeitausdauerbereich II: 35 – 90 Minuten) und Kraftbelastung (Kraftausdauer und Maximalkraft) als Teil des Freizeitverhaltens erfolgen. Der betriebliche Gesundheitsschutz hat somit zwei Faktoren, die »koordinativ gestaltete« Arbeitszeit und die »konditionell ergänzte« Freizeit.

Zusammenfassung

Für eine leistungsfähige, gesunde Struktur und Funktion benötigt der Mensch lebenslang eine angepasste physische Belastung. Sie bestimmt die Dynamik des Zyklus Belastung – Adaptation bzw. Inaktivität – Deadaptation und somit den gesundheitlichen Zustand. Chronisch reduzierte Muskelaktivitäten führen zur Dekonditionierung, der eine chronische systemische low-grade Entzündung eigen ist. Diese disponiert für eine Gruppe phänotypisch sehr unterschiedlicher, das Morbiditätsgeschehen prägender chronischer Erkrankungen des HKS, des Stoffwechsels, des Stütz- und Bewegungsapparates, des ZNS bis hin zu onkologischen Erkrankungen. Die systemische low-grade Entzündung, bereits allein Verursacher eines erhöhten Anfalls an H^+, wird im Alterungsprozess zusätzlich durch die ernährungsbedingte low-grade Azidose ergänzt. Die Entzündung mit ihren geweblichen Folgen und die Azidose können die Grundlage für eine periphere und zentrale Sensibiliserung des Schmerzsystems sein. Somit wird die chronische Erkrankung durch ein Schmerzsyndrom ergänzt, welches sich je nach Ausprägung der Sensibilisierung auch als eigenständige Erkrankung etablieren kann.

Bei Sicherung der physischen Mindestintensität produziert der Muskel Signalstoffe, die Myokine, die endokrin, para- und autokrin wirksam werden. Sie haben hoch komplexe Wirkungen und prägen u.a. die Wechselwirkungen mit dem Stoffwechsel des Muskels selbst, der Angiogenese und anabolen Prozessen aber auch diejenigen mit der Leber und dem visceralen Fettgewebe. Die Bilanz der Myokine sorgt für ein anti-entzündliches Milieu, welches dem des visceralen Fettgewebes entgegensteht.

Ein arbeitsmedizinisches Belastungsprogramm muss alle Strukturbestandteile des sensomotorischen Systems und die Logistik- und Regulationssysteme ansprechen. Dieses Ziel ist mit einer einzigen Belastungsform nicht möglich, denn die Beanspruchungsformen Bewegungslernen und –stabilisieren, Ausdauer und Kraft sind untereinander nicht austauschbar. Am Arbeitsplatz sind bevorzugt kurze Belastungseinheiten für die sensomotorische Koordination und mit Hilfe von Vibrationsplatten auch kraftorientierte Reize möglich. Eine ausreichende Kompensation der chronischen physischen Unterbelastung am Arbeitsplatz muss durch eine Ausdauer- (Langzeitausdauerbereich II: 35 – 90 Minuten) und Kraftbelastung (Kraftausdauer und Maximalkraft) als Teil des Freizeitverhaltens erfolgen. Der betriebliche Gesundheitsschutz hat somit zwei Faktoren, die »koordinativ gestaltete« Arbeitszeit und die »konditionell ergänzte« Freizeit.

Literatur

Adkins DL, Boychuk J, Remple MS, Kleim JA: Motor training induces experience-specific patterns of plasticity across motor cortex and spinal cord. J Appl Physiol. 2006; 101: 1776-1782

Brandt C, Pedersen BK: The role of exercise-induced myokines in musle homeostasis and the defense against chronic diseases. J Biomed Biotech 2010; Article ID 520258, 6 pages, doi:10.1155/2010/520258

Breivik H, Beverly C, Ventafridda V, Cohen R, Gallacher D: Survey of chronic pain in Europe: prevalence, impact on daily life, and treatment. Eur J Pain 2006; 10: 287 – 333

Brown JJ, Wells GA, Trottier AJ et al. Back pain in a large Canadian police force. Spine 1998; 23: 821–827

Bullò M, Garcìa-Lorda P, Megias I, Salas-Salvadò J: Systemic inflammation, adipose tissue tumor necrosis factor, and leptin expression. Abesity Res 2003; 11: 525–531

Carragee EJ, Alamin TF, Miller JL, Carragee JM. Discographic, MRI and psychosocial determinants of low back pain disability and remission: a prospective study in subjects with benign persistent back pain. Spine J 2005; 5: 24–35

Dinarello CA, Mier JW : Interleukines. Annu Rev Med 1986; 37: 173–178

Gold MS, Gebhart GF: Nociceptor sensitization in pain pathogenesis. Nat Med 2010; 16: 1248–1257

Handschin C, Spiegelman BM: The role of exercise and PGC1α in infklammation and chronic disease. Nature 2008; 454: 463–469

Hestbaek L, Leboeuf-Yde C, Kyvik KO, Manniche C. The course of low back pain from adolescence to adulthood: eight-year follow-up of 9600 twins. Spine 2006; 31: 468–472

Laube W (Hrsg): Sensomotorisches System. Thieme, Stuttgart – New York, 2009a

Laube W: Deadaptationsprozesse durch Inaktivität und Immobilisation. in: Laube, W (Hrsg.): Sensomotorisches System. Thieme, Stuttgart – New York, 2009b, 370–374

Laube W: Physiologie des Zyklus Belastung – Beanspruchung – Ermüdung – Erholung – Adapatation. in: Laube, W (Hrsg.): Sensomotorisches System. Thieme, Stuttgart – New York, 2009c, 499–555

Laube W, Kannenberg A: Chronische ernährungs- und altersbedingte metabolische Azidose. in: Laube, W (Hrsg.): Sensomotorisches System. Thieme, Stuttgart – New York, 2009, 473–495

Laube W: Der Zyklus Belastung – Adaptation – Grundlage für Struktur, Funktion, Leistungsfähigkeit und Gesundheit. Manuelle Medizin 2011; 50: 335–343

Laube W: Defizite der sensomotorischen Koordination und Dekonditionierung der Ausdauer als sich ergänzende Ursachen von Schmerzsyndromen des Rückens. in: Kirchner CJ, Stadeler M, Scholle HC: Prävention von Arbeitsbedingten Gesundheitsgefahren und Erkrankungen. 18. Erfurter Tage. Verlag Bussert / Stadeler, 2012, 277–284

Mathur N, Pedersen BK : Exercise as a mean to control low-grade systemic inflammation. Hindawi Publishing Corporation, Mediators of Inflammation, 2008 ; article ID 109502, doi: 10.1155/2008/109502

Ostrowski K, Rohde T, Asp S, Schjerling P, Pedersen BK: Pro- and anti-inflammatory cytokine balance in strenuous exercise in humans. J Physiol. 1999; 515:287–291

Pedersen BK, Hoffman-Goetz L: Exercise and the immune system: regulation, integration and adaption. Physiol Rev 2000; 80: 1055–1081

Pedersen BK, Steensberg A, Fischer C, Keller C, Keller P, Plomgaard P, Febbraio M, Saltin B: Searching for the exercise factor – is IL-6 a candidate. J Muscle Res Cell Motil 2003; 24: 113–119

Pedersen AM, Pedersen BK: The anti-inflammatory effect of exercise. J Appl Physiol 2005 ; 98 :1154–1162

Pedersen BK, Fischer CP: Beneficial health effects of exercise – the role of IL-6 as a myokine. Trends Pharmacol Sci 2007a; 88: 1379–1406

Pedersen BK, Akerström TCA, Nielsen AR, Fischer CP: Role of myokines in exercise and metabiolism. J Appl Physiol 2007b; 103: 1093–1098

Pedersen BK: The Diseasome of Physical Inactivity and the role of myokines in muscle-fat cross talk. J Physiol 2009a; 587: 5559–5568

Pedersen BK, Edward F. Adolph Distinguished lecture: Muscle as an endocrine organ: IL-6 and other myokines. J Appl Physiol 2009b; 107: 1006–1014

Pedersen BK: Muscles and their myokines. J Exp Biol 2010a; 214: 337–346

Plomgaard P, Nielsen AR, Fischer CP, et al.: Associations between insulin resistance and TNF-α in plasma, skeletal muscle and adipose tissue in humans with and without type 2 diabetis. Diabetologia 2007; 50: 2562–2571

Plomgaard P, Fischer CP, Ibfelt T, Pedersen, van Hall G: Tumor necrosis factor α modulates human in vivo lipolysis. J Clin Endocrin Metab 2008; 93: 543–549

Reinert A., Kaske A., Mense S: Inflammation-induced increase in the density of neuropeptide-immunoreactive nerve endings in rat skeletal muscle. Exp Brain Res 1998; 121: 174–180

Schaible HG, Del Rosso A, Matucci-Cerinic M: Neurogenic aspects of inflammation. Rheum Dis Clin North Am 2005; 31: 77–101

Schaible HG, Richter F : Pathophysiologiy of pain. Langenbecks Arch Surg 2004; 389: 237–243

Schaible HG, Ebersberger A, Natura G: Update on peripheral mechanisms of pain : beyond prostaglandins and cytokines. Arthritis Res Therapy 2011; 13: 210 http:// arthritis-research.com/content/13/210

Spangelo BL, Gorospe WC: Role of cytokines in the neuroendocrine-immune system axis. Front Neuroendocrinol 1995; 16: 1–22

Starkie R, Ostrowski SR, Jauffred S, Febbraio M, Pedersen BK : Exercise and IL-6 infusion inhibit endotoxin-induced TNF-alpha production in humans. FASEB J 2003 ; 17 : 884–886

Steensberg A, van Hall G, Osada T, Saccetti M, Saltin B, Klarlund PB: Production of interleukin-6 in contracting human skeletal muscles can account for the exercise-induced increase in plasma interluekin-6. J Physiol 2000; 529: 237–242

van Tulder M, Becker A, Bekkering T, Breen A, del Real MT, Hutchinson A, Koes B, Laerum E, Malmivaara A: Chapter 3. European guidelines for the management of acute nonspecific low back pain in primary care. Eur Spine J 2006; 15(Suppl2): 169–191

Probandenspezifische Modellanpassungen für die Simulation ausgewählter Maßnahmen einer Wirbelsäulenstabilisierung

Heiko Stark · Nadja Schilling · Martin S. Fischer
Alexander Gussew · Patrick Hiepe · Reinhard Rzanny
Jürgen R. Reichenbach · Bernhard Ullrich · Gunther Hofmann
Felix Taut · Kai Wohlfahrt · Philipp Schenk
Christoph Anders · Hans-Christoph Scholle

Einleitung

Durch Verletzungen im Wirbelsäulenbereich und deren Behandlung entwickeln sich, bedingt durch erneut auftretende Instabilitäten benachbarter Segmente, bei einem Teil der Patienten chronische Schmerzsyndrome. Die Komplikationsrate nach Spondylodese (Wirbelkörperverblockung) nimmt mit der Zahl der fusionierten Segmente zu, hängt aber auch von der Lokalisation der Spondylodese, der Operationstechnik und der Nachbehandlung ab (Park et al., 2004). Somit könnten verbesserte Operationstechniken und gezielte postoperative Rehabilitationsmaßnahmen helfen, die Komplikationsrate zu vermindern, sowie die Rückkehrzeiten dieser Patienten ins Berufsleben zu verkürzen und damit die Kosten zu senken. Derartige Rehabilitationsmaßnahmen könnten sehr zielgerichtet erfolgen, wenn bekannt wäre, welchen Einfluss die wirbelsäulenstabilisierende Intervention auf die Kontraktionsfähigkeit der angrenzenden und der weiter entfernt liegenden Rückenmuskulatur im Detail hat (Über-, Unter- bzw. Fehlbeanspruchung).

Um diese Zusammenhänge zu ergründen, wurde das Projekt »Wirbelkörperstabilisierung« initiiert (FF-FR0194), welches sich aus fünf Teilprojekten zusammensetzt. Das hier vorgestellte Teilprojekt widmet sich dabei der Simulation der Auswirkungen der Stabilisierungsmaßnahmen für die individuellen Probanden. Dies soll für alle untersuchten Probanden auf Basis eines Grundmodells, das an den jeweiligen Probanden angepasst wird, durchgeführt werden. Diese Modellanpassungen sollen weitestgehend automatisiert ablaufen (durch räumliche Überlagerung), da die Modellerstellungen sehr zeitintensiv sind. Für die Simulationen wird die Finite-Element-Methode (FEM) verwendet, die die Möglichkeit bietet, nichtinvasiv Analysen durchzuführen, die beispielsweise bei Patienten in dieser Weise nicht möglich wären. Außerdem ist bekannt, dass Parameter wie die Richtung oder Länge der Muskelfaszikel aber auch der Anteil ihrer fleischigen und sehnigen Anteile einen großen Einfluss auf das Kontraktionsverhalten eines Muskels und seine intramuskuläre Spannungs- und Dehnungsverteilung haben (Stark und Schilling, 2010). Diesen Aspekt berücksichtigen vor allem die räumlichen FEM-Modelle mit ihrem zellulären Aufbau des Muskelgewebes.

Mit den Simulationen ist es möglich, den Vergleich der individuellen post- und präoperativen Unterschiede sowie den Vergleich der interindividuellen operativen

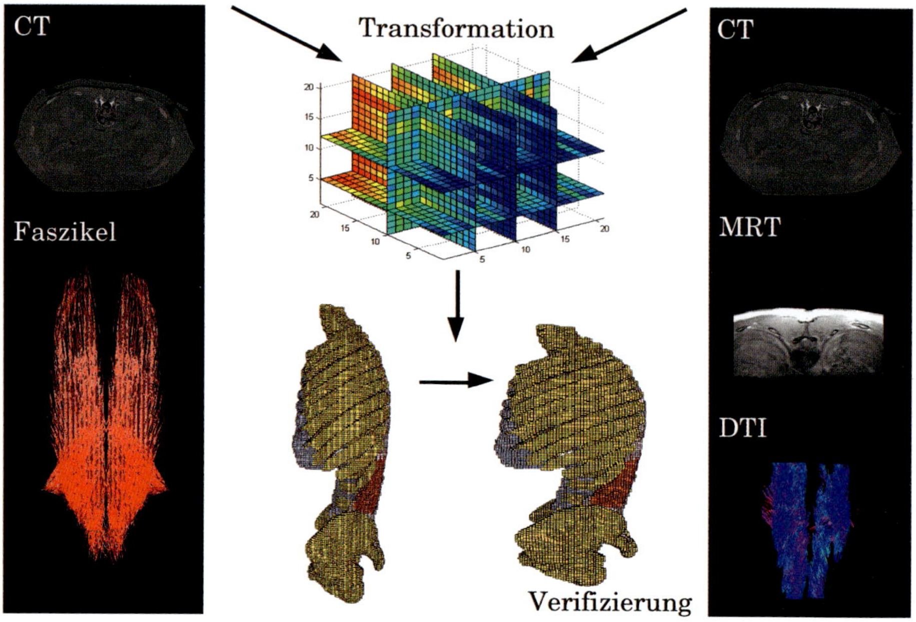

Abbildung 1: Dargestellt ist der Datenfluss für das Grundmodell (links) und das angepasste Modell (rechts). In das Grundmodell fließen die Daten der CT-Aufnahmen und der Muskelfaszikel ein. Für die Anpassung des individuellen Probandenmodelles sind entweder CT- oder MRT-Aufnahmen notwendig, die durch DTI-Aufnahmen für die Faserarchitektur ergänzt werden. Aus diesen Daten lässt sich eine Transformationsvorschrift ableiten, um das Grundmodell den individuellen Gegebenheiten anzupassen. In weiterer Folge sind Verifizierungen der Proportionen des Weichgewebes notwendig.

Unterschiede durchzuführen. Aus diesen Vergleichen können in Verbindung mit den anderen Teilprojekten zielgerichtete Rehabilitationsmaßnahmen abgeleitet werden.

Material & Methode

Für die Simulationen wird ein Grundmodell verwendet, welches aus einer Kooperation zwischen den Instituten für Anatomie I (OÄ Dr. R. Fröber) und für Spezielle Zoologie und Evolutionsbiologie der Friedrich-Schiller-Universität Jena hervorgegangen ist. Dieses Grundmodell basiert auf den Daten eines gesunden, männlichen, 57-jährigen Körperspenders, von dem zuerst die knöchernen und knorpeligen Skelettanteile mittels eines CT-Scans rekonstruiert wurden. Anschließend wurden alle Muskelfaszikel der autochthonen Rückenmuskulatur vermessen und der räumliche Verlauf dieser ausgewertet (Stark et al., 2013). Das Grundmodell enthält dabei alle für die Simulation notwendigen Strukturen und Materialeigenschaften. Dazu gehören der Beckengürtel, die Wirbelkörper, das ventrale Längsband, die Rippen und Rippenknorpel sowie die autochthone Rückenmuskulatur mit ihren Faserrichtungen. Zusätzlich wurde die Beweglichkeit

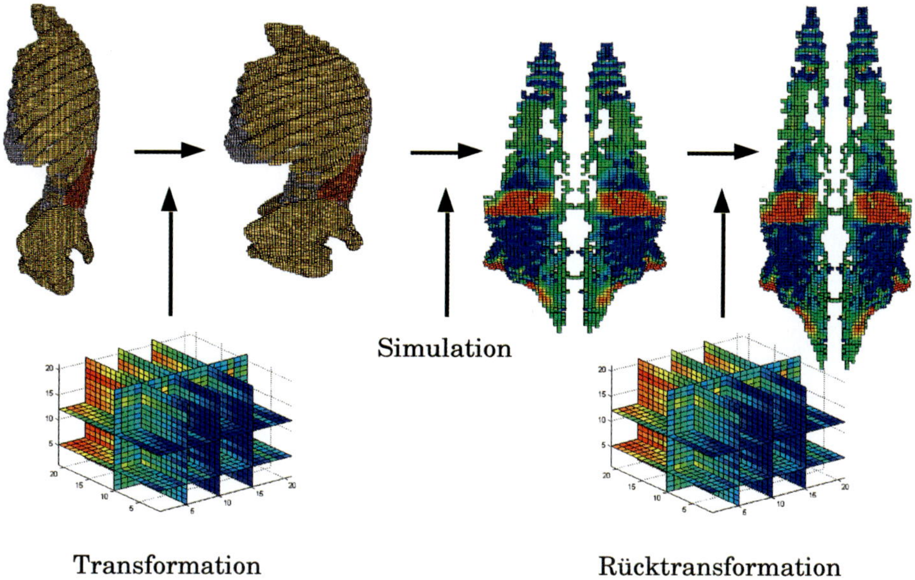

Abbildung 2: Dargestellt ist der Arbeitsablauf für eine Simulation von links nach rechts. Zuerst wird das Grundmodell nach der Transformationsvorschrift angepasst. Mit dem resultierenden Modell können nun Simulationen durchgeführt werden. Die Ergebnisse können in einem darauffolgenden Schritt zurück transformiert werden und alle Probanden somit untereinander verglichen werden.

der Lumbalregion basierend auf bereits publizierten Daten (Panjabi et al., 1994) angepasst, um ein realitätsnahes Modell zu erhalten.

Dieses Grundmodell kann nun durch die Zusammenarbeit mit der Medizinischen Physik / IDIR I an ausgewählte Probanden angepasst und Simulationen durchgeführt werden. Der erste Schritt dazu ist, das Grundmodell so zu verformen, dass es dem Probanden entspricht. Dazu wird das Modell mittels individuell bestimmter Daten der Diffusionsbildgebung (Muskelfaserrichtung), der räumlich hochauflösenden MR-Bildgebung (Muskelquerschnitte) und der MR-Spektroskopie (Muskelzusammensetzung) mathematisch transformiert (Abb. 1), wobei Routinen zur räumlichen Überlagerung (Ko-Registrierung) eingesetzt werden (Crum et al., 2004; Avants et al., 2008; Tustison et al., 2009; Modat et al., 2010). Hierbei wird der Umstand genutzt, dass die zu untersuchende Region viele markante knöcherne Strukturen besitzt, die sich gut zwischen den verschiedenen Probanden und dem Grundmodell zuordnen lassen. Diese Daten werden dann bezüglich der knöchernen Strukturen, der Muskelproportionen, -faszikelausrichtungen und -fettverteilungen für das probandenspezifische Modell angepasst. Es entsteht somit für jeden Probanden ein individuelles Modell. Eine Verifizierung des so entstandenen Modells ist trotzdem im Hinblick auf das Weichgewebe notwendig.

Der zweite Schritt besteht darin, mit dem entstandenen Modell die spezifischen Fragestellungen zu beantworten (z.Bsp. Beanspruchung der Rückenmuskulatur durch eine Vorkippung). Dazu wird die Finite-Element-Methode (FEM) verwendet, mit der sich auch intramuskuläre Dehnungen, Spannungen bzw. Druckverhältnisse, die durch gängige Verfahren wie die Elektromyografie (EMG), Magnetresonanztomografie (MRT) oder Sonden nur schwer oder unzureichend analysierbar sind, untersuchen lassen (Lemos et al., 2002, 2004; Blemker et al., 2005; Blemker and Delp, 2006). Für die Simulation wird das Programm »FEBio« der Musculoskeletal Research Laboratories (University of Utah, USA, http://mrl.sci.utah.edu/software) verwendet, welches durch die Verwendung von mehreren Computerprozessoren eine zeitsparende Simulation erlaubt. Zudem sind viele eingebaute Materialmodelle speziell an die biologischen Gegebenheiten angepasst (z.Bsp. Hyperelastizität).

Durch Wiederverwendung der inversen Transformationsvorschrift (Rücktransformation) ist es im dritten Schritt möglich, das entstandene Modell wieder in das Grundmodell zu überführen (Abb. 2). Dies ist deshalb entscheidend, weil so alle Probanden und ihre spezifischen Veränderungen (intramuskuläre Beanspruchungen) untereinander verglichen werden können.

Ergebnisse & Diskussion

Basierend auf den individuellen Probandenmodellen ist es möglich, verschiedene Simulationen und Untersuchungen für bestimmte Stabilisierungsmaßnahmen auszuwerten. Gerade durch die Verwendung des Grundmodells ist hierbei ein Vergleich der individuellen und interindividuellen Ergebnisse möglich. Die vorgenommenen Simulationen können dann mit den vorhandenen elektrophysiologischen und MR-Daten (z.B. prä-/postoperativ) abgeglichen und optimiert werden. Die Kombination aus elektrophysiologischen, bildgebend-funktionellen und modellierten Daten in diesem Projekt kann entscheidend zum besseren Verständnis der ablaufenden Pathomechanismen und somit zur Optimierung der Rehabilitationsmaßnahmen beitragen. Perspektivisch lassen sich daraus neue Ansätze für Präventions- und Rehabilitationsmaßnahmen ableiten.

Danksagung

Diese Studie wurde von der Deutschen Gesetzlichen Unfallversicherung e.V. (DGUV) gefördert. Wir danken allen Mitgliedern des Projekts »Wirbelkörperstabilisierung« für die stimulierenden Diskussionen und ihre Unterstützung.

Literatur

Avants, B. B., Epstein, C. L., Grossman, M., and Gee, J. C. (2008). Symmetric diffeomorphic image registration with cross-correlation: evaluating automated labeling of elderly and neurodegenerative brain. Medical Image Analysis, 12, 26–41.

Blemker, S. S. and Delp, S. L. (2006). Rectus femoris and vastus intermedius fiber excursions predicted by three-dimensional muscle models. Journal of Biomechanics, 39, 1383–1391.

Blemker, S. S., Pinsky, P. M., and Delp, S. L. (2005). A 3D model of muscle reveals the causes of nonuniform strains in the biceps brachii. Journal of Biomechanics, 38, 657–65.

Crum, W. R., Hartkens, T., and Hill, D. L. G. (2004). Non-rigid image registration: theory and practice. The British Journal of Radiology, 77, S140–53.

Lemos, R. R., Epstein, M., Herzog, W., and Wyvill, B. (2004). A framework for structured modeling of skeletal muscle. Computer Methods in Biomechanics and Biomedical Engineering, 7, 305–317.

Lemos, R. R., Epstein, M., Herzog, W., and Wyvill, B. (2002). Realistic skeletal muscle deformation using finite element analysis. In, Proceedings XIV Brazilian Symposium on Computer Graphics and Image Processing. IEEE Comput. Soc, pp. 192–199.

Modat, M., Ridgway, G. R., Taylor, Z. a, Lehmann, M., Barnes, J., Hawkes, D. J., Fox, N. C., and Ourselin, S. (2010). Fast free-form deformation using graphics processing units. Computer Methods and Programs in Biomedicine, 98, 278–84.

Panjabi, M. M., Oxland, T. R., Yamamoto, I., and Crisco, J. J. (1994). Mechanical behavior of the human lumbar and lumbosacral spine as shown by three-dimensional load-displacement curves. The Journal of Bone and Joint Surgery. American Volume, 76, 413–424.

Park, P., Garton, H. J., Gala, V. C., Hoff, J. T., and McGillicuddy, J. E. (2004). Adjacent segment disease after lumbar or lumbosacral fusion: review of the literature. Spine, 29, 1938–44.

Stark, H., Fröber, R., and Schilling, N. (2013). Intramuscular architecture of the autochthonous back muscles in humans. Journal of Anatomy, 222, 214–22.

Stark, H. and Schilling, N. (2010). A novel method of studying fascicle architecture in relaxed and contracted muscles. Journal of Biomechanics, 43, 2897–2903.

Tustison, N. J., Avants, B. B., and Gee, J. C. (2009). Directly manipulated free-form deformation image registration. IEEE transactions on image processing : A publication of the IEEE Signal Processing Society, 18, 624–35.

Die Anwendung multimodaler Methoden der MR-Bildgebung und MR-Spektroskopie zur Bestimmung muskulärer Leistungsparameter in gesunden Probanden

Patrick Hiepe · Reinhard Rzanny
Alexander Gussew · Christoph Anders
Hans-Christoph Scholle· Jürgen R. Reichenbach

Einleitung

Die hohe Inzidenz chronischer Rückenschmerzen (Schmidt et al. 2007) bei einem großen Anteil unspezifischer Symptomatik (ca. 80 %) erfordert dezidierte Untersuchungsmethoden für eine effizientere Diagnose und Therapie (Krismer & Van Tulder 2007). Der unspezifische, chronische Rückenschmerz (cNSLBP, chronic Non-Specific Low Back Pain) ist in seiner Entstehung ein multifaktorieller, heterogener und sehr komplexer Prozess, bei dem die Wirbelsäulenstabilität eine zentrale Stellung einnimmt (Panjabi 2003). Es wird angenommen, dass die Entstehung von cNSLBP meist mit einer Schwächung des muskulär stabilisierenden Systems der Wirbelsäule, bestehend aus Rückenmuskulatur, Bändersystem und motorischer Muskelansteuerung, einhergeht.

Die Funktionsfähigkeit dieses stabilisierenden Systems kann durch Kraft- und Ausdauermessungen der Rückenmuskulatur sowie durch Messungen der Muskelaktivierung bei definierter Belastung charakterisiert werden. Untersuchungen von Personen mit cNSLBP ergaben im Durchschnitt eine gegenüber schmerzfreien Personen deutlich verringerte Ausdauerleistung der Rückenmuskulatur und Störungen der motorischen Kontrolle (Kankaanpää et al. 2005).

Ein von den beteiligten Arbeitsgruppen entwickelter multiparametrischer Ansatz, welcher elektromyografische (Funktionsbereich Motorik) und magnetresonanztomographische sowie spektroskopischen Methoden (Medical Physics Group) umfasst, soll helfen, die spezifischen Ursachen für die Schwächung des stabilisierenden Wirbelsäulensystems genauer und umfassender zu charakterisieren. Mit Hilfe dieser kombinierten Diagnoseverfahren kann die Wirksamkeit und Effektivität therapeutischer Maßnahmen durch eine stärker individuelle Ausrichtung verbessert werden (O'Sullivan 2005).

In einer aktuell durchgeführten wissenschaftlichen Studie werden zu dieser Fragestellung symptomfreie, männliche Probanden der Altersgruppen 20 – 30 Jahre und 50 – 60 Jahre untersucht und verschiedene Leistungsparameter der Rückenmuskulatur während einer definierten Belastung mit einer Reihe von magnetresonanztomographischen und -spektroskopischen Methoden erfasst und analysiert. Diese Leistungsparameter dienen im Anschluss als Referenzwerte, innerhalb derer das stabilisierende System der Wirbelsäule eine ausreichende Funktionsfähigkeit bietet und keine Rückenschmerzsymptomatik vorliegt. Neben einem verbesserten Verständnis der Muskelphysiologie sollen diese altersspezifischen Basisdaten in Zukunft eine differenziertere Charakterisierung der pathophysiologischen Prozesse bei cNSLBP ermöglichen. Der vorliegende Beitrag berichtet über die im Rahmen dieser Studie bisher durchgeführten methodischen Weiterentwicklungen und zeigt erste Ergebnisse aus Messungen an der jungen Probandengruppe (20 – 30 Jahre). Die belastungsinduzierten physiologischen und metabolischen Änderungen wurden dabei in den Rückenmuskeln M. multifidus und M. erector spinae untersucht.

MR-Spektroskopie

Die ^{31}P-MR-Spektroskopie ermöglicht es, verschiedene Metaboliten des Energiestoffwechsels, wie z.B. Adenosintriphosphat (ATP), Phosphokreatin (PCr) und anorganisches Phosphat (Pi) in vivo zu quantifizieren und anhand der gemessenen Änderungen unter Belastung auf muskuläre Ermüdungsparameter zurückzuschließen (Rzanny et al. 2006, Rzanny et al. 2008). Die Ausdauerfähigkeit von Skelettmuskeln wird maßgeblich durch die Bereitstellung des bei der Aktivierung verbrauchten ATP bestimmt, welche anfangs hauptsächlich über die Kreatin-Kinase Reaktion erfolgt. Das hierbei entstehende energiearme Adenosindiphosphat (ADP) wird durch PCr wieder zum energiereichen ATP phosphoryliert, während sich das aus dem ATP freigesetzte Pi in gleichem Maße anreichert (Gastin 2001). Der Pi/PCr-Quotient ist somit ein präziser Marker für das aktuelle Gleichgewicht Energie verbrauchender und Energie bereitstellender Prozesse. Die Konzentrationsänderungen des ATP sowie die des PCr und Pi können mit Hilfe der ^{31}P-MR-CSI (Chemical Shift Imaging) Sequenz in verschiedenen Muskelregionen simultan bestimmt werden (Hiepe et al. 2013a).

MR-Bildgebung

Die MR-Bildgebung liefert wichtige Informationen über verschiedene physiologische Parameter. So können bei muskulärer Belastung Zunahmen des Muskelvolumens und Änderungen des Wassergehaltes detektiert werden, welche durch eine osmotische Verschiebung intra- und extrazellulärer Wasserfraktionen hervorgerufen werden (Meyer & Prior 2000). Bei der MR-Bildgebung werden diese Änderungen des Wassergehalts über deren Auswirkungen auf die T2-Relaxationszeiten detektiert (Cagnie et al. 2011). Aufgrund der erreichbaren hohen örtlichen Auflösung erlaubt diese, auch als funktionelle Muskel-MR-Bildgebung (muscle functional MRI) bezeichnete Methode, Aktivierungen in verschiedenen Muskeln zu differenzieren und somit lokal ausgeprägte Belastungsdefizite zu erkennen (Damon & Gore 2005). Die Verteilung muskulärer Aktivität im Rückenmuskel während einer definierten Belastung wurde bereits in mehreren eigenen Arbeiten erfolgreich demonstriert (Hiepe & Reichenbach 2011, Hiepe et al. 2012, Hiepe et al. 2013b).

Neben der belastungsbedingten Erhöhung der molekularen Diffusivität aufgrund der Zunahme des freien intrazellulären Wassergehalts (Morvan & Leroy-Willig

1995), beeinflussen zusätzliche, durch die Zirkulation des Blutes im mikrovaskulären Netzwerk (Muskelperfusion) hervorgerufene inkohärente Bewegungsprozesse, die aus den Daten extrahierte scheinbare Diffusivität der Wasserprotonen. Neben dem molekularen Diffusionsanteil kann ein Perfusionsanteil der scheinbaren Diffusionskoeffizienten zur Charakterisierung der muskulären Durchblutung genutzt werden. Diese durch das so genannte Intra-Voxel Incoherent Motion (IVIM) Diffusionsmodell beschriebenen Effekte (Le Bihan et al. 1986) wurden bereits in ermüdungsphysiologischen Untersuchungen in der Wadenmuskulatur vor und nach Belastung quantifiziert (Ababneh et al. 2008, Hiepe & Reichenbach 2011). Dabei zeigte sich eine deutliche Zunahme des Perfusionsanteils in den diffusionsgewichteten MR-Bildern nach einer muskulären Belastung (Hiepe et al. 2013c).

Material und Methoden

In die durch die lokale Ethikkommission des Universitätsklinikums Jena genehmigte Studie wurden 14 gesunde männliche Probanden im Alter von 20 bis 30 Jahren eingeschlossen. Zur isometrischen Belastung der Rückenmuskulatur wurde ein modifizierter Sørensen-Test (Biering-Sørensen 1984) gewählt und mit Hilfe eines selbst entwickelten, speziellen MR-kompatiblen Ergometers realisiert (Abb. 1). Das Ergometer ermöglicht die Entlastung des Oberkörpers über ein

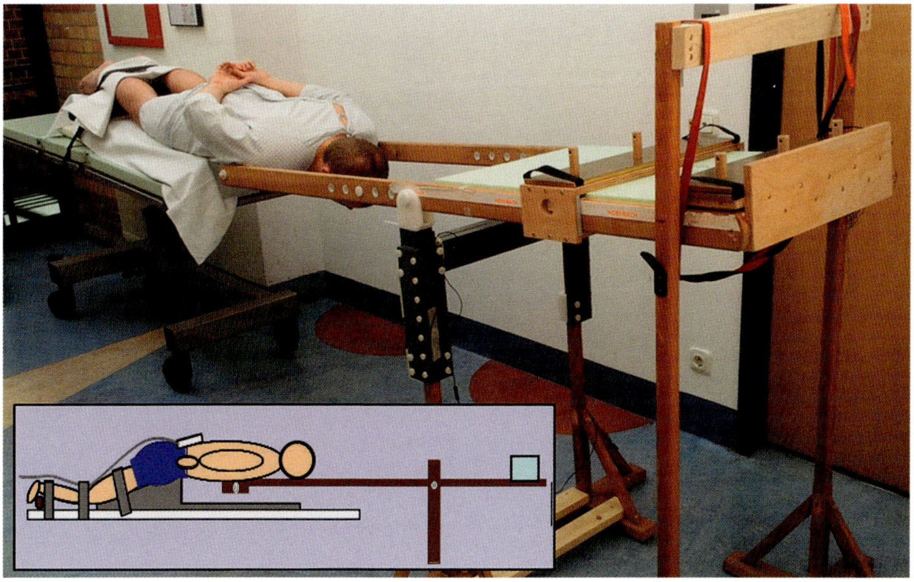

Abbildung 1: Probandenlagerung während des modifizierten Sørensen-Tests und schematische Darstellung der Durchführung des abgestuften Sørensen-Tests, der mit einem MR-kompatiblen Ergometer inner- bzw. außerhalb des MR-Scanners durchgeführt werden kann. Nach Bestimmung des Drehmoments im Gleichgewicht erfolgt die individuell adaptierte Einstellung einer um 50% verringerten Belastungsstufe relativ zum Gleichgewichtsdrehmoment durch Verwendung von Gegengewichten.

Gegengewicht und dadurch eine individuell angepasste Belastung. In der aktuellen Studie wurde die Belastung auf 50% des vorab gemessenen Oberkörperdrehmomentes eingestellt (diese Messungen wurden durch PD Dr. C. Anders, Funktionsbereich Motorik, an einem CTT Centaur (BfMC GmbH) durchgeführt). Während bei den MR-spektroskopischen Messungen die zehn Minuten andauernde Übung simultan zur Datenakquisition im MR-Scanner erfolgte, wurde sie bei der MR-Bildgebung außerhalb des Scanners durchgeführt, um Bildartefakte durch die Atembewegung in Bauchlage zu vermeiden. Die aktuellen Winkeldaten des Ergometers während der Durchführung der Übung wurden mittels Drehpotentiometer an der Wippenachse des Ergometers gemessen und im Zeitverlauf auf einem Desktop-PC mit Hilfe eines MATLAB-Programms (The Mathworks, Inc., USA) aufgezeichnet. Gleichzeitig erfolgte ein visuelles »Feedback« dieser Daten an den Probanden über ein MR-kompatibles Videosystem (Virtual Stim Digital, Resonance Technologies Inc., USA).

Sämtliche MR-Messungen erfolgten an einem 3 Tesla Forschungs-MR-Tomographen (MAGNETOM Tim Trio, Siemens Healthcare). Als anatomische Region für die MRT-Untersuchungen wurde die Jacoby-Linie (geradlinige Verbindung zwischen den höchsten Punkten der Crista iliaca beidseits) auf Höhe der Bandscheibe L3-L4 gewählt. Um das jeweilige subjektive Belastungsempfinden zu ermitteln, wurden die Probanden nach erfolgter Übung zu ihrer Einschätzung des Schwierigkeitsgrades mittels der Borg-Skala befragt. Die Untersuchungstermine für die MR-Spektroskopie und Bildgebung lagen für jeden Probanden nicht länger als zwei Wochen auseinander.

MR-Spektroskopie

Für die Spektroskopie wurde eine flexible $^{1}H/^{31}P$ Sende/Empfangs-Oberflächenspule (RAPID Biomedical GmbH, Würzburg-Rimpar) verwendet, die auf dem Rücken des Probanden im Bereich der Lendenwirbel platziert wurde. Zur Planung der spektroskopischen Messung wurden T1-gewichtete MR-Bilder der lumbalen Rückenmuskulatur akquiriert. Anschließend wurden ortsaufgelöste ^{31}P-MR-Spektren mit einer CSI-FID-Sequenz gemessen (Matrix: 8×8, Voxelgröße: $30 \times 30 \times 25$ mm3, TR = 920 ms). Die Dauer der 2D-CSI-Akquisition und damit die zeitliche Auflösung der belastungsbedingt gemessenen Änderungen der Metaboliten betrug 26,9 s. Die Lage der parallel zur Rückenmuskulatur positionierten koronaren CSI-Schicht wurde so gewählt, dass die zentralen vier Voxel den linken bzw. rechten M. multifidus sowie den linken und rechten M. erector spinae abdeckten (siehe Planungsbild in Abb. 2). Es wurden 22 Messungen vor, 20 Messungen während und 36 Messungen nach der Ausdauerübung durchgeführt.

Zur Verbesserung des Signal-Rausch-Verhältnisses (SNR) wurden die Spektren zunächst räumlich und anschließend zeitlich gemittelt. Die räumliche Mittelung erfolgte über jeweils zwei CSI-Voxel in vier Rückenmuskelbereichen in der superior-inferioren-Richtung (rot markierte Voxel in Abb. 2). Die zeitliche Mittelung wurde mit einem gleitenden Fenster (sliding window) über 5 aufeinander folgende Spek-

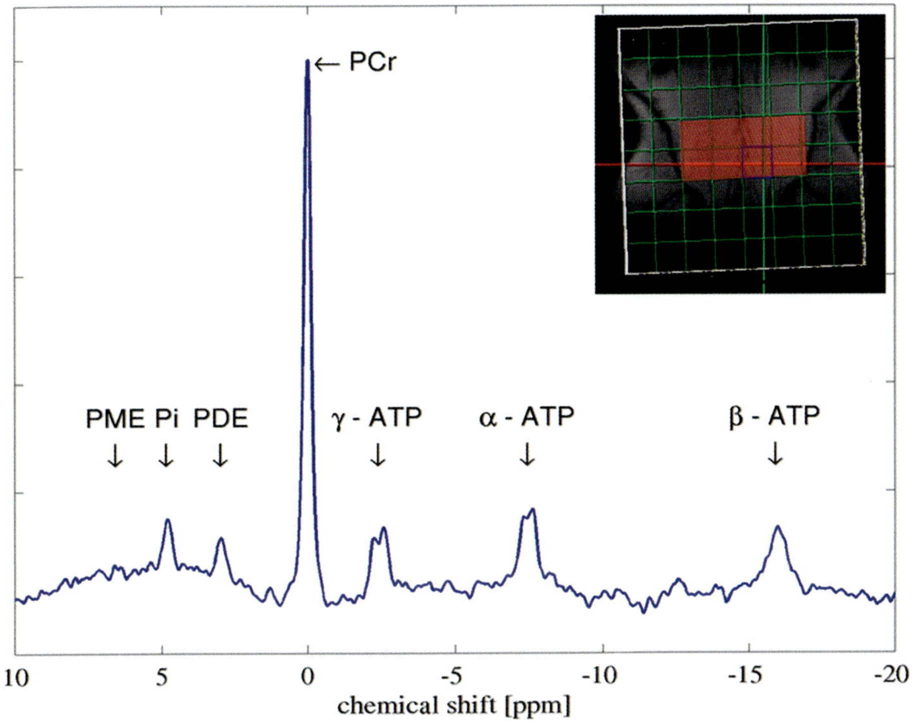

Abbildung 2: ^{31}P-MR-Ruhespektrum des rechten M. multifidus (blaue Markierung) mit allen wichtigen Phosphormetaboliten. Die rot markierte Region im Planungsbild kennzeichnet die CSI-Voxel, welche die vier untersuchten Rückenmuskeln abdecken.

tren durchgeführt. Anschließend wurden die Spektren frequenz-, basislinien- und phasenkorrigiert sowie apodisiert (15 Hz Lorentzfunktion). Die Peakintensitäten von PCr, Pi, und ATP sowie von den Membranmetaboliten Phosphomonoester (PME) und Phosphodiester (PDE) (s. Abb. 2) wurden in jedem Spektrum mit der im jMRUI Softwarepaket (www.mrui.uab.es) implementierten Routine ‚AMARES' quantifiziert.

Die maximalen Änderungen der PCr, Pi und pH-Werte wurden wie folgt ermittelt:

$$\Delta PCr_{\max} = 1 - \frac{PCr_{Last}^{\min}}{PCr_{Ruhe}}, \qquad \Delta Pi_{\max} = \frac{Pi_{Last}^{\max}}{Pi_{Ruhe}}, \qquad \Delta pH_{\max} = 1 - \frac{pH_{Last}^{\min}}{pH_{Ruhe}}.$$

Dabei bezeichnen PCrRuhe und PiRuhe die während der Ruhephase gemittelten PCr- und Pi-Intensitäten. Die maximalen spektroskopischen Änderungen während der Belastung wurden anhand der in diesem Zeitintervall bestimmten minimalen PCr- (für ΔPCr_{max}) und maximalen Pi-Intensität (für ΔPi_{max}) sowie dem kleinsten pH-Wert (für ΔpH_{max}) berechnet.

MR-Bildgebung

Um die anatomische Untersuchungsregion zu Beginn des Experimentes festzulegen, wurden T1-gewichtete morphologische MR-Bilddaten mit einer 3D-Gradientenechosequenz akquiriert (VIBE, Volumetric Interpolated Breathhold Examination, FOV = 280 × 207 mm²; Auflösung: (0,8 mm)³; NEX = 2; TR = 10 ms; TE = 2,36 ms; TA = 7 min).

T2- und diffusionsgewichtete Bilddaten wurden vor und nach Belastung aufgenommen (siehe Belastungs- und Akquisitionsparadigma in Abb. 3). Die Berechnung der T2-Karten basierte auf fünf unterschiedlich stark T2-gewichteten, transversalen MR-Bildern, welche mittels der EPI-Bildgebungstechnik (Echo Planar Imaging) akquiriert wurden (Spin-Echo-EPI-Sequenz, 3 axiale Schichten; NEX = 1; FOV = 330 × 276 mm²; 3,0 × 3,0 mm²; Schichtdicke d = 10 mm; TR = 500 ms; TE1-5 = 32, 40, 48, 56, 64 ms; TA = 35 s). Die diffusionsgewichteten MR-Bilddaten wurden ebenfalls mit einer Spin-Echo-EPI Sequenz aufgenommen (3 axiale Schichten; NEX = 6; FOV = 330 × 276 mm²; 3,0 × 3,0 mm²; Schichtdicke d = 10 mm; GRAPPA Faktor = 2; TR = 2,5 s; TE = 68 ms; TA = 2 min). Zusätzlich erfolgte dabei eine Diffusionswichtung in die drei orthogonalen Raumrichtungen (trace-weighted) mit 16 verschiedenen Wichtungsstärken (b = 0, 5, 10, 15, 20, 25, 30, 35, 40, 45, 50, 75, 100, 200, 400, 600 s/mm²).

Die Auswertung der MR-Daten wurde offline durchgeführt, wobei zunächst eine intra-individuelle, multimodale Koregistrierung der Daten mit Hilfe des ANTs (Advanced Normalzation Tools) Software-Paketes erfolgte (Avants et al. 2008). Um Bildverschiebungen infolge einer veränderten Probandenlagerung nach Durchführung des Sørensen-Tests auszugleichen, wurden die T2- und diffusionsgewichteten MR-Bilder nach Belastung jeweils intra-modal, nicht-linear auf die Bilddaten vor Belastung registriert. Auf diese Weise war es möglich, Bilder der Einzelmessungen zu registrieren und einheitlich positionierte ROIs (regions of interest) in den interessierenden Muskeln (M. multifidus (rot) bzw. M. erector spinae (magenta) in Abb. 4) einmalig auf den T2 gewichteten MR-Bildern zu definieren. Um Ungenauigkeiten bei der Überlagerung der multi-modalen Bilddaten an den Randbereichen der Rückenmuskulatur für die ROI-Auswertung zu reduzieren, wurden die ROIs mit einer Filtergröße von zwei Voxeln erodiert (6 mm, Minimumfilter, FSL 4.1, FMRIB Software Library, University of Oxford, GB).

Die Berechnung der quantitativen T2- und Perfusionskarten erfolgte mit Hilfe selbst geschriebener MATLAB-Routinen. Für die T2-Kartierung wurde der über

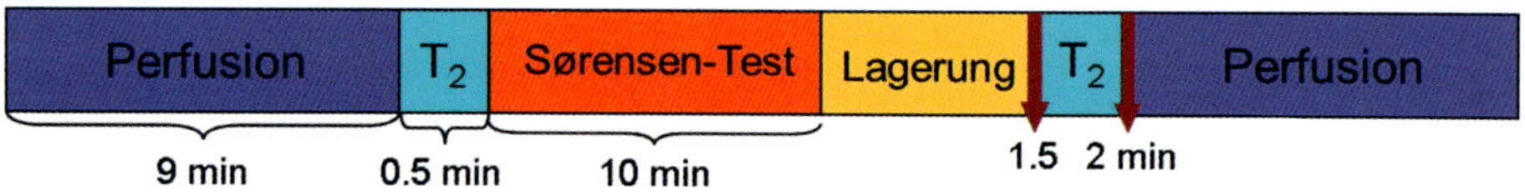

Abbildung 3: Belastungs- und Akquisitionsparadigma, wobei vor und nach Durchführung des Sørensen-Testes jeweils 1,5 min zur Lagerung des Probanden benötigt werden. Die T2-Daten wurden folglich 1,5 min und die Perfusionsmessungen 2 min nach Beendigung der Übung akquiriert.

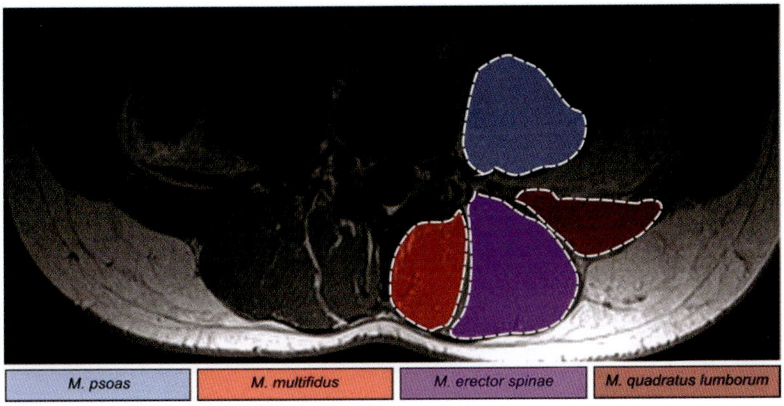

Abbildung 4: Schematische Darstellung der manuell segmentierten Muskeln in einer transversalen Schicht auf Höhe L3-L4 eines T1-gewichteten 3D-Datensatzes.

die fünf definierten Echozeiten gemessene Signalabfall in jedem MR-Bildpixel durch eine mono-exponentielle Funktion angepasst.

Der mit zunehmender Diffusionswichtung (b = 0 s/mm² – 600 s/mm²) auftretende Signalabfall innerhalb einer Bildserie diffusionsgewichteter MR-Bilder wurde in zwei Anteile zerlegt: einen im Wesentlichen durch molekulare Diffusion und

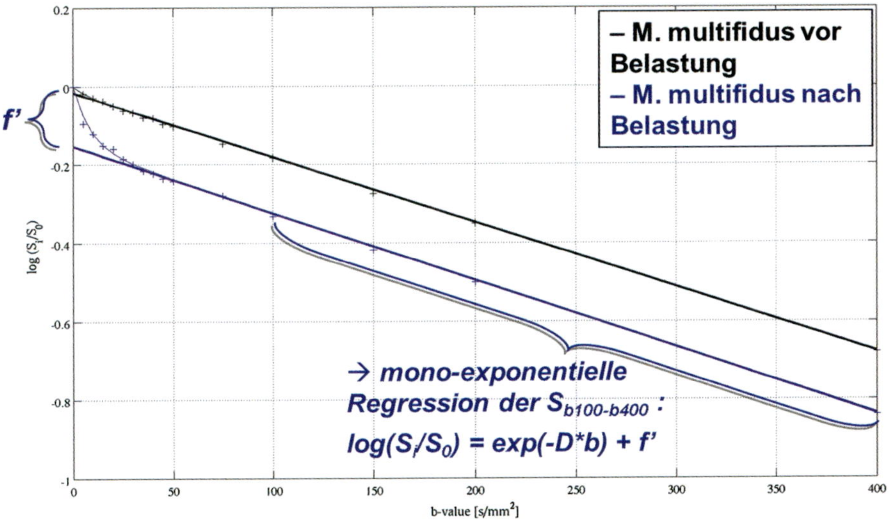

Abbildung 5: Schematische Darstellung der Bestimmung des Perfusionsanteils f' aus den vor Belastung (schwarze Kurve) bzw. nach Belastung (blaue Kurve) akquirierten diffusionsgewichteten MR-Bildern (linker M. multifidus eines Probanden). Die perfusionsbedingte Verschiebung des logarithmierten Signalverhältnisses bei b-Werten kleiner 50 s/mm² wird durch eine mono-exponentielle Regression bei b = 100, 150, 200, 400 s/mm² bestimmt. Eine erhöhte Perfusion spiegelt sich in einer größeren Verschiebung f' wider.

einen sowohl durch molekulare Diffusion als auch durch Perfusion bestimmten Anteil (Le Bihan et al. 1986, Hiepe & Reichenbach 2011). Die durchgeführte Separation des perfusionsbedingten Signalverlustanteils f ist in Abb. 5 dargestellt: Zunächst wird die Signalkurve für den Bereich starker Diffusionswichtungen (b > 100 s/mm²) durch eine mono-exponentielle Funktion angepasst, die zu b = 0 s/mm² extrapoliert wird. Anschließend wird der perfusionsbedingte Signalabfall (gekennzeichnet durch f') aus der Differenz zwischen der gemessenen Signalzerfallskurve und der gefitteten Funktion bei b = 0 s/mm² bestimmt (Hiepe et al. 2013c).

Der Gruppenvergleich zwischen den vor und nach der Belastung extrahierten Parametern T2- und f'-Werten wurde mit Hilfe eines Vorzeichentests auf Signifikanz untersucht (MATLAB, The Mathworks, Inc., USA).

Ergebnisse

MR-Spektroskopie

Ein dynamischer Zeitverlauf der ^{31}P-MR-Spektren im linken M. multifidus ist in Abbildung 6 exemplarisch dargestellt (blaue Markierung in den T1-gewichteten Planungsbildern). Änderungen der Intensitäten der PCr- und Pi-Resonanzen sind während der Durchführung des Sørensen-Testes deutlich erkennbar. Die über 14 Probanden gemittelten Ergebnisse sind Abb. 7 und Tab. 1 im Einzelnen

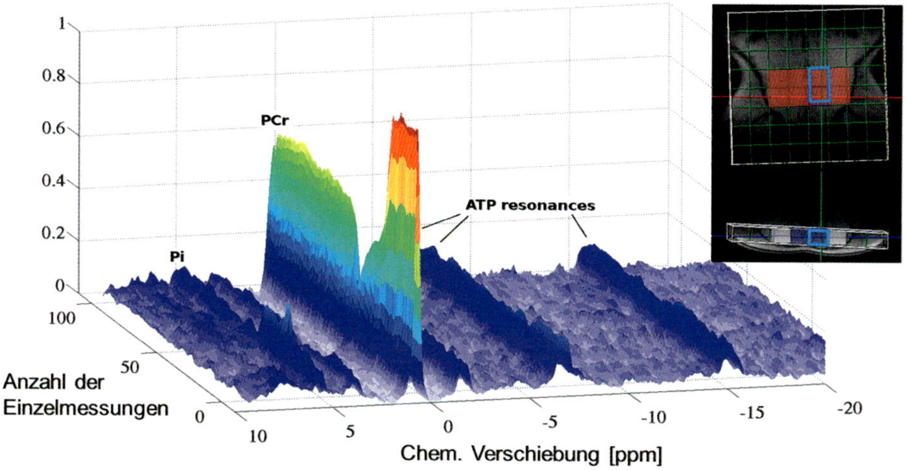

Abbildung 6: Änderungen der metabolischen Signalintensitäten im linken M. multifidus während der Durchführung eines abgestuften Sørensen-Testes (Amplitude ist farbkodiert und normiert auf die mittlere PCr-Intensität in Ruhe). Die belastungsbedingten Intensitätsänderungen (ab Beginn der Übung bei Einzelmessung n = 22) sind für PCr (bei 0 ppm) und Pi (bei 4,9 ppm) deutlich erkennbar. Nach Beendigung der Übung (n = 42) erfolgt eine beginnende Wiederherstellung der Ausgangsintensitäten, wobei PCr innerhalb einer Erholungszeit von 16 min diese nicht erreicht.

zu entnehmen dargestellt. Die angegebenen relativen Änderungen sind auf die gemittelte PCr-Intensität während der Ruhephase vor Beginn der Übung normiert. In den vier untersuchten Muskelkompartimenten wurde ein mittlerer PCr-Abfall von ΔPCr_{max} = (39,4 ± 12,4) % und ein mittlerer Pi-Anstieg von ΔPi_{max} = (247,3 ± 63,2) % bestimmt. Der mittlere Abfall des pH-Wertes auf 6.92 ± 0.9 in den untersuchten Rückenmuskeln betrug ΔpH_{max} = (1,80 ± 1,45) % (Ruhewert = 7,04 ± 0,05).

Die Regressionsanalyse zwischen den Borg-Werten, die zur Bestimmung des individuellen Belastungsempfindens ermittelt wurden, und den entsprechenden individuellen maximalen PCr-Abfällen (ΔPCr_{max} vs. Borg-Wert) ergab einen Korrelationskoeffizienten $\rho = 0{,}340$ und einen p-Wert von $p = 0{,}234$. Analog wurden lineare Zusammenhänge zwischen den maximalen Pi-Anstiegen (ΔPi_{max} vs. Borg-Wert: $\rho = 0{,}319$, $p = 0{,}266$) bzw. den pH-Abfällen (ΔpH_{max} vs. Borg-Wert: $\rho = 0{,}375$, $p = 0{,}187$) und den individuellen Borg-Werten bestimmt.

Die stärkste Korrelation wurde zwischen ΔPCr_{max} und ΔpH_{max} beobachtet: $\rho = 0{,}811$, $p = 0{,}002$ (siehe Tab. 4). Demgegenüber wurden für den Pi-Anstieg nur moderate bzw. keine signifikanten Korrelationen beobachtet (ΔPi_{max} vs. ΔPCr_{max}:

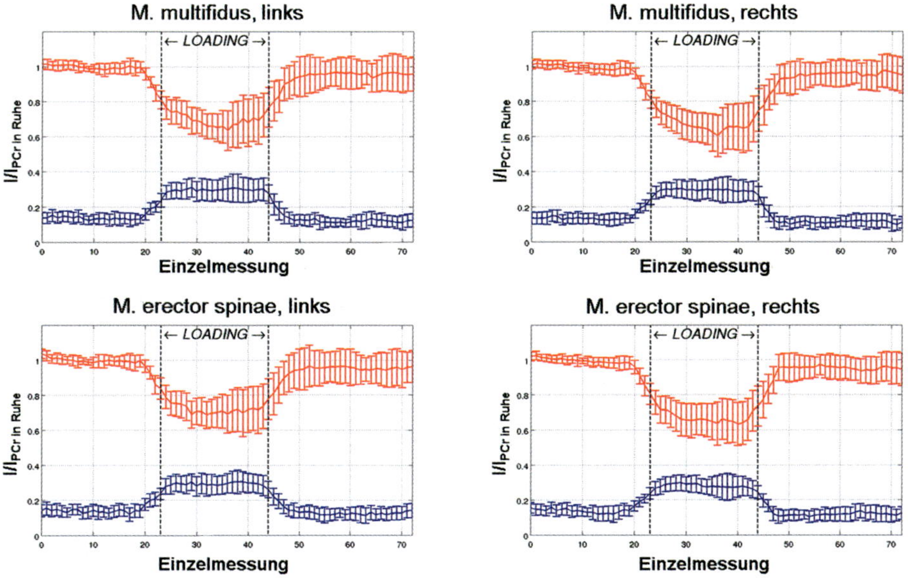

Abbildung 7: Zeitverläufe der PCr- (rot) und Pi-Intensitätsänderungen (blau) in den vier verschiedenen Rückenmuskeln (beide normiert auf PCr-Ruheintensität). Die durchgezogenen Linien repräsentieren die über alle 14 Probanden berechneten Mittelwerte mit den entsprechenden, für jeden Zeitpunkt der Übung berechneten Standardabweichungen (Fehlerbalken). In allen Muskeln ist ein ähnlicher mittlerer PCr-Abfall und Pi-Anstieg sowie eine vergleichbare Erhöhung der Standardabweichung (gekennzeichnet durch die Fehlerbalken zu den entsprechenden Messzeitpunkten) mit fortschreitender Dauer der Belastungsübung erkennbar.

Tabelle 1: Maximale Änderungen der PCr- und Pi-Intensitäten sowie die maximale Reduzierung des pH-Wertes während der Belastung (Ruhe-pH = 7,04 ± 0.05) in den untersuchten Rückenmuskeln (Mittelwert ± SD)

ROI	ΔPCr_{max} [%]	ΔPi_{max} [%]	ΔpH_{max} [%]
linken *M. erector spinae*	38,6 ± 11,6	253,9 ± 64,4	1,80 ± 1,35
linken *M. multifidus*	39,8 ± 12,6	252,4 ± 62,1	1,84 ± 1,63
rechten *M. multifidus*	40,2 ± 13,2	238,3 ± 60,9	1,78 ± 1,48
rechten *M. orector spinae*	38,9 ± 12,0	244,5 ± 65,5	1,79 ± 1,30

$\rho = 0{,}332$, $p = 0{,}246$ und ΔPi_{max} vs. ΔpH_{max}: $\rho = 0{,}185$, $p = 0{,}526$).

MR-Bildgebung

In Abb. 8 sind T2- und f'-Karten vor und nach Ausführung des Sørensen-Testes exemplarisch für einen Probanden dargestellt. Beide Parameter waren nach der

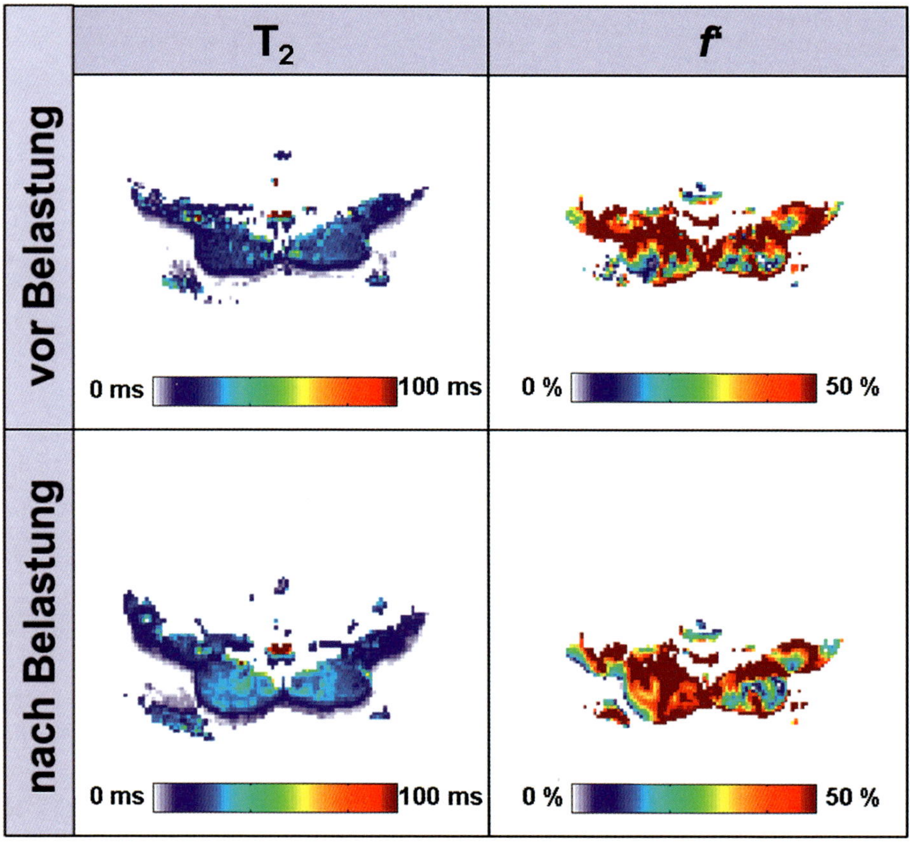

Abbildung 8: T2- und f'-Karten vor und nach der Übung für einen Probanden. Für beide Parameter ist ein deutlicher Anstieg durch die Muskelaktivierung erkennbar. Bei diesem Probanden ist eine einseitige Belastung der Muskulatur erkennbar, wobei die T2- und f'-Werte vorranging im linken M. erector spinae und M. multifidus ansteigen.

Tabelle 2: Mittlere T2-Zeiten (± SD in ms) vor und nach Durchführung des abgestuften Sørensen-Testes sowie relative Anstiege ΔT2 (in %) und deren statistische Signifikanz

ROI	T_2 [ms] in Ruhe	T_2 [ms] nach Belastung	ΔT_2[%]	*p*-Wert
linken *M. erector spinae*	26,9 ± 1,3	29,7 ± 2,9	11,4 ± 10,4	,0018
linken *M. multifidus*	27,0 ± 1,4	29,4 ± 3,0	9,1 ± 10,5	,0129
rechten *M. multifidus*	27,1 ± 1,1	29,3 ± 2,6	7,8 ± 9,5	,0129
rechten *M. erector spinae*	27,3 ± 1,5	28,5 ± 2,1	4,5 ± 6,4	,0129

Tabelle 3: Mittlere Perfusionsanteile f (± SD in %) vor und nach Durchführung des abgestuften Sørensen-Tests sowie Perfusionsanstiege Δf (in %) und deren statistische Signifikanz

ROI	*f* [%] in Ruhe	*f* [%] nach Belastung	Δ*f* [%]	*p*-Wert
linken *M. erector spinae*	5,5 ± 2,7	8,1 ± 2,4	2,6 ± 2,8	,0574
linken *M. multifidus*	8,5 ± 3,7	10,8 ± 3,0	2,2 ± 4,3	,0574
rechten *M. multifidus*	8,7 ± 4,1	10,1 ± 3,7	1,4 ± 4,0	,4240
rechten *M. erector spinae*	5,7 ± 3,3	7,1 ± 3,5	1,4 ± 3,5	,7905

Belastung in allen vier untersuchten Rückenmuskelbereichen erhöht, wobei im gezeigten Fall die Änderungen im linken M. multifidus und linken M. erector spinae besonders stark ausgeprägt waren. Gemittelt über die gesamte Probandengruppe zeigte sich für jeden der vier untersuchten Rückenmuskeln ein signifikanter T2-Anstieg nach Belastung (siehe Tab. 2). Die stärksten Änderungen wurden im linken M. erector spinae beobachtet (ΔT2 = 11,4 % mit p = 0,0018 gegenüber ΔT2 = (4,5 – 9,1) % mit p = 0,0129 in den übrigen Muskelgruppen). Zusätzlich wurde in allen vier Muskeln ein Anstieg von f‘ gemessen (siehe Tab. 3). Die größten relativen Änderungen waren hier, wie bei den T2-Anstiegen, im linken M. erector spinae und zusätzlich im linken M. multifidus (p = 0,0574 gegenüber p = 0,4240 (rechter MF) und p = 0,7905 (rechter ES)).

In Analogie zu den MR-spektroskopisch erfassten Ermüdungsparametern (prozentualer PCr-Abfall bzw. Pi-Anstieg) wurde auch für die physiologischen Parameter der Zusammenhang zwischen individuellem Belastungsempfinden

Tabelle 4: Regressionsanalysen verschiedener Messparameter (im Mittel über alle untersuchten Muskeln), wobei die Koeffizienten sowie die statistische Signifikanz der jeweiligen linearen Korrelation angegeben sind (ρ (p-Wert))

	Borg-Skala	ΔPCr_{max}	ΔPi_{max}	ΔpH_{max}	ΔT_2	Δ*f*
Borg-Skala	-	0,340 (0,234)	0,319 (0,266)	0,375 (0,187)	**0,589 (0,027)**	**0,769 (0,013)**
ΔPCr_{max}	-	-	0,332 (0,246)	**0,811 (,0002)**	**0,639 (0,014)**	0,240 (0,409)
ΔPi_{max}	-	-	-	0,185 (0,526)	0,039 (0,894)	-0,218 (0,329)
ΔpH_{min}	-	-	-	-	0,430 (0,125)	0,189 (0,518)
ΔT_2	-	-	-	-	-	**0,694 (0,006)**
Δ*f*	-	-	-	-	-	-

(entsprechend der Borg-Skala) und den T2- und f'-Anstiegen untersucht. Die Verlängerung der T2-Zeiten korrelierte dabei signifikant mit dem Belastungsempfinden der Probanden (ΔT2 vs. Borg-Wert: $\rho = 0,589$, $p = 0,027$), allerdings nicht so stark wie die Perfusion (Δf' vs. Borg: $\rho = 0,769$, $p = 0,013$). Die lineare Korrelationsanalyse zwischen den T2- und den f'-Anstiegen, gemittelt über alle individuell untersuchten Rückenmuskeln), ergab einen hoch signifikanten Zusammenhang (ΔT2 vs. Δf': $\rho = 0,694$, $p = 0,006$) (siehe Tab. 4).

Eine signifikante Korrelation ergab sich des Weiteren zwischen den relativen T2- und den PCr_{max}-Änderungen (ΔT2 vs. ΔPCr_{max}: $\rho = 0,639$, $p = 0,014$; siehe Tab. 4), wohingegen die Perfusionsanstiege keinen signifikanten Zusammenhang mit den ^{31}P-MR-Parametern lieferten (Δf' vs. ΔPCr_{max}: $\rho = 0,240$, $p = 0,409$ und Δf' vs. ΔpH_{max}: $\rho = 0,189$, $p = 0,518$).

Diskussion

MR-Spektroskopie

Diese Arbeit zeigt erste Ergebnisse zur ortsaufgelösten, dynamischen Messung metabolischer Änderungen an isometrisch kontrahierten Rückenmuskeln an einer Gruppe junger, rückengesunder Probanden (siehe auch Beitrag Hiepe et al., ^{31}P-MR-Spektroskopie zur Messung metabolischer Änderungen in der Rückenmuskulatur bei selbst kontrollierter, isometrischer Belastung, 19. Erfurter Tage 2012, dieser Band). Aufgrund der eingesetzten 2D ^{31}P-CSI Technik war es möglich, die Änderungen im linken bzw. rechten M. multifidus und M. erector spinae im zeitlichen Verlauf zu untersuchen. Zu beachten ist dabei allerdings, dass aufgrund der relativ geringen CSI-Auflösung Partialvolumeneffekte und damit intrinsische Signalkontaminationen durch die benachbarten Muskelkompartimente nicht vollständig ausgeschlossen werden können. Eine Erhöhung der CSI-Matrixgröße, d.h. eine Verbesserung der räumlichen Auflösung würde zwar beide Effekte reduzieren, trägt aber maßgeblich zur Verringerung der zeitlichen Auflösung bei.

In der untersuchten Probandengruppe wurden die größten Pi-Anstiege und pH-Wertveränderungen in den linken Rückenmuskeln gemessen werden, wohingegen PCr im Mittel bilateral im M. multifidus am stärksten anstieg. Die aufgetretenen belastungsinduzierten metabolischen Änderungen lagen sowohl für PCr (Abfall von ca. 50 %) als auch für Pi (Anstieg von ca. 250 %) im Bereich vorangegangener Untersuchungen (Rzanny et al. 2008). Der Nachweis von signifikanten bilateralen Belastungsunterschieden in isometrisch kontrahierten Rückenmuskeln stellt einen Prädiktor für eine muskuläre Dysbalance dar und könnte z.B. bei cNSLBP Patienten in Folge einer vorhandenen muskulären Dekonditionierung und daraus folgender Fehlstellung des Rumpfes möglicherweise verstärkt auftreten.

Als Grund für die in dieser Arbeit beobachtete Erhöhung der Standardabweichungen der mittleren PCr- und Pi-Intensitäten mit fortschreitender Dauer der Belastungsübung (s. Abb. 7) können physiologische Variationen innerhalb der Probandengruppe vermutet werden. Ein Hinweis darauf ergab sich aus den Regressionsanalysen zwischen den Werten der Borg-Skala und den extrahierten

^{31}P-MR-Parametern, bei denen trendmäßige Zusammenhänge zwischen PCr-Abfall (p = 0,234), Pi-Anstieg (p = 0,266) sowie pH-Wertabfall (p = 0,187) mit den Borg-Werten gefunden wurden (s. Tabelle 4).

Die stärksten Korrelationen innerhalb der untersuchten MR-spektroskopischen Ermüdungsparameter ergab sich zwischen dem PCr-Abfall und der Pi-Anstieg (ρ = 0,323, p = 0,015) sowie dem PCr- und pH-Abfall (ρ = 0,811, p = ,0002).

MR-Bildgebung

Die funktionelle Muskel-MR-Bildgebung ermöglicht die Darstellung verschiedener muskulärer Leistungsparameter mit einer hohen örtlichen Auflösung ($3 \times 3 \times 10$ mm^3) und kann so die Aktivierungen oder Ermüdung in verschiedenen Muskeln differenzieren. In dieser Studie wurden Änderungen der T2- und Perfusionseigenschaften vor und nach isometrischer Belastung in der unteren Rückenmuskulatur ortsaufgelöst nachgewiesen.

Die dabei beobachteten mittleren T2-Anstiege in den untersuchten Rückenmuskeln von ca. 10 % vor und nach Belastung sind in guter Übereinstimmung mit den bisher aus der Literatur bekannten Ergebnissen (Ababneh et al. 2008, Morvan & Leroy-Willig 1995, Hiepe et al. 2012). In der vorliegenden Studie wurde allerdings eine starke laterale Abhängigkeit der T2-Anstiege beobachtet, wobei der linke M. erector spinae und M. multifidus die größten Änderungen und der rechte M. erector spinae die kleinste Variationen zeigten (s. Tab. 2).

Aufgrund des limitierten SNR der diffusionsgewichteten MR-Bildgebung und des insgesamt kleinen Perfusionseffektes vor und nach Belastung in den Muskeln konnte, im Vergleich zu bisherigen publizierten Arbeiten (Hiepe & Reichenbach 2011), nur eine mono- statt einer bi-exponentiellen Signalanalyse für die Perfusionskartierung durchgeführt werden. In allen Muskeln wurden dennoch Anstiege der Perfusion detektiert, wobei die Änderungen im Vergleich zur funktionellen T2-Kartierung geringer ausfielen. Die größten belastungsinduzierten Perfusionsanstiege wurden dabei wieder in den linken Rückenmuskeln (M. multifidus und M. erector spinae) beobachtet (s. Tab. 3). Die Korrelationsanalyse zwischen den T2- und den f'-Werten ergab einen signifikanten linearen Zusammenhang zwischen beiden Parametern (T2 vs. f': ρ = 0,694, p = 0,006, s. Tab. 4).

Auch für den Zusammenhang zwischen empfundener Ermüdung (Borg-Skala) und den MRT-Parametern wurden jeweils signifikante Abhängigkeiten gefunden (ΔT2 vs. Borg: ρ = 0,589, p = 0,027 bzw. Δf' vs. Borg: ρ = 0,769, p = 0,013; s. Tab. 4), sodass diese physiologischen Parameter ebenfalls für eine quantitative Beschreibung der Ermüdung genutzt werden können.

Zusammenhang zwischen MR-Spektroskopie und -Bildgebung

Die in dieser Arbeit durchgeführten Korrelationsanalysen konnten wesentliche Erkenntnisse vorangegangener Arbeiten (Morvan & Leroy-Willig 1995, Damon & Gore 2005, Ababneh et al. 2008) bestätigen und untermauern, wonach belastungsinduzierte Verlängerungen der T2-Relaxationszeiten im Muskelgewebe sowohl mit einer Zunahme der Perfusion als auch mit einer Anreicherung niedermolekularer Metaboliten in der Muskelzelle (Energiestoffwechsel) zusammenhängen. Letzteres wurde durch eine signifikante Korrelation zwischen T2-Anstieg und PCr-Abfall nachgewiesen (s. Tab. 4).

In nachfolgenden Untersuchungen sollen diese multimodalen Ansätze nun genutzt werden, um den Einfluss des Alters bei gesunden Probanden sowie insbesondere alters- und dekonditionierungsabhängige Veränderungen bei cNS-LBP Patienten zu untersuchen. Dabei könnte insbesondere die Bestimmung der T2-Relaxationszeiten eine wichtige Rolle spielen, da sie vom Anteil glykolytischer Muskelfasern abhängen und mit der alters- und konditionsbedinglen Muskeldegeneration korrelieren (D'hooge et al. 2013). Eine Verschiebung des Muskelfaserspektrums von oxidativen, ausdauernden hin zu glykolytischen, schnell ermüdenden Muskelfasern wurde bereits in NSLBP Patienten nachgewiesen, die im Gegensatz zu Kontrollen ein beschleunigtes Ermüdungsverhalten und dadurch höhere T2-Änderungen unter Belastung aufwiesen (D'hooge et al. 2013).

Auf einige methodische Limitierungen der durchgeführten Studie sei an dieser Stelle noch hingewiesen, die durch Weiterentwicklungen zukünftig aufgehoben werden sollen. Im Vordergrund stehen dabei Verbesserungen der verwendeten Sequenzen und Koregistrierungstechniken. Sowohl die RelaxationszeitenT2 als auch die Perfusionsanteile f' wurden mithilfe von EPI-Sequenzdaten ermittelt. EPI-Sequenzen ermöglichen kurze Akquisitionszeiten, die zu einer Reduzierung von atembedingten Bewegungsartefakten führen, gleichzeitig aber aufgrund der Sequenztechnik Bildverzerrungen verursachen. Dies erschwert zum einen die Bildkoregistrierung zwischen verschiedenen MRT-Sequenzen, zum anderen die Übertragbarkeit von ROIs zwischen den multimodalen Bildern. Beide Probleme sollen in Zukunft durch alternative Sequenztechniken (z.B. radiale Bildgebung) bzw. verbesserte Transformationsverfahren (Kombination von affinen mit nichtlinearen Methoden) gelöst werden.

Schlussfolgerung

Die vorgestellten Techniken der funktionellen Muskel-MR-Spektroskopie und -Bildgebung stellen vielversprechende Ansätze dar, um die Aktivierung innerhalb verschiedener Muskeln und somit die Belastungsverteilung zu analysieren. Die Ergebnisse, die in einer homogenen Gruppe von gleichaltrigen und gleichgeschlechtlichen Probanden erhalten wurden, deuten darauf hin, dass die verschiedenen quantitativen Parameter der ^{31}P-MR-Spektroskopie, T2- und Perfusionsbildgebung sehr empfindlich vom inter-individuellen Ermüdungsverhalten abhängen und folglich genutzt werden können, um physiologische Änderungen – möglicherweise auch bei cNSLBP Patienten – zu bestimmen.

Zusätzlich kann die funktionelle ^{31}P-MR-Spektroskopie und Muskel-MR-Bildgebung mit bisherigen ermüdungsphysiologischen Untersuchungen, die mittels O-EMG-Messungen durchgeführt wurden, kombiniert werden. Korrelationsanalysen der verschiedenen Ermüdungsparameter sollten differenzierte und detaillierte

Aussagen über die Ermüdungsphysiologie der Rückenmuskulatur bei Gesunden und Rückenschmerzpatienten ermöglichen. Bestenfalls können die so gewonnen Erkenntnisse zur individuellen Patientenklassifizierung und zur individuell adaptierten Therapie genutzt werden.

Danksagung

Die Arbeit wurde unterstützt durch ein DFG-Forschungsprojekt (RE 1123/12-1 & SCHO 451/8-1) sowie durch das Kompetenzzentrum für interdisziplinäre Prävention an der Universität Jena (KIP) und die Berufsgenossenschaft Nahrungsmittel und Gaststätten (BGN).

Referenzen

Ababneh et al. 2008 — Ababneh ZQ, Ababneh R, Maier SE, Winalski CS, Oshio K, Ababneh AM, Mulkern RV. On the correlation between T(2) and tissue diffusion coefficients in exercised muscle: quantitative measurements at 3T within the tibialis anterior. MAGMA. 2008;21(4):273-8

Avants et al. 2008 — Avants BB, Epstein CL, Grossman M, Gee JC. Symmetric Diffeomorphic Image Registration with Cross-Correlation: Evaluating Automated Labeling of Elderly and Neurodegenerative Brain. Med Image Anal. 2008;12(1):26-41

Bendahan et al. 2004 — Bendahan D, Giannesini B, Cozzone PJ. Functional investigations of exercising muscle: a noninvasive magnetic resonance spectroscopy-magnetic resonance imaging approach. Cell Mol Life Sci. 2004;61(9):1001-15

Biering-Sørensen 1984 — Biering-Sørensen F. Physical measurements as risk indicators for low-back trouble over a one-year period. Spine (Phila Pa 1976). 1984;9(2):106-19

Cagnie et al. 2011 — Cagnie B, Elliott JM, O'Leary S, D'hooge R, Dickx N, Danneels LA. Muscle functional MRI as an imaging tool to evaluate muscle activity. J Orthop Sports Phys Ther. 2011;41(11):896-903

Damon & Gore 2005 — Damon BM, Gore JC. Physiological basis of muscle functional MRI: predictions using a computer model. J Appl Physiol. 2005;98(1):264-73

D'hooge et al. 2013 — D'hooge R, Cagnie B, Crombez G, Vanderstraeten G, Achten E, Danneels L. Lumbar Muscle Dysfunction During Remission of Unilateral Recurrent Nonspecific Low-back Pain: Evaluation With Muscle Functional MRI. Clin J Pain. 2013;29(3):187-94

Gastin 2001 — Gastin PB. Energy system interaction and relative contribution during maximal exercise. Sports Med. 2001;31(10):725-41

Hiepe & Reichenbach 2011 — Hiepe P, Reichenbach JR. Functional Muscle MRI in Human Calf Muscle using IVIM. Proc Intl Soc Magn Reson Med 19 (2011) #2013

Hiepe et al. 2012 — Hiepe P, Rzanny R, Gussew G, Anders C, Scholle HC, Reichenbach JR. Beiträge der funktionellen T2- und diffusionsgewichteten Magnetresonanz-Bildgebung zur Charakterisierung der Ermüdungsphysiologie der Rückenmuskulatur. In: Prävention von arbeitsbedingten Gesundheitsgefahren und Erkrankungen – 18. Erfurter Tage. Kirchner CJ, Stadeler M, Scholle HC (Hrsg.), Verlag Dr. Bussert & Stadeler, Jena 2012, ISBN 978-3-942115-18-6

Hiepe et al. 2013a — Functional ^{31}P-MR Chemical Shift Imaging in Lower Back Muscles During Isometric Load. Proc Intl Soc Magn Reson Med 21 (2013), #3505

Hiepe et al. 2013b — Functional T2 Measurements in Lower Back Muscles Before and After Isometric Muscle Contraction. Proc Intl Soc Magn Reson Med 21 (2013), #3512

Hiepe et al. 2013c	Improved IVIM Image Quantitation of Exercised Lower Back Muscles by Local Principle Component Analysis. Proc Intl Soc Magn Reson Med 21 (2013), #3491
Kankaanpää et al. 2005	Kankaanpää M, Colier WN, Taimela S, Anders C, Airaksinen O, Kokko-Aro SM, Hanninen O. Back extensor muscle oxygenation and fatigability in healthy subjects and low back pain patients during dynamic back extension exertion. Pathophysiology. 2005;12(4):267-273
Klein et al. 2009	Klein A, Andersson J, Ardekani BA, Ashburner J, Avants B, Chiang MC, Christensen GE, Collins DL, Gee J, Hellier P, Song JH, Jenkinson M, Lepage C, Rueckert D, Thompson P, Vercauteren T, Woods RP, Mann JJ, Parsey RV. Evaluation of 14 nonlinear deformation algorithms applied to human brain MRI registration. Neuroimage. 2009; 6(3):786-802.
Krismer & Van Tulder 2007	Krismer M, Van Tulder M. Low back pain (non-specific). Best Pract Res Clin Rheumatol. 2007;21(1):77-91
Le Bihan et al. 1986	Le Bihan D, Breton E, Lallemand D, Grenier P, Cabanis E, Laval-Jeantet M. MR imaging of intravoxel incoherent motions: application to diffusion and perfusion in neurologic disorders. Radiology. 1986;161(2):401-7
Meyer & Prior 2000	Meyer RA, Prior BM. Functional magnetic resonance imaging of muscle. Exerc Sport Sci Rev. 2000;28(2):89-92
Morvan & Leroy-Willig 1995	Morvan D, Leroy-Willig A. Simultaneous measurements of diffusion and transverse relaxation in exercising skeletal muscle. Magn Reson Imaging. 1995;13(7):943-8
O'Sullivan 2005	O'Sullivan P. Diagnosis and classification of chronic low back pain disorders: maladaptive movement and motor control impairments as underlying mechanism. Man Ther. 2005;10(4):242-55
Panjabi 2003	Panjabi MM. Clinical spinal instability and low back pain. J Electromyogr Kinesiol. 2003;13(4):371-9
Rzanny et al. 2006	Rzanny R, Graßme R, Reichenbach JR, Scholle HC, Kaiser WA. Investigations of back muscle fatigue by simultaneous ^{31}P MRS and surface EMG measurements. Biomed Tech (Berl). 2006;51(5-6):305-13
Rzanny et al. 2008	Rzanny R, Graßme R, Gussew A, Kaiser WA, Scholle HC, Reichenbach JR. Eine Analyse der metabolischen und myoelektrischen Veränderungen im Rückenmuskel bei isometrischer Belastung. In: Prävention von arbeitsbedingten Gesundheitsgefahren und Erkrankungen – 14. Erfurter Tage. Grieshaber R, Stadeler M, Scholle HC (Hrsg.), Verlag Dr. Bussert & Stadeler, Jena 2008, ISBN 978-3-932906-90-9:397-405
Schmidt et al. 2007	Schmidt CO, Raspe H, Pfingsten M, Hasenbring M, Basler, HD, Eich W, Kohlmann T. Back pain in the German adult population: prevalence, severity, and sociodemographic correlates in a multiregional survey. Spine 2007;32(18):2005-2011

Vergleichende ^{31}P-MRS-Untersuchung an gesunden Probanden verschiedener Altersgruppen bezüglich des Ermüdungsverhaltens der Rückenmuskulatur bei abgestufter isometrischer Belastung

Reinhard Rzanny · Alexander Gussew
Patrick Hiepe · Christoph Anders
Hans-Christoph Scholle · Jürgen R. Reichenbach

Einleitung

Der Erhalt der Funktionalität des muskuloskeletalen Systems ist ein wichtiges Ziel der Prävention von Rückenschmerz. Degenerative Einschränkungen der Muskelfunktion haben Auswirkungen auf die Stabilität des gesamten Wirbelsäulensystems. Das hieraus resultierende höhere Verletzungsrisiko erhöht auch das Risiko für Rückenschmerz (1). Obwohl normale Alterungsprozesse ebenfalls mit degenerativen Veränderungen verbunden sind und mit zunehmendem Alter das Risiko für Rückenschmerz zunimmt, führt Alterung nicht zwangsläufig zur Herausbildung von Rückenschmerz. Nur wenn die Stabilität des Wirbelsäulensystems durch degenerative Prozesse soweit herabgesetzt ist, dass bei bestimmten Bewegungen der physiologische Bereich überschritten wird, kommt es zu einer neurologischen Dysfunktion oder zu einer Deformation und das Risiko für die Entstehung von Rückenschmerzen nimmt zu (2,3).

Spezielle bildgebende Verfahren sind in der Lage, verschiedene Aspekte degenerativer muskulärer Veränderungen darzustellen. Durch die Segmentierung von MR-Bildern und die quantitative Auswertung von MR-Spektren können strukturelle Veränderungen wie der Ersatz von Muskelgewebe durch Fett- und Bindegewebe oder die Änderung charakteristischer morphologischer Parameter wie Muskelquerschnitt und Muskelfaserrichtung erfasst werden. Funktionelle Veränderungen wie ein Nachlassen der Ausdauerfähigkeit können anhand der bei Ermüdung ablaufenden Stoffwechselprozesse mit dynamischen Methoden der ^{31}P-MR-Spektroskopie erfasst werden. Die Konzentrationen von Phosphokreatin (PCr), anorganischem Phosphat (Pi), ADP sowie von Protonen (pH-Wert) dienen hierbei als wichtige Stoffwechselmarker für den Energiestatus im Muskel und somit für den Ermüdungszustand. Durch funktionelle ^{31}P-MRS Messungen im Zeitabstand von wenigen Sekunden können die unter Belastung auftretenden Änderungen dieser Marker nicht-invasiv und kontinuierlich erfasst werden. Eine weitere Folge belastungsinduzierter Stoffwechselaktivitäten ist die Produktion niedermolekularer Metaboliten wie Laktat (Lac), Pyruvat (Pyr), Pi etc. Der Konzentrationsanstieg dieser Stoffe beeinflusst die osmotischen Druckverhältnisse in den Muskelzellen und führt zur Einlagerung von Wasser. Mit der Wasserzunahme verringert sich gleichzeitig auch die Proteinkonzentration. Da der überwiegende Anteil der Wassermoleküle im Muskel an Proteine angelagert ist, bewirkt die Verringerung der Proteinkonzentration eine Erhöhung der mittleren T2-Zeiten im Muskel (4). Dieser T2-Anstieg kann durch geeignete MR-Bildgebungssequenzen als Signalanstieg abgebildet werden. Geringer und stärker belastete Muskelgruppen lassen sich in diesem Fall anhand ihres unterschiedlichen T2-Anstiegs unterscheiden. Mit speziellen MR-Bildgebungstechniken können darüber hinaus noch weitere physiologische Prozesse wie belastungsinduzierte Änderungen der Perfusion und Diffusion untersucht werden. Erste Ergebnisse der Anwendung mehrerer verschiedener MR-basierter Methoden zur multiparametrischen Charakterisierung der Rückenmuskulatur werden im Beitrag von P. Hiepe et al. mit dem Titel »Die Anwendung multimodaler Methoden der MR-Bildgebung und MR-Spektroskopie zur Bestimmung muskulärer Leistungsparameter in gesunden Probanden« in diesem Tagungsband vorgestellt (5). Hierbei wurden die Probanden im unbelasteten Zustand sowie bei einer isometrischen Belastung des Rückenmuskels mit 50% des Oberkörpergewichts (OKG) untersucht.

Wie schnell ein Muskel ermüdet, hängt neben seiner Leistungsfähigkeit auch von der Belastungsintensität und vom Übungsablauf ab (6). Verschiedene, in der Literatur publizierte Untersuchungen zeigen, dass die Dauer, mit der eine bestimmte Leistung aufrecht erhalten werden kann, sich invers zur Belastungsintensität verhält (7–9). Ebenfalls invers zueinander verhalten sich auch die Ermüdungszeit bei submaximaler isometrischer Belastung und die Haltekraft, normiert auf die maximale willkürliche Kontraktion (»maximal voluntary contraction«, MVC) (10,11). Wie schnell die Ermüdungsdauer mit zunehmendem Belastungsgrad abnimmt, hängt maßgeblich vom Umfang der anaeroben Stoffwechselaktivität und somit von der Fasertypverteilung ab (9). Weitere wichtige Einflussfaktoren auf die Ausdauerleistung sind die Aufrechterhaltung der Durchblutung trotz erhöhtem Innendruck im angespannten Muskel und das Aktivitätsmuster motorischer Einheiten (11–13). Obwohl die Ermüdungsdauer primär von der Belastungsintensität abhängt, ist die Ausdauerleistung bei einem bestimmten Belastungsgrad nur eingeschränkt auf andere übertragbar (14). Für eine umfassende Bestimmung des Ermüdungsverhaltens sind daher Untersuchungen bei verschiedenen Belastungsgraden notwendig.

Da wichtige Einflussfaktoren, wie Stoffwechselkapazität, Faserverteilung und Durchblutung eine Altersabhängigkeit zeigen (15–17), sind für die Detektion von Abweichungen im Ermüdungsverhalten von Probanden mit Rückenschmerz ^{31}P-MRS-Messungen sowohl an verschiedenen Altersgruppen als auch bei unterschiedlichen Belastungsintensitäten erforderlich.

Methodische Entwicklungen

In eigenen Versuchen wurde die Ermüdung der Rückenmuskulatur bisher bei insgesamt sieben verschiedenen isometrischen Belastungsgraden spektrosko-

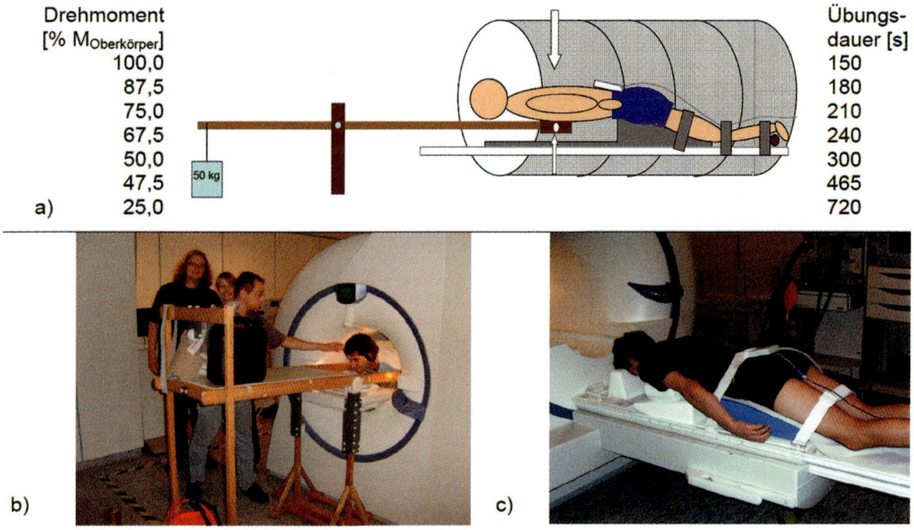

Abbildung 1: Versuchsaufbau bei Durchführung des modifizierten Sörensen-Tests im Ganzkörper-MRT (a) schematisch, (b) mit Unterstützung der Rückenmuskulatur und (c) ohne Unterstützung (nach Entfernung der Lagerungshilfen)

pisch untersucht. Abbildung 1 zeigt den schematischen Versuchsaufbau (a) sowie den Versuchsaufbau bei teilweiser (b) und bei voller Belastung durch das Oberkörpergewicht (OKG) (c). Der in Abbildung 1 dargestellte Versuchsaufbau (»Wippe«) wurde zur besseren Kontrolle der Position des Oberkörpers um eine Winkelmesseinheit und um eine Halterung für normierte Gewichtsplatten zur schnelleren und exakteren Einstellung der Drehmomente ergänzt. Zur Verminderung der Bewegung, die sich bei Spektroskopiemessungen nachteilig auf die Spektrenqualität auswirkt und zur Verbesserung der Probandenfreundlichkeit wurde ein weiteres Ergometer-Modell (»Waage«) für abgestufte isometrische Belastungen der Rückenmuskultur getestet.

Das bisher genutzte modifizierte Modell (»Wippe«), das neue Modell (»Waage«) sowie die neu eingesetzte flexible Oberflächenspule für die Anwendung spektroskopischer Bildgebungstechniken sind in den Abbildungen 2a-f dargestellt.

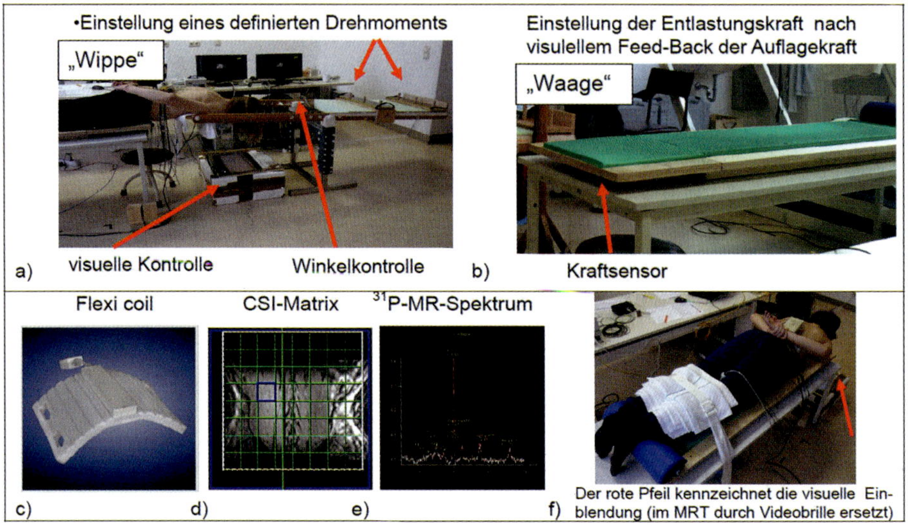

Abbildung 2: Technische Weiterentwicklungen der Versuchsmethodik. (a) Weiterentwicklung der zweiseitigen Hebelkonstruktion (Wippe) durch Einbau einer Vorrichtung zur Einstellung unterstützender Drehmomente mittels geeichter und verschiebbarer Gewichtsplatten; Implementierung eines Sensors für Winkelmessungen mit visueller Einblendung der Parameter zur Haltungskorrektur. (b) Einseitige Hebelkonstruktion (Waage) mit Kraftaufnehmer im Brustbereich und visueller Einblendung aktueller Drehmomentwerte. Durch die Einblendung aktueller Drehmomentwerte ist der Proband in der Lage, die Kraftanstrengung auf die Einhaltung eines vorgegebenen Wertes zu dosieren und über eine bestimmte Zeitdauer während des Ausdauertests aufrecht zu erhalten. (c) Der Einsatz einer neuen flexiblen Oberflächenspule (c1) ermöglicht die Erfassung größerer Muskelbereiche bei CSI-Messungen. Das in (c2) dargestellte Raster zeigt einen in 64 Voxel unterteilten Untersuchungsbereich. Das blau umrandete Voxel liefert das in (c3) dargestellte Spektrum. (d) Übungsdurchführung mittels der einseitigen Hebelkonstruktion (Waage).

Metabolische Parameter

Ruhemessung

Die Zusammensetzung eines Muskels aus verschiedenen Fasertypen bestimmt maßgeblich dessen mechanische sowie die biochemischen Eigenschaften. Histologische Bestimmungen erfordern jedoch die Entnahme von Biopsieproben, was aufwendig, schmerzhaft und nicht ohne gesundheitliches Risiko ist. Anhand von fasertyp-spezifischen Konzentrationsunterschieden bestimmter Metaboliten ist es jedoch möglich, die Volumenanteile der Fasertypen mittels MR-spektroskopischer Messungen im unbelasteten Muskel nicht-invasiv zu bestimmen. Die Genauigkeit dieser Bestimmung ist jedoch von der Einheitlichkeit der Konzentrationsverteilung innerhalb eines jeden Fasertyps, von den Konzentrationsunterschieden zwischen den Fasertypen und von der Genauigkeit der Konzentrationsbestimmung abhängig. So können beispielsweise das PCr/ATP-Verhältnis sowie die Konzentrationen von PDE und Carnosin als Marker für die Fasertypenverteilung im Muskel dienen (18–21).

Messung bei Belastung

Funktionelle Änderungen der Stoffwechselaktivität im belasteten Muskel können mit Hilfe dynamischer ^{31}P-MR-spektroskopischer Messreihen erfasst werden. Die Konzentration verschiedener Metaboliten des ^{31}P-MR Muskelspektrums wie Pi und PCr ändern sich unter Belastung und können als Marker für die Aktivität des Energiestoffwechsels genutzt werden, während andere, wie z. B. ATP, weitgehend konstant bleiben. Die markantesten Signale des ^{31}P-MR Spektrums werden durch die Phosphorkerne des Phosphokreatins (PCr), des α-, β- und γ-Adenosintriphosphats (α-, β- und γ-ATP) und des anorganischen Phosphats (Pi) gebildet (Abbildung 3a). Die Signale der Phosphomonoester-Region der in vivo MR-Spektren zwischen 4,3 und 8,1 ppm (Phosphoethanolamin, -cholin, Adenosin- und Inosinmonophosphat sowie verschiedene Zuckerphosphate) werden bei einer Feldstärke von 3 T aufgrund zu hoher Linienbreiten und zu geringer Frequenzabstände spektroskopisch nicht aufgelöst. Dies gilt auch für die Phosphodiesterregion zwischen 1,1 und 4,3 ppm (Glycerophosphoethanolamin und Glycerophosphocholin) (22–24). Bei einigen weiteren Verbindungen, wie Adenosindiphosphat (α-ADP -11,6 ppm β-ADP -6,1 ppm) und Nikotindiamid (NAD/NADP, -11,4 ppm) wird die Bestimmung neben der zu geringen spektroskopischen Auflösung zusätzlich durch geringe Konzentrationen erschwert (25).

Einige Phosphormetaboliten gehen mit den im Wasser gelösten Ionen komplexe Bindungsstrukturen ein und liegen gleichzeitig in verschiedenen Dissoziationsstufen vor, zwischen denen sehr schnelle Austauschprozesse stattfinden. In diesem Fall werden für die betreffenden Phosphorkerne zweier miteinander im Gleichgewicht stehender Dissoziationsstufen nicht zwei MR-Signale mit unterschiedlicher Resonanzfrequenz beobachtet, sondern ein Signal dessen chemische Verschiebung zwischen den Werten dieser beiden Stufen liegt und von der Lage des Gleichgewichts abhängt. Dies wiederum gestattet Konzentrationsbestimmungen der am Gleichgewicht beteiligten Ionen. Aus den Werten der chemischen Verschiebung der Pi-, β- und γ-ATP-Signale können auf diesem Wege die Konzentrationen von H^+ und Mg^{2+} berechnet werden (26,27).

Einige weitere Stoffwechselparameter können aus experimentell direkt zugänglichen Konzentrationen anderer Metaboliten berechnet werden. So kann das Phosphorylierungspotential, welches den Energiezustand einer Muskelzelle widerspiegelt, nach Gleichung 1 aus dem ATP/ADP-Gleichgewicht abgeleitet werden (28–30):

$$\Delta G_{ATP} = \Delta G^{\circ}_{ATP} + RT\ln([ADP]\times[Pi]/[ATP]) \quad (1)$$

ΔG_{ATP} ...freie Reaktionsenthalpie

ΔG°_{ATP} ...freie Standardreaktionsenthalpie

$R = 8{,}314\ J/(mol \cdot K)$ (universelle Gaskonstante)

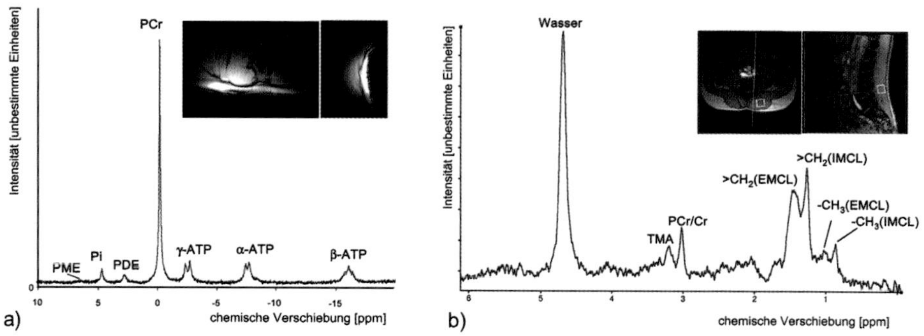

Abbildung 3: (a) ^{1}H-Einzelvoxel Spektrum und nichtlokalisiertes ^{31}P-MR Spektrum der Rückenmuskulatur. Da im ^{1}H-MR Muskelspektrum die Resonanzen von Cr (3,027 ppm) und PCr (3,029 ppm) nicht aufgelöst werden, benötigt man Protonen- und Phosphorspektren für die Bestimmung der Kreatin Konzentration. Der pH-Wert kann aus dem Abstand zwischen PCr und Pi Resonanz, der pMg^{2+}-Wert aus dem Abstand zwischen der PCr und der β-ATP Resonanz des ^{31}P-MR Spektrums (b) bestimmt werden. Die α- und β-ADP Resonanzen werden von den α- und γ-ADP Resonanzen des ATP überlagert. Das NAD/NADP-Signal ist als Schulter auf der niederfrequenten Seite des α-ATP erkennbar.

Die für die Berechnung des Phosphorylierungspotentials benötigte ADP-Konzentration kann unter normalen Bedingungen nicht direkt aus den ^{31}P-MR Spektren bestimmt werden. Aus der Gleichgewichtsgleichung für die Kreatin-Kinase-Reaktion ergibt sich nach Umstellung die ADP-Konzentration in Abhängigkeit von [ATP[, [Cr], [PCr] und [H^+] (29):

$$[ADP] = \frac{[ATP] \times [Cr]}{[PCr] \times [H^+] \times K_{eq}} \qquad (2)$$

K_{eq} = 1,66 x 10^9 Mol^{-1}
(Gleichgewichtskonstante der Kreatinkinase-Reaktion bei υ = 38°C und [Mg^{2+}] = 1

Die für die Berechnung benötigten Konzentrationen können den in Abbildungen 3a und b dargestellten ^{31}P-MR (ATP, PCr und H+) und ^{1}H-MR Spektren PCr/Cr entnommen werden. Während die mit der ^{31}P-MRS gemessene PCr-Konzentration bei Belastung abnimmt, bleibt die mit der ^{1}H-MRS gemessene Gesamtkonzentration [Cr]+[PCr] annähernd konstant. Ist eine direkte Konzentrationsbestimmung von [Cr] mittels ^{1}H-MRS nicht möglich, so kann [Cr] somit annähernd der Summe aus der Ruhekonzentration [Cr0] und dem zusätzlich durch PCr-Abbau neu gebildeten Pi oder dem gesamten aus ^{31}P-MR-Spektren während der Belastung gemessenen [Pi] gleichgesetzt werden (31). Mit PCr, Pi, ADP und H+ (pH-Wert) liefert die ^{31}P-MRS somit wichtige den Ermüdungszustand charakterisierende Stoffwechselparameter (32–34).

Bei funktionellen ^{31}P-MRS Messungen beobachtete Parameteränderungen

Durch funktionelle Messungen können der zeitliche Verlauf und die maximalen Änderungen der Stoffwechselparameter unter dem Einfluss einer Muskelbelastung erfasst werden. Der zeitliche Verlauf der Stoffwechselparameter wird durch die hierbei ablaufenden Stoffwechselaktivitäten bestimmt. Allgemein wird in der ersten Phase zu Beginn einer Belastung der steigende Energiebedarf überwiegend durch die Kreatinkinase-Reaktion kompensiert, bei der durch Re-Phosphorylierung des ADP mittels PCr das verbrauchte ATP wiederhergestellt wird. In dieser Phase verringert sich die PCr-Konzentration annähernd linear. Da bei diesem Prozess mehr Protonen gebunden als freigesetzt werden, steigt der pH-Wert initial kurz an. Im weiteren Verlauf nehmen aerobe und anaerobe glykolytische Stoffwechselaktivitäten immer stärker zu, und der Anteil des PCr an der Energiebereitstellung verringert sich. In den Spektren verlangsamt sich daher der PCr-Rückgang. Da bei starker Belastung der anaerobe glykolytische Anteil etwas schneller ansteigt als der aerobe Anteil (35), überwiegt er anfangs und der pH-Wert verschiebt sich über den Ausgangswert hinaus in den sauren Bereich. Mit der Zunahme des aeroben Anteils verlangsamt sich die pH-Verschiebung im Verlauf der Übung. Bei starkem aerobem Anteil kann der pH-Wert am Ende der Belastung wieder leicht zunehmen. Nach Beendigung der Belastung wird der anaerobe Anteil sehr schnell auf das Niveau des Ruhezustands abgesenkt, während die aerobe Stoffwechselaktivität die benötigte Energie für die PCr-Resynthese liefert. Wegen der hierbei zusätzlich gebildeten Protonen setzt der pH-Anstieg erst mit Verzögerung ein (36).

In Abbildung 4 sind die Ergebnisse einer dynamischen Messreihe von ^{31}P-MRS-Untersuchungen am Beispiel einer isometrischen Belastung der Rückenmuskulatur eines älteren Probanden dargestellt. In Abbildung 4a ist in der dargestellten Reihe von ^{31}P-MR-Spektren eine Verminderung der PCr-Intensität während der Belastung zu erkennen. Gleichzeitig ist zu Beginn der Belastung eine kurzfristige Erhöhung des Signalabstands zwischen Pi und PCr als Zeichen einer Verschiebung zu basischen und kurz darauf eine Verringerung, als Zeichen einer Verschiebung zu sauren pH-Werten zu erkennen.

Der zeitliche Verlauf verschiedener, in Abbildung 4b dargestellter spektroskopischer Parameter zeigt in den ersten 20 s (4 Messpunkte) den initialen starken Rückgang der PCr-Konzentration bei gleichzeitigem Anstieg des pH-Wertes. Die Änderungen für den Pi/PCr-Quotienten und ADP sind in dieser Phase gering. In den darauf folgenden 90 s verlangsamt sich der Abbau des PCr, während Pi in gleichem Maße zu und der pH-Wert abnimmt. Dagegen steigen der Pi/PCr-Quotient und die ADP-Konzentration in dieser Phase stärker an. Am Ende der Übung (ca. 40 s) stellt sich ein annähernd stabiler Zustand mit nur noch geringen Änderungen ein. Nach der Belastung sinkt der pH-Wert infolge der Protonenfreisetzung durch die PCr-Resynthese erneut.

Die Analyse der PCr-Erholungskurve mit der NNLS-Methode (Nonnegative Least Squares) (37,38) ergab für einen exponentiellen Anstieg des PCr drei

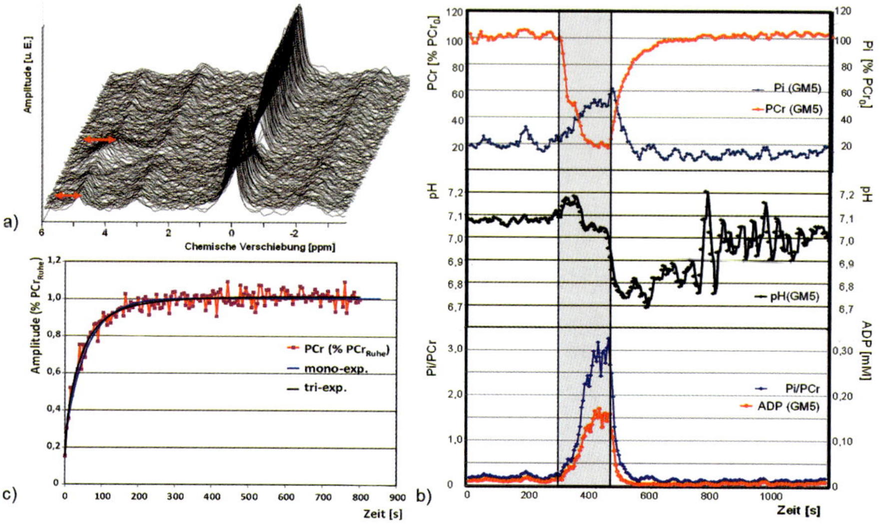

Abbildung 4: (a) Serie einer dynamischen Messreihe von ^{31}P-MR-Spektren aus der Rückenmuskulatur (Proband, 63 Jahre) bei isometrischer Belastung, 100% OKG). Die roten Pfeile kennzeichnen die Verschiebung des Pi Signals in Richtung des PCr. (b) Ergebnisse der Quantifizierung der Spektrenserie. Die Signalintensitäten des PCr und Pi (oben) sind auf die mittlere Intensität des PCr in Ruhe normiert (FID-Sequenz; B0=3 T; TR=5 s). Der Zeitverlauf des pH-Wertes (mittig) zeigt einen initialen Anstieg zu Beginn der Belastung und einen verzögerten Rückgang. Unten ist die Änderung des Pi/PCr-Quotienten und die hieraus berechnete Änderung der ADP Konzentration dargestellt ([ATP] = 8.2 mM; [Pi] = [Cr] (31)). (c) Darstellung des zeitlichen Verlaufs der PCr-Resynthese mit Anpassung durch eine mono-exponentielle Zeitfunktion (blau; τ= 55,5 s) und eine tri-exponentielle Zeitfunktion (schwarz; a_1 = 15%, τ_1 = 5,4 s; a_2 = 64%, τ_2 = 43,2 s; a_3 = 21%, τ_3 = 136,9 s). (c) Diagrammdarstellung der zeitlichen Entwicklung der PCr- und Pi-Intensität sowie des pH-Wertes während der Belastung. Der Rahmen kennzeichnet die Dauer der Übung.

Komponenten mit unterschiedlichen Zeitkonstanten (a_1 = 15%, τ_1 = 5,4 s; a_2 = 64%, τ_2 = 43,2 s; a_3 = 21%, τ_3 = 136,9 s). Die Amplituden a_1, a_2 und a_3 geben die Volumenanteile dreier verschiedener Muskel-Kompartimente mit unterschiedlicher oxidativer Kapazität wieder. Die kürzeste Zeitkonstante τ_1 = 5,4 s entspricht einer oxydativen Kapazität weit unter den experimentell bestimmten maximalen ATP-Syntheseraten im Muskel (38) und ist daher der unmittelbar nach Beendigung der Belastung noch verbleibenden glykolytischen Restaktivität zuzurechnen, während die anderen beiden Komponenten den oxydativen (Typ I) und dem glykolytischen (Typ II) Fasertyp zugeordnet werden können.

Die Größe der durch die Muskelbelastung induzierten Stoffwechseländerung wird maßgeblich durch die aufzuwendende Kraft bestimmt. Bei einer geringeren Kraftanstrengung wird weniger zusätzliches ATP benötigt und es wird weniger PCr umgesetzt. Die bei einem jüngeren Probanden (23 J.) bei verschiedenen

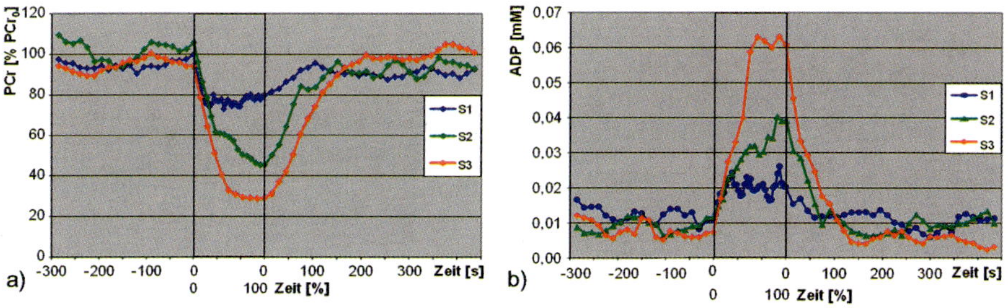

Abbildung 5: (a) Zeitlicher Verlauf der Abnahme von PCr (a), ausgedrückt in Prozent der PCr-Konzentration im ausgeruhten Muskel und des Anstiegs des ADP (in mM) berechnet aus der Änderung des Pi/PCr Quotienten unter der Annahme [ATP] = 8.2 mM und [Pi] = [Cr] (19) (b), während einer isometrischen Ausdauerübung bei drei verschiedenen Belastungsgraden (S1= 2/8, S2 =5/8 und S3= 8/8 des OKG (Proband, 23 J; FID-Sequenz, B0=1,5T, TR = 3 s). Die Übungsdauer betrug 525 s bei S1, 240 s bei S2 und 150 s bei S3 (Die Zeitachse während der Belastung ist in Prozent der Übungsdauer angegeben). Der Rahmen kennzeichnet die Dauer der Übung.

isometrischen Belastungsgraden der Rückenmuskulatur gemessenen Zeitkurven für PCr und ADP zeigen zu Beginn der Übung einen ähnlichen Anstieg. Bei der geringsten Belastung mit 2/8 des OKG wird jedoch bereits nach ca. 17% der Übungsdauer ein annähernd stationärer Zustand erreicht, während bei den höheren Belastungsgraden die maximale Änderung erst am Ende der Belastung erreicht wird.

Altersvergleich der metabolischen Parameteränderungen bei zwei Belastungsstufen

In verschiedenen Untersuchungen an gesunden Probanden in unterschiedlichen Altersgruppen wurde mit zunehmendem Alter eine Verringerung der verfügbaren Muskelkraft festgestellt (16,39). Dagegen zeigten gesunde und sportlich aktive ältere Probanden bei isometrischen Ausdauertests der Rückenstreckmuskulatur (modifizierter Sörensen-Test) nur unwesentlich geringere Ausdauerwerte als junge Probanden (40). Bei eigenen spektroskopischen Untersuchungen an älteren Probanden wurde während der Durchführung des modifizierten Sörensen-Tests ein im Vergleich zu jüngeren Probanden stärkerer Rückgang der PCr-Konzentration zu geringeren Endwerten gemessen.

Der zeitliche Verlauf verschiedener spektroskopischer Messparameter bei der Durchführung eines modifizierter Sörensen-Tests durch einen älteren und durch einen jüngeren Probanden ist in den Abbildungen 4 und 5 dargestellt. Die Parameteränderungen der Untersuchung dieser beiden Probanden bei zwei Belastungsstufen sind in Tabelle 1 zusammengefasst. Der Test wurde einmal über eine Belastungsdauer von 240 s mit 67,5 % (S2) und einmal über die Dauer von 150 s mit 100% des OKG durchgeführt. Die für PCr und für den Pi/PCr-Quotienten gemessenen Änderungen lagen beim jüngeren Probanden im Bereich der Ergebnisse früherer Untersuchungen (41) (ΔPCr = (71+7)% und ΔPi/PCr = 1,2-0,3 bei 100% OKG sowie ΔPCr = (61+8)% und ΔPi/PCr = 0,8+0,2 bei 67,5% OKG). Der Vergleich zeigt für den älteren Probanden bei beiden Belastungsstufen etwas stärkere Parameteränderungen, die sich jedoch beim geringeren Belastungsgrad nur geringfügig von den Werten bei jüngeren Probanden (41) unterscheiden. Bei der höheren Belastung mit 100% OKG ist der Anstieg der Parameteränderungen beim älteren Probanden jedoch größer als beim jüngeren Probanden. Der stärkere PCr-Rückgang und der stärkere ADP-Anstieg kennzeichnen eine stärkere Belastungsintensität und somit eine schnellere Ermüdung des älteren Probanden. Die deutliche pH-Wertänderung von 7,07 auf 6,73 bzw. 6,83 (100% bzw. 67,5% OKG) und die längeren PCr-Erholungszeiten deuten auf einen höheren anaerob glykolytischen Anteil der Stoffwechselaktivität, als bei dem jüngeren Probanden. Für den Vergleich beider Probanden wurde in Tabelle 1 nur τ_{mono} aufgelistet, da die tri-exponentielle Anpassung nur einen leichten Rückgang des Anpassungsfehlers ergab:

Tabelle 1: Vergleich der belastungsinduzierten metabolischen Änderungen im Rückenmuskel bei Durchführung des modifizierten Sörensen-Tests mit einer Belastung von 67,5% und 100% des OKG zwischen zwei Probanden unterschiedlichen Alters

Belastung	67,5% OKG					100% OKG				
Parameter	ΔPCr/ PCr_0	ΔPi/ PCr	ΔADP [mM]	ΔpH	τ_{mono} [s]	ΔPCr/ PCr_0	ΔPi/ PCr	ΔADP [mM]	ΔpH	τ_{mono} [s]
Proband (23 J)	55%	0,8	0,03	0,06	35,5	71%	1,2	0,05	0,10	38,3
Proband (63 J)	60%	1,1	0.05	0,21	44,0	82%	3,0	0,14	0,34	55,5

Zusammenfassung

Der dargestellte Altersvergleich anhand zweier Einzeluntersuchungen verdeutlicht unabhängig von der subjektiven Bewertung die Unterschiede im Leistungsvermögen beider Probanden anhand spektroskopischer Parameter. Insbesondere die bei starker Belastung mit 100% des OKG gemessenen Parameterwerte zeigen eine deutlich höhere Belastungsintensität und somit eine schnellere Ermüdung des älteren Probanden. Neben den maximalen Parameteränderungen am Ende der Übung enthält auch die zeitliche Entwicklung während und nach der Belastung Informationen über den Ermüdungsprozess. Die durch mono-exponentielle Anpassung der PCr-Erholungskurve bestimmten Zeitkonstanten τ_{mono} charakterisieren die oxidative Kapazität der Muskeln und kennzeichnen somit ebenfalls deren Ermüdbarkeit. Insgesamt zeigen die Ergebnisse, dass die erfassten Stoffwechselparameter wesentliche zusätzliche Informationen zum Ablauf der Ermüdungsprozesse liefern können und altersabhängige Beeinträchtigungen der muskulären Leistungsfähigkeit somit besser erfasst werden können als nur auf der Basis physikalischer Leistungsparameter. Obwohl dieses Ergebnis noch durch größere Untersuchungszahlen untermauert werden muss, zeigt zumindest der Vergleich der bei unterschiedlichen Messbedingungen (Magnetfeldstärke, Volumenselektion (5,41)) an jüngeren Probanden erhobenen Untersuchungsdaten konsistente Ergebnisse.

Danksagung

Die Arbeit wurde unterstützt durch das Kompetenzzentrum für Interdisziplinäre Prävention (KIP) FSU/BGN.

Literatur

1. Raspe H, Robert Koch-Institut. Gesundheitsberichterstattung des Bundes Heft 53. 2012.
2. Wagner H, Anders C, Puta C, Petrovitch A, Schilling N, Witte H, et al. Musculoskeletal support of lumbar spine stability. Pathophysiology. 2005;12:257–65.
3. Wagner H, Puta C, Anders C, Petrovitch A, Schilling N, Scholle H-C. Chronischer unspezifischer Rückenschmerz. Man. Med. 2009;47:39–51.
4. Patten C, Meyer RA, Fleckenstein JL. T2 Mapping of Muscle. Semin Musculoskelet Radiol. 2003;7(4):297–306.
5. Hiepe P, Rzanny R, Gussew A, Anders C, Reichenbach J, Scholle H-C. Die Anwendung multimodaler Methoden der MR-Bildgebung und MR-Spektroskopie zur Bestimmung muskulärer Leistungsparameter in gesunden Probanden. Prävention von arbeitsbedingten Gesundheitsgefahren und Erkrankungen – 19. Erfurter Tage. Grieshaber R, Stadeler M, Scholle HC (Hrsg.), Verlag Dr. Bussert & Stadeler, Jena 2013. 2013.
6. Girard O, Mendez-villanueva A, Bishop D. Repeated-Sprint Ability – Part I Factors Contributing to Fatigue. Sports Med. 2011;41(8):673–94.
7. Jones AM, Vanhatalo A, Burnley M, Morton RH, Poole DC. Critical power: implications for determination of V•O2max and exercise tolerance. Med Sci Sports Exerc. 2010;1876–90.
8. Monod H, Scherrer J. The work capacity of a synergic muscular. Ergonomics. 1965;8(3):329–38.
9. Morton RH. The critical power and related whole-body bioenergetic models. Eur J Appl Physiol. 2006;96(4):339–54.
10. West W, Hicks A, Clements L, Dowling J. The relationship between voluntary electromyogram, endurance time and intensity of effort in isometric handgrip exercise. Eur J Appl Physiol. 1995;71:301–5.
11. Ament W, Verkerke GJ. Exercise and Fatigue. Sports Med. 2009;39(5):389–422.
12. Rohmert W. Ermittlung yon Erholungspausen für statische Arbeit des Menschen. Int. Z. angew. Physiol. 1960;18:123–64.
13. Luca CJD, Kline JC. Influence of proprioceptive feedback on the firing rate and recruitment of motoneurons. J Neural Eng. 2012;9(1):016007.
14. Van Dieen JH, Vrielink HHEO, Housheer AF, Toussaint HM. Trunk extensor endurance and its relationship to electromyogram parameters. Eur J Appl Physiol. 1993;66:388–96.
15. Degens H, Alway SE. Control of muscle size during disuse, disease and aging. Int J Sports Med. 2006;27(2):94–9.
16. Korhonen MT, Cristea A, Alén M, Häkkinen K, Sipilä S, Mero A, et al. Aging, muscle fiber type, and contractile function in sprint-trained athletes. J Appl Physiol. 2006;101(3):906–17.
17. Wray DW, Nishiyama SK, Monnet A, Wary C, Duteil S, Carlier PG, et al. Multiparametric NMR-Based Assessment of Skeletal Muscle Perfusion and Metabolism During Exercise in Elderly Persons : Preliminary Findings. J Gerontol A Biol Sci Med Sci. 2009;64(9):968–74.
18. Baguet A, Everaert I, Hespel P, Petrovic M, Achten E, Derave W. A new method for non-invasive estimation of human muscle fiber type composition. PloS one. 2011 Jan;6(7):e21956.
19. Sant'Ana Pereira J, Sargeant A, Rademaker A, de Haan A, van Mechelen W. Myosin heavy chain isoform expression and high energy phosphate content in human muscle fibres at rest and post-exercise. J Physiol. 1996;496(Pt 2):583–8.

20. Takahashi H, Kuno S, Katsuta S, Shimojo H, Masuda K, Yoshioka H, et al. Relationships between fiber composition and NMR measurements in human skeletal muscle. NMR Biomed. 1996;9(1):8–12.
21. Burt CT, Glonek T, Bárány M. Phosphorus-31 nuclear magnetic resonance detection of unexpected phosphodiesters in muscle. Biochemistry. 1976;15(22):4850–3.
22. Nakayama S, Hachisuka T, Ithoh K, Matsumoto T, Tomita T. Phosphomonoesters in Guinea-Pig Taenia Caeci: pH-Dependency of Phosphomonoester Peaks in ^{31}P-NMR. 1995;411–22.
23. Glonek T, Kopp SJ. Original Contribution. Magnetic resonance imaging. 1985;3:359–76.
24. Satrústegui J, Berkowitz H, Boden B, Donlon E, McLaughlin A, Maris J, et al. An in vivo phosphorus nuclear magnetic resonance study of the variations with age in the phosphodiester content of human muscle. Metabolism Clinical And Experimental. 1988;42(2):105–14.
25. Hancock CR, Brault JJ, Wiseman RW, Terjung RL, Meyer RA, Hancock CR, et al. 31 P-NMR observation of free ADP during fatiguing , repetitive contractions of murine skeletal muscle lacking AK1 P-NMR observation of free ADP during fatiguing , repetitive contractions of murine skeletal muscle lacking AK1. Am J Physiol Cell Pysiol. 2005;288:1298–304.
26. Iotti S, Frassineti C, Alderighi L, Sabatini A, Vacca A, Barbiroli B. In vivo (31)P-MRS assessment of cytosolic [Mg(2+)] in the human skeletal muscle in different metabolic conditions. Magnetic resonance imaging. 2000;18(5):607–14.
27. Willcocks JP, Mulquiney PJ, Ellory JC, Veech RL, Radda GK, Clarke K. Simultaneous determination of low free Mg2+ and pH in human. The Journal of biological chemistry. 2002;277(51):49911–20.
28. Veech L, Randolph JW, Cornell W, Krebs A. Cytosolic Phosphorylation Potential *. The Journal of biological chemistry. 1979;254(14):6538–47.
29. Lawson J, Veech R. Effects of pH and free Mg2+ on the Keq of the creatine kinase reaction and other phosphate hydrolyses and phosphate transfer reactions. The Journal of biological chemistry. 1979;254(14):6528–37.
30. Harkema SJ, Meyer RA, Meyer RA, Susan J, Meyer A. Effect of acidosis on control of respiration in skeletal muscle effect of acidosis on control of respiration in skeletal muscle. American journal of physiology. Cell physiology. 1997;272:C491–C500.
31. Vanderthommen M, Dutei S, Wary C, Raynaud JS, Leroy-Willig A, Crielaard JM, et al. A comparison of voluntary and electrically induced contractions by interleaved ^{1}H- and ^{31}P-NMRS in humans. Journal of applied physiology. 2003;94(3):1012–24.
32. Allen DG, Lamb GD, Westerblad H. Impaired calcium release during fatigue. J Appl Physiol. 2008;104:296–305.
33. Fitts RH. The cross-bridge cycle and skeletal muscle fatigue. J Appl Physiol. 2008;104:551–8.
34. Keyser RE. Peripheral Fatigue : High-Energy Phosphates and Hydrogen Ions. PMRJ [Internet]. Elsevier Inc.; 2010;2(5):347–58. Available from: http://dx.doi.org/10.1016/j.pmrj.2010.04.009
35. Gastin PB. Energy System Interaction and Relative Contribution During Maximal Exercise. Sports Medicine. 2001;31(10):725–41.
36. McMahon S, Jenkins D. Factors affecting the rate of phosphocreatine resynthesis following intense exercise. Sports medicine (Auckland, N.Z.). 2002 Jan;32(12):761–84.
37. Whittall KP, MacKay AL, Graeb DA, Nugent RA, Li DK, Paty DW. In vivo measurement of T2 distributions and water contents in normal human brain. Magnetic resonance in medicine. 1997;37(1):34–43.
38. Forbes SC, Paganini AT, Slade JM, Towse TF, Meyer R. Phosphocreatine recovery kinetics following low- and high-intensity exercise in human triceps surae and rat posterior hindlimb muscles. American journal of physiology. Regulatory, integrative and comparative physiology. 2009;296(1):R161–70.
39. Ling SM, Conwit RA, Ferrucci L, Metter EJ. Age-Associated Changes in Motor Unit Physiology : Observations from the Baltimore Longitudinal Study of Aging. Arch Phys Med Rehabil. the American Congress of Rehabilitation Medicine and the American Academy of Physical Medicine and Rehabilitation; 2009;90(7):1237–40.
40. Champagne A, Descarreaux M, Lafond D. Comparison between elderly and young males' lumbopelvic extensor muscle endurance assessed during a clinical isometric back extension test. J Manipulative Physiol Ther. Manipulative Physiol Ther. Elsevier B.V.; 2009;32(7):521–6.

41. Rzanny R, Graßme R, Scholle H-C, Kaiser WA, Reichenbach JR. Belastungsinduzierte Änderungen des Stoffwechsels in der Rückenmuskulatur- Untersuchungen mit der ^{31}P-MRS bei 1,5 und 3 T. In: Grieshaber R, Stadler M, Scholle H-C, editors. Prävention von arbeitsbedingten Gesundheitsgefahren und Erkrankungen: 17. Erfurter Tage. Busse & St. Jena: Bussert & Stadeler; 2011. p. 299–309.

In vivo ^{1}H-MRS Untersuchung schmerzinduzierter Änderungen der Glutamat und GABA Konzentration im Gehirn – erste Ergebnisse einer Initialstudie

Alexander Gussew · Marianne Cleve
Reinhard Rzanny · Patrick Hiepe
Hans-Christoph Scholle · Jürgen R. Reichenbach

Einleitung

Bekanntermaßen stellt die Wahrnehmung von Schmerz das Ergebnis eines komplexen Zusammenwirkens verschiedener, sich untereinander beeinflussender Prozesse sowohl am Ort der Schmerzreizentstehung als auch in den reizweiterleitenden Nervenfasern des Rückenmarks und den an der Schmerzverarbeitung beteiligten Regionen des Gehirn dar [Bingel und Tracey, 2008]. In der aktuellen klinischen Forschung hat die Analyse dieser Prozesse einen besonderen Stellenwert, da deren Deregulierung eine zentrale Rolle bei der Entstehung von chronischen Schmerzen spielt [Zhuo 2008], die in der heutigen Gesellschaft ein schwerwiegendes gesundheitliches und ökonomisches Problem darstellen [Schmidt et al., 2007]. Obwohl das Wissen über strukturelle und funktionelle Zusammenhänge bei der Schmerzverarbeitung im menschlichen Gehirn mit Hilfe der elektrophysiologischen und bildgebenden Verfahren (EEG, MEG, PET und fMRT) stark zugenommen hat [Bingel und Tracey, 2008], sind die hierbei ablaufenden neurochemischen Vorgänge bislang in der Regel Gegenstand tierexperimenteller Studien unter Einsatz invasiver Verfahren [Fields et al., 1991, LaGraize und Fuchs, 2007, Jasmin et al., 2003]. In diesen Studien konnte die besondere Bedeutung der beiden wichtigsten Neurotransmitter – des erregend (exzitatorisch) wirkenden Glutamats (Glu) sowie der hemmend (inhibitorisch) wirkenden γ-Aminobuttersäure (GABA) – nachgewiesen werden [Fields et al., 1991, Jasmin et al., 2003, Enna und McCarson, 2006].

Eine Alternative zu invasiven Verfahren stellt die Protonenmagnetresonanzspektroskopie (^{1}H-MRS) dar, eine MR basierte Methode zur nicht-invasiven, *in vivo* Quantifizierung der Konzentrationen verschiedener Stoffwechselprodukten (Metaboliten) in tief liegenden Hirnarealen. In einigen wenigen früheren ^{1}H-MRS Studien an Patienten mit chronischen Schmerzen konnten sowohl Änderungen im Neurotransmitterstoffwechsel als auch zelldegenerative Veränderungen im Verlauf der Schmerzchronifizierung nachgewiesen werden [Grachev et al., 2002, Siddall et al., 2006, Stanwell et al., 2010, Gussew et al., 2011, Förster et al., 2012]. Darüber hinaus konnte gezeigt werden, dass akutschmerzinduzierte Änderungen des erregend wirkenden Neurotransmitters Glutamat sowie bedingt auch des hemmend wirkenden GABA im Gehirn mittels ^{1}H-MRS erfasst werden können [Gussew et al., 2010, Mullins et al., 2005, Kuppers et al., 2009]. Das wiederum ermöglicht die im Verlauf der Schmerzchronifizierung stattfindenden Veränderungen im zerebralen Neurotransmitterstoffwechsel sowie die Wirkung schmerzlindernden Medikamente getrennt von anderen metabolischen Mechanismen zu untersuchen. Einen weiteren Schritt in Richtung einer verbesserten Differenzierung der erregenden und hemmenden Hirnaktivität wäre die simultane funktionelle Messung von Glutamat und GABA während der Schmerzstimulation. Aufgrund der in Vergleich zum Glutamat geringeren GABA Konzentration im Gehirn sowie wegen der Überlagerungen mit Signalen anderer Metaboliten ist es jedoch in der Regel erforderlich, entweder bei höheren Magnetfeldstärken zu messen (>3 Tesla, [Tkač et al., 2002]) oder spezielle, für GABA Nachweis angepassten ^{1}H-MRS Methoden zu verwenden. Eine geeignete Methode ist zum Beispiel die so genannte MEGA-PRESS-^{1}H-MRS [Rothman et al., 1984], die bereits in unserem letzten Beitrag ausführlich beschrieben wurde [Gussew et al., 2012] und mit der es möglich ist, GABA sowie Glutamat und andere Metaboliten getrennt voneinander zu quantifizieren. In diesem Beitrag werden Ergebnisse einer funktionellen Initialmessung zum Nachweis von akutschmerzinduzierten Änderungen von GABA und Glutamat vorgestellt.

Material und Methoden

Akquisition von MR Daten

Für die Untersuchung wurde ein männlicher gesunder Proband (Alter 25 J.) rekrutiert. Die Messung erfolgte an einem 3 Tesla Ganzkörper-MR-Tomographen (Magnetom Trio TIM, Siemens AG, Erlangen) mit einer 12-Kanal-Kopfspule (*phased array head matrix*). Zur Positionierung eines 3,0×1,5×1,5 cm^{3} großen MRS Voxels im linken insulären Kortex (Abb. 1) wurde zusätzlich ein hochaufgelöster 3D T_1 gewichteter MR Kopfbilddatensatz aufgenommen (MP-RAGE Sequenz, 192 sagittale 1 mm dicke Schichten, FOVAP×FH: 256×256 mm^{2}, Matrix: 256×256).

Die MEGA-PRESS ^{1}H-MR Spektren wurden vor und während der Applikation von Hitzeschmerzreizen gemessen (*Work In Progress* MEGA-PRESS Version, TR/TE: = 2000/68 ms, jeweils 256 Einzelakquisitionen mit und ohne frequenzselektiven RF-Editierungspulsen [Gussew et al. 2012]). Zur Verringerung von Adaptionseffekten wurde die Messung während der Stimulation in vier Blöcke unterteilt, welche sich jeweils aus einer Stimulations- und einer Ruhephase zusammensetzten (s. Abb. 2a). In jeder dieser vier Minuten andauernden Phasen wurden insgesamt 64 nicht editierte und 64 editierte

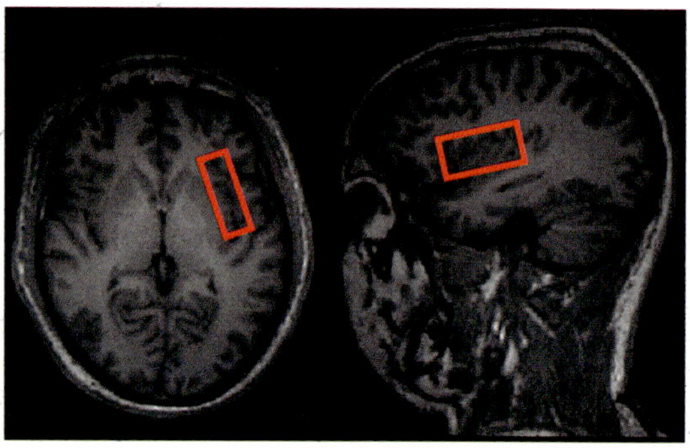

Abbildung 1: Transversale und sagittale MRT-Schnittbilder mit eingezeichneter Position des ^{1}H-MRS Voxels im insulären Kortex

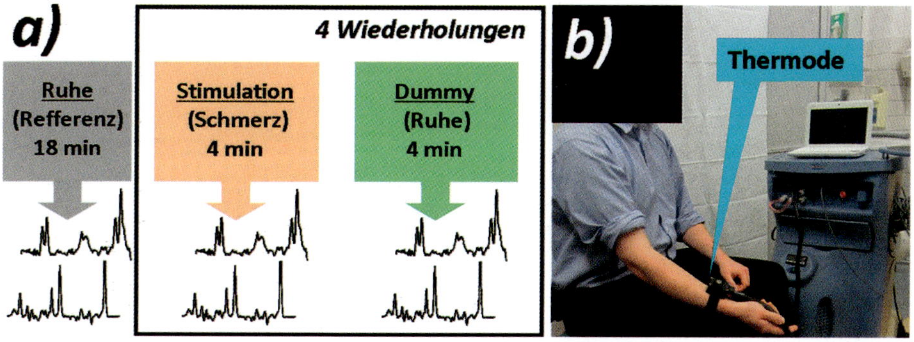

Abbildung 2: ¹H-MRS Protokoll mit einer Messung vor der Stimulation sowie einer Serie aus jeweils vier Messungen mit und vier Messungen ohne Stimulation (a). Position der Stimulationsthermode auf dem Unterarm des Probanden (b)

Einzelspektren gemessen. Die Schmerzstimulation erfolgte mit einer 30×30 mm^2 großen, am linken Unterarm des Probanden befestigten Peltier-Element-Thermode (PathWay, MEDOC Ltd., Israel, s. Abb. 2b). In jeder Stimulationsphase wurden 40, eine Sekunde andauernde Hitzestimuli mit einem Interstimulusintervall von fünf Sekunden appliziert (Ruhetemperatur: 32 °C). In einer Voruntersuchung außerhalb des MR Scanners wurde die Reiztemperatur an die Schmerzempfindungsschwelle des Probanden individuell auf 47 °C angepasst.

Auswertung spektroskopischer Daten

Zum Abschluss der Untersuchung standen drei Pools mit jeweils 256 nicht editierten und 256 editierten Einzelspektren aus der Messung vor der Stimulation (*Pool »Referenz«*) sowie aus den während der Stimulations- und Ruhephasen durchgeführten Messungen (*Pools »Stimulation«* und *»Dummy«*) zur Verfügung. Durch Anwendung einer Bootstrap Methode wurden für jeden der drei Untersuchungsprotokollphasen (»Referenz«, »Stimulation« und »Dummy«) 128 *nicht editierte* und *editierte* Mittelwertspektren erzeugt, indem aus jedem Pool 128 mal 192 zufällig ausgewählten Einzelspektren herausgenommen, gemittelt und wieder zurückgelegt wurden.

Die Konzentrationen von Glutamat sowie von vier anderen Hirnmetaboliten (N-Acetyl-Aspartat (*NAA*), Gesamtkreatin (*tCr*) und –cholin (*tCho*), myo-Inosytol (*mI*) wurden aus den nicht editierten Mittelwertsspektren berechnet. Hierzu wurden die Intensitäten entsprechender Metabolitenpeaks mit dem Softwarepaket *LCModel* quantifiziert (s. Abb. 3a, [Provencher 1993], mit der im gleichen MRS Voxel gemessenen Intensität des Wassers normiert und anschließend unter Berücksichtigung bekannter Hirnwasserkonzentrationen in die absolute Konzentrationswerte (in mmol/l) überführt [Gussew et al. 2012a]. Die Auswertung der *editierten* Spektren erfolgte mit der *jMRUI* Software [Stefan et al., 2009]. Hierbei wurde die Intensitäten der GABA Multipletts bei 3 ppm quantifiziert (s. Abb. 3b) und auf die Intensitäten des Gesamtkreatins in korrespondierten *nicht editierten*

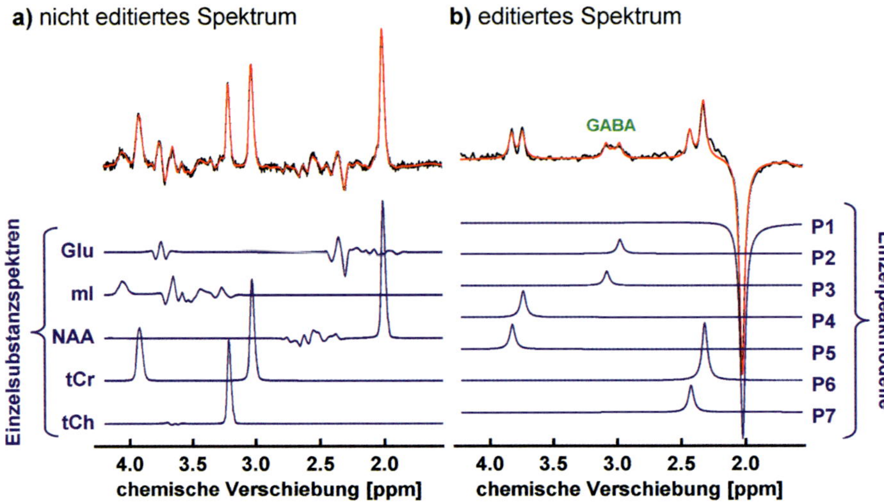

Abbildung 3: Nicht editierter (a) bzw. editierter (b) MEGA-PRESS ^{1}H-MR Spektrum (schwarzer Graphen) und entsprechende LCModel bzw. jMRUI Fits (roter Graphen).

Spektren normiert (*GABA/tCr*). Mittlere Konzentrationen von *Glu*, *NAA*, *tCr*, *tCho* und *mI* sowie mittlere *GABA/tCr*-Verhältnisse in den »Stimulation« und »Dummy« Phasen wurden mit entsprechenden Werten aus der »Referenz-Phase« verglichen (t-Test).

Ergebnisse

Sowohl die nicht editierten als auch die editierten Mittelwertspektren wiesen ein hohes SNR und eine hohe spektrale Auflösung auf ($SNR_{nicht\ edit}$ = 29,0 ± 0,5; FWHM = 3,8 ± 0,1). Dies spiegelte sich auch in einer hohen Präzision der Quantifizierung wieder - die Gruppenvarianz der berechneten Metabolitenkonzentrationen bzw. GABA/tCr-Verhältnissen betrug in allen Untersuchungsphasen weniger als 9%. Vor der Untersuchung wurde die Intensität der applizierten Schmerzreize mit einer »Sechs« auf einer visuell-analogen Schmerzskala (VAS) von »Null« (»kein Schmerz«) bis »Zehn« (»maximal vorstellbarer Schmerz«) bewertet. Nach der Untersuchung verringerte sich der VAS Wert auf »Vier«. Dies wurde als Anzeichen einer Gewöhnung an die Schmerzintensität gewertet.

Abbildung 4 zeigt typische *editierte* (*a*) und *nicht editierte* (*b*) Spektren, welche dem »Referenz« Pool (schwarze Graphen) bzw. dem »Stimulation« Pool (rote Graphen) entnommen wurden. Im editierten »Stimulationsspektrum« ist die in Vergleich zum »Referenzspektrum« verringerte Amplitude des GABA Multipletts bei 3 ppm zu erkennen, während Signale aller anderen Metaboliten in den *editierten* sowie in den *nicht-editierten* Spektren keine auffälligen Änderungen zwischen beiden Untersuchungsphasen aufweisen. Dieser Zusammenhang spiegelt sich auch quantitativ in den in der Tabelle 1 zusammengefassten mittleren Konzentrationen

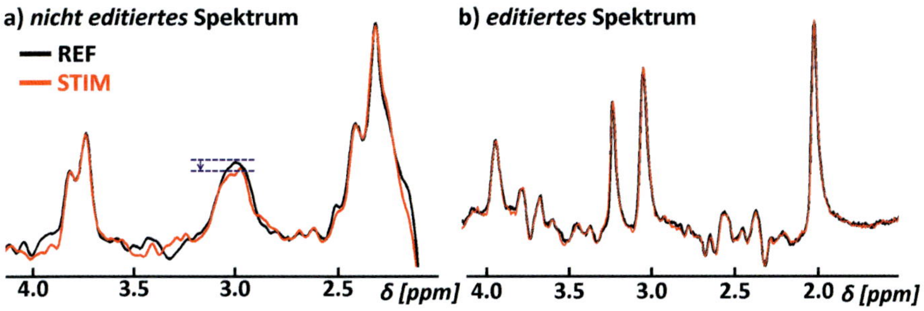

Abbildung 4: Editierte (a) und nicht editierte (b) Spektren aus den »Referenz« (schwarze Graphen) und »Stimulation« (rote Graphen) Pools. Die Skalierung der Intensitätsachse bei editierten Spektren wurde um Faktor 7 vergrößert. Blauer Pfeil in Abbildung b kennzeichnet die Verringerung der GABA Amplitude in der »Stimulation« Phase.

von *Glu, NAA, tCr, tCho* und *mI* sowie in den mittleren *GABA/tCr* Verhältnissen in den Phasen »*Referenz*«, »*Stimulation*« und »*Dummy*« wieder. Der Verlauf der schmerzinduzierten GABA Änderungen ist in der Abb. 4 abgebildet. Im Durch-

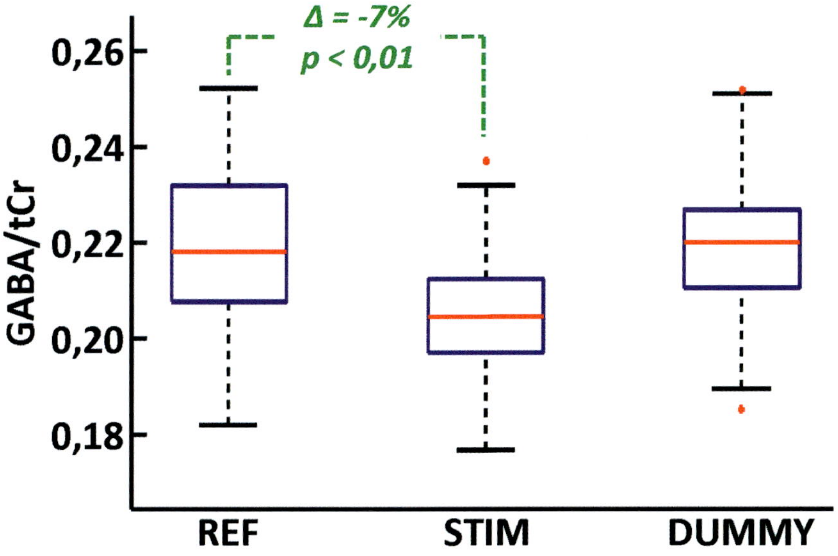

Abbildung 5: Verteilungen der GABA/tCr Verhältnisse in »Referenz«, »Stimulation« und »Dummy« Phasen des Untersuchungsprotokolls. Die Verteilungen wurden über 128 editierte Mittelwertspektren berechnet, die mit Hilfe des Bootstrap-Verfahrens generiert wurden. Rote horizontale Linien stellen die Medianwerte der Verteilungen dar, während die Unter- bzw. die Obergrenzen der Boxplots die 25% bzw. 75% Perzentile der Verteilungen kennzeichnen. Boxplotfehlerbalken grenzen alle zwischen den 5% und 95% Perzentilen liegenden Werte ein. Ausreißer sind durch rote Punkte abgebildet.

schnitt verringerte sich der GABA/tCr Wert um 7% in der Phase »Stimulation«(p < 0,01), während es in der darauffolgenden Phase »*Dummy*« seinen Referenzpegel

Tabelle 1: Mittlere absolute Konzentrationen von Glu, NAA, tCr, tCho und mI (Mean ± SD in mmol/l) sowie mittlere GABA/tCr Verhältnisse in den Untersuchungsphasen »Referenz«, »Stimulation« und »Dummy«. Mit fetter Schrift und durch Stern gekennzeichnet ist der signifikante Rückgang von GABA/tCr in der Stimulationsphase hervorgehoben (p < 0,01).

	Referenz	**Stimulation**	**Dummy**
C_{Glu}	11,34 ± 0,26	11,36 ± 0,29	11,33 ± 0,24
C_{NAA}	10,53 ± 0,11	10,51 ± 0,11	10,55 ± 0,09
C_{tCr}	5,77 ± 0,36	5,80 ± 0,46	5,81 ± 0,38
C_{tCho}	2,63 ± 0,04	2,64 ± 0,03	2,63 ± 0,05
C_{ml}	6,56 ± 0,19	6,66 ± 0,23	6,65 ± 0,20
GABA/tCr	0,22 ± 0,02	**0,20 ± 0,01***	0,22 ± 0,02

vor Beginn der Stimulation wieder annährend erreichte.

Diskussion

Die Ergebnisse der hier durchgeführten Untersuchung weisen darauf hin, dass die akutschmerzinduzierten Änderungen im hemmenden (GABA-ergen) Neurotransmitterstoffwechsel mit der funktionellen MEGA-PRESS ^{1}H-MRS nachgewiesen werden können. Nach unserem Wissen wurden bisher noch keine Untersuchungen dieser Art in der Literatur beschrieben. Die Wahl der Hirnregion, des vorderen insulären Kortex, basierte auf Ergebnissen früherer am Menschen durchgeführten funktionellen MRI Untersuchungen, die signifikante Hirnaktivitätsänderungen in der Insula bei akuter Hitzeschmerzstimulation gezeigt haben [Peyron et al., 2000]. Ebenfalls wurden in einer eigenen früheren funktionellen ^{1}H-MRS Studie schmerzinduzierte Änderungen des erregenden Neurotransmitter Glutamat in diesem Hirnareal gemessen [Gussew et al., 2010]. Darüber hinaus stützte sich unsere Hypothese über die hitzeschmerzevozierten insulären GABA Änderungen auf Ergebnisse früherer invasiver Untersuchungen am Tiermodel, bei welchen durch gezieltes Blockieren von GABA Rezeptoren eine erhöhte Schmerzwahrnehmung und –sensibilisierung beobachtet wurde [Jasmin et al., 2003]. Der in unserer Studie gemessener GABA-Rückgang während der Schmerzstimulation könnte das Herunterregulieren des hemmenden Neurotransmitterstoffwechsels wiederspiegeln, welches wiederum eine Aktivierung des schmerzverarbeitenden Systems zur Folge hat. Interessanterweise konnte in unserem Experiment keine schmerzbedingten Glutamatzunahme detektiert werden, wie sie in einer unserer früheren Arbeit beschrieben wurden [Gussew et al., 2010]. Diese Diskrepanz könnte auf zwei wichtige Unterschiede des aktuellen und früheren Studiendesigns zurückgeführt werden. Erstens wurde zugunsten des geringeren methodischen Aufwands bei aktuellen funktionellen Messungen die sogenannte Blockschema verwendet, bei welcher die Reize während einer langen Messperiode (»Stimulation« Phase) und ohne der Synchronisation mit der spektroskopischen Sequenz appliziert werden. Im Gegensatz zu der in früherer Arbeit verwendeten Triggerung der Datenakquisition an die Stimulationssequenz ist es dadurch nicht möglich, kurzeitige Änderungen von Glutamat nachzuweisen, welche, wie es beschrieben wurde, unmittelbar nach der Reizapplikation abklingen. Möglicherweise weisen die GABA Änderungen dagegen deutlich längere Zeitkonstanten auf, wodurch sie über die gesamte »Stimulation« bestehen bleiben. Als Zweitens könnten stärker ausgeprägte Partialvolumeneffekte bei der aktuellen Untersuchung die Sensitivität der Messung für Glutamatänderungen heruntersetzen. Die in der früheren Studie selektierten MRS Voxeln waren ca. dreimal kleiner als bei der aktuellen Untersuchung (2,5 ml vs. 6,8 ml), wodurch eine deutlich bessere räumliche Selektivität der gemessenen Daten erreicht werden konnte.

Trotz der vielversprechenden Ergebnisse der vorgestellten Initialmessung machen die bereits genannten Limitierungen deutlich, dass das Studiendesign in folgenden funktionellen Untersuchungen mit der MEGA PRESS ¹H-MRS modifiziert werden muss. Insbesondere betrifft das die Implementierung der reizgetriggerten MRS-Datenakquisition zur Untersuchung von schmerzbedingten Änderungen sowohl von GABA als auch von Glutamat. Weiterhin sollen auch andere wichtige Hirnschmerzmatrixregionen, wie zum Beispiel die kontralaterale Insula sowie der anteriorer cingulärer Kortex, untersucht werden, um die mögliche räumliche Unterschiede in der kortikalen Schmerzverarbeitung erfassen zu können. Zuletzt bleibt natürlich festzuhalten, dass die bei der aktuellen Auswertung verwendete Bootstrap Methode eine Gruppenanalyse von metabolischen Parametern ermöglicht, aber keinesfalls eine Betrachtung von Verteilungen aus unabhängigen Beobachtungen garantiert. Zur Validierung der hier gemessenen metabolischen Änderungen sind daher Untersuchungen an weiteren Personen erforderlich.

Danksagung

Die Autoren danken der Firma Siemens Healthcare AG für die Bereitstellung der bei den Messungen eingesetzten MEGA-PRESS Sequenz.

Die Arbeit wurde unterstützt durch das Kompetenzzentrum für interdisziplinäre Prävention an der Universität Jena (KIP) und die Berufsgenossenschaft Nahrungsmittel und Gaststätten (BGN).

Referenzen

Bingel und Tracey, 2008 — Bingel, U., Tracey, I. Imaging CNS modulation of pain in humans. Physiology (Bethesda) 2008. 23: 371-80.

Enna und McCarson, 2006 — Enna, S.J., McCarson, K.E. The role of GABA in the mediation and perception of pain. Adv. Pharm. 2006; 54: 1-27.

Fields et al., 1991 — Fields, H.L., Heinricher, M.M., Mason, P. Neurotransmitters in nociceptive modulatory circuits. Annu. Rev. Neurosci. 1991; 14: 219-245.

Förster et al., 2012 — Foerster, B.R., Petrou, M., Edden, R.A., Sundgren, P.C., Schmidt-Wilcke, T., Lowe, S.E., Harte, S.E., Clauw, D.J., Harris R.E. Reduced insular γ-aminobutyric acid in fibromyalgia. Arthritis Rheum. 2012; 64(2):579-83

Grachev et al., 2002 Grachev, I. D., Thomas, P. S., Ramachandran, T. S. Decreased levels of N-Acetylaspartate in dorsolateral prefrontal cortex in a case of intractable severe sympathetically mediated chronic pain (complex regional pain syndrome, type I). Brain Cogn. 2002; 49(1): 102-113.

Gussew et al., 2010 Gussew, A., Rzanny, R., Erdtel, M., Scholle, H.-C., Kaiser, W.A., Mentzel, H.J., Reichenbach, J.R. Time-resolved functional ^{1}H MR spectroscopic detection of glutamate concentration changes in the brain during acute heat pain stimulation. Neuroimage 2010; 49(2): 1895-902.

Gussew et al., 2011 Gussew, A., Rzanny, R., Güllmar, D., Scholle, H.-C., Reichenbach, J.R. ^{1}H-MR spectroscopic detection of metabolic changes in pain processing brain regions in the presence of non-specific chronic low back pain. Neuroimage 2011; 54(2): 1315-1323.

Gussew et al., 2012 Gussew, A., Rzanny, R., Hiepe, P., Scholle, H.-C., Reichenbach, J.R. *In vivo* Nachweis von GABA im Gehirn mit ^{1}H-MRS Methodik und Relevanz für die Schmerzforschung. Tagungsband der 18. Erfurter Tage 2011; ISBN 978-3-942115-18-6; pp. 243-256

Gussew et al., 2012a Gussew, A., Erdtel, M., Hiepe, P., Rzanny, R., Reichenbach, J.R. Absolute quantitation of brain metabolites with respect to heterogeneous tissue compositions in ^{1}H-MR spectroscopic volumes. Magn Reson Mater Phy. 2012, 25(5): 321-333.

Jasmin et al., 2003 Jasmin, L., Rabkin, S.D., Granato, A., Boudah, A., Ohara, P.T.. Analgesia and hyperalgesia from GABA-mediated modulation of the cerebral cortex. Nature. 2003; 424(6946): 316-320.

Kuppers et al., 2009, Kupers, R., Danielsen, E. R., Kehlet, H., Christensen, R., Thomsen, C. Painful tonic heat stimulation induces GABA accumulation in the prefrontal cortex in man. Pain 2009; 142(1-2): 89-93.

LaGraize und Fuchs, 2007 LaGraize, S.C., Fuchs, P.N. GABAA but not GABAB receptors in the rostral anterior cingulate cor-tex selectively modulate pain-induced escape/avoidance behavior. Exp Neurol. 2007; 204(1): 182-94.

Mullins et al., 2005, Mullins, P. G., Rowland, L. M., Jung, R. E., Sibbitt, W. L. A novel technique to study the brain's response to pain: proton magnetic resonance spectroscopy. Neuroimage 2005; 26(2): 642-646.

Peyron et al., 2000 Peyron R, Laurent B, García-Larrea L. Functional imaging of brain responses to pain. A review and meta-analysis (2000). Neurophysiol. Clin. 2000; 30: 263-288.

Provencher 1993 Provencher, S.W. Estimation of metabolite concentrations from localized *in vivo* proton NMR spectra. Magn Reson Med. 1993; 30: 672-679

Rothman et al., 1984 Rothman, D.L., Behar, K.L., Hetherington, H.P., Shulman, R.G. Homonuclear ^{1}H double resonance difference spectroscopy of the rat brain *in vivo*. Proc Natl Acad Sci USA. 1984; 81: 6330-6334.

Schmidt et al., 2007 Schmidt, C.O., Raspe, H., Pfingsten, M., Hasenbring, M., Basler, H.D., Eich, W., Kohlmann, T. Back pain in the German adult population: prevalence, severity, and sociodemographic correlates in a multiregional survey. Spine. 2007; 32(18): 2005-2011.

Stanwell et al., 2010, Stanwell, P., Siddall, P., Keshava, N., Cocuzzo, D., Ramadan, S., Lin, A., Herbert, D., Craig, A., Tran, Y., Middleton, J., Gautam, S., Cousins, M., Mountford, C. Neuro magnetic resonance spectroscopy using wavelet decomposition and statistical testing identifies biochemical changes in people with spinal cord injury and pain. Neuroimage 2010, 53(2): 544-552.

Stefan et al., 2009 Stefan, D., Di Cesare, F., Andrasescu, A., Popa, E., Lazariev, A., Vescovo, E., Strbak, O., Williams, S., Starcuk, Z., Cabanas, M., Van Ormondt, D., Graveron-Demilly, D. Quantitation of magnetic resonance spectroscopy signals: the jMRUI software package. Meas Sci Technol. 2009; 20: 1-9.

Tkáč et al., 2002	Tkáč, I., Andersen, P., Adriany, G., Merkle, H., Uğurbil, K., Gruetter, R. *In vivo* ^{1}H-NMR spectroscopy of the human brain at 7T. Magn. Reson. Med. 2001; 46: 451-456.
Zhuo 2008	Zhuo, M. Cortical excitation and chronic pain. Trends Neurosci. 2008; 31(4): 199-207.

Interdisziplinäre multimodale Therapie in der Versorgung chronischer Rückenschmerzen – Ergebnisse einer naturalistischen Studie

Constanze Borys · Johannes Lutz · Bernhard Strauß

Hintergrund und Fragestellung

Chronische Rückenschmerzen sind in industrialisierten Staaten ein ernstzunehmendes Gesundheitsproblem. Im Gegensatz zu akuten Schmerzen beeinträchtigt ein chronischer Verlauf nachhaltig das (Arbeits-)Leben der Betroffenen und deren Familien. Aufgrund anfallender Kosten für Produktivitätsausfall, Arbeitsausfallleistungen sowie Gesundheitsversorgung ist auch die Gesamtgesellschaft maßgeblich mit betroffen.

Chronische Rückenschmerzerkrankungen können oft nur mit professioneller Hilfe überwunden werden. Etabliert haben sich Diagnose- und Behandlungsmodelle, die den biopsychosozialen Mechanismen der Entstehung und Aufrechterhaltung Rechnung tragen. Diese interdisziplinären, multimodalen Diagnose- und Behandlungsansätze basieren auf einer engen Zusammenarbeit von Medizinern, Psychologen und Physiotherapeuten (z.T. zusätzlich Ergo-, Bewegungs- und Arbeitstherapeuten). Insgesamt hat sich diese Form von Behandlungsprogrammen als moderat wirksam und kosteneffektiv erwiesen (Rolli Salathé et al. 2012). Eine hohe Evidenz weisen dabei intensive multimodale Behandlungsprogramme mit »functional restoration«-Ansatz, im Vergleich zu nicht multimodalen Behandlungen, hinsichtlich der Verbesserung körperlicher Funktionsfähigkeit auf. Für die Schmerzintensität sind die Effekte moderat und für die Arbeitsfähigkeit sind die Ergebnisse uneinheitlich. Diese Effekte lassen sich bei weniger intensiven ambulanten multimodalen Behandlungsprogrammen gegenüber anderen ambulanten Therapiemaßnahmen nicht mehr nachweisen (Guzman et al. 2007).

Beim Auftreten einer Rückenschmerzsymptomatik empfiehlt das Expertenpanel der Bertelsmann-Stiftung eine interdisziplinäre Abklärung über den weiteren Behandlungsweg nach 8 Wochen akuter Erkrankung bzw. 4 Wochen Arbeitsunfähigkeit (Bertelsmann-Stiftung 2007). Tatsächlich weisen Patienten bis zum Eintritt in die Schmerzklinik eine Erkrankungsdauer von durchschnittlich 11 Jahren auf (Driessen 2008). Mit fortschreitender Krankheitsdauer manifestiert sich die Schmerzsymptomatik zunehmend. Oft kommen neue Komorbiditäten und Komplikationen auch aufgrund der Nebenwirkungen von Medikationen hinzu. Ein Genesungsprozess wird dadurch zusätzlich erschwert.

Die Ziele der vorliegenden Studie sind:

1. Erfassung und Beschreibung der Versorgungsmerkmale vor Eintritt in das Schmerzzentrum
2. die Evaluation der Wirksamkeit einer 3-wöchigen stationären multimodalen Therapie bei Patienten mit Hauptschmerzlokalisation im Rückenbereich;
3. die Identifikation von Prädiktoren des Interventionserfolges aus den Bereichen:
   - Soziodemographie
   - Schmerzmerkmale
   - psychologische Variablen
   - retrospektive Versorgungsmerkmale.

Als ein mögliches Kriterium für einen Interventionserfolg wurde in Anlehnung an Dworkin et al. (2008) der Rückgang der durchschnittlichen Schmerzintensität um mindestens 30% von Prä nach Post definiert. Eine Unterteilung von Respondern und Non-Respondern auf dieser Basis hat sich über mehrere chronische Schmerzzustände hinweg (einschließlich Rückenschmerzen) als verlässlich diskriminativ erwiesen zwischen Patienten, die eine Behandlung als »deutliche bzw. sehr deutliche Verbesserung« einstuften und denjenigen, die »wenig und keine Verbesserungen bzw. Verschlechterungen« angaben (Farrar et al. 2001).

Methode und Stichprobe

In Kooperation mit dem interdisziplinären Schmerzzentrum der Zentralklinik Bad Berka (CA Dr. J. Lutz) wurden 303 Patienten mit chronischen Rückenschmerzen untersucht. Auf der Grundlage des Deutschen Schmerzfragebogens (DSF, Pfingsten 2007) wurden die retrospektive medizinische Versorgung sowie soziodemographische, schmerzbezogene und psychologische Merkmale erfasst. Zusätzliche Informationen zur Erkrankungsdauer, Diagnosen und aktuellen wie früheren Medikationen wurden aus den Arztbriefen übernommen. Darüber hinaus wurden das Chronifizierungsstadium (MPSS, Gerbershagen 1996) und der Schmerzschweregrad (CPG, von Korff 1992) bestimmt.

Bisher haben 164 Patienten im Untersuchungszeitraum an einer dreiwöchigen stationären multimodalen Therapie teilgenommen. Die Erhebung der Daten erfolgte vor Beginn der stationären multimodalen Therapie, zum Abschluss sowie drei Monate danach. Katamnesedaten liegen für derzeit 83 Patienten vor.

Ergebnisse

Stichprobenbeschreibung Gesamtstichprobe (N=303)

Soziodemographie und Schmerz

Das durchschnittliche Alter lag in der Stichprobe bei 56,6 (SD: 11,4) Jahren. Hinsichtlich der Geschlechterverteilung zeigte sich ein höherer Frauenanteil mit 59,7%. Die aus der Anamnese erfasste Schmerzdauer betrug bei Erstkonsultation des Schmerzzentrums durchschnittlich 17,6 (SD: 13,6) Jahre. Das Minimum lag bei sechs Monaten Schmerzdauer, das Maximum bei 67 Jahren. Die durchschnitt-

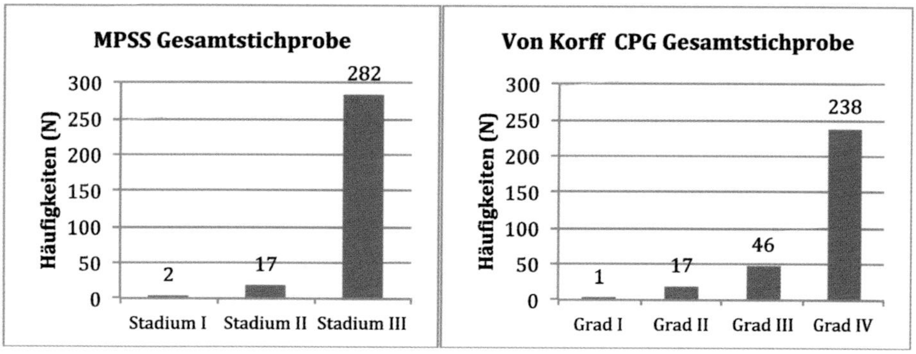

Abbildung 1: Mainz Pain Staging System (MPSS) und Von Korff Chronic Pain Grade (CPG) der Gesamtstichprobe (N=303)

liche Schmerzintensität zum Zeitpunkt der Aufnahme lag im Mittel bei NRS= 6,39 (SD: 2,0). Die Patienten gaben überwiegend multilokuläre Schmerzen an (N=280; 92,4%), bilokuläre Schmerzen lagen bei (N=17; 5,6%) und bei nur sechs(2%) Patienten lag ein monolokulärer Rückenschmerz vor.

Chronifizierungsstadium (MPSS) und Schmerzschweregrad nach von Korff (CPG)

Die Verteilung der Patienten über die drei Chronifizierungsstadien ist in Abbildung 1 dargestellt. Das Stadium III ist mit 93,1% deutlich überrepräsentiert. Dem Chronifizierungsstadium I konnten nur 2 (0,7%) der Patienten zugeordnet werden, dem Stadium II 17 (5,6%) der Patienten (siehe Abb. 1). Ein ähnliches Bild zeichnet sich auch für die Schmerzgraduierung nach Von Korff ab. In 78,5% (N=238) der Fälle waren die Kriterien des höchsten Schmerzschweregrades IV erfüllt. Grad III folgte in großem Abstand mit 15,2% (N=46), Grad II mit 5,6% (N=17) und dem Grad I ließ sich nur einer der Patienten zuordnen (siehe Abb.1).

Evaluation der Ergebnisse der stationären multimodalen Therapie (N=155)

Zu den untersuchten Outcome-Kriterien zählten Schmerzintensität, funktionelle Beeinträchtigung, Ängstlichkeit, Depressivität, gesundheitsbezogene Lebensqualität und allgemeines Wohlbefinden.

Signifikante Veränderungen über die drei Messzeitpunkte zeigten sich in der Reduktion der Schmerzintensität, der funktionellen Beeinträchtigung (FFbHR), der Angst (HADS), der Depressivität (ADS) und des allgemeinen Wohlbefindens (FW7). Die Effektstärken lagen im mittleren bis hohen Bereich.

Prädiktoren des Interventionserfolges: Schmerz-, psychologische und Versorgungsmerkmale

Signifikante Prädiktoren für einen Interventionserfolg (Responder) waren das allgemeine Wohlbefinden zu Beginn der Therapie und die Summe konsultierter

Fachgruppen im Vorfeld. Je höher das Wohlbefinden zu Beginn der Therapie und je geringer die Summe der konsultierten Facharztgruppen im Vorfeld war, umso höher war die Wahrscheinlichkeit, in der Responder-Gruppe zu sein.

Fazit

Die untersuchte Stichprobe wies insgesamt eine hohe schmerzbedingte Belastung und ein überwiegend breites Spektrum an Vorbehandlern und Vorbehandlungen auf. Für die primären Outcome-Kriterien zeigten sich mittlere bis hohe Effekte in der erwarteten Richtung. Eines der Kriterien des Interventionserfolges nach Dworkin et al. (2008, 2009) – eine mindestens 30%ige Reduzierung der Schmerzintensität – erfüllten knapp mehr als ein Drittel der Patienten (34,6%). Hier erwies sich neben dem allgemeinen Wohlbefinden der Patienten zu Untersuchungsbeginn auch die Summe der zuvor konsultierten Facharztgruppen als signifikanter Prädiktor. Ebenfalls in die Analyse einbezogene Indikatoren, wie Schmerzdauer, funktionelle Beeinträchtigung oder u.a. auch Alter erlangten keine signifikante Relevanz.

Für den Bereich der Schmerzintensität zeigte sich, dass einzelne Versorgungsmerkmale einen wichtigen Stellenwert hinsichtlich des zu erwartenden Behandlungserfolges aufweisen können. Eine frühere Zuführung zur multimodalen Therapie könnte einen positiven Einfluss haben. Dabei ist es auf Grundlage der untersuchten Daten nicht abhängig von der reinen Schmerzdauer, sondern von der Summe vorangegangener Versorgung.

Literatur

Bertelsmann-Stiftung. (2007). Gesundheitspfad Rücken. Innovative Konzepte zur Verbesserung der Versorgung von Patienten mit Rückenschmerzen. Gütersloh: Bertelsmann-Stiftung.

Driessen M. (2008). Zahlen und Fakten zum chronischen Schmerz. Bochum: DGSS.

Dworkin et al. (2008). Interpreting the Clinical Importance of Treatment Outcomes in Chronic Pain Clinical Trials: IMMPACT Recommendations. Journal of Pain, 9; 105-121.

Dworkin et al. (2009). Interpreting the clinical importance of group differences in chronic pain clinical trials: IMMPACT recommendations. Pain, 146; 238-244.

Farrar JT, Young Jr JP, LaMoreaux L, Werth JL, Poole RM. (2001). Clinical importance of changes in chronic pain intensity measured on an 11-point numerical pain rating scale. Pain, 94:149–58.

Gerbershagen HU (1996). Das Mainzer Stadienkonzept des Schmerzes (MPSS). In: Klingler D et al. (Hrsg) Antidepressiva als Analgetika. Arachne, Linz, S 71-95.

Guzmán J, Esmail R, Karjalainen K, Malmivaara A, Irvin E, Bomardier C (2007. WITHDRAWN: Multidisciplinary bio-psycho-social rehabilitation for chronic low-back pain. Cochrane Database Syst Rev. 18;(2):CD000963.

Pfingsten M, Nagel B, Emrich O et al. Deutscher Schmerzfragebogen. Handbuch. DGSS 2007; 11-12.

Rolli-Salathé C, Elfering A, Melloh M (2012). Wirksamkeit, Zweckmäßigkeit und Wirtschaftlichkeit des multimodalen Behandlungsansatzes bei chronisch lumbalen Rückenschmerzen. Schmerz, 26(2);131-149.

Von Korff M, Ormel J et al. (1992). Grading the severity of chronic pain. Pain 50: 133-149.

Einfluss von psychischer Fehlbelastung und geringer Emotionsregulierung auf chronischen unspezifischen Rückenschmerz

Gabriele Buruck · Nadine Schrod
Kevin Jungbauer · Irén Horváth · Peter Richter

Problemstellung

Die Evidenz für Risikofaktoren der Kombination repetitiver Arbeit und schlechter Körperhaltung für das Auftreten von Rückenschmerzen ist gut belegt (Raspe, 2012). In den Deutschen Versorgungsleitlinien zum Rückenschmerz (2010) wird dieser bei einer von Dauer von mehr als 12 Wochen als chronisch eingeordnet. Dabei haben 85 - 90 % aller Rückenschmerzen unspezifische Ursachen (Waddel, 1998). Nach Ausschluss spezifischer Ursachen, welche klaren biologischen Erkrankungen (red flags) zuzuordnen sind, können Rückenschmerzen somit vor allem als Symptom und nicht ausschließlich als Krankheit verstanden werden (Klasen et al., 2004). Persistenzen und Rezidiven gebühren damit eine stärkere Berücksichtigung (Airaksinen et al., 2004, Arnold et al., 2009).

Neben diesen genannten Risikofaktoren stellen yellow flags (psychosoziale Faktoren, Arbeitsplatzsituation) weitere wichtige Einflussgrößen für das Auftreten des chronischen unspezifischen Rückenschmerzes dar (Linton et al., 1998; Pfingsten, 2005). Das Themenheft zur Gesundheitsberichterstattung des Robert Koch Institutes kommt abschließend ebenfalls zu dem Urteil, dass in der Prävention Risikokonstellationen von psychosozialen Faktoren und deren genaue Analyse einen wichtigen Aufklärungsbeitrag leisten können (Raspe, 2012). Evidenz in Bezug auf psychische Fehlbelastungen, wie hohe Arbeitsintensität, geringe Handlungsspielräume oder fehlende soziale Unterstützung liegen für den präventiven Sektor bisher nicht vor. Zukünftig sollten diese etablierten Konstrukte aus der arbeitspsychologischen Forschung auch stärker im Zusammenhang mit Emotionsregulierung betrachtet werden, da sich diese Kompetenz für viele Tätigkeiten als personale Ressource erwiesen hat (Berking & Wuppermann, 2012).

Ziel der nachfolgend vorgestellten Studie ist es deshalb, den Prozess der Entstehung arbeitsbezogenen Rückenschmerzes sowie die Rolle der Emotionsregulierung zu betrachten.

Theoretischer Hintergrund

Das 1979 von Karasek postulierte Job-Demand-Control–Modell geht davon aus, dass psychische Beanspruchungsfolgen nicht aus einem einzelnen Aspekt der Arbeitsumgebung resultieren, sondern vielmehr aus einem Zusammenspiel zweier Faktoren: den Arbeitsanforderungen (job demands), die an den Arbeitenden gestellt werden, und dem Entscheidungsspielraum (job decision latitude), der ihm zur Bewältigung dieser Anforderungen zur Verfügung steht (siehe Abb.1). Das

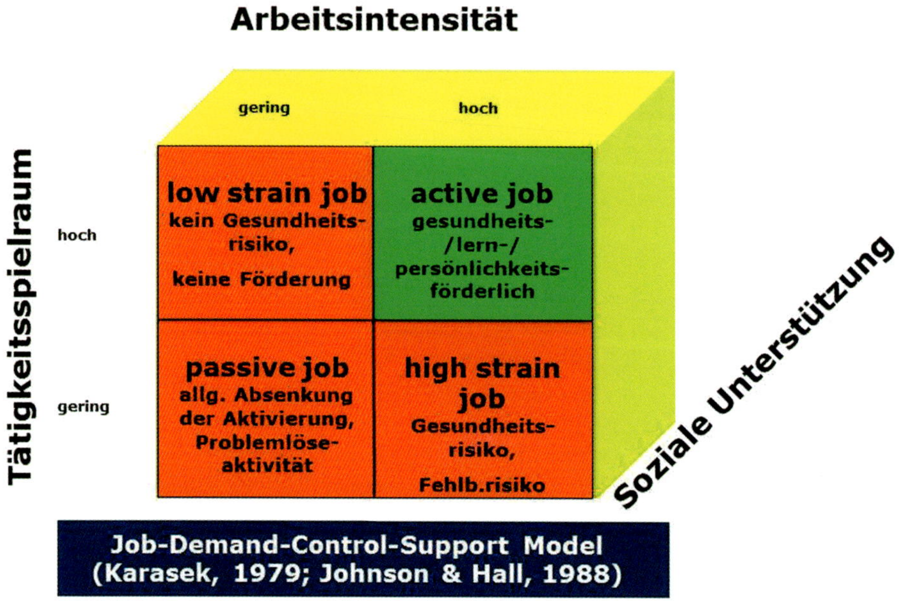

Abbildung 1: Das Job-Demand-Control-Support – Modell nach Karasek (1979), Johnson & Hall (1988) – eigene Abbildung

Modell trifft dabei zwei grundlegende Aussagen. Zum einen wirken sich als *hoch* empfundene Arbeitsanforderungen negativ auf das Befinden und die Gesundheit aus, wohingegen ein als *hoch* erlebter Entscheidungsspielraum mit positiven psychischen Auswirkungen einher geht. Darüber hinaus beschreibt das Modell Wechselwirkungseffekte basierend auf den beiden Dimensionen der Arbeitsintensität und des Entscheidungsspielraums. Die größten gesundheitlichen Risiken birgt demnach die Kombination von hohen Arbeitsanforderungen und niedrigem Entscheidungsspielraum (*high strainjob*). Demgegenüber kann ein als hoch erlebter Entscheidungsspielraum in Verbindung mit hohen Arbeitsanforderungen gesundheitliche Beeinträchtigungen in Form von Fehlbeanspruchungsfolgen abwenden (*active job*). Die wechselseitige Beziehung von niedrigen Arbeitsanforderungen und geringem Entscheidungsspielraum (*passive job*) steht in Zusammenhang mit einer generellen Absenkung der Aktivität und einer Reduktion der allgemeinen Problemlöseleistung. Die Interaktion von niedrigen Anforderungen und hohem Entscheidungsspielraum (low strain job) führt hingegen zu wenig psychischer Beanspruchung bei jedoch gleichzeitig fehlender Forderung und Förderung des Individuums.

Johnson und Hall (1988) ergänzten das Job-Demand-Control–Modell um die Komponente der sozialen Unterstützung (*social support*). Diese theoretische Weiterentwicklung (vgl. Abb. 1) betrachtet soziale Unterstützung von Kollegen und Vorgesetzten als wesentliche Ressource zur Vermeidung von Fehlbeanspruchung.

Ein erhöhtes Fehlbeanspruchungsrisiko besteht demzufolge bei Tätigkeiten, die sich durch hohe Arbeitsanforderungen bei gleichzeitig geringem Entscheidungsspielraum und geringer soziale Unterstützung auszeichnen.

Auch beim Auftreten von Rückenschmerzen gehören diese Merkmale psychischer Belastung am Arbeitsplatz zu Risikofaktoren (Schmidt & Kohlmann, 2005). Vor allem die Höhe der Arbeitsintensität zeigt sich als Prädiktor für die Entwicklung von Muskelskeletterkrankungen (Lanfranchi & Duveau, 2008).

Weiterhin kommt der Emotionsarbeit besonders bei dialogisch-interaktiven Arbeitstätigkeiten eine besondere Rolle zu (Hacker, 2009). Hierbei stellt die psychologische Flexibilität der Person einen fundamentalen Aspekt für Gesundheit dar. Nach Berking und Znoj (2008) ist die Emotionsregulation aus Sicht der Psychotherapieforschung ein Zusammenspiel mehrerer Kompetenzen. Das Modell adaptiver Emotionsregulierung (Berking, 2010) geht davon aus, das erfolgreiche Emotionsregulation aus neun verschiedenen Komponenten besteht, nämlich:

(1) die eigenen Emotionen bewusst wahrzunehmen,
(2) sie klar zu erkennen und zu benennen,
(3) emotionsbezogenen Körperempfindungen wahrzunehmen und als solche zu erkennen,
(4) die Ursachen der aktuell erlebten Emotion zu verstehen,
(5) das emotionale Erleben gezielt beeinflussen zu können,
(6) die eigenen Emotionen zu akzeptieren,
(7) zu tolerieren und auszuhalten,
(8) sich selbst in belastenden Situationen effektiv unterstützen zu können
(9) sich selbst emotional belastenden Situationen auszusetzen, um wichtige Ziele zu erreichen.

Insbesondere bei der Bewältigung chronischer Schmerzen wird der Emotionsregulierung eine zentrale Rolle zugesprochen (Lumley et al. 2011).

Aus diesen Vorbetrachtungen leiten sich folgende *Fragestellungen* ab:

1. Existiert ein Zusammenhang von Arbeitsbelastung und Rückenschmerz in Abhängigkeit der Emotionsregulierung?
2. Existiert ein Zusammenhang von Arbeitsbelastung und chronischem Rückenschmerz in Abhängigkeit von Spielräumen und sozialer Unterstützung?

Methodik

An der Studie (Gesamtlaufzeit: 2011 – 2013)[1] nahmen insgesamt 300 Beschäftigte der stationären Altenpflege teil, wobei männliche (15,3 %) gegenüber weiblichen (84,1 %) Teilnehmern unterrepräsentiert waren. Es wurden fünf Alterskategorien erfasst (bis 24 Jahre, 25-34, 35-44, 45-54 und ab 55 Jahre), wobei die beiden Kategorien 25-34 Jahre (28,4 %) und 45-54 Jahre (24,5 %) am stärksten vertreten waren. Der geringste Anteil entfiel auf Pflegekräfte ab 55 Jahren (13,4 %). Die

1 Gefördert durch die Berufsgenossenschaft für Gesundheitsdienst und Wohlfahrtspflege (BGW) Bezirksstelle Dresden

meisten Beschäftigten (60 %) arbeiteten mehr als drei Jahre in den Einrichtungen der Altenpflege. 67 % der Teilnehmer gaben an, in einer festen Partnerschaft zu leben.

Zur Beantwortung der Fragestellungen kamen schriftliche Mitarbeiterbefragungen (Rücklaufquote: 55,6 %) zum Einsatz, die folgende standardisierte Verfahren beinhalteten.

Arbeitsbelastung, Spielräume und soziale Unterstützung

Der Fragebogen *Aspekte des Berufslebens* (*Areas of Worklife Scale, AWS*, Leiter & Maslach, 2004; Schulze & Rössler, 2006) stellt ein subjektives bedingungsbezogenes Verfahren dar. Anhand von 29 Items zusammengefasst zu sechs Skalen soll der Befragte allgemeine Arbeitsbedingungen einschätzen. Die Auswertung erfolgt mittels einer 5-stufigen Likert-Skala (1 – stimme überhaupt nicht zu bis 5 – stimme völlig zu). Im Ergebnis kann anhand des Mittelwertes der einzelnen Skalen das Ausmaß des Fit zwischen Person und Arbeitsumwelt eingeordnet werden. Als cut-off–Wert gilt hierbei ein Wert von drei; alle Resultate unter diesem Wert werden als geringe Übereinstimmung aufgefasst und stellen somit risikobehaftete Aspekte des Berufslebens dar.

Für die vorliegenden Fragestellungen waren insbesondere die Skalen Arbeitsbelastung (*workload*), Spielräume (*control*) und soziale Unterstützung (*community*) interessant und werden daher in der Ergebnisdarstellung näher geprüft.

Klarheit, Körperwahrnehmung und Akzeptanz der eigenen Emotionen

Der Fragebogen zur *Selbsteinschätzung emotionaler Kompetenzen* (SEK-27, Berking & Znoj, 2008) wurde auf der Grundlage des kompetenzorientierten Modells adaptiver Emotionsregulation nach Berking (2010) entwickelt und erfasst neun Kompetenzen, die für eine erfolgreiche Emotionsregulation relevant sind. Das Verfahren besteht aus 27 Items, die gleichmäßig auf neun Subskalen verteilt sind. Die Items werden jeweils eingeleitet mit dem Satz »In der letzten Woche…« und werden auf einer 5-stufigen Likert-Skala (überhaupt nicht = 0 Punkte bis (fast) immer = 4 Punkte) bewertet. Die den Antworten zugeordneten Punktescores werden zu Subskalenwerten bzw. einem Gesamtwert aufaddiert. Da sich die Items auf einen relativ begrenzten Zeitraum von sieben Tagen vor der Befragung beziehen, kann mit diesem Verfahren die situative *Emotionsregulation* einer Person näher betrachtet werden. Grundsätzlich deuten hohe Werte auf hohe Fähigkeiten bzw. Kompetenzen hin. Für die Ergebnisberechnungen gingen die Skalen *Klarheit* (Benennen und Erkennen eigener Emotionen), *Körperwahrnehmung* (emotionsbezogene Körperempfindungen wahrnehmen und erkennen) und *Akzeptanz* (eigene negative Emotionen aushalten können) in die Berechnungen ein.

Chronischer Rückenschmerz

Die Erfassung der chronischen Rückenschmerzen erfolgte mit dem *Chronic pain Questionnaire* (*Fragebogen zur Schmerzgraduierung*) nach von Korff, Ormel, Keefe & Dworkin (1992) in der validierten deutschen Version von Klasen et al. (2004). Das Verfahren wurde speziell für Rückenschmerzen eingesetzt. Die sieben Fragen beziehen sich sowohl auf die Intensität als auch die Beeinträchtigung durch Schmerzen, wobei die Einschätzungen auf einer Skala von 0 bis 10 für die letzten drei Monate angegeben werden können. Auf der Skala Schmerzintensität bedeutet ein Wert von 0, dass keine Schmerzen aufgetreten sind, wohingegen ein Wert von 10 anzeigt, dass die Schmerzen als maximal empfunden wurden. Ebenso verhält es sich bei den Angaben zur Beeinträchtigung. Dabei steht ein Wert von 0 für keine Beeinträchtigung und der Wert 10 für »...keine Aktivitäten mehr möglich«. In der Auswertung werden aus der Höhe der Schmerzintensität und den durch Schmerzen beeinträchtigten Tagen Punktwerte ermittelt. Nach Addition dieser Punktwerte erfolgt die Klassifikation in vier Schmerzgrade. Grad I und Grad II werden dem funktionalen chronischen Schmerz mit geringer oder hoher Schmerzintensität zugeordnet; Grad III und IV zählen zum dysfunktionalen chronischen Schmerz durch mäßige oder hochgradige Einschränkungen.

Zusammenfassend sind alle Konstrukte in Tab. 1 dargestellt.

Tabelle 1: Ausgewählte Skalen der Verfahren

Verfahren	Skalen/Itemanzahl	Beispielitem
Aspekte des Berufslebens (Areas of Worklife Scale, AWS, 29 Items, Leiter & Maslach, 2004; Schulze & Rössler, 2006)	Arbeitsbelastung (6)	»Ich habe nicht genügend Zeit, meine Arbeit zu erledigen.«
	Handlungsspielraum (3)	»Ich kann selbst darüber entscheiden, wie ich meine Arbeit erledige.«
	Soziale Unterstützung (5)	»Ich bin Teil eines Teams, das mich unterstützt.«
Selbsteinschätzung emotionaler Kompetenzen (SEK 27, Berking & Znoj, 2008)	Klarheit der eigenen Emotionen	»...hätte ich klar benennen können, wie ich mich gerade fühle.«
	Körperwahrnehmungen eigener Emotionen	»...hatte ich eine gute körperliche Wahrnehmung meiner Gefühle.«
	Akzeptanz der eigenen Emotionen	»... konnte ich auch negative Gefühle wahrnehmen.«
Chronic pain Questionnaire (v. Korff et al., 1992; Klasen et al. 2004)	Schmerzgrade I - IV	»Inwieweit haben Ihre Schmerzen Sie in den letzten drei Monaten bei Ihren alltäglichen Beschäftigungen beeinträchtigt?«

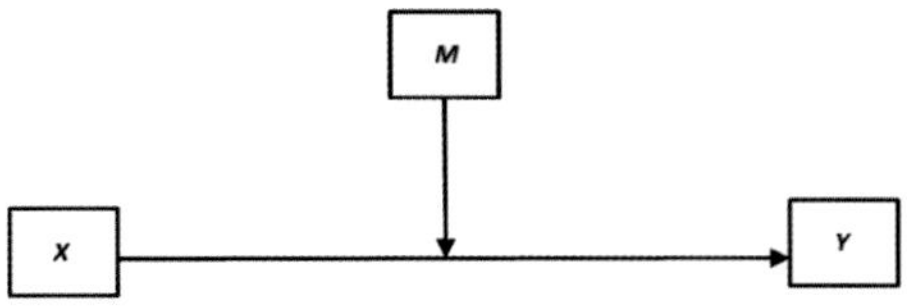

Abbildung 2: Moderationsmodell mit einem Moderator
Anmerkungen: X = Prädiktor (Arbeitsbelastung), Y = Kriterium (Schmerzintensität, chronischer Rückenschmerz) , M = Moderatoren (Klarheit, Körperwahrnehmung und Akzeptanz der eigenen Emotionen, Spielräume, soziale Unterstützung)

Im Rahmen der Fragestellungen werden vielfältige Interaktionseffekte in Form von Wechselbeziehungen angenommen, welche durch moderierte Regressionen geprüft wurden. In Abb. 2 ist das Prinzip der Moderationsanalyse schematisch dargestellt. Um Moderationseffekte zu testen, wurde ein Macro-Skript von Hayes (2012) verwendet, das in der SPSS-Umgebung als eigenständiger Programmteil aufgerufen werden kann. Die Interaktionsterme gehen dabei komplett in ein Endmodell ein.

Ergebnisse

Deskriptiv

Den Angaben der 300 Teilnehmer aus der stationären Altenpflege zufolge sind 162 Personen (54 %) vom chronischen unspezifischen Rückenschmerz betroffen. Darunter sind entsprechend der Klassifikation nach von Korff et al. (1992) die Grade I und II (insgesamt 45,3 %) am häufigsten vertreten. Demgegenüber sind 8,7 % der Personen mit chronischen unspezifischen Rückenschmerzen den Graden III bzw. IV zuzuordnen (vgl. Abb.3).

Obwohl keine signifikanten Zusammenhänge zwischen Alter und Rückenschmerz bestehen, ist auffällig, dass nur die Altersgruppe der 25-35 Jährigen bei

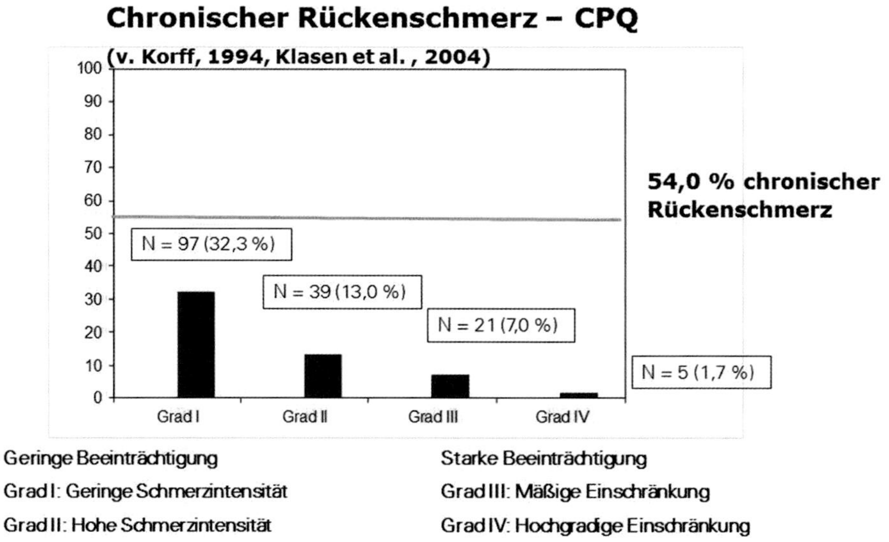

Abbildung 3: Häufigkeit der Personen zugeordnet zu den unterschiedlichen Schmerzgraden

Normalverteilung des Alters in allen vier Schmerzgraden vertreten ist. Insbesondere hinsichtlich der Grade I und III weist diese Personengruppe die häufigste Nennung auf. Ein Erklärungsansatz könnten sicherlich die höheren Konflikte bei der Vereinbarung von Beruf und Familie sein.

Moderierte Regression

Die im Folgenden dargestellten Resultate der moderierten Regressionsanalysen beziehen sich stets auf das letzte und somit vollständige Modell, in dem alle für die Beantwortung der Fragestellungen notwendigen Interaktionsterme aufgenommen wurden. Zur Überprüfung der Fragestellung erfolgte für signifikante Interaktionsterme eine grafische Darstellung des Wechselwirkungseffektes (vgl. Aiken & West, 1993).

Fragestellung 1

Bei allen moderierten Regressionen zum Zusammenhang von Arbeitsbelastung und Schmerzintensität in Abhängigkeit der Ausprägung verschiedener emotionalen Kompetenzen als Moderator zeigt sich ein signifikanter Haupteffekt der Arbeitsbelastung in dem Sinne: je höher die empfundene Arbeitsbelastung, desto höher auch die wahrgenommene Schmerzintensität. Zusätzlich zeigen sich signifikante Interaktionseffekte für Arbeitsbelastung als Prädiktor mit den Moderatoren Klarheit, Körperwahrnehmung und Akzeptanz. Es konnte somit ein Zusammenhang von Arbeitsbelastung und Rückenschmerz in Abhängigkeit der

Tabelle 2: Moderierte Regression zum Zusammenhang von Arbeitsintensität und Schmerzintensität bei Rückenschmerzen in Abhängigkeit der Ausprägung emotionaler Kompetenzen

Schmerzintensität	**B**	**p**	**R^2**	**N**
Alter	-.045	.74		
Arbeitsbelastung (AB)	**-6.698****	.01		
Klarheit (KL)	-.304	.65		
AB x KL	**-2.462*****	.00	.14	105
Alter	-.023	.86		
Arbeitsbelastung (AB)	**-6.208****	.01		
Körperwahrnehmung (KW)	-.734	.33		
AB x KW	**-2.549*****	.00	.15	106
Alter	-.100	.46		
Arbeitsbelastung (AB)	**-7.875*****	.00		
Akzeptanz (AKZ)	.228	.75		
AB x AKZ	**-2.998*****	.00	.16	106

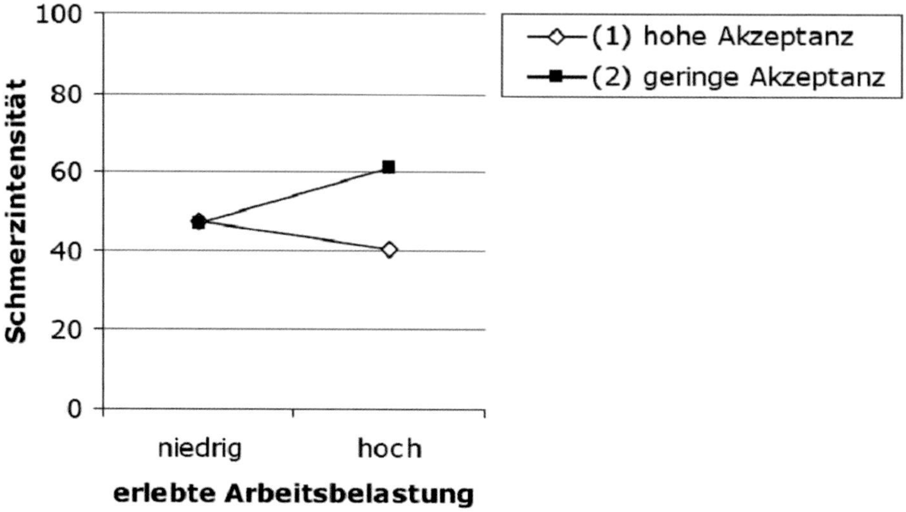

Abbildung 4: Interaktionsterm zur moderierten Regression zum Zusammenhang von Arbeitsbelastung und Rückenschmerz in Abhängigkeit der Ausprägung emotionaler Kompetenzen

Emotionsregulierung aufgezeigt werden. Das bedeutet, dass die Schmerzintensität unter unterschiedlicher Arbeitsbelastung in Abhängigkeit der Ausprägung der Kompetenzen von Emotionsregulierung, z.B. Akzeptanz, unterschiedlich wahrgenommen wird. Die einzelnen unstandardisierten Regressionskoeffizienten können Tab. 2 entnommen werden. Die Aufnahme des Alters als Kontrollvariable offenbarte keine bedeutsamen Einflüsse. Die Varianzaufklärungen der einzelnen Modelle betrugen zwischen 14 % und 16 %.

Im Interaktionsdiagramm (Abb. 4) zeigt sich, dass für Personen, die eine gering ausgeprägte Kompetenz zur Akzeptanz negativer Gefühle aufweisen, ein positiver Zusammenhang zwischen erlebter Arbeitsbelastung und Schmerzintensivität besteht. Für Personen, die eine eher stark ausgeprägte Kompetenz zur Akzeptanz negativer Gefühle aufweisen, zeigt sich dieser Zusammenhang schwach negativ. Das bedeutet, dass Personen, die weniger gut negative Gefühle akzeptieren können, unter hoher Arbeitsbelastung mehr Schmerzintensität angeben als unter niedriger Arbeitsbelastung. Konträr dazu zeigt sich bei Personen mit stark ausgeprägter Kompetenz hinsichtlich der Akzeptanz negativer Gefühle unter hohen Arbeitsbelastungen eher ein Absinken der Schmerzintensität. Die Emotionsregulationskompetenz »Akzeptanz« kann daher als Ressource in Bezug auf das Erleben der Intensität von Rückenschmerzen interpretiert werden. Bei den Kompetenzen Klarheit und Körperwahrnehmung weisen die Interaktionsterme ebenso darauf hin, dass Personen mit einer schwachen Ausprägung dieser Kompetenzen unter hoher Arbeitsbelastung mehr Schmerzintensität als unter niedriger Arbeitsbelastung berichteten.

Tabelle 3: Moderierte Regression zum Zusammenhang von Arbeitsbelastung und chronischen Rückenschmerz in Abhängigkeit von Spielräumen und sozialer Unterstützung

chronischer Rückenschmerz	**B**	**p**	**R²**	**N**
Alter	.005	.43		
Dauer der Anstellung	-.032	.50		
Partnerschaft	-.032	.86		
Arbeitsbelastung (AB)	**.343*** **	.00		
Spielräume (SR)	.021	.80		
soziale Unterstützung (SÜ)	-.036	.75		
AB x SR	.191	.12		
AB x SÜ	**.432** **	.01	.18	133

Fragestellung 2

Zum Zusammenhang von Arbeitsbelastung und chronischem Rückenschmerz in Abhängigkeit von Spielräumen und sozialer Unterstützung zeigen sich signifikante Haupt- und Interaktionseffekte (vgl. Tab. 3).

Aus der moderierten Regression zur Überprüfung der zweiten Fragestellung geht für den chronischen Rückenschmerz ein signifikanter Haupteffekt in dem Sinne hervor: je höher die empfundene Arbeitsbelastung, desto höher auch die Schmerzgraduierung des chronischen Rückenschmerzes. Zusätzlich zeigen sich signifikante Interaktionseffekte für Arbeitsbelastung als Prädiktor für chronischen Rückenschmerz mit dem Moderator soziale Unterstützung, jedoch nicht mit

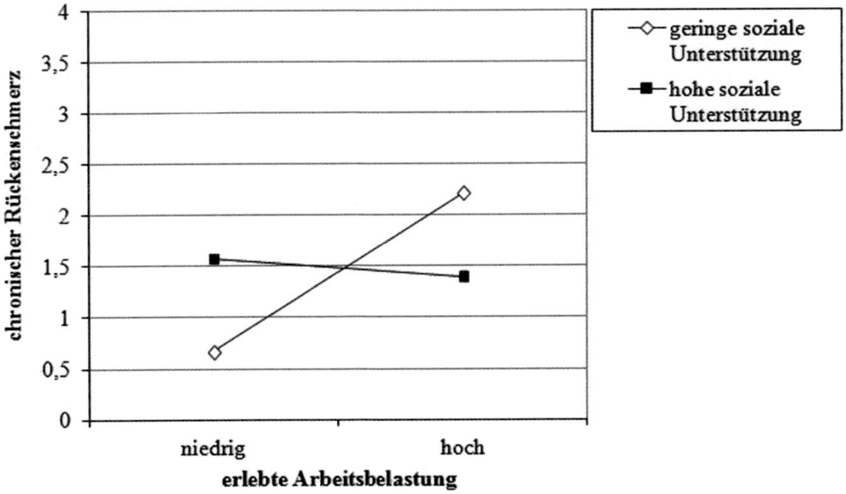

Abbildung 5: Interaktionsterm zur moderierten Regression zum Zusammenhang von Arbeitsbelastung und chronischen Rückenschmerz in Abhängigkeit von sozialer Unterstützung

Spielräumen. Es kann somit lediglich ein Zusammenhang von Arbeitsbelastung und chronischem Rückenschmerz in Abhängigkeit der sozialen Unterstützung aufgezeigt werden. Die Gesamtvarianzaufklärung des Modells beträgt 18 % und wurde unter Hinzunahme der Kontrollvariablen Alter, Dauer der Anstellung und feste Partnerschaft geprüft. Es stellten sich keine signifikanten Einflüsse dieser drei Merkmale heraus.

Das Interaktionsdiagramm (Abb. 5) verdeutlicht, dass für Personen, die eine geringe soziale Unterstützung berichteten, ein positiver Zusammenhang zwischen erlebter Arbeitsbelastung und chronischen Rückenschmerzen besteht. Für Personen, die eine hohe soziale Unterstützung erleben, zeigt sich dieser Zusammenhang nicht. Das bedeutet, dass Personen, welche geringe soziale Unterstützung am Arbeitsplatz wahrnehmen, unter hoher Arbeitsbelastung in einen höheren Schmerzgrad der chronischen Rückenschmerzen eingeordnet werden können als unter niedriger Arbeitsbelastung. Soziale Unterstützung kann somit theoriekonform als Ressource betrachtet werden.

Zusammenfassend ist festzuhalten, dass für die vorliegende Stichprobe sowohl ein direkter Zusammenhang zwischen Arbeitsbelastung und Schmerzintensität als auch zwischen Arbeitsbelastung und chronischem Rückenschmerz nachgewiesen werden konnte. In beiden Fällen konnten zudem Moderatoreffekte herausgestellt werden. In Abhängigkeit der Ausprägung der Kompetenzen der Emotionsregulieren (Akzeptanz, Klarheit, Körperwahrnehmung) bzw. des Ausmaßes an erlebter sozialer Unterstützung resultieren unterschiedliche Ausprägungen der Zusammenhänge.

Für die vorliegende Studie ist zu beachten, dass sie Limitationen bedingt durch die rein querschnittliche Betrachtung unterliegt. Weiterhin beruhen die Ergebnisse ausschließlich auf Selbsteinschätzungen der Untersuchungsteilnehmer. Die Stichprobe bildet sich darüber hinaus als geschlechter- und berufsbezogene eher homogene Stichprobe ab, so dass nur eingeschränkte Aussagen aufgrund der fehlenden Heterogenität gemacht werden können.

Trotz dieser Kritikpunkte weisen die Ergebnisse auf die Dringlichkeit der Betrachtung psychosozialer Risikokonstellationen bei der Analyse des chronischen unspezifischen Rückenschmerzes hin.

Literaturverzeichnis

Airaksinen, O., Brox, J.I., Cedraschi, C., Hildebrandt, J., Klaber-Moffett, J., Kovacs, F., Mannion, A.F., Reis, S., & Staal, J.B. (2004). European Guidelines for the management of chronic non-specific low back pain. http://www.backpaineurope.org/web/files/WG2_Guidelines.pdf. (Stand: 30.07.2012).

Aiken, L. S. & West, S. G. (1993). Multiple regression - testing and interpreting interactions (3rd ed.). Newbury Park: Sage.

Arnold, B., Brinkgschmidt, T., Casser, H.-R., Gralow, I., Irnich, D., & Klimczyk, K. (2009). Multimodale Schmerztherapie – Konzepte und Indikation. Schmerz, 2, 112-120.

Berking, M. &Znoj, H. (2008) . Entwicklung und Validierung eines Fragebogens zur standardisierten Selbsteinschätzung emotionaler Kompetenzen (SEK-27). Zeitschrift für Psychiatrie, Psychologie und Psychotherapie 56(2), 141-153.

Berking, M. (2010). Training emotionaler Kompetenzen (2. Aufl.). Heidelberg: Springer.

Berking, M. & Wupperman, P. (2012). Emotion regulation and health: State of the Art. Current Opinion in Psychiatry, 25(2), 128-134.

Hacker, W. (2009). Arbeitsgegenstand Mensch: Psychologie dialogisch-interaktiver Erwerbsarbeit - Ein Lehrbuch. Lengerich: Pabst Science Publishers.

Hayes, A. F. (2012). PROCESS: A versatile computational tool for observed variable moderation, mediation, and conditional process modeling. An Introduction to Mediation, Moderation, and Conditional Process Analysis: A Regression-based Approach (in press).

Johnson, J. V. & Hall, E. M. (1988). Job strain, work place social support and cardiovascular disease: A cross sectional study of a random sample of the Swedish working population. American Journal of Public Health, 78, 1336–1342.

Karasek, R.A. (1979). Job demands, job decision latitude, and mental strain: Implications for job redesign. Administrative Science Quarterly, 24, 285-308.

Klasen, B.W., Hallner, D., Schaub, C., Willburger, R., & Hasenbring, M. (2004).Validation and reliability of the German version of the Chronic Pain Grade questionnaire in primary care back pain patients. GMS Psycho-Social-Medicine, 1, 1-14.

Klasen, B. (2006). Untersuchungen zu Chronifizierungsprozessen bei unspezifischen Rückenschmerzen. Bochum: Fakultät für Psychologie der Ruhr - Universität.

Lanfranchi, J.-B., &Duveau, A. (2008). Explicative models of musculoskeletal disorders (MSD): From biomechanical and psychosocial factors to clinical analysis of ergonomics. European Review of Applied Psychology, 58(4), 201-213.

Leiter, M.P., & Maslach, C. (2004). Areas of worklife: A structured approach to organizational predictors of job burnout. In P. Perrewé & D. C. Ganster, (Eds.), Research in occupational stress and well being (Vol. 3, pp. 91-134). Oxford: Elsevier.

Linton, S.J., Helsing, A.L., & Halden, K.A. (1998). Population based study of spinal pain among 35-45 year old individuals: Prevalence, sick leave and health care use. Spine, 23, 1457-1463.

Lumley, M.A., Cohen, J.L., Borszcz, G.S. Cano, A. Adcliffe, A.M. Porter, L.S. Schubiner, H., & Keefe, F.J. (2011). Pain and Emotion: A Biopsychosocial Review of Recent Research. Journal of Clinical Psychology, 67(9), 942–968.

Pfingsten, M. (2005). Psychologische Faktoren. In J. Hildebrand, G. Müller, & M. Pfingsten, (Hrsg.) (S. 26-39). Lendenwirbelsäule. München: Urban & Fischer.

Raspe, H. (2012). Rückenschmerzen, Gesundheitsberichterstattung des Bundes, Heft, 52, Robert Koch Institut.

Schulze, B. & Rössler, W. (2006). Burnout-Syndrom: Diagnose und Therapie in der klinischen Praxis. Neurologie und Psychiatrie, 6(4), 23-25.

Waddell, G. & Burton, A. K. (2006). Is work good for your health and well-being? London: TSO.

Von Korff, M., Ormel, J., & Keefe, F. (1992).Grading the severity of chronic pain. Pain, 50, 133-149.

Identifikation von Parametern, die die EMG-Antwort der Halsmuskulatur bei einer simulierten Heckkollision beeinflussen

Andrea Raven · Roland Graßme · Joachim Stadler
Gerd Fabian Volk · Christoph Anders · Orlando Guntinas-Lichius

Einleitung

Bei einem klassischen so genannten Beschleunigungstrauma kommt es im Wesentlichen zu einer abrupten Entschleunigung des Körpers. Da der Kopf frei beweglich ist, kann er der abrupten Bewegung des Rumpfes nicht folgen und pendelt nach. Beim Auffahrunfall kommt es zunächst zu einer ungebremsten maximalen Rückneigung des Kopfes mit anschließender Vorwärtsneigung. Das Ausmaß dieses Akzelerations-Dezelerations-Mechanismus ist hauptsächlich von der Auffahrgeschwindigkeit abhängig.

Durch das erhöhte Verkehrsaufkommen in den 70er Jahren wurden Sicherheitsvorkehrungen wie der Sicherheitsgurt und Kopfstützen immer wichtiger. Trotz dieser Maßnahmen und einer Abnahme der derzeitigen Verkehrsunfälle ereignen sich weiterhin schwere Halswirbelsäulen-(HWS)-Verletzungen.

Das Krankheitsbild ist vielfältig. Es kann zu Stauchung, Dehnung oder Kontinuitätsdurchtrennung der Weichteile, sowie Ödembildung oder Einblutungen kommen. In schweren Fällen sind auch Frakturen oder schwere Weichteilverletzungen möglich. Auch der psychische Aspekt einer solchen Verletzung sollte erwähnt werden. Viele Patienten klagen noch lange über Beschwerden, obwohl dafür kein somatischer Anhalt gefunden werden kann. Die Beschwerden, insbesondere Schmerzen, neigen zur Chronifizierung und die Patienten können somit zu chronischen Schmerzpatienten werden.

In Deutschland werden jährlich bei den Versicherern 25.000 Ansprüche wegen eines Beschleunigungstraumas gestellt. Die Kosten belaufen sich dabei auf geschätzte 1 Mrd. Euro, wobei der Hauptteil für Verfahrenskosten, Schmerzensgeld, Verdienstausfall und vor allem Behandlungskosten ausgegeben wird. (Krämer 2006)

Zielstellung

Auf Grund unterschiedlicher Krankheitsverläufe bei Patienten mit Beschleunigungstraumen der HWS und Schwankungen im Bewegungsablauf bei verschiedenen Individuen sollte herausgefunden werden, ob es muskulär-physiologische Faktoren gibt, welche einen prädiktiven Wert für das zu erwartende Trauma an der HWS und Halsmuskulatur haben können. Daher wurden in der vorliegenden Arbeit anthropometrische Daten sowie muskuläre Kraft mit der Reflexantwort korreliert.

Da auch andere Einflussfaktoren auf das zu erwartende Trauma wie z.B. die Vorwarnung unmittelbar vor der Heckkollision denkbar sind, wurden die Kollisionsversuche jeweils wiederholt vorgenommen. Zunächst wurde der Proband vor der Kollision nicht gewarnt und erst bei der Wiederholung wurde er vorgewarnt.

Als letztes Ziel blieb die Frage, ob die muskuläre Aktivität die Kopfbewegung beeinflussen kann. Es sollte untersucht werden, ob durch eine erhöhte Kraft oder eine schnelle Reflexantwort der Akzelerations-Dezelerations-Mechanismus des Kopfes vermindert oder gebremst werden kann und somit Folgeschäden vermieden werden können.

Material und Methoden

Um einen Geschlechtsunterschied auszuschließen, wurden 32 männliche Probanden für den Versuch ausgewählt. Das Alter der Probanden lag zwischen 20 und 29 Jahren. Ausschlußkriterien waren Vorerkrankungen der Halswirbelsäule, Hals- und Schultermuskulatur sowie Erkrankungen, die sich auf diese Regionen auswirken könnten (z.B. Nervenerkrankungen). Außerdem wurden Patienten mit einer positiven Medikamentenanamnese von der Studie ausgeschlossen. Vor den dynamischen Messungen wurden die folgenden anthropometrischen und physikalischen Daten der Probanden erhoben: Kraftwerte der Halsmuskulatur in Bauch (1) - und Rückenlage (2), Alter (3), Größe (4), Gewicht (5), Body-Mass-Index (BMI; 6), Nackenlänge (7), vordere Halslänge (8), Halsumfang (9), Halsindex (10), Kopfumfang (11), Stammlänge (12), Hautfaltendicke an Trizeps (13), Subscapular (14), Hüfte (15) und Kinn (16) sowie Körperfettanteil (17).

Der Versuchsaufbau wurde in früheren Publikationen ausführlich vorgestellt (Biedermann et al. 2002, Stadler et al. 2003, 2004, 2005, 2006, 2010). Die wichtigsten Bestandteile seien hier noch einmal in Kürze genannt.

Versuchsablauf

- Statische Messungen, bei welcher der Kopf aus der horizontalen Nulllage angehoben wird (mit Gewichten oder Kraftsensor), jeweils aus Bauch- und Rückenlage.
- Dynamische Messungen, bei welcher eine Heckkollision mit Hilfe einer Parallelschaukel simuliert wird (Abbildung 1). Auf der Schaukel befindet sich ein festmontierter PKW-Sitz und die Geschwindigkeit beim Anschlag beträgt ca. 2 km/h. Die Kollision wird durch eine Hochgeschwindigkeitskamera HCC-1000 (S150/512S) der Firma VDS Vosskühler GmbH, Osnabrück, aufgezeichnet.

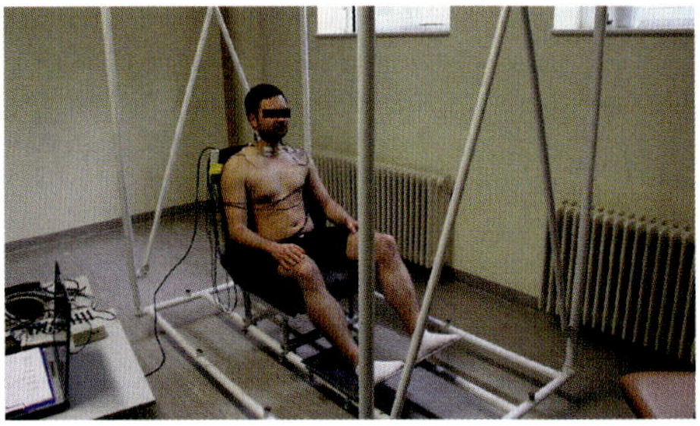

Abbildung 1: Parallelschaukel mit festmontiertem PKW-Sitz und Proband

- Bei der Heckkollision werden vier verschiedene Situationen simuliert (Tabelle 1).

Tabelle 1: Situationen

Situation 1	Aufprall unbekannt
Situation 2	Aufprall bekannt, ohne Vorwarnung
Situation 3	Aufprall bekannt, mit Vorwarnung, ohne bewusste Voraktivierung
Situation 4	Aufprall bekannt, mit Vorwarnung, mit bewusster Voraktivierung

Oberflächen-EMG-Ableitung

- Bipolare Ableitung folgender Muskeln (Abbildung 2 und 3). Die Ableitposition entspricht den Vorgaben der SENIAM (Hermens et al. 1999).
  1. M. sternothyroideus
  2. M. sternocleidomastoideus
  3. M. splenius capitis
  4. M. erector spinae
  5. M. trapezius descendens
  6. M. trapezius transversus
- Abtastfrequenz 2000 Hz, Verstärkung 1000-fach
- Beschleunigungssensoren am PKW-Sitz, an der Haut über dem Sternum und auf dem Kopf des Probanden (bidirektional)
- EMG-System der Firma Biovision®, Wehrheim

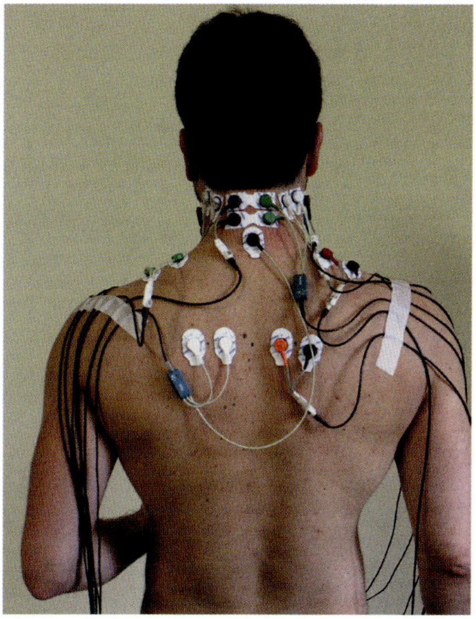

Abbildung 2: Elektrodenposition dorsal

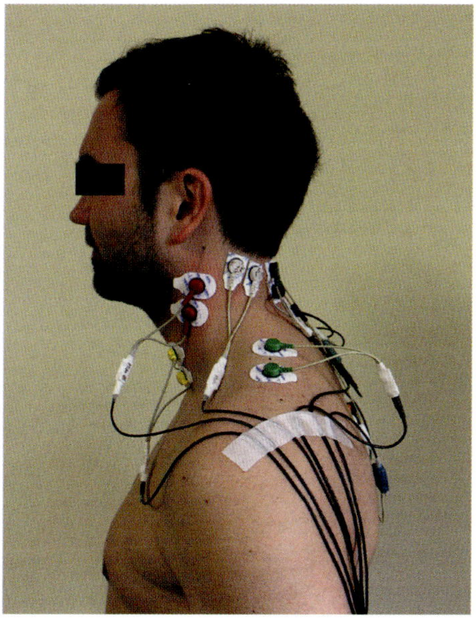

Abbildung 3: Elektrodenposition lateral

Auswertung

Nach einer Hochpaßfilterung zur Unterdrückung von Bewegungsartefakten mit einer Grenzfrequenz von f_u=65 Hz sowie Bandsperrfiltern für die Harmonische der Netzfrequenz (n*50 Hz) wurde mit einem schmalen Mittelungsfenster der zeitveränderliche RMS (root mean square)-Verlauf berechnet. Diese Kurve ist eine praktisch brauchbare Schätzung für die Muskelkraft.

Da die Reflexdetektion in der Literatur nicht einheitlich beschrieben wird, ermittelten wir die Reflexzeiten über verschiedene Ansätze. Zunächst bestimmten wir die Reflexzeiten bei Überschreitung einer bestimmten Schwelle, dabei wurden die Multiplikatoren 5, 7, 9 und 11 betrachtet. Als Ruheaktivität diente ein ungestörter (visuell kontrollierter) EMG-Signalabschnitt von 2 s Länge kurz vor dem Stoß.

Die andere Herangehensweise näherte sich vom Maximum ausgehend an die Reflexzeit. Hierbei wurde zunächst das Maximum der Muskelaktivität während des Reflexes bestimmt. Das Maximum des Reflexes betrug 100%. Davon ausgehend wurde die Reflexantwort bestimmt. Hierfür wurde mit 10%, 15% und 20% des Maximums gearbeitet.

Da die Reflexzeiten zwischen den Methoden teilweise stark variierten, wurde ein optimierter Wert hinzugenommen. Diesem Wert lagen die beiden anderen Methoden zugrunde. Er folgte einem Algorithmus (Tabelle 2), der als Ziel hatte, die wahrscheinlichste Reflexzeit für jeden Muskel zu bestimmen.

Tabelle 2: Algorithmus für den optimierten Wert

Gegeben	Zeit-Schätzwerte (SD5, SD7, SD9, SD11) und (Max10, Max15, Max20)
1. Stufe	Für alle Schätzungen Bereich eingrenzen: Nur Werte zulassen die >20ms und < 150 ms sind.
2. Stufe	Berechnung prozentualer Unterschiede zwischen den benachbarten Stufen jeweils innerhalb der SD-Gruppe und innerhalb der Max-Gruppe.
3. Stufe	bei mehr als +10% Differenz zur nächsten Stufe wird der größere Wert genommen, ansonsten der kleinere (wieder innerhalb der SD-Gruppe und innerhalb der Max-Gruppe.). Wenn nur ein Wert da ist wird dieser genommen.
4. Stufe	Zwischen SD und Max – Gruppe: Wenn nur ein Wert da ist wird der genommen. Bei Differenz von >10% wird der größere Wert genommen, ansonsten der kleinere.

Ergebnisse

In unseren Versuchen konnten wir zeigen, dass die Reflexdetektion, unabhängig von unterschiedlich angewandten Detektionsarten, über die verschiedenen Situationen abnimmt (Abbildung 4). Die Reflexantwort war somit situationsabhängig und stand in Beziehung zur Vorwarnung. Durch die Vorwarnung und auch Vorerfahrung mit den anderen Versuchen ist die Reflexantwort besser koordiniert und kommt deswegen mit weniger Kraftaufwand bzw. EMG-Leistung aus. Durch die Vorwarnung konnte sich die Muskulatur besser auf die Kollision einstellen und es waren weniger Reflexe detektierbar. Außerdem war die Muskulatur durch die Gegenspannung weniger dehnbar und weniger Reflexe konnten ausgelöst werden.

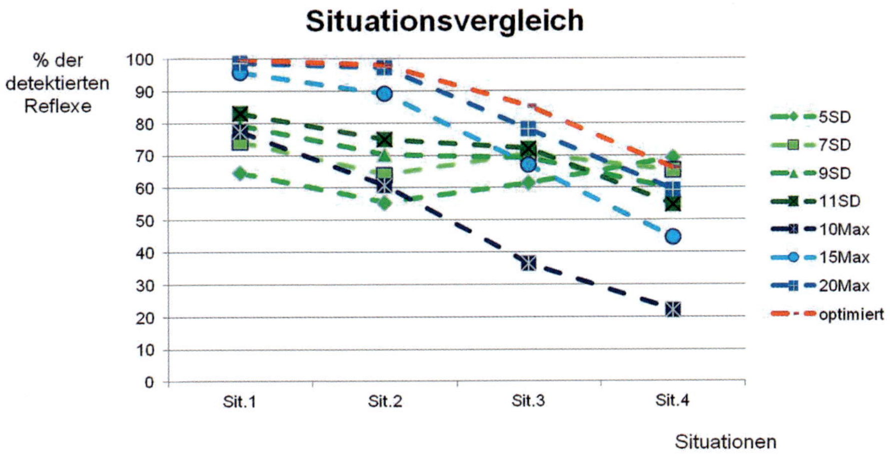

Abbildung 4: Vergleich der detektierbaren Reflexe in den verschiedenen Situationen, für die jeweils angewandte Detektionsart (SD= von Standardabweichung ausgehend, Max= vom Maximum ausgehend, optimiert= optimierter Wert)

Korrelierte man die Reflexzeiten mit den anthropometrischen Daten, wurde ein schwacher Zusammenhang mit den Reflexantworten der vorderen Halsmuskulatur sichtbar. Primär war die Korrelation im M. sternothyroideus links zu beobachten (Abbildung 5). Es bestand eine negative Beziehung zur Kraft der Muskulatur. Je größer die Kraft der Muskulatur war, umso kürzer war die Reflexzeit. Außerdem

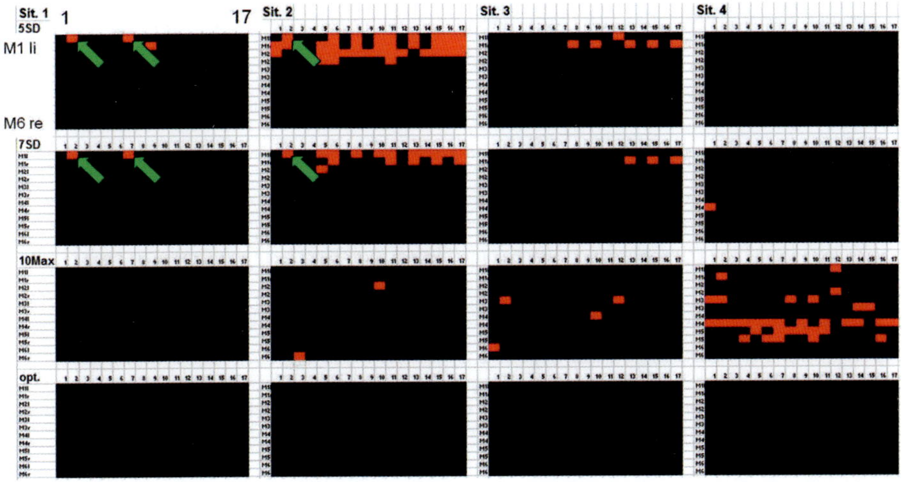

Abbildung 5: Korrelationen zwischen anthropometrischen Daten (senkrecht) – siehe Material und Methoden - und Reflexantworten der untersuchten Muskeln (waagerecht) in den verschiedenen Situationen für ausgewählte Detektionsarten. Bei einer Korrelation $r^2 > 0{,}4$ erscheint das entsprechende Kästchen rot. Extra hervorgehoben wurden wiederkehrende und somit relevante Korrelationen.

bestand ein negativer Zusammenhang zur Nackenlänge. Je länger der Nacken, desto schneller war die Reflexantwort.

Schlussfolgerung

Die beschriebenen Ergebnisse zeigen, dass es Parameter gibt, welche die Reflexantwort bei einer Heckkollision beeinflussen. Durch die Voraktivierung, effizientere Koordination sowie Vorwarnung der Probanden und die dadurch ausgelöste Gegenspannung konnten weniger Reflexe detektiert werden. Dies lässt sich durch die herabgesetzte Dehnbarkeit der Muskulatur erklären. In der visuellen Auswertung der Hochgeschwindigkeits-Videos wurde sichtbar, dass dies auch die Auslenkung des Kopfes beeinflusste. Durch die aktive Gegenspannung war der Kopf stabiler und das Nachpendeln des Kopfes während der Kollision wurde reduziert. Frühwarnsysteme in PKWs könnten eine aktive Gegenspannung des Kopfes erzeugen und so das Risiko für Halsverletzungen nach Heckkollisionen verringern.

Durch ein gezieltes Training der vorderen Halsmuskulatur könnte eventuell das Nachpendeln des Kopfes frühzeitig unterbrochen werden und somit vor Schäden schützen. Allerdings müsste zunächst noch untersucht werden, ob ein gezieltes Training die Reflexantwort verändert. Dafür müsste eine Gruppe von Probanden vor und nach einem fokussierten Muskelaufbau untersucht werden.

Literatur

Biedermann F, Gudziol H, Scholle HC:. Methodische Überlegung zur Applikation von stoßförmigen Belastungen auf die Halswirbelsäule unter simultaner Oberflächenelektromyografie des Musculus sternocleidomastoideus. In » 8. Erfurter Tage – Prävention von arbeitsbedingten Gesundheitsgefahren und Erkrankungen«; Hrsg.: Romano Grieshaber, Wolfgang Schneider, Hans-Christoph Scholle; monade Verlag und Agentur; Leipzig 2002; (386-392)

Hermens HJ, Freriks B, Merletti R, Stegeman DF, Blok J, Rau G, Disselhorst-Klug C, Hägg G.: European Recommendations for Surface ElectroMyoGraphy, results of the SENIAM project. Enschede: Roessingh Research and Development b.v., 1999

Knußmann R, Barlett H, Martin R: Wesen und Methoden der Anthropologie Bd.1, Teil1, Wissenschaftstheorie, Geschichte, morphologische Methoden. Fischer; Stuttgart 1988

Krämer J, Hasenbring M, Theodoridis T, Wilke HJ: Bandscheibenbedingte Erkrankungen – Ursachen, Diagnose, Behandlung, Vorbeugung, Begutachtung. Georg Thieme Verlag KG; Stuttgart 2006

Stadler J, Biedermann F, Gudziol H, Scholle HC: Muskelaktivierungsmuster im Halsbereich bei simuliertem Auffahrunfall. In »9. Erfurter Tage – Prävention von arbeitsbedingten Gesundheitsgefahren und Erkrankungen«; Hrsg.: Romano Grieshaber, Wolfgang Schneider, Hans-Christoph Scholle; monade Verlag und Agentur; Leipzig 2003; (484-490)

Stadler J, Biedermann F, Grassme R, Gudziol H, Scholle HC: Muskelaktivierungsmuster im Halsbereich bei simuliertem Auffahrunfall. In » 10. Erfurter Tage – Prävention von arbeitsbedingten Gesundheitsgefahren und Erkrankungen«; Hrsg.: Romano Grieshaber, Wolfgang Schneider, Hans-Christoph Scholle; monade Verlag und Agentur; Leipzig 2004; (592-600)

Stadler J, Biedermann F, Grassme R, Gudziol H, Scholle HC: Vergleich der Muskelaktivierung des Musculus trapezius und des Musculus sternocleidomatoideus bei simuliertem Auffahrunfall. In »11. Erfurter Tage – Prävention von arbeitsbedingten Gesundheitsgefahren und Erkrankungen«; Hrsg.: Romano Grieshaber, Martina Stadeler, Hans-Christoph Scholle; Bussert & Stadeler; Jena und Quedlinburg 2005; (393-401)

Stadler J, Grassme R, Biedermann F, Gudziol H, Scholle HC: EMG-Aktivierungsmuster des M. sternocleidomastoideus und des M. trapezius in Folge einer stoßförmigen und einer statischen Belastung bei Parese des N. accessorius. In »12. Erfurter Tage – Prävention von arbeitsbedingten Gesundheitsgefahren und Erkrankungen«; Hrsg.: Romano Grieshaber, Martina Stadeler, Hans-Christoph Scholle; Bussert & Stadeler; Jena und Quedlinburg 2006; (415-427)

Stadler J, Grassme R, Gudziol H, Scholle HC: Simultane Hochgeschwindigkeits-Video- und EMG-Messung bei stoßförmiger Belastung der Halswirbelsäule. In »16. Erfurter Tage – Prävention von arbeitsbedingten Gesundheitsgefahren und Erkrankungen«; Hrsg.: Romano Grieshaber, Martina Stadeler, Hans-Christoph Scholle; Bussert & Stadeler; Jena und Quedlinburg 2010; (481-485)

Kontrollierte physische Beanspruchung als Breitband-Therapeutikum – Anregungen zur Diskussion über die Medizin der Zukunft

Georg Blümel

Einleitung

Die Sicherung des erreichten wirtschaftlichen Standards der entwickelten Industrieländer in der Gegenwart und in der Zukunft ist an Wachstum der Volkswirtschaften gebunden. Ein Wachstumsprozess hängt in entscheidendem Maße davon ab, ob es gelingt, wachstumshemmende Faktoren durch Basisinnovationen zu überwinden und Innovationsschübe zu erzeugen, welche den Wachstumsprozess initiieren und tragen (Nefiodow (8)).

In der nahen Zukunft wird die Sicherung des volkswirtschaftlichen Wachstumsprozesses nur dann erfolgen, wenn es gelingt, den gesundheitlichen Status der arbeitenden Bevölkerung effizient zu erhalten. Für Deutschland gilt darüber hinaus, auch das »Potential« der älteren Mitarbeiter (50+) voll zum Einsatz zu bringen.

Diese Feststellung ist als gesellschaftliche Erkenntnis gereift und die Diskussion darüber wurde zunächst in Zusammenhang mit dem demographischen Faktor und daraus resultierenden gesellschaftlichen Veränderungen (Rente mit 67) sowie in Zusammenhang mit dem zu erwartenden und sich immer deutlicher abzeichnenden Mangel an Fachkräften in Deutschland geführt. Die Erschließung dieses Potentials erfordert aber veränderte Strukturen in der Organisation des Arbeitsprozesses (Intensivierung der gesundheitserhaltenden Fürsorge in den Betrieben und darüber hinaus). Es ist kein Geheimnis, dass die Kosten der gesundheitsbedingten Arbeitsausfälle und die Kosten zur Erhaltung des staatlich gelenkten Gesundheitswesens immer mehr die zur Verfügung stehenden Mittel in Grenzbereichen belasten. Es ist weiter kein Geheimnis, dass Probleme der Gesundheit als Wachstum begrenzender Faktor eine immer gewichtigere Rolle spielen. Unter Berücksichtigung der Rolle des volkswirtschaftlichen Wachstumsprozesses und des Wettbewerbs in einer globalisierten Gesellschaft und der sich abzeichnenden überproportionalen finanziellen Belastungen zur Erhaltung der Gesundheit, sind alle Maßnahmen zur Finanzierung und Erhaltung des Gesundheitsstatus der Bevölkerung bzw. der Mitarbeiter der Betriebe eine Zukunftsaufgabe größter Priorität.

Entwicklungen des Gesundheitswesens – Perspektiven

Die Finanzierung unseres »Gesundheitssystems« ist ein aktuelles gesellschaftliches Problem. Die Lösung dieser Aufgabe bedarf gesamtgesellschaftlichen Engagements.

Die Ausgaben zur Bekämpfung allein von Rückenbeschwerden werden gegenwärtig mit 50 Milliarden EUR jährlich beziffert; die zur Behandlung weiterer körperlicher, aber auch seelischer, geistiger, sozialer und ökologischer Störungen

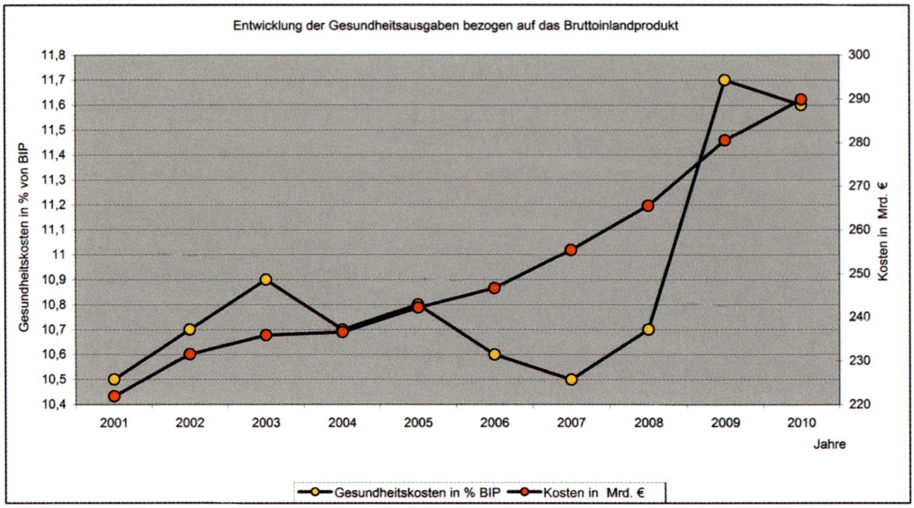

Abbildung 1: Entwicklung der Gesundheitsausgaben (Statistisches Bundesamt (14) und eigene Berechnungen)

und Erkrankungen kommen noch dazu. Es ist seit langem feststellbar, dass die Kosten zur Finanzierung der Gesundheit in den entwickelten Industrieländern von Jahr zu Jahr stetig wachsen.

1995 wurden in Deutschland bereits Ausgaben von rund 194 Mrd. EUR, ca. 7 % des Bruttoinlandsproduktes (BIP) notwendig (Erbe, (6)). Im Jahr 2009 sind schon 278,3 Mrd. EUR, etwa 11,6 % des BIP, aufgewendet worden. (Abb. 1) .

Die Kosten steigen trotz des Rückgriffs auf eine wachsende Selbstbeteiligung der Patienten dennoch weiter. Aus der Höhe der Ausgaben können keine Schlussfolgerungen über die Effizienz bzw. Qualität des Gesundheitswesens geschlossen werden. (Müller, Klement (7))

Ein großer Teil der Kosten im Gesundheitswesen wurde bisher sozialisiert. Diese Praxis dürfte inzwischen ihre Grenzen erreicht haben.

Folgt man den Überlegungen, die sich aus der Theorie der langen Wellen Nefiodows (8)[1], den Kondratieffzyklen (Abb. 2) ergeben, so können die Probleme, die

1 In Nefiodow (8) ist die Theorie der langen Wellen wie folgt beschrieben: Die marktwirtschaftlich organisierten Nationen durchlaufen in einem Abstand von 40 bis 60 Jahren tiefgreifende Reorganisationsprozesse, die einem bestimmten Ordnungsprinzip folgen: Wer dieses Muster frühzeitig erkennt und verwirklicht, setzt sich an die Spitze der Entwicklung und profitiert am meisten vom Schwung der lange Welle, des sogenannten Kondratieffzyklus.
Kondratieffzyklen sind lang anhaltende Innovationsschübe, die von der Anwendung bahnbrechender Basisinnovationen ausgelöst werden. Die Dampfmaschine, der Stahl, die Elektronik, das Auto und die Informationstechnik sind Beispiele für Basisinnovationen. Der moderne Industrialisierungsprozess begann mit dem ersten Kondratieff im späten 18. Jahrhundert und hat mit dem fünften Kondratieff seinen Höhenpunkt überschritten. Derzeit befinden wir uns im fünften Kondratieffzyklus, der seine Antriebsenergie von der Entwicklung und Anwendung der Informationstechnik bezieht. Die Aufschwungsphase dieses Langzyklus geht für Europa, Japan, Südostasien und anderen Regionen der Welt mit den 1990er Jahren zu Ende. Die

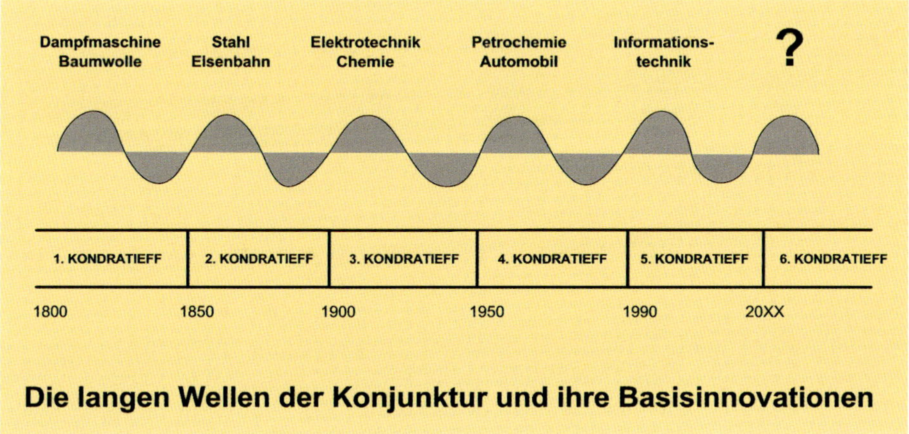

Abbildung 2: Verlauf der Kondratieffzyklen nach Nefiodow (8)

sich in Zusammenhang mit der Erhaltung und Finanzierung des Gesundheitsstatus der Bevölkerung in Deutschland und international ergeben, nur durch wesentliche Veränderungen (Reformen) im Gesundheitswesen, unterstützt durch Entwicklung von Basisinnovationen im Sektor Gesundheitswirtschaft, gelöst werden.

In Deutschland würde es bedeuten, dass neben der Energiewende auch eine Wende im Gesundheitssektor notwendig ist. Es darf dabei nicht übersehen werden, dass zwischen Ökologie und Gesundheit der Menschen gegenseitige Wechselwirkungen und eindeutige Beziehungen bestehen.

Nach Nefiodow (8) werden wesentliche Effekte betreffend der Finanzierbarkeit des Gesundheitswesens in der Zukunft erreicht, wenn sich der Übergang von kurativer Medizin zu Salutomedizin (gesundheitsorientierter Medizin) vollzieht, d.h. der Übergang von der gegenwärtig praktizierten krankheitsbekämpfenden Medizin (krankheitsbetreuenden Medizin?) zu einer die Gesundheit erhaltenden Medizin erfolgt. Dieser Übergang wird Akzente auf Entwicklung und Anwendung innovativer Methoden setzen, die nicht allein auf die Entwicklung und Applikation

---

Krisensymptome, die typisch für den Auslauf eines Langzyklus sind – hohe Arbeitslosigkeit und Unterbeschäftigung, stark schwankende Währungen, verbreiteter Pessimismus, unklare Perspektiven, unzureichend Investitionen trotz stabiler Preise und niedriger Zinsen.

Wenn die entwickelten Nationen sich nicht konsequent auf den nächsten, den sechsten Kondratieffzyklus ausrichten, dann ist mittelfristig nicht mit einer kräftigen Erholung zu rechnen. Als Lieferant von Industriegütern und als wichtiger Kunde des Dienstleistungs- und Informationssektors wird die Industrie auch weiter unabkömmlich sein, aber die Industrie hat auch beträchtliche gesundheitliche und ökologische Schäden verursacht. Ihrem weiteren Ausbau stehen daher nicht nur Umweltschutzauflagen, Ressourcenknappheit und Marktsättigungen entgegen, auch die Gesundheit der Menschen setzt weiterer Industrialisierung Grenzen.

Ein Kondratieffzyklus ist aber nicht nur ein langer Konjunkturzyklus, nicht nur ein übergreifender Innovationsprozess, sondern auch ein Produktivitäts- und Kompetenzschub. Träger des nächsten Langzyklus, des sechsten Kondratieff, wird ein Bereich der Gesellschaft sein, der noch große unerschlossene Produktivitäts- und Kompetenzreserven in sich birgt. Nefiodow bezeichnet die Sorge um die Gesundheit als Megatrend des sechsten Kondratieff.

neuer, wirksamerer Medikamente gründen, sondern auf Methoden, die auf der Mobilisierung der von der Evolution vorgesehenen Abwehrmechanismen des menschlichen Organismus selbst aufbauen.

Physische Beanspruchung als Breitband-Therapeutikum – Möglicher Ansatz für eine Basisinnovation im sechsten Kondratieff

Es ist abzusehen, dass die Finanzierung des Gesundheitswesens in der Zukunft die Gesellschaft vor ernsthafte Probleme stellen wird. Die Anforderungen an die Qualität und Effizienz der Behandlungen wird ebenfalls steigen.

Ein wichtiger Beitrag zur Lösung dieser Probleme kann geleistet werden, wenn es gelingt, die in jedem biologischen Organismus vorhandenen natürlichen Potenzen zur Erhaltung der Gesundheit zu aktivieren.

Es ist bekannt, dass der menschliche Organismus über die leistungsfähigste »Apotheke« verfügt, die man sich vorstellen kann. Die Basis dafür bilden das Immunsystem (angeborenes, unspezifisches Immunsystem und erworbenes, spezifisches Immunsystem), das Hormonsystem (endokrines System), die energieliefernden Systeme (das Verdauungs- und das kardiopulmonale System), welche als autonome Systeme der unbewussten Regulationsebene eng miteinander funktionell verbunden sind (Abb. 3) und das Bewegungssystem, dessen Leistungen durch das Zusammenwirken des sensomotorischen Systems (unbewusste Regulationsebene) und des ideomotorischen Systems (bewusste Regulations-

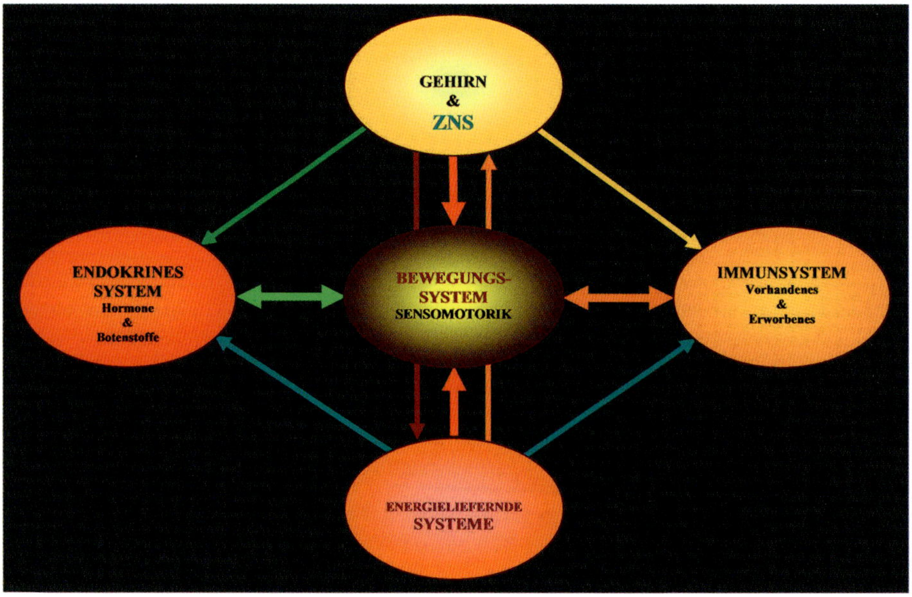

Abbildung 3: Vereinfachte Darstellung der prinzipiellen Kontrolle der Vitalfunktion des menschlichen Körpers durch die Organsysteme des Organismus

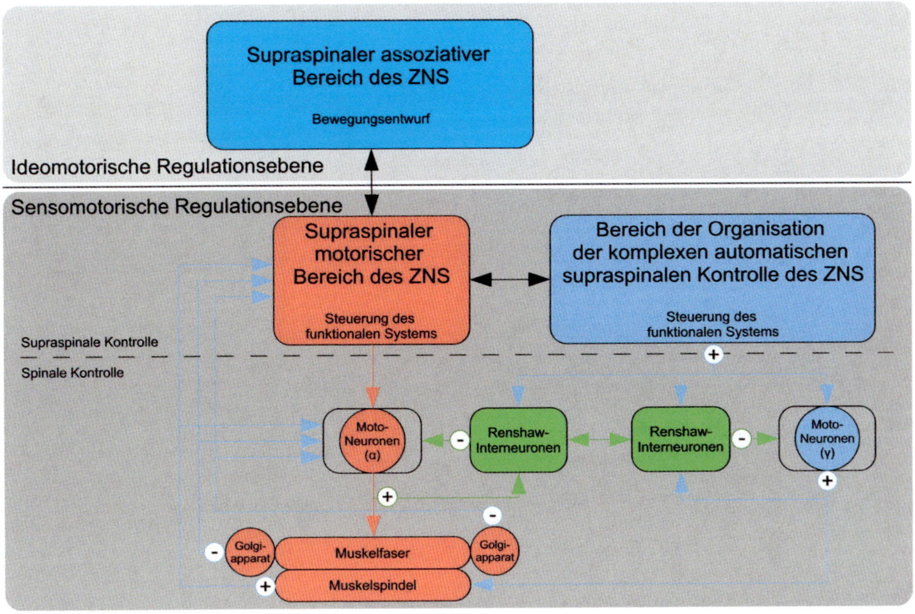

Abbildung 4: Organisationsprinzipien skelettmotorischer Antriebe (sensomotorische Antriebe) auf den verschiedenen Regulationsebenen

ebene) realisiert und entsprechend den Bedürfnissen im Rahmen eines bewusst gesteuerten Konditionierungsprozesses erweitert werden können. (Abb. 4).

Das Gehirn als das Organ der höheren Zentren des Zentralnervensystems kann die Funktion der Subsysteme (Abb. 3) auf der Basis zweier funktionaler Regulationsebenen, der unbewussten und der bewussten, beeinflussen und steuern.

In Abb. 4 ist das prinzipielle Zusammenwirken der beiden Regulationsebenen bei der Realisierung von motorischen Handlungen dargestellt, das heißt das Zusammenspiel des ideomotorischen Systems (bewusste Regulationsebene) und des sensomotorischen Systems, des Antriebssystems des Bewegungsapparates des Menschen (unbewusste Regulationsebene).

Durch spezielles Konditionierungstraining kann gelernt werden, auch die Funktion anderer Organsysteme unter bewusste Kontrolle zu setzen.

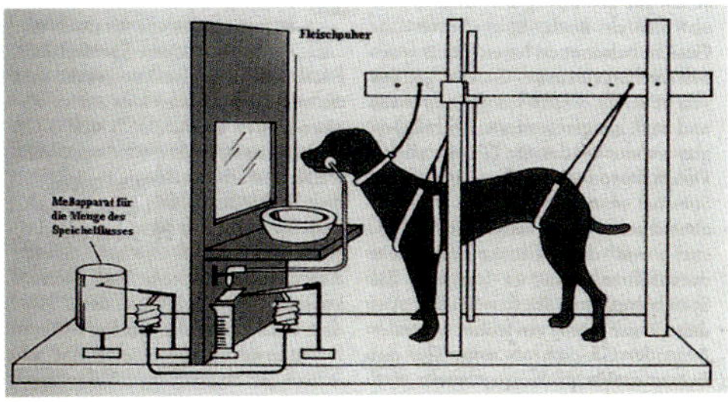

Abbildung 5: Klassische Konditionierung nach Pawlow (Stangl (13))

In Abb. 5 ist das berühmte Experiment von Pawlow schematisch dargestellt. Pawlow konnte zeigen, dass durch spezielle Konditionierung erlernt werden kann, Vitalfunktionen (autonom, unbewusst, automatisch ablaufende Prozesse), die primär durch das erste Signalsystem kontrolliert werden, mit Hilfe

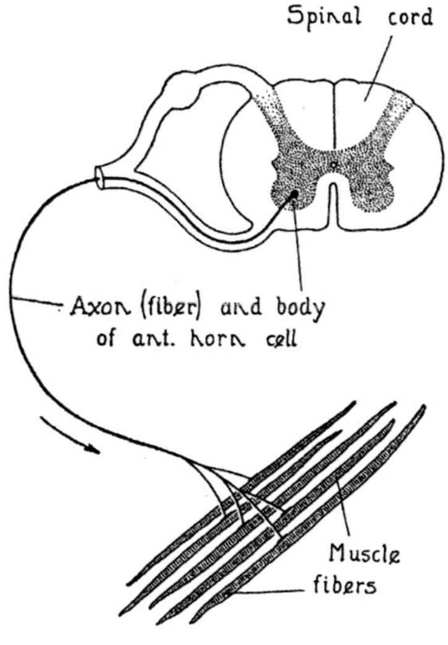

Fig. 1. Diagram of a motor unit of skeletal muscle.

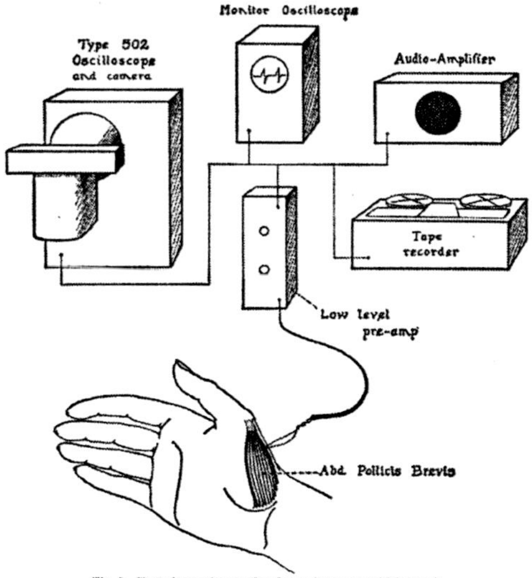

Fig. 2. Technique of recording from abductor pollicis brevis.

Abbildung 6: Messplatzaufbau nach Basmajian (1)

von Instruktionen der bewussten Regulationsebene (das zweite Signalsystem) zu aktivieren (Dosch (5)).

In Abwandlung der berühmten Aussage von Archimedes kann man sagen: »Gib mir ein Feedback über die Aktivität eines Organs und ich werde lernen, die Funktion dieses Organs bewusst zu kontrollieren.«

In Abb. 6 ist der Messplatzaufbau (mit akustischem und visuellem Feedback) und das Verfahren abgebildet, mit dessen Hilfe Basmajian (1) gelernt hat, die Steuerung einzelner motorischer Einheiten des Muskels Abductor Pollicis Brevis, die in der Regel nicht willkürlich aktivierbar sind, bewusst nach Belieben zu aktivieren bzw. unter bewusste Kontrolle zu stellen.

Bedingung zu dieser speziellen Konditionierung ist das Vorhandensein eines Biofeedbacksignals von dem Organ, dessen Funktion bewusst zu aktivieren man erlernen will. Dieses Verfahren wurde von Pawlow in Zusammenhang mit seinen berühmten Hundeexperimenten entwickelt.

Durch diese Verfahrensweise kann man die Fähigkeit entwickeln, durch Autosuggestion die Funktion der Aktivität der Organe des vegetativen Systems durch gedankliche Instruktionen nach Belieben zu beeinflussen und nicht allein indirekt über die physische Beanspruchung, wie es im Normalfall erfolgt.

Die zielgerichtete Ausnutzung dieser Potenzen ermöglicht aber auch den Vitalitätszustand des Organismus durch gezielte und gut dosierte physische Beanspruchungen effizienter positiv zu beeinflussen. Das eröffnet die Möglichkeit, verschiedene therapeutische Effekte zu erzielen. Ansätze zur Entwicklung entsprechender Methoden bieten die vorhandenen aktiv-adaptiven Eigenschaften der

Organsysteme des menschlichen Körpers bzw. die Fähigkeiten der funktionalen Organisation und Reorganisation des menschlichen Organismus.

Folgende Fähigkeiten der Organsysteme des menschlichen Organismus sind entscheidend zur Erhaltung seiner Gesundheit: Die Organsysteme lebender Organismen verfügen in der Regel über aktiv-adaptive (lernfähige) Eigenschaften, welche sie befähigen, in bestimmten Grenzen ihre Funktionsleistung an die durch die Lebens- und »Arbeitsbedingungen« geforderten Beanspruchungen anzupassen und damit die Vitalität bzw. die Gesundheit des Gesamtorganismus zu erhalten.

Selye (12) spricht in diesem Zusammenhang nicht von aktiv-adaptiven, das heißt Lerneigenschaften der Organsysteme, sondern von Anpassungsenergie der Organsysteme, die zur Erhaltung des Gesundheitsstatus des Organismus von entscheidender Bedeutung ist. Die Beanspruchung der einzelnen Organsysteme bezeichnet Selye (12) als Stress. Die Beanspruchung als auslösender Faktor aktiv-adaptiver Reaktionen des Organismus kann als Initiator präventiv-therapeutischer Reaktionen, das heißt als Medizin und damit als eine Art Breitband-Therapeutikum angesehen werden. Es ist bekannt, dass die Wirkung eines Therapeutikums in starkem Maße von der Dosis abhängig ist. Selye (12) führt folgendes aus: »Ärzte, die etwas vom Mechanismus des Stress verstehen, gewinnen damit neue Möglichkeiten zur Behandlung von Krankheiten.«

Blümel (3) konnte das aktiv-adaptive Verhalten der Sensomotorik bei Applikation gut reproduzierbarer physischer Belastungen mittels computergestützter Simulatoren im Rahmen eines kontrollierten Krafttrainings, besonders die Wirkung der daraus resultierenden Beanspruchungen auf die Erhöhung der Leistungsfähigkeit der Skeletmotorik infolge des Kraftzuwachses, eindeutig nachweisen.

Neuere Untersuchungen von Pedersen (9), (10), (11) und anderen Autoren (Wolsk et al (15)) weisen nach, dass durch physische Belastungen die beanspruchte Muskulatur Botenstoffe, die sogenannten »Myokine«, generiert, auf deren Basis die Kommunikation mit anderen Organsystemen erfolgt, die sowohl metabolische Effekte in den Muskeln selbst hervorrufen als auch Potenzen zur Heilung einer Reihe von Krankheiten in sich bergen und damit diese bekämpfen.

Pedersen (11) führt aus: »For most of the last century, researchers sought a link between contraction and humoral changes in the form of an ›exercise factor‹, which could be released from skeletal muscle during contraction and mediate some of the exercise-induced metabolic changes in other organs such as the liver and the adipose tissue. We have suggested that cytokines or other peptides that are produced, expressed and released by muscle fibres and exert autocrine, paracrine or endocrine effects should be classified as ›myokines‹. … It has been suggested that myokines may contribute to exercise-induced protection against several chronic diseases.«

Daraus folgt, dass die Beanspruchung, zumindest die physische Beanspruchung, als Breitband-Therapeutikum aufgefasst werden kann, dessen Wirkung auf der Aktivierung der natürlichen Abwehrmechanismen des Organismus basiert.

Ein weiteres wichtiges Wesensmerkmal lebender Organismen ist, dass zur Erhaltung ihrer Funktionalität (Vitalität) die regelmäßige allseitige Abforderung ihrer

Funktionsleistung durch Beanspruchung notwendig ist. Es ist bekannt, dass dies eine der Grundeigenschaften lebender Organismen ist: Was nicht gebraucht wird, wird funktionell zurückgefahren und degeneriert.

Im weiteren Verlauf dieses Prozesses wird auch die biologische Substanz abgebaut, z. B. die Atrophie der Muskulatur bei Nichtgebrauch. Der Grund dafür ist das Verhalten lebender Organismen, das heißt das Streben nach Minimierung des Energieverbrauchs, da schon zur Erhaltung der funktionellen Organisation der einzelnen Organe bzw. Organsysteme des Organismus auch unter »arbeitsfreien Bedingungen« Energie gebraucht wird (Energiegrundumsatz). Bei Abverlangung von Leistungsabgabe wird der Energieumsatz der einzelnen Organe bzw. Organsysteme um das mehrfache gegenüber dem Energiegrundumsatz erhöht.

Das Verhalten biologischer Organismen folgt also ökonomischen Prinzipien – Minimierung des Energieverbrauchs. Durch dosierte physische Beanspruchung, bei gleichzeitiger Sicherung der Zuführung von Nahrung, können infolge Nichtgebrauchs abgebaute Funktionalitäten und biologische Substanz wieder regeneriert bzw. hergestellt werden. Damit ist die Bedeutung der Beanspruchung auch im Rahmen von präventiven Maßnahmen zur Erhaltung der normalen Leistungsfähigkeit (Gesundheit) des Organismus ersichtlich. Auch in diesem Fall kann die Wirkung der dosierten Beanspruchung als Therapeutikum aufgefasst werden.

Ein wichtiger Beitrag zur Lösung unserer gesellschaftlichen Probleme betreffend Finanzierung der Gesundheit kann geleistet werden, wenn es gelingt, entsprechende handhabbare Behandlungsmethoden und Verfahren auf der Basis der angesprochenen Wesensmerkmale lebender Organismen zu entwickeln. Diese sollen es ermöglichen, die natürlichen Heilungspotenzen des menschlichen Organismus durch gezielte physische und autosuggestiv initiierte Beanspruchungen zu aktivieren und die Beanspruchung als Breitband-Therapeutikum oder gar als Medizin der Zukunft zu qualifizieren.

Solche Methoden und Verfahren können einige der tragenden Komponenten der zu erwarteten Basisinnovationen des Gesundheitswesens im sechsten Kondratieff sein.

Das BioBPC Konzept

Biofeedback Body Performance Control (BioBPC) ist ein neues Ganzheitskonzept zur Konditionierung der körperlichen Vitalität und geistigen Mobilität der Persönlichkeit durch gezieltes, Biofeedback gesteuertes Körpertraining an computergestützten Test- und Trainingsgerätesystemen. (Abb. 7)

Die Erfahrungen aus dem Leistungssport zeigen, dass die motorischen Systeme des Menschen funktionell nach dem Prinzip hierarchisch aufgebauter adaptiver Regelkreise organisiert sind. Die Hierarchie reicht vom einzelnen Muskel bis zu den höchsten Ebenen des Zentralnervensystems, das heißt bis zu den assoziativen Bereichen des Gehirns, wo Bewegungs- und Handlungsentwürfe »konzipiert«, in die entsprechenden Bewegungs- und Reaktionsprogramme umgewandelt und die Ergebnisse als Erfahrung gespeichert werden. Aufgrund der adaptiven Eigenschaften biologischer Systeme sind auch die Skelettmotorik und alle mit ihr in Kommunikation stehenden Organsysteme mit enormen regenerativen Potenzen ausgestattet. Die Initiierung regenerativer (revitalisierender und heilender) Prozesse ist an die Auferlegung von Zwängen zur Adaptation gebunden. Diese Zwänge können durch zielgerichtete Beanspruchung der Skelettmotorik bzw. der entsprechenden Gelenkantriebe, und zwar an der Grenze ihrer aktuellen Belastbarkeit und ihres Funktionsvermögens, gesetzt werden. Dabei muss berücksichtigt werden, dass die Beanspruchung quantitative (energetische) und qualitative (informationelle bzw. koordinative) Komponenten beinhaltet. In Abhängigkeit von der Zielstellung ist die spezielle Gestaltung und Zusammensetzung der einzelnen Komponenten notwendig. Dies kann durch die Anwendung von computergestützten Test- und Trainingsgerätesystemen (Belastungssimulatoren) und Biofeedbackverfahren erreicht werden.

Auf der Basis dieser Erkenntnisse und Erfahrungen wurde das BioBPC Konzept entwickelt, zur Anwendung sowohl im Rahmen der physikalisch-medizinischen Trainingstherapie für Prophylaxe, Therapie und Rehabilitation in Kliniken und ambulanten Physiotherapiezentren als auch in Bereichen des gehobenen, medizinisch kontrollierten Fitnesstrainings zur Wiederherstellung und Erhaltung der Gesundheit und der Arbeitskraft des Individuums.

Im BioBPC Konzept spielt die gezielte und kontrollierte Beanspruchung eine zentrale Rolle, sowohl zur Mobilisation der körpereigenen Aufbaukräfte als auch zur Erhaltung bzw. Wiederherstellung der Funktionalität der Systeme des menschlichen Organismus im Allgemeinen und der Systeme des Bewegungsapparates im Speziellen. Hauptthese des Konzeptes: Die kontrollierte körperliche Beanspruchung ist ein Vitalisator und natürliches Therapeutikum.

In Abhängigkeit von der Zielstellung kann die Beanspruchung verschiedene funktionale Systeme des Körpers anregen, sensibilisieren und befähigen, ihre selbstheilenden Potenzen zu mobilisieren und zu entfalten. Für den Bewegungsapparat haben die Bewegung und die Bedingungen, unter welchen die Bewegung realisiert wird, bei der Erzeugung von Beanspruchungen mit spezifischen vitalisierenden Wirkungen eine exponierte Bedeutung.

Diese neue Sicht, die Beanspruchung der Skelettmotorik als Vitalisator und Therapeutikum aufzufassen, stellt an die Methodik und an das Instrumentarium der medizinischen Prävention und Trainingstherapie strenge und eindeutige Anforderungen:

1. Die bewegungsinitiierte Beanspruchung muss gut dosierbar und kontrollierbar sein (Grundvoraussetzung für die Applikation jedwedes Vitalisators und Therapeutikums)
2. Möglichkeit der Erzeugung und Applikation spezifischer Profile der Beanspruchung (spezifische Zusammensetzung energetischer und koordinativer Anforderungen), um spezifische und problemorientierte revitalisierende und therapeutische Effekte zu erzielen
3. Möglichkeiten zur Diagnose und Erfassung des momentanen Leistungszustandes des Bewegungsapparates

4. Erfassung aller wesentlichen Daten zur Kontrolle und zum Nachweis der Entwicklung des Genesungs- bzw. Konditionierungsprozesses

Das von BfMC entwickelte Biofeedback Body Performance Control Konzept und die entsprechenden Trainingsmethoden (Biofeedback kontrolliertes Krafttraining) und Gerätesysteme (computergestützte Test- und Trainingsgeräte) erfüllen all diese Bedingungen.

Das Biofeedback gesteuerte Training mit Hilfe von computergestützten Test- und Trainingsgeräten ist Ergebnis einer über 20 Jahre währenden wissenschaftlichen Arbeit auf dem Gebiet des gezielten Aufbaus der motorischen Performance und der Vitalleistung des Organismus sowie der Befähigung des Individuums zur willkürlichen Mobilisation der körpereigenen (inneren) Kräfte.

Schwerpunktziele des BioBPC Verfahrens:

- Förderung, Erhaltung und Wiederherstellung der Funktionalität der neuromuskulären Systeme des Organismus und des Bewegungsapparates
- allseitiges Training des Herz-Kreislauf-Systems durch Biofeedback gesteuertes Sequenzkrafttraining
- Erzeugung von Vitalisierungs- bzw. Revitalisierungs-Effekten durch aktive Unterstützung des Lymphkreislaufes (Förderung der Entgiftung des Organismus) und Aktivierung des endokrinen Systems (Förderung der Genesungs- und Wiederherstellungsprozesse)

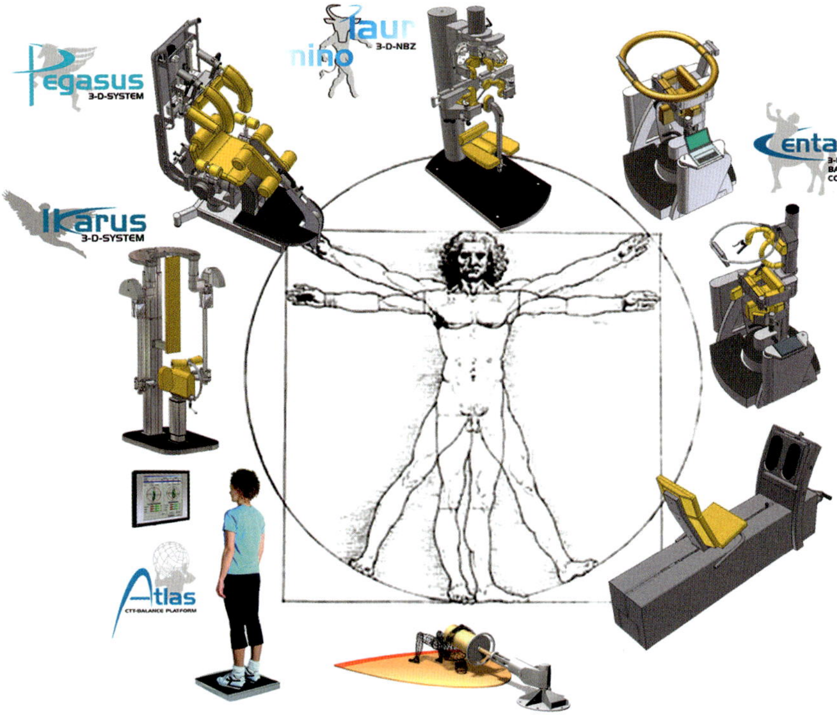

Abbildung 7: Die Gerätesysteme des BioBPC Konzeptes

- Verbesserung der Körperhaltung durch Verbesserung der Muskelkorsagefunktion bei der Stabilisierung der Gelenke und insbesondere der Wirbelsäule
- Verbesserung des Muskelaktivitätsempfindens und damit Verbesserung des meditativen Zugriffs auf das Unterbewusstsein, das »Internet des biologischen Organismus«, der Steuerungsinstanz aller Organsysteme des menschlichen Körpers, verantwortlich für die Auslösung aller gesundheitserhaltenden und gesundheitswiederherstellenden Reaktionen des Organismus

Zusammenfassung

Der menschliche Organismus verfügt über die leistungsfähigste »Apotheke«, die man sich vorstellen kann, das heißt über schier unerschöpfliche Potenzen zur Erhaltung und Wiederherstellung der Gesundheit. Die Aktivierung bzw. zielgerichtete Ausnutzung dieser Potenzen aber hängt vom Vitalitätszustand des Organismus ab.

Es ist bekannt, dass gezieltes, wohl dosiertes und medizinisch kontrolliertes körperliches Training zur Verbesserung der Mobilitätsleistung der Motorik auch bei richtiger Handhabung der Beanspruchung zur Verbesserung der Vitalleistung und Erhöhung der Kontrolle über die Abwehrmechanismen des lebenden Organismus führen kann.

Die Vitalleistung ist für die Erhaltung bzw. Wiedererlangung der Gesundheit durch Mobilisierung körpereigener heilender Kräfte maßgeblich verantwortlich.

Gezielte Beanspruchungen der Skelettmotorik im Allgemeinen und der Muskulatur im Speziellen führen zur Konditionierung und Einstellung des aktuellen psychophysischen Zustandes und zur Revitalisierung des menschlichen Organismus.

Schon die antiken Philosophen kannten die Wechselwirkung zwischen dem körperlichen Wohlbefinden und der geistigen Leistung des Menschen: »mens sana in corpore sano«.

Auch die Philosophen Indiens benutzten das Wissen über diese Wechselbeziehungen zwischen Geist und Körper und haben diese bei der Entwicklung entsprechender Yoga-Übungen berücksichtigt.

Im Allgemeinen ist die willkürliche Kontrolle dieser Wechselwirkungen beim einzelnen Menschen nur partiell und ungenügend ausgebildet.

Mit Hilfe externer Biofeedbackinformationen über die Reaktionen der Organsysteme auf verbale oder bildlich vermittelte Instruktionen können die mangelhaften internen Rückkopplungen durch bewusst gesteuerte, körperliche, sensomotorische Aktivitäten kompensiert und die Kommunikationsleistung zwischen Geist und Körper geschult werden. Damit kann man die Effizienz der autosuggestiven, die Selbstheilprozesse des Körpers nutzenden Instruktionen erhöhen und für die Heilungspraxis nutzbar machen (die Medizin der Zukunft?).

Die körperlich-geistigen Wechselwirkungen und ihre gezielte Ausbildung sind ebenfalls die funktionelle Grundlage aller asiatischen Kampfsportarten, die in ihrem Ursprung viele meditative Komponenten beinhalten und die geistigen Leistungen bei der Mobilisierung der körpereigenen Potenzen zur Abwehr und Heilung sehr anschaulich demonstrieren.

Im Rahmen der Leistungssportforschung wurden diese Zusammenhänge jahrzehntelang erforscht, die internen Wechselmechanismen zwischen den einzelnen Regulationsebenen des menschlichen Organismus wissenschaftlich begründet und zur Erzielung von Spitzenleistungen genutzt. Die in diesem Zusammenhang entwickelten Verfahren bilden das Gerüst des Biofeedback Body Performance Control Konzeptes (BioBPC), allerdings mit der Zielstellung der Förderung, Wiederherstellung und Erhaltung der Gesundheit. Dies erfordert einen qualitativ anderen Umgang mit der physischen Beanspruchung, da die Beanspruchung die Funktion eines Therapeutikums zu erfüllen hat.

Literatur

1. Basmajian JV, Control and Training of Individual Motor Units in Science Nr. 141, 1963
2. Beker J, Hypnose – Techniken für den Alltag (Piper Verlag, München, 2012)
3. Blümel G, Medizinische kontrollierte Konditionierung der wirbelsäulenstabilisierenden Muskulatur in Grieshaber R, Stadeler M, Scholle H-C: 14. Erfurter Tage, Prävention von Arbeitsbedingten Gesundheitsgefahren und Erkrankungen, Verlag Bussert und Stadeler, Jena, 2007
4. Coué E, Autosuggestion-Wie man die Herrschaft über sich selbst gewinnt (AT Verlag, Aarau, 2012)
5. Dosch P, Lehrbuch der Neuraltherapie nach Huneke (Haug Verlag, Heidelberg, 1995)
6. Erbe S, Gesundheitsausgaben: Kostenexplosion und Alterslasten? in Wirtschaftsdienst 92. Jahrgang, Heft 6, Juni 2012
7. Müller G, Klement C: Deutsches Gesundheitssystem teuer und ineffizient – eine Fehldiagnose? in Wirtschaftsdienst, 92. Jg., Heft. 3, 2012
8. Nefiodow LA, Der sechste Kondratieff (Rhein-Sieg Verlag, Sankt Augustin, 2000)
9. Pedersen BK, Exercise-induced myokines and their role in chronic diseases in Brain Behav Immun., 2011 Jul
10. Pedersen BK, Febbraio MA, Muscles, exercise and obesity: skeletal muscle as secretory organ in Nat Rev Endocrinol. , 2012 Apr
11. Pedersen BK, Muscle and their myokynes in The Journal of Experimental Biology 214, 2011
12. Selye H, Stress beherrscht unser Leben (Econ Verlag, Düsseldorf, 1957)
13. Stangl W, Klassische Konditionierung nach Pawlow in Lehrtextsammlung der Abteilung für Pädagogik & Pädagogische Psychologie am Institut für Pädagogik und Psychologie der Johannes Kepler Universität Linz (http://paedpsych.jk.uni-linz.ac.at/, Abruf Feb 2013)
14. Statistisches Bundesamt Wiesbaden, Entwicklung der Gesundheitsausgaben; Anteil am Bruttoinlandsprodukt (BIP) 2001-2010, (https://www.destatis.de/DE/ZahlenFakten/GesellschaftStaat/Gesundheit/_Grafik/AnteilBIP.html, Abruf Feb 2013)
15. Wolsk E, Mygind H, Grøndahl TS, Pedersen BK, van Hall G, Human skeletal muscle releases leptin in vivo in Cytokine, 2012 Dec

Reaktionen des Herz-Kreislaufsystems infolge Körperlageänderungen im Raum bzw. Kraftentfaltung der LWS-Muskulatur unter isometrischen Belastungsbedingungen

Debora Majunke

Einleitung

Motivation

Die Untersuchungen werden durchgeführt, um die Auswirkungen der Schwerekraft der Erde auf das Herz-Kreislaufsystem zu überprüfen.

Da es infolge eines Unfalls, einer Krankheit oder aufgrund des Alters zu Einschränkungen der Funktionalität des Bewegungsapparates oder zur Bettlägerigkeit kommen kann, sind die Betroffenen nicht mehr im Stande ein aktives Training durchzuführen. Durch den dadurch entstehenden Bewegungsmangel verschlechtert sich die Durchblutung und die Blutzirkulation wird verlangsamt, wodurch die Entstehung von Thrombosen und Druckgeschwüren beschleunigt wird. Um diesen Auswirkungen entgegenzuwirken, soll ein Gerät entwickelt werden, dass infolge der Wirkung der Schwerkraft eine Kreislaufkonditionierung hervorruft. Die Vorrichtung ist eine computergesteuerte »Kippliege«, die den Patienten in verschiedene Positionen im Bezug zum Schwerefeld der Erde bringt und für eine bestimmte Dauer in jeder Stellung verweilen lässt.

Ziel und Aufgabenstellung

Um die aktuell vorliegende Belastung des Herz-Kreislauf-Systems bei der jeweiligen Position im Raum beurteilen zu können, muss ein geeigneter Parameter gefunden werden, der dies anzeigt. Dafür werden die temporären Veränderungen der Herz-Kreislauf-Größen während eines Lagewechsels an der computergesteuerten »Kippliege« untersucht. Durch die verschiedenen Positionsänderungen kommt es zu wechselnden Belastungen für den Kreislauf, welche die Voraussetzungen für ein Training sind. Außerdem sollen die idealen Trainingsbedingungen, welche die Haltedauer und den Kippwinkel betreffen, herausgefunden werden. Zusätzlich zu den Untersuchungen an der Kippliege werden die Kreislaufreaktionen beim Training am computergestützten Test- und Trainingssystem Centaur überprüft, welches ebenfalls die Lage im Raum ändert, dabei jedoch isometrische Belastungen erzeugt.

Test-und Trainingsgeräte

Computergesteuerte »Kippliege«

Die computergesteuerte »Kippliege« (siehe Abb. 1) bringt den Probanden in verschiedene Stellungen im Bezug zum Gravitationsfeld der Erde. Während den Untersuchungen an der »Kippliege« befindet sich der Proband in einem entspannten Zustand, da ein Trainingseffekt bei bewegungseingeschränkten bzw. bewegungsunfähigen Personen erreicht werden soll.

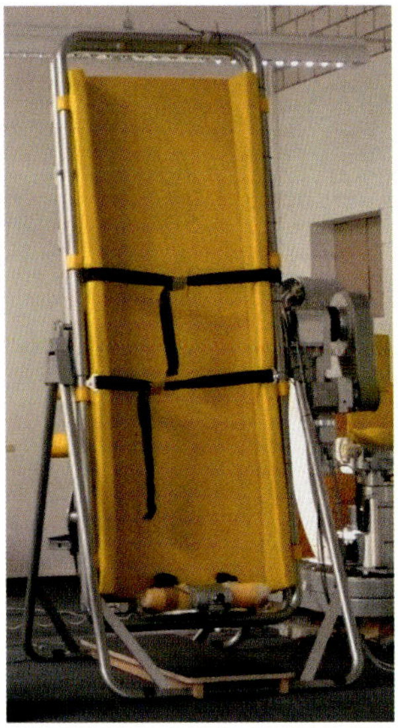

Abbildung 1: Computergesteuerte »Kippliege« der Firma BfMC GmbH Leipzig

Aufgrund des Entwicklungsstandes wird für die Untersuchung der Herz-Kreislauf-Parameter nur die Rotation um die Körperquerachse realisiert. Später soll eine zweite Dimension mit der Drehung um die Körperlängsachse dazukommen. Zum Zeitpunkt der Untersuchungen ist eine Kippung bis 150° möglich, d.h. der Proband kann noch nicht senkrecht auf den Kopf gestellt werden.

In Abb. 2 ist die »Kippliege« bei verschiedenen Winkeleinstellungen zu sehen. Links der aufrechte Stand bei +10°, in der Mitte die horizontale Rückenlage bei +90° und rechts die Kopfstellung bei +135°.

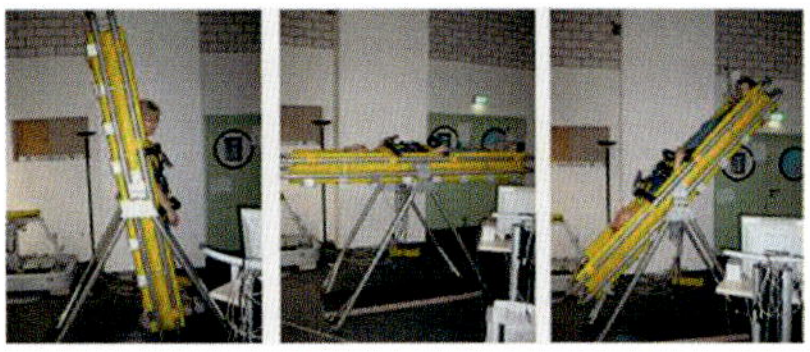

Abbildung 2: Realisierung verschiedener Kippwinkel. Links: aufrechter Stand +10°, Mitte: Rückkippung auf +90°, Rechts: Rückkippung auf +135°

CTT Centaur

Der Centaur ist ein computergestütztes Test- und Trainingssystem für die wirbelsäulenstabilisierende Muskulatur. Der Proband wird bis zur Hüfte in dem Gerät fixiert, so dass der Oberkörper frei beweglich ist. Die Aufgabe besteht darin, die Körperhaltung unabhängig von der Lage im Raum beizubehalten. Somit wird ein Muskeltraining bei bewegungsfähigen Personen erreicht. Während diesem Training soll jedoch zusätzlich das Herz-Kreislauf-System überwacht werden. Der Centaur ermöglicht im Gegensatz zu der »Kippliege« nur eine Neigung bis zu 90°, jedoch besitzt er zwei unabhängige Bewegungsachsen. In Abb. 3 ist der Centaur während der Anwendung an einem Probanden einmal im aufrechten Stand und einmal bei einer Vorkippung auf 90° dargestellt.

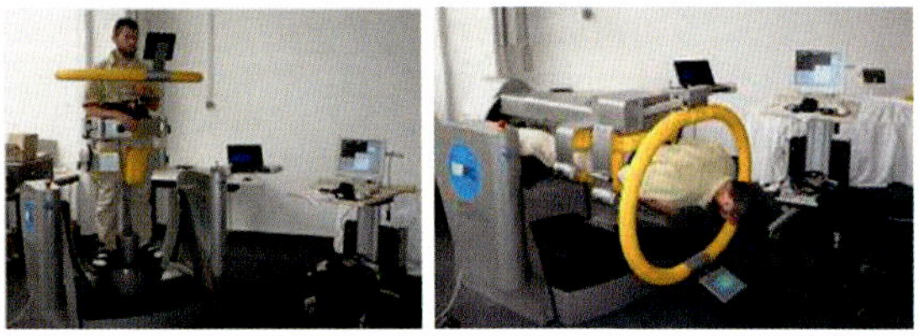

Abbildung 3: CTT Centaur. Links: Aufrechter Stand 0°, Rechts: Vorkippung auf -90°

Ergebnisse

Computergesteuerte »Kippliege«

Herzfrequenz

Die kontinuierlich aufgezeichnete Herzfrequenz stellt sich als geeigneter Parameter für das Anzeigen der aktuellen Herz-Kreislauf-Belastung bei der computergesteuerten »Kippliege« heraus. Dies geht aus Abb. 4 hervor, in welcher die gemessenen Herzfrequenzen mit dem dazugehörigen Kippwinkel über der Zeit abgetragen sind. Es wurde eine Mittelwertkurve von acht verschiedenen Probanden berechnet und die sprunghafte Kippung zwischen dem aufrechten Stand bei 10° und der horizontalen Rückenlage bei 90° dargestellt. Jede Position wird 3 min gehalten.

Aus dem Diagramm ist zu erkennen, dass die Herzfrequenz im aufrechten Stand höher ist als in der horizontalen Rückenlage. Dies liegt daran, dass das Herz in dieser Position das Blut entgegen der Schwerkraft in die oberen Körperregionen transportieren muss und somit die Herztätigkeit erhöht wird. Folglich ist der aufrechte Stand ohne zusätzliche physische Belastung die für das Herz-Kreislauf-System anstrengendste Position.

Nach einem Lagewechsel schwingen sich die Herzraten um einen neuen Wert ein. Ist dieser Gleichgewichtszustand erreicht, sollte eine weitere Lageänderung folgen, um ein effektives Training zu ermöglichen.

Diese charakteristischen Veränderungen der Herzfrequenz konnten auch bei einer schrittweisen Kippung von +10° auf +135° nachgewiesen werden, welche in Abb. 5 dargestellt sind.

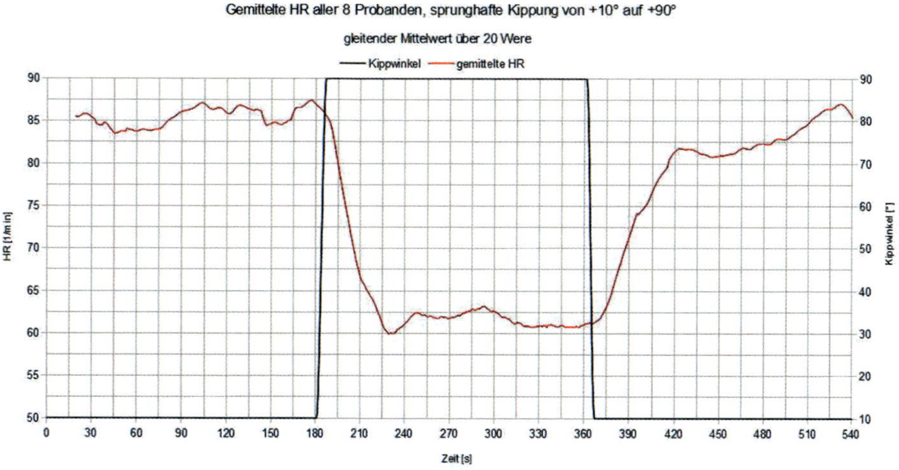

Abbildung 4: Mittelwertkurve für die Kippung von +10° auf +90°. Die Herzfrequenz fällt im Durchschnitt von 85 Schlägen pro Minute auf 65 Schläge pro Minute ab.

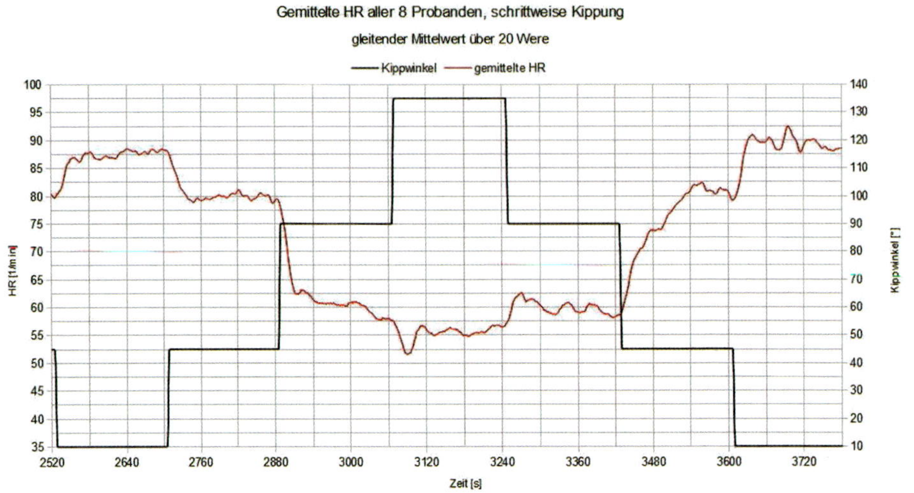

Abbildung 5: Mittelwertkurve für die schrittweise Kippung. Die Herzfrequenz verändert sich stufenweise mit der Kippwinkelveränderung. Je größer die Winkeleinstellung, desto niedriger ist die Herzfrequenz.

Es ist jedoch zu erkennen, dass die Differenzen in der Herzfrequenz aufgrund der kleineren Winkelunterschiede geringer sind als bei der sprunghaften Kippung.

Somit bewirken große Kippwinkelschritte große Veränderungen in der Herzfrequenz. Folglich kann ein optimales Herz-Kreislauf-Training mit den sprunghaften Kippschemen erreicht werden.

Gleichgewichtszustand

Um Aussagen bezüglich der Einschwingzeit und dem Einschwingwert treffen zu können, muss eine Definition für das Erreichen des Gleichgewichtszustandes getroffen werden. Da die Herzfrequenzvariabilität, d. h. die Schwankung von einem zum nächsten Herzschlag, dafür ungeeignet ist und kein anderer direkter Herz-Kreislauf-Parameter gefunden wurde, der dies anzeigt, wird die Standardabweichung der Herzfrequenzen berechnet. Diese ist ein Maß für die Streuung einer Zufallsvariablen um ihren Mittelwert. Die Standardabweichung wird aus den gemessenen Rohdaten fortlaufend über 30 s berechnet. Dadurch entsteht ein charakteristischer Kurvenverlauf, der in Abb. 6 lila dargestellt ist.

Nach einem Lagewechsel nimmt die Standardabweichung zu und sinkt dann nach einiger Zeit auf einen Referenzwert ab. Als Bezugswert wird die Standardabweichung verwendet, welche sich aus dem dreiminütigen Stand vor der ersten Kippung ergibt. Erreicht nun die Standardabweichung diesen Wert, so wird der eingeschwungene Zustand festgelegt und ein erneuter Lagewechsel ist möglich. Somit kann die Standardabweichung der Herzfrequenzen als Steuerparameter für die Therapie an der computergesteuerten »Kippliege« herangezogen werden.

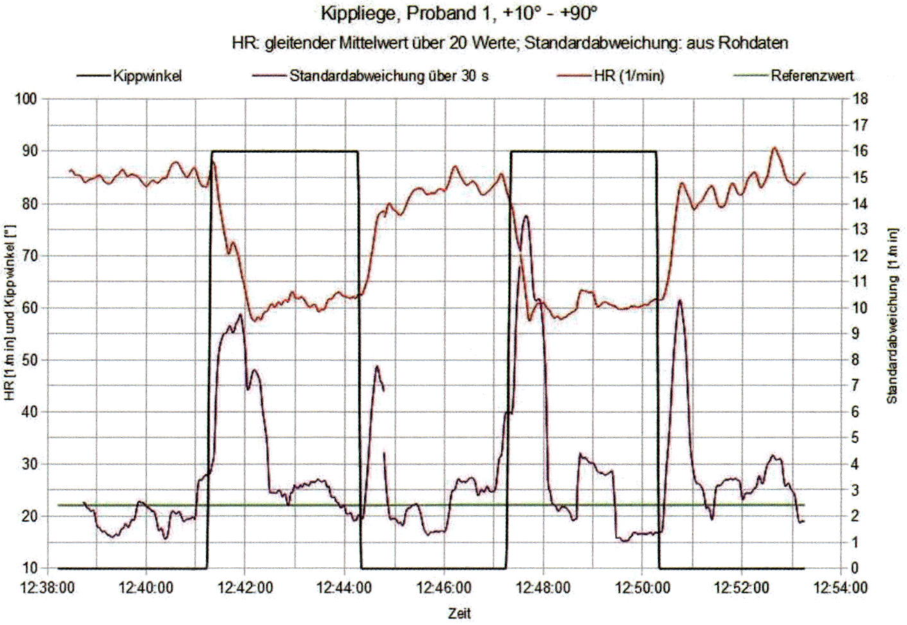

Abbildung 6: Definition des Gleichgewichtszustandes. Es wird die Standardabweichung fortlaufend über 30 s dargestellt. Beim erstmaligen Erreichen des Referenzwertes, der sich aus der dreiminütigen Messung vor der ersten Kippung ergibt, hat sich die HR um einen festen Wert eingeschwungen.

CTT Centaur

Die Reaktionen des Herz-Kreislaufsystems bei einer Kraftentfaltung der LWS-Muskulatur unter isometrischen Belastungsbedingungen werden am computergestützten Test- und Trainingssystem Centaur untersucht. Dieses Gerät realisiert ebenfalls eine Lageänderung im Raum.

Für die Untersuchungen wird die Belastung für 20 s gehalten und danach folgt eine dreiminütige Stehphase. Der Kurvenverlauf der Herzfrequenzen vom aufrechten Stand in die horizontale Bauchlage ist in Abb. 7 dargestellt.

Aus der Abbildung ist zu erkennen, dass die Herzfrequenz infolge der Veränderung der Lage im Raum zuerst auf ein Minimum abfällt und dann durch die isometrische Belastung auf ein Maximum ansteigt. Danach pendelt sich die Herzfrequenz wieder auf ihren Ausgangswert ein. Die Höhe der dabei entstehenden Differenz zwischen dem niedrigsten und dem höchsten Wert kann als Maß für die Belastung des Herz-Kreislaufsystems angesehen werden.

Folglich erfordert eine Kombination der Veränderung der Lage im Schwerefeld der Erde mit einer physischen Belastung einen höheren Anstieg der Herzfrequenz als nur der alleinige Lagewechsel bei der computergesteuerten »Kippliege«.

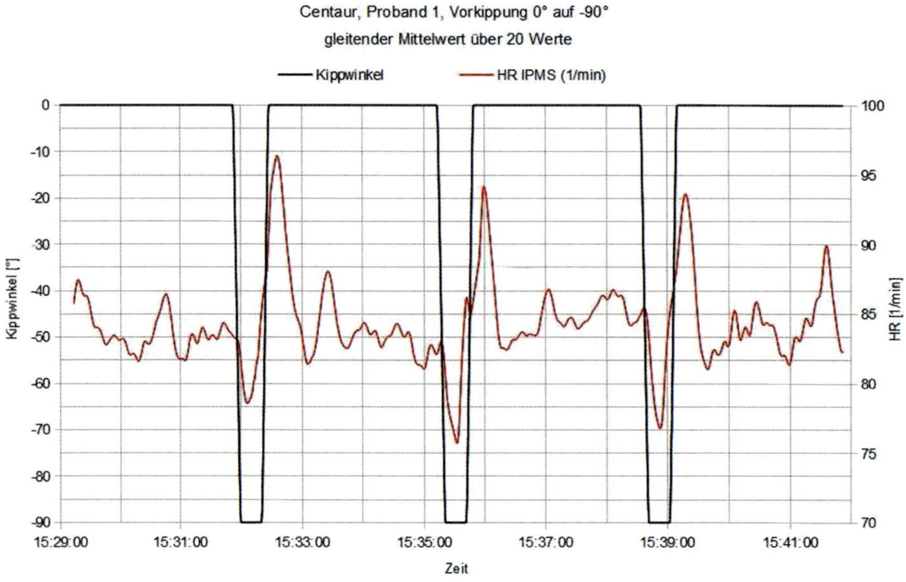

Abbildung 7: Vorkippung am CTT Centaur von 0° auf -90°

Zusammenfassung

Aus den Untersuchungen geht hervor, dass die Herzfrequenz die aktuelle Kreislauf-Belastung anzeigt und die Standardabweichung der Herzfrequenz als Steuerparameter für die computergesteuerte »Kippliege« sehr gut geeignet ist. Weiterhin wurde herausgefunden, dass ein effektives Training vor allem durch sprunghafte Winkelkombinationen ermöglicht wird, da dadurch die größten Veränderungen in der Herzfrequenz erzeugt werden.

Aus den Messungen an dem CTT Centaur geht hervor, dass bei diesem Gerät das HerzKreislauf-System stärker belastet wird als bei der »Kippliege«, da höhere Differenzen in der Herzfrequenz auftreten. Somit ist der Trainingseffekt mit einer zusätzlichen physischen Belastung effektiver als der alleinige Lagewechsel.

Posterbeiträge

AU-Analyse als Instrument zur demografischen Schätzung des Risikos arbeitsbedingter Erkrankungen

Hans Dähring · Martina Stadeler

Einleitung

Eine zentrale Aufgabe der Berufsgenossenschaften als gesetzliche Unfallversicherung ist die Prävention arbeitsbedingter Erkrankungen ihrer versicherten Mitglieder. Zu diesem Zweck ist es sinnvoll, für die einzelnen Tätigkeitsbilder festzustellen, welche Erkrankungen bei deren Vertretern in der Regel auftreten und inwieweit diese beruflich bedingt sein können. Als ein geeignetes Mittel hierfür bietet sich die Analyse von Daten der Arbeitsunfähigkeitsschreibung im Krankheitsfall der Versicherten an. Grundlage für diese Analysen sind die von den Krankenkassen zur Verfügung gestellten AU-Datenbestände ihrer Versicherten. Die BGN arbeitet hierzu bereits seit Jahren mit den Kassen AOKplus und IKKclassic zusammen und verfügt über Datenmaterial ab dem Jahr 2000 der Regionen Thüringen, Sachsen und Nordrhein.

Exemplarisch werden hier Tätigkeiten aus dem Hotel- und Gaststättenbereich hinsichtlich von Erkrankungen der Diagnosegruppe M40 – M54 (Krankheiten der Wirbelsäule und des Rückens) dargestellt.

Methodik

Um den Zusammenhang von beruflicher Tätigkeit und Erkrankung zu evaluieren, werden bewährte epidemiologische Risikobewertungen vorgenommen, welche nicht die Häufigkeit des Auftretens einer Erkrankung an sich bewerten, sondern die Relation des Auftretens zwischen den Tätigkeitsgruppen. Hierzu werden für die gewählte Tätigkeitsgruppe (Exponierte) als auch für die Gruppe aller anderen Tätigkeiten (Nicht-Exponierte) Häufigkeits-Kennzahlen, jeweils getrennt nach Erkrankten und Nicht-Erkrankten, ermittelt und zueinander in Relation gesetzt. Die daraus gewonnene Risikokennziffer OR (Odds Ratio) repräsentiert eine relative Schätzung des Risikos der Erkrankung eines Versicherten bei Zugehörigkeit zur exponierten Tätigkeitsgruppe. Zudem erfolgt die Berechnung des OR-Wertes getrennt nach dem Geschlecht und berücksichtigt die Altersstruktur der untersuchten Personen (Mantel-Haenszel-Schätzer) um Confounding-Effekte auszuschließen. Das OR wird mit einem Konfidenzintervall umkleidet (Schätzung nach Woolf), welches die Lage des OR zu 99% absichert. Umschließt dieses Konfidenzintervall den Wert 1 nicht, so ist der Unterschied zur Vergleichsgruppe sogar signifikant und kann auf die berufliche Exposition zurückgeführt werden. Entsprechende Kennziffern können getrennt nach Altersdekaden der Versicherten berechnet werden, was letztlich eine Analyse des demografischen Verlaufs des Erkrankungsrisikos ermöglicht.

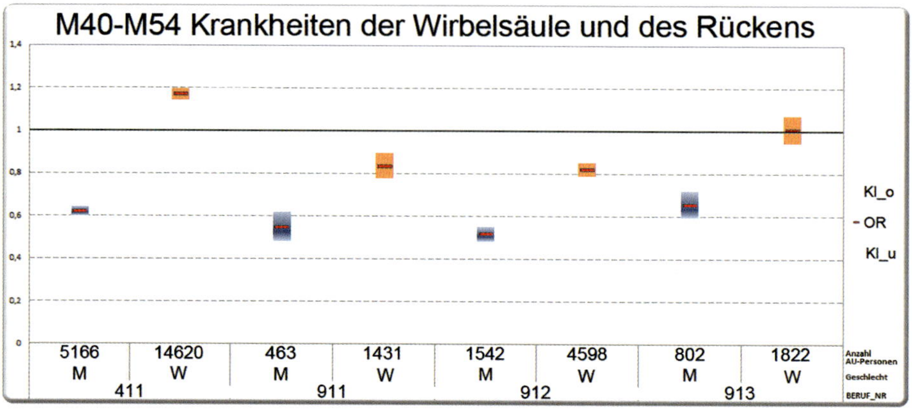

BERUF_NR	BERUF_NAME
411	Köche
911	Hoteliers, Gastwirte, Hotel-, Gaststättengeschäftsführer
912	Restaurantfachleute (Kellner), Stewards
913	übrige Gästebetreuer

Abbildung 1: Beruflicher Vergleich der Diagnosegruppe M40-M54

Ergebnisse

Der Vergleich der untersuchten Tätigkeiten (s. Abb. 1) zeigt, dass sich das Risiko der Erkrankung eines Versicherten nicht nur geschlechtsspezifisch unterscheidet, sondern auch im Laufe seines Berufslebens Veränderungen unterworfen ist (s. Abb. 2-4).

So sind oft Berufseinsteiger durch die noch ungewohnten körperlichen Beanspruchungen vergleichsweise höherem Erkrankungsrisiko ausgesetzt. Dies nimmt

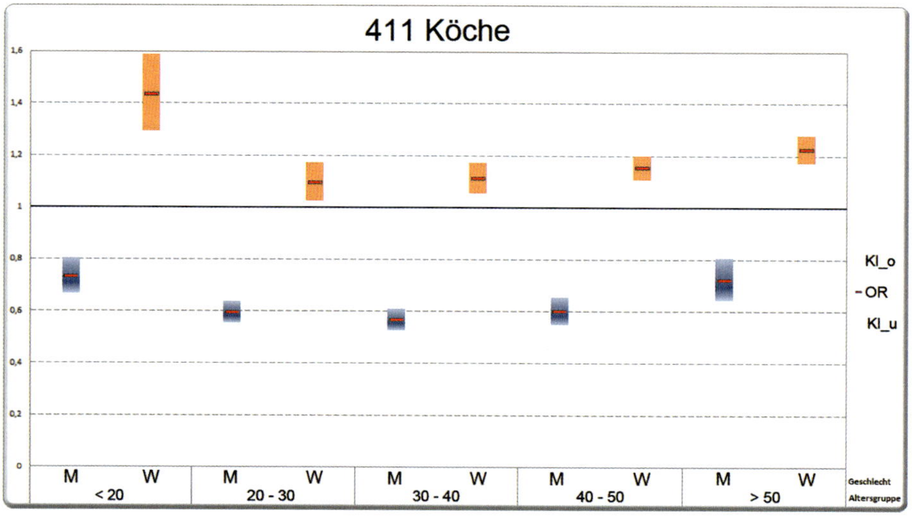

Abbildung 2: Demografischer Vergleich für Köche

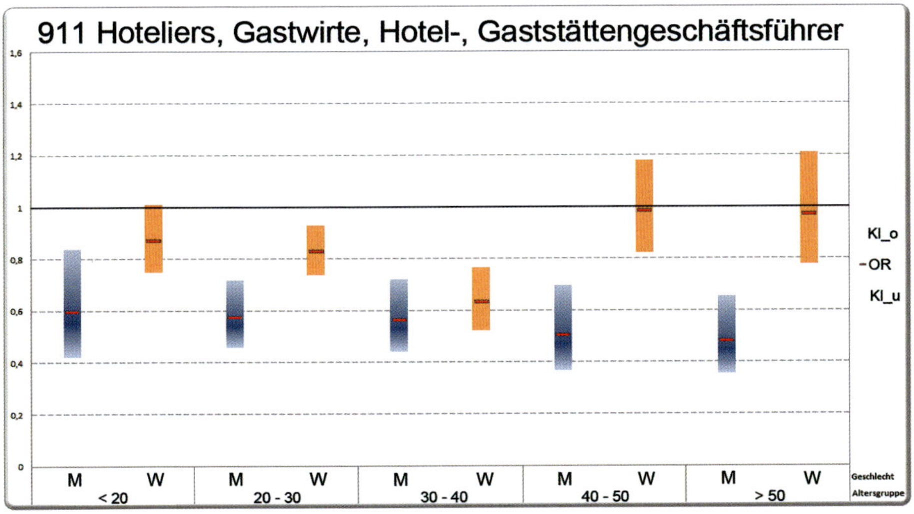

Abbildung 3: Demografischer Vergleich für Hoteliers und Gastwirte

mit zunehmender Berufserfahrung jedoch sichtlich ab. Durch nachlassende körperliche Beanspruchbarkeit steigt das Erkrankungsrisiko im höheren Alter dann mit ausklingendem Berufsleben in unterschiedlichem Maße erneut an. Der Verlauf der OR-Werte nimmt also über die Altersdekaden hinweg einen leicht u-förmigen Verlauf an. Ein deutliches Beispiel hierfür ist bei der Berufsgruppe der Köche und auch der Restaurantfachleute zu erkennen (vgl. Abb.2 und 4). Mehr oder wenig ähnliche demografische Verläufe des Erkrankungsrisikos liefern ebenfalls die Analysen der anderen untersuchten Tätigkeitsgruppen (vgl. Abb. 3).

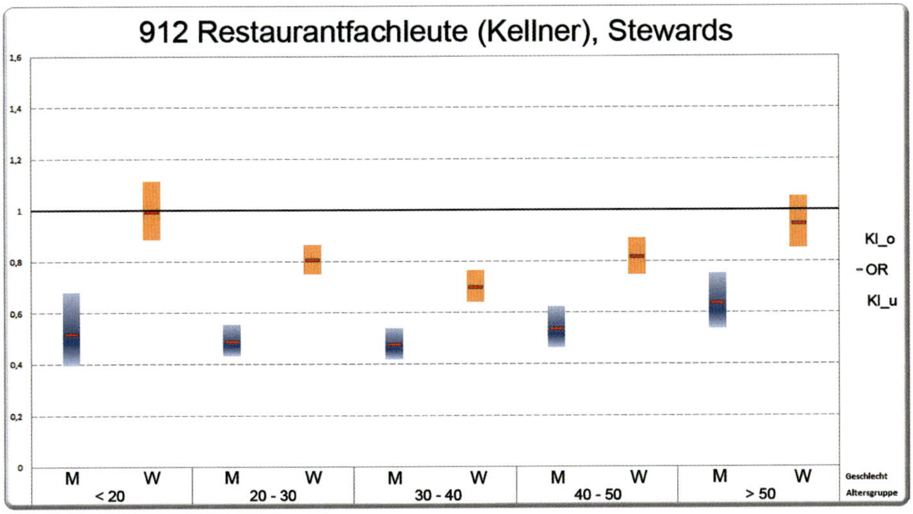

Abbildung 4: Demografischer Vergleich für Restaurantfachleute

Ausblick

Ein demografisch orientierter Ansatz der Analyse des Erkrankungsrisikos liefert neue potentielle Möglichkeiten des Einsatzes von Präventionsmaßnahmen, die noch gezielter auf den Einzelfall des Versicherten ausgerichtet werden können. Diese helfen, bereits bei Berufseinsteigern das Erkrankungsrisiko von Beginn an zu minimieren und somit auch auf lange Sicht deren Arbeitsfähigkeit zu erhalten.

Literatur

1. Kreienbrock, L., Schach, S.: Epidemiologische Methoden, 3.Aufl., Spektrum Akademischer Verlag Heidelberg, Berlin, 2000
2. Mey, W., Rehm, J.-U.: Schätzung der arbeitsbedingten Morbidität bei Köchen, Zbl Arbeitsmed 60 (2010) 4-17
3. Rehm, J-U., Mey, W.: Schätzung der arbeitsbedingten Morbidität aus Daten zur Arbeitsunfähigkeit, Tagungsband der 16.Erfurter Tage, Verlag Bussert & Stadeler, 2010, 169-179
4. Stadeler, M., Mey, W., Rehm, J.-U.: Präsentation ausgewählter Ergebnisse aus Arbeitsunfähigkeitsanalysen unter Beachtung arbeitsmedizinischer Aspekte, Tagungsband der 16.Erfurter Tage, Verlag Bussert & Stadeler, 2010, 181-191

Validität kinematischer Reaktionen zur Differenzierung von chronisch unspezifischem Rückenschmerz durch am Arm wirkende Zugkräfte

Martin Götze · Markus Koch
Michael Ernst · Reinhard Blickhan

Zu den häufigsten Beschwerde- und Krankheitsbildern der Bevölkerung in Deutschland zählen Rückenschmerzen (Schumacher und Brähler, 1999). Bei nur 15 % der Betroffenen (Hicks et al., 2002) kann eine spezifische klinische Ursache für den Grund der Schmerzen gefunden werden. Aufgrund dessen und auch wegen der hohen Lebenszeitprävalenz von 85 % (Schmidt et al., 2007) bedarf es der wissenschaftlichen Aufarbeitung, von der Diagnose bis hin zur Behandlungsempfehlung, des chronisch unspezifischen Rückenschmerzes. Für die Förderung der Gesundheit und die Erhöhung der Lebensqualität der Patienten, aber ebenso im Sinne einer Kostenreduzierung im Gesundheitssystem, hat die Ursachenforschung des unspezifischen Rückenschmerzes eine entscheidende Bedeutung. So zeigten beispielsweise verschiedene Studien, dass Patienten mit chronisch unspezifischen Rückenschmerzen der Lendenwirbelsäule veränderte Reaktionsmuster der rumpfstabilisierenden Muskulatur aufweisen (Arena et al., 1989, Hodges et al., 2001b, Hodges und Moseley, 2003). Ähnliche grundlegende Erkenntnisse konnten durch Untersuchungen im Kompetenzzentrum für Interdisziplinäre Prävention Jena (KIP) gewonnen werden. Bei einem Störexperiment wurde bei dem Vergleich zwischen Gesunden und Patienten mit chronisch unspezifischem Rückenschmerz längere Reflexzeiten der ipsilateralen Bein- und kontralateralen Rumpfmuskulatur bei Rückenschmerzpatienten festgestellt (Puta, 2007). Die über die Hand applizierten Zugkräfte führten bei den Probanden zu Bewegungsreaktionen mit einheitlichen Bewegungsmustern, die durch die Untersuchung der Auslenkung von Körperpunkten ermittelt wurden (Koch, 2010). Ziel der hier vorgestellten Studie ist es, die durch die veränderten muskulären Reaktionsmuster, potenziell hervorgerufenen kinematischen Unterschiede zwischen chronischen Rückenschmerzpatienten und Gesunden zu identifizieren. Ferner soll geprüft werden, ob diese Unterschiede zur Diskrimination der zwei Gruppen genutzt werden können.

Methoden

Die Untersuchungen wurden im Rahmen des Forschungsstipendiums der Berufsgenossenschaft Nahrungsmittel und Gastgewerbe (BGN), sowie in Zusammenarbeit der Friedrich-Schiller-Universität Jena und dem Kompetenzzentrum für Interdisziplinäre Prävention durchgeführt. Die analysierten Daten stammen aus den von Koch et al. 2009 publizierten Experimenten. Bei diesen wurde den Probanden im aufrechten Stand eine über die Hand eingeleitete Störung appliziert (Abb. 2.). Zur Prüfung der kinematischen Reaktionen zur Diskriminierung von chronisch unspezifischem Rückenschmerz wurde die Störungsart der Belastungsstörung der männlichen Probanden herangezogen (Störkraftsignal von ca. 2 s Dauer, nach 0,14 s wird das Kraftmaximum von ca. 170 N erreicht, abfallende Rampe).

Probanden

Um geschlechtsspezifische Einflüsse auszuschließen (Anders et al. 2009) wurden die Daten von 36 männlichen Personen in die Auswertung einbezogen. Davon waren neun Probanden, Patienten mit chronisch unspezifischem Rückenschmerz. Weitere sieben Probanden gehörten einer schmerzfreien Kontrollgruppe an, die den anthropometrischen Merkmalen der Schmerzgruppe zugeordnet wurde. Eine dritte Gruppe bestand aus 20 Sportstudenten, die ebenfalls schmerzfrei waren, sich jedoch bezüglich des Alters sowie körperbaulichen Merkmalen zu den anderen Gruppen unterschieden.

Tabelle 1: Gruppenübersicht und Probandenanzahl

Gruppennummer	Gruppenname	Probandenanzahl
1	Rückenschmerzpatienten (RSG)	9
2	Kontrollgruppe I (Anthropometrie zugeordnet)	7
3	Kontrollgruppe II (Sportstudenten)	20

Datenauswertung

Untersuchungsgegenstand sind die mit sechs Infrarot-Kameras aufgenommenen Relativwerte der ausgelesenen Extrema verschiedener Körpermarker der Männer während einer Belastungsstörung (Koch et al. 2009). Für eine statistische Auswertung wurden die probandenspezifischen Mittelwerte der zehn Einzelversuche (fünf applizierte Störungen über den rechten Arm und fünf applizierte Störungen über den linken Arm) gebildet.

Statistische Verfahren

Bei diesem Störexperiment wurde ein Zusammenhang zwischen konstitutionellen Parametern und Amplituden der Bewegungsreaktion festgestellt (Koch, 2011). Um eine Diskriminierung aufgrund unterschiedlicher konstitutioneller Parameter einzuschränken, wurden die Probandengruppen (Rückenschmerzgruppe und Kontrollgruppe I) diesbezüglich auf signifikante Gruppenunterschiede getestet. Die in Tabelle 2 dargestellten Signifikanzen (α) der Prüfung auf Mittelwertsunterschiede (Mann-Whitney U Test) zeigen keinen signifikanten Unterschied der konstitutionellen Parameter. Eine Diskriminierung aufgrund körperbaulicher Differenzen, der Rückenschmerzgruppe von der Kontrollgruppe I, kann somit eingeschränkt werden.

Tabelle 2: Gruppenmittelwerte und Signifikanzen der Prüfung auf Mittelwertsunterschiede (Mann-Whitney U Test) beeinflussender konstitutioneller Parameter der Rückenschmerzgruppe (RSG) und der Kontrollgruppe I (KG I)

Gruppe	Alter [Jahre]	Gewicht [kg]	Standbreite [mm]	Abstand Trochanter M. [mm]	Länge Beine [mm]	Länge Rumpf [mm]	Schulterhöhe [mm]	Schulterbreite [mm]
б RSG	48,6	90,1	260	389	792	581	1440	377
б KG I	46,3	83,7	263	376	824	584	1467	378
Sign.(α)	0,56	0,40	1,0	0,47	0,35	0,84	0,54	1,0

Für die Auswahl der Eingabevariablen der Diskriminanzanalyse wurde der parameterfreie Mann-Whitney U Test angewandt. Es wurden alle Bewegungsvariablen auf signifikante Unterschiede zwischen der Rückenschmerzgruppe und der anthroprometrisch zugeordneten Kontrollgruppe I getestet. Bewegungsvariablen mit einem hinreichenden Signifikanzniveau ($\alpha = \sim 0{,}05$) wurden als Prädiktoren der Diskriminanzanalyse genutzt.

Ergebnisse

Von den insgesamt 120 erfassten Bewegungsvariablen konnten vier Variablen extrahiert werden, die signifikante bzw. tendenziell signifikante Gruppenunterschiede aufzeigen und einen klassifizierenden Beitrag für die Gruppenvorhersage der Personen mittels einer Diskriminanzanalyse liefern.

Variablenauswahl

Bei dem Körpermarker der störungsnahen Spina iliaca Anterior Superior in der Frontalebene (Abb. 1a) wurden signifikant größere Auslenkungen ($\alpha = 0{,}01$) für die Rückenschmerzgruppe (RSG) gegenüber der anthroprometrisch zugeordneten Kontrollgruppe I (KG I) festgestellt. Ebenso zeigte sich während der Bewegungsreaktion am siebten Halswirbel (Processus Spinosus C7, Abb. 1b) signifikant größere Extrema ($\alpha = 0{,}05$) der RSG im Vergleich zur KG I. Tendenzielle Unterschiede ($\alpha = 0{,}06$) wurden im störungsnahen Beckenwinkel (Abb. 1c) identifiziert. Ebenfalls zeigten sich tendenzielle Unterschiede ($\alpha = 0{,}08$) im Körpermarker des störungsnahen Trochanter Majors in der Frontalebene (Abb. 1d)

Zusammenfassung der Unterschiede in der Bewegungsreaktion

Die untersuchten Probanden zeigen ein annähernd einheitliches Bewegungsmuster als Reaktion auf eine am Arm applizierte Belastungsstörung. Dabei rotiert der Oberkörper zur ipsilateralen Seite, die Schulter-, Rumpf- und Beckenachse kippen auf der störungsnahen Seite nach unten. Das Becken hingegen verschiebt

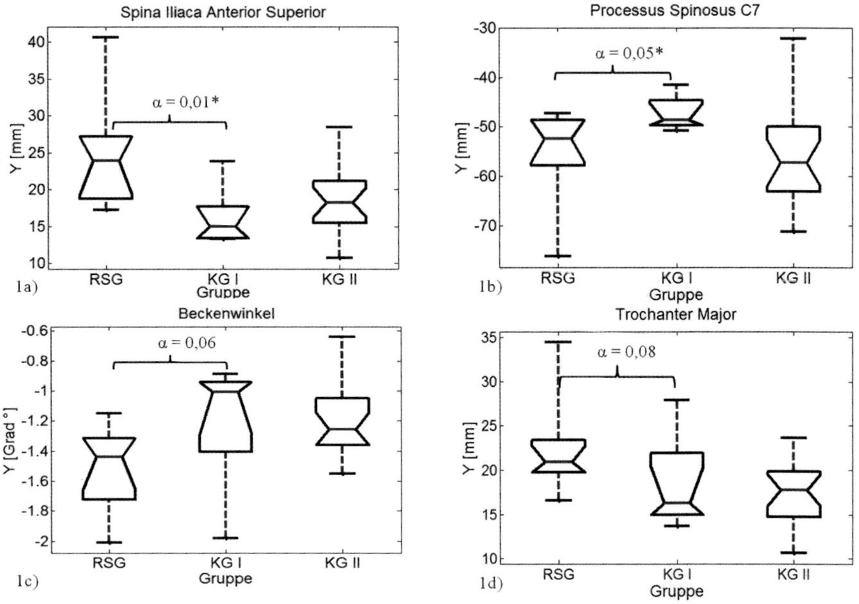

Abbildung 1: Boxplots der Extrema von extrahierten Bewegungsvariablen der Rückenschmerzgruppe (RSG), der Kontrollgruppe I (KG I) und der Kontrollgruppe II (KG II). Dargestellt sind die Gruppenmediane (blaue durchgezogene Linie) mit dem fünfundzwanzigsten und dem fünfundsiebzigsten Perzentil. α gibt das Signifikanzniveau der Gruppenunterschiede zwischen der Rückenschmerzgruppe und der Kontrollgruppe I an. Abbildung 1a zeigt die Relativwerte der Maxima der Spina iliaca Anterior Superior der störungsnahen Seite entlang der Transversalachse. Abbildung 1b stellt die Relativwerte der Minima des Processus Spinosus C7 entlang der Transversalachse dar. In der Abbildung 1c sind die Mediane eines Boxplots der Probandengruppen der Relativwerte des störungsnahen Beckenwinkels dargestellt. Abbildung 1d veranschaulicht die Relativwerte des störungsnahen Trochanter Majors entlang der Transversalachse.

sich zur störungsfernen Seite. Die Betrachtung der Zeitreihenanalyse der identifizierten, gruppenunterscheidenden Variablen zeigt, dass es trotz des einheitlichen Bewegungsmuster Unterschiede in den Amplituden der ausgewählten Variablen zwischen Rückenschmerzpatienten und Kontrollprobanden gibt (Abb. 2). Die in Abbildung 2 dargestellten Mittelwertsverläufe verdeutlichen, dass Rückenschmerzpatienten mit größeren Auslenkungen im Vergleich zu den Kontrollprobanden (KG I), für die identifizierten Bewegungsvariablen, reagieren.

Diskriminanzanalyse

Die vier extrahierten Variablen (Spina iliaca Anterior Superior, Processus Spinosus C7, Trochanter Major und der Beckenwinkel) wurden für die Diskriminanzanalyse genutzt. Die Tabelle drei zeigt die Ergebnisse der Diskriminanzanalyse zwischen der Rückenschmerzgruppe und der Kontrollgruppe I. Von neun Rückenschmerzpatienten konnten sieben anhand der Ausprägung der identifizierten Variablen

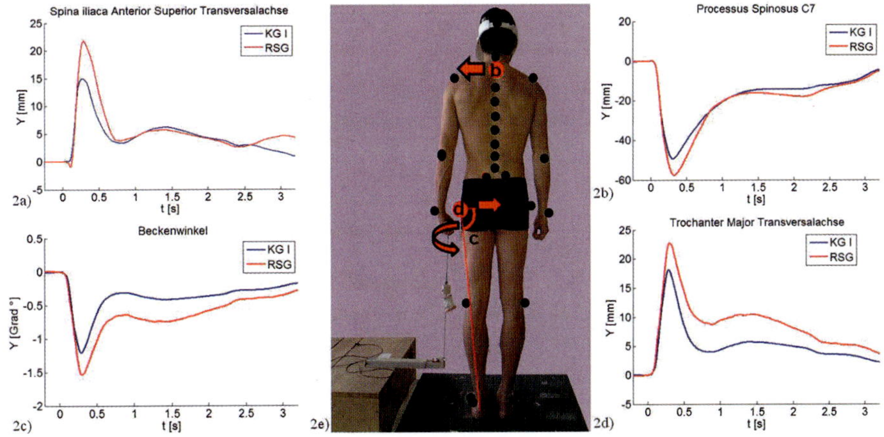

Abbildung 2: Darstellung der Mittelwertsverläufe der identifizierten Bewegungsvariablen mit Gruppenunterschieden zwischen der Rückenschmerzgruppe (RSG, rote Kurve) und den Kontrollprobanden (KG I, blaue Kurve)

richtig vorhergesagt werden (77,8 % Klassifizierungswahrscheinlichkeit). Von sieben Kontrollprobanden, die den anthroprometrischen Merkmalen der Schmerzpatienten zugeordnet wurden, wurden sechs Probanden richtig vorhergesagt (85,7 % Klassifizierungswahrscheinlichkeit).

Tabelle 3: Diskriminanzanalyse der Rückenschmerzgruppe und der Kontrollgruppe I

	Gruppe	**Vorhersage Gruppenzugehörigkeit**		**Total**
		Schmerz	Kontrolle	
Fälle	Rückenschmerzgruppe	7	2	9
	Kontrollgruppe (KG I)	1	6	7
%	Rückenschmerzgruppe	77,8	22,2	100
	Kontrollgruppe (KG I)	14,3	85,7	100

Tabelle 4: Diskriminanzanalyse der Rückenschmerzgruppe und der Kontrollgruppe II

	Gruppe	**Vorhersage Gruppenzugehörigkeit**		**Total**
		Schmerz	Kontrolle	
Fälle	Rückenschmerzgruppe	7	2	9
	Kontrollgruppe (KG II)	4	16	20
%	Rückenschmerzgruppe	77,8	22,2	100
	Kontrollgruppe (KG II)	20,0	80,0	100

In der Tabelle vier sind die Ergebnisse der Diskriminanzanalyse für die vier identifizierten Bewegungsvariablen der Rückenschmerzgruppe und der Kontrollgruppe II (KG II - Sportstudenten) dargestellt. Von neun Rückenschmerzpatienten konnten sieben richtig vorhergesagt werden (77,8 Klassifizierungswahrscheinlichkeit). Von 20 Sportstudenten der Kontrollgruppe II wurden 16 richtig vorhergesagt (80,0 % Klassifizierungswahrscheinlichkeit).

Diskussion

Die Ergebnisse dieser Studie zeigen, dass es Unterschiede in der kinematischen Reaktion auf mechanische Störungen zwischen den untersuchten männlichen Rückenschmerzpatienten und den Kontrollprobanden gibt. Um einen vergleichbaren Einfluss des Zusammenhangs zwischen der Ausprägung der Bewegungsparameter und beeinflussenden konstitutionellen Parametern (Koch et al. 2010) zu gewährleisten, ist es erforderlich, die zur Diskrimination identifizierten Körperpunkte von anthroprometrisch homogenen Gruppen zu verwenden. Bei den extrahierten Bewegungsvariablen (Spina iliaca Anterior Superior, Processus Spinosus C7, der Beckenwinkel und der Trochanter Major) wurden bei den Rückenschmerzpatienten signifikante bzw. tendenziell signifikante größere Amplituden identifiziert. Die bei gleichem Versuchsaufbau festgestellten längeren Reflexzeiten, von weiblichen Rückenschmerzpatienten, der ipsilateralen Beinmuskulatur und kontralateralen Rumpfmuskulatur (Puta, 2007), unterstützen diese mögliche Interaktion zwischen verzögerten Reflexzeiten und veränderten Bewegungsamplituden bei Rückenschmerzpatienten. Zudem führen sie zur Annahme, dass Rückenschmerzpatienten veränderte Bewegungsstrategien möglicherweise aufgrund von biomechanischen Einschränkungen nutzen.

Zur vollständigen Aufklärung des Zusammenhangs zwischen Ursache und Wirkung des chronischen Rückenschmerzes bedarf es jedoch weiterer Untersuchungen. Eine Studie zur kinematischen Untersuchung der Rotation des Beckens im Stand zeigt bei Patienten mit unterem Rückenschmerz einen geringeren Rotationswinkel entlang der Sagittalachse, im Vergleich zu gesunden Kontrollprobanden (Song et al. 2012). Im Gegensatz zu dieser Studie erfuhren die Probanden keine externe Störung, sondern rotierten selbstbestimmend ihren Oberkörper maximal zur ipsi- und kontralateralen Seite. Signifikante Unterschiede im Beckenrotationswinkel wurden mit der Versteifung des Rückens und mit einer schlechteren Propriozeption der Rückenschmerzpatienten gedeutet. Die bei diesem Störexperiment identifizierten vier Variablen lassen eine Vorhersagewahrscheinlichkeit von ca. 80 % der Gruppenzugehörigkeit zu. Die kinematische Analyse einer Bewegungsreaktion durch eine externe Störung kann somit zu einem zukünftigen Diagnosetool, sowohl zur Identifizierung als auch zur Prävention von chronischen Rückenschmerzen, beitragen.

Danksagung

Wir danken der Berufsgenossenschaft Nahrungsmittel und Gastgewerbe für ihre Unterstützung. Diese Untersuchung war nur durch die vielfältige Unterstützung und Hilfe bei der Organisation und Durchführung des Gemeinschaftsprojektes möglich.

Literatur

- Anders, C., Wagner, H., Puta, C., Grassme, R., Scholle, HC. 2009. Healthy human use sex-specific coordination patterns of trunk muscles during gait. Eur J Appl Physiol, 105 (4):585-594.
- Arena, J. G., Sherman, R. A., Bruno, G. M. & Young, T. R. 1989. Electromyographic recordings of 5 types of low back pain subjects and non-pain controls in different positions. Pain, 37, 57-65.
- Hicks, G., Duddleston, D., Russell, L., Holman, H., Shepherd, J. & Brown, C. 2002. Low back pain. Am J Med Sci, 324, 207-11.
- Hodges, P. W. 2001b. Changes in motor planning of feedforward postural responses of the trunk muscles in low back pain. Exp Brain Res, 141, 261-6.
- Hodges, P. W. & Moseley, G. L. 2003. Pain and motor control of the lumbopelvic region: effect and possible mechanisms. J Electromyogr Kinesiol, 13, 361-70.
- Koch, M. 2012. Kinetische Reaktion des Bewegungsapparates auf vertikal am Arm wirkende Zugkräfte – Unterschiede zwischen Gesunden und Patienten mit chronisch unspezifischem unterem Rückenschmerz. Jena, Friedrich-Schiller-Universität
- Koch, M., Grieshaber, R., Blickhan, R. 2011. Kinetische Reaktionen des Bewegungsapparates auf vertikal am Arm eingeleitete Störungen – Welchen Einfluss hat die Standbreite. Tagungsband Erfurter Tage (17), S. 383 - 394
- Koch, M., Anders,C., Puta, C., Grieshaber, R., Blickhan, R. 2010. Reaktion des Bewegungsapparates auf externe Störungen: Ein Vergleich zwischen Gesunden und Patienten mit chronisch unspezifischen Rückenschmerzen. Tagungsband Erfurter Tage (16), S. 285 - 297
- Koch, M., Blickhan, R. 2009. Reaktion der unteren Extremitäten auf in den Arm eingeleitete Störungen. Tagungsband Erfurter Tage (15), S. 299 - 310
- Puta, C. 2007. Zur reflektorischen Kontrolle des Rumpfes bei externen Störungen im aufrechten Stand: Entwicklung einer Individualdiagnostik zur Prävention des unspezifischen Rückenschmerzes, Jena, Friedrich-Schiller-Universität.
- Schmidt, C. O., Raspe, H., Pfingsten, M., Hasenbring, M., Basler, H. D., Eich, W. & Kohlmann, T. 2007. Back pain in the German adult population: prevalence, severity, and sociodemographic correlates in a multiregional survey. Spine (Phila Pa 1976), 32, 2005-11.
- Schumacher, J. & Brähler, E. 1999. [The prevalence of pain in the German population: results of population-based studies with the Giessen Subjective Complaints List (Giessener Beschwerdebogen GBB)]. Schmerz, 13, 375-8
- Song, AY., Jo, HJ.,Sung, PS., Kim, YH. 2012. Three-dimensional kinematic analysis of pelvic and lower extremity differences during trunk rotaion in subjects with and without chronic low back pain. Physiotherapy; 98(2):160-6

Die ontogenetische Entwicklung der Fortbewegung des Beagles

Daniela Helmsmüller · Ingo Nolte
Martin S. Fischer· Nadja Schilling

Einleitung

Bis zum Erreichen der adulten Maße verändert sich der Körper während der Ontogenese ständig in seinen Proportionen. Junge Hunde haben, wie alle jungen Säugetiere, z.B. einen verhältnismäßig großen Kopf und große Pfoten. Brust- und Bauchhöhle sind zylindrisch im Vergleich zur ausgeprägten Taille des Adultus. Alles in allem wirken Jungtiere in ihren Bewegungen tapsig und wenig dynamisch. Die Auswirkungen, die diese Proportionsänderungen gemeinsam mit der Reifung des skeleto-muskulären Apparates auf den Bewegungsablauf haben, wurden in dieser Studie an Hundewelpen als Beispiel für ein quadrupedes Säugetier ganganalytisch untersucht.

Die kinetische Untersuchung des Ganges der Welpen gibt dabei zusätzlich zur Analyse der Bodenreaktionskräfte auch Auskunft über die Lage des Körpermasseschwerpunkts. Hier kann es durch morphometrische Veränderungen zu einer Verschiebung seiner Lage während der Ontogenese kommen. Arbeiten zu Rasseunterschieden bei Hunden zeigen, dass eine ausgeprägte Muskulatur an der Hinterhand, wie bei Windhunden, zu einem eher caudal liegenden Schwerpunkt führt, wohingegen dieser bei Hunden mit einem großen Brustkorb und kräftigem Kopf wie beim Rottweiler weiter cranial liegt (Bertram et al. 2000, Voss et al. 2011). Als Verbindung zwischen Vorder- und Hintergliedmaßen vermittelt der Rücken bei Hunden, wie auch beim Menschen, die auf den Körper einwirkenden externen und die im Körper wirkenden internen Kräfte. Deshalb sind die Reifung der Koordination der Rumpfmuskulatur und das Zusammenspiel mit den Bewegungen der Extremitäten von besonderem Interesse. Die kinematische Analyse der Beine und vor allem der sagittalen Rückenbewegungen können hier auf Änderungen der Beingeometrie bzw. -steifigkeit hinweisen. Die sich daraus ableitenden Veränderungen in der Funktion der Rückenmuskulatur lassen sich mittels Oberflächen-Elektromyographie (OEMG) prüfen.

Versuchsdesign

Diese longitudinale Studie wurde an sechs Beaglerüden desselben Wurfes in der Klinik für Kleintiere der Stiftung Tierärztliche Hochschule Hannover durchgeführt. Die Messungen begannen im Alter von neun Wochen und wurden im Alter von 51 Wochen beendet. Während des gesamten Messzeitraumes wurden die Hunde tierärztlich überwacht und im Alter von 14 und 50 Wochen orthopädisch untersucht. Die Datenerhebung erfolgte anfangs wöchentlich, erst in zwei, später in einer Sitzung pro Woche. Ab der 20ten Woche fanden die Messungen alle zwei Wochen und ab der 32ten Woche einmal im Monat statt.

Bei jeder Sitzung wurde anhand von Körpergewicht und Körperproportionen, d.h. der Längen der Beinsegmente sowie von Widerristhöhe, Beckenhöhe, Rumpflänge, Rumpfumfang und Kopflänge, das Wachstum der Individuen dokumentiert. Für die Bewegungserfassung liefen die Hunde auf einem Laufband (Bertec Corporation, Columbus, USA) in Schritt und Trab. Das genutzte Laufband bestand aus vier separaten Riemen, unter denen je eine Kraftmessplatte eingebaut war. Dadurch war es möglich, die Bodenreaktionskräfte synchron mit der Bewegungsaufzeichnung zu erfassen. Aufgrund der geringen Körpergröße vor allem zu Beginn der Versuche liefen die Beagle nur auf zwei Riemen, so dass die Kräfte der beiden Vorder- bzw. Hinterbeine auf getrennten Platten erfasst wurden. Einzelbeinkräfte wurden darüber hinaus im Trab dennoch erfasst, weil sich zwischen Auf- und Abfußen eine Flugphase befindet. Gelenk- und Segmentwinkel wurden durch die an markanten Knochenpunkten der Vorder- und Hintergliedmaßen sowie des Rückens angebrachten retroreflexiven Marker mit Hilfe von Infrarotkameras aufgezeichnet (Vicon, Nexus; Abb. 1a). Diese wurden zur Auswertung in ein Stabmodell zusammengefügt (Abb. 1b). Die Aktivität des M. longissimus thoracis et lumborum wurde beidseits auf Höhe L1 und L6/7 gemessen, um Aufschluss über Veränderungen der Aktivierung zu bekommen. Dies erfolgte mittels Telemetrie-Oberflächen-Elektromyographie (zero-wire, Aurion, Milan, Italien; Abb. 1a).

Ergebnisse & Diskussion

Die Entwicklung des Körpergewichts der Hunde zeigte eine exponentielle Zunahme (Helmsmüller et al. subm a). Schon mit einem Alter von ca. 15 Wochen waren 50% des Endgewichtes erreicht. Der Kopf der Junghunde war verhältnismäßig größer als der der adulten Vertreter (Kopf-/Körperlänge=0,6 mit 9 Wochen und 0,5 mit 51 Wochen), was mit dem allgemeinen Muster bei Säugetieren übereinstimmt. Weiterhin wurde auch der Körperumfang, gemessen an der tiefsten Stelle des Thorax, mit der Zeit relativ geringer und die Bauchlinie veränderte sich von einer waagerechten zu einer nach dorsal verlaufenden Linie. Dadurch entwickelte sich aus der anfangs plump wirkenden Rumpfform im Laufe des Wachstums die taillierte und athletische Form des adulten Hundes (Abb. 1c). In den Extremitäten konnte der proximo-distale Wachstumsgradient, wie auch bei anderen Hunderassen (Schulze et al. 2001, 2003) und z.B. der Katze (Peters 1983), nicht nachgewiesen werden (Helmsmüller et al. subm a).

Sowohl das Verhältnis der maximalen vertikalen Bodenreaktionskräfte als auch das Verhältnis des vertikalen Impulses der Vorder- und Hinterextremitäten zeigten signifikante Veränderungen im Verlauf der Ontogenese (Helmsmüller et al. subm b). Mit zunehmendem Alter tragen die Vorderextremitäten einen relativ größeren Anteil des Körpergewichtes (59% mit 11 Wochen; 63% mit 51 Wochen). Dies zeigt eine Verlagerung des Körpermasseschwerpunktes nach cranial an, die vor

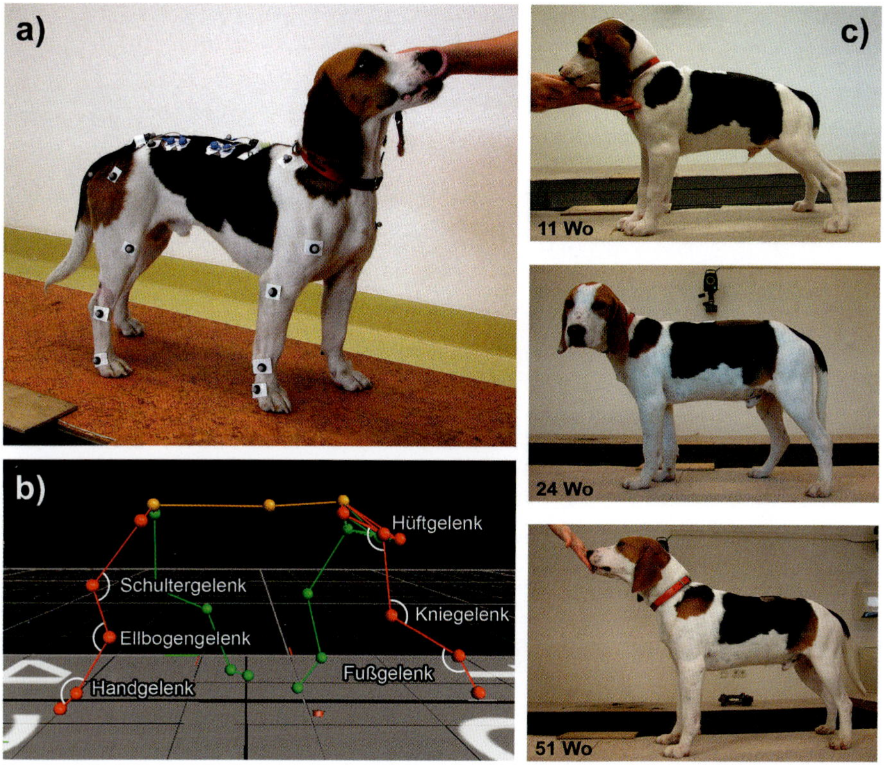

Abbildung 1: a) Für die Messung mit Markern und Oberflächenelektroden instrumentierter Hund; b) Stabmodell konstruiert aus den retroreflexiven Markern mit den definierten sagittalen Gelenkwinkeln; c) Studienteilnehmer im Alter von 11, 24 und 51 Wochen zur Illustration der Proportionsveränderungen während der Ontogenese

allem auf die veränderte Körperform aufgrund des allometrischen Wachstums der Eingeweide zurückzuführen ist (Helmsmüller et al. subm b).

Einflüsse von zum Beispiel Änderungen der Gelenkwinkel oder des Aktivierungsmusters der Rückenmuskeln werden die noch ausstehenden Auswertungen und die anschließende Integration der ausstehenden Daten zeigen.

Danksagung

Diese Arbeit wurde im Rahmen des Kompetenzzentrums für Interdisziplinäre Prävention (KIP) der Friedrich-Schiller-Universität Jena und der Berufsgenossenschaft Nahrungsmittel und Gastgewerbe Erfurt gefördert. Wir danken J. Abdelhadi, C. Anders, S. Fischer, K. Wachs und P. Wefstaedt für Diskussionen sowie A. Anders und K. Lucas und den Tierpflegern der Tierärztlichen Hochschule Hannover für technische Unterstützung.

Literatur

Bertram EA, Lee DV, Case HN, Todhunter RJ (2000) Comparison of the trotting gaits of Labrador Retrievers and Greyhounds. Am J Vet Res 61, 832-838.

Helmsmüller D, Wefstaedt P, Nolte I, Schilling, N (subm a) Ontogenetic allometry of the Beagle. BMC Vet Res

Helmsmüller D, Anders, A, Nolte I, Schilling N (subm b) Shift of the whole-body center of mass in growing dogs. J Exp Zool A

Peters SE (1983) Postnatal development of gait behavior and functional allometry in domestic cat (*Felis catus*). J Zool (Lond.) 199, 461-486

Schulze A, Gille U, Salomon FV (2001) Untersuchungen zum postnatalen Skelett- und Körpermassewachstum von Hunden der Rasse Deutsche Dogge. Tierärztl Prax Kleintiere 29, 358-365.

Schulze A, Kaiser M, Gille U, Salomon FV (2003) Vergleichende Untersuchung zum postnatalen Wachstum der Vordergliedmaße verschiedener Hunderassen. Tierärztl Prax Kleintiere 4, 219-224.

Voss K, Wiestner T, Galeandro T, Hässig M, Montavon PM (2011) Effect of dog breed and body conformation on vertical ground reaction reaction forces, impulses, and stance times. Vet Comp Orthop Traumatol 2, 106-112.

Unterliegt die repetitive Bestimmung der Maximalkraft der Rückenmuskulatur einem Einfluss der Erholungszeit und des Alters?

Eduard Kurz · Christoph Anders · Philipp Schenk
Robert Wirtz · Hans-Christoph Scholle

Einleitung

Mit dem älter werdenden Arbeitnehmer nimmt aufgrund der altersbedingten Involution auch die Prävalenz für Rückenbeschwerden zu. In Deutschland sind davon 1/3 aller Männer zwischen dem 50. und 60. Lebensjahr betroffen (Raspe 2012). Als mögliche muskulo-skeletale Ursachen sind eine insuffiziente Leistungsfähigkeit der Muskulatur sowohl im Kraft- als auch im Ausdauerbereich (Biering-Sorensen 1984, Taimela et al 1999) und eine inadäquate inter-muskuläre Koordination (Hwang et al 2008, Richardson et al 2004) gut belegt.

Ab dem 30. Lebensjahr kommt es aufgrund der sich verringernden Muskelmasse (Borkan et al 1983) zu einer generellen Abnahme der willkürlichen Maximalkraft (Asmussen & Heeboll-Nielsen 1962). Jenseits des 50. Lebensjahres nimmt die Muskelkraft um 12-15% pro Dekade ab (Hurley 1995). Während der altersbedingte Einfluss auf die Extremitätenmuskeln von Menschen (> 60 Jahre) gut untersucht und dokumentiert ist (Doherty 2003, Klein et al 2001, Lanza et al 2003, Porter et al 1995, Ulmer & Winter 1984, Young et al 1985), existieren nur vereinzelte Untersuchungen zur Rumpfmuskulatur (Viitasalo et al 1985). Der altersbedingte Rückgang der Maximalkraft der Rückenmuskulatur scheint stärker ausgeprägt als der der Extremitätenmuskeln (Sinaki et al 2001). Ziel dieser Studie war es die Maximalkraft der Rückenmuskulatur und den Einfluss unterschiedlich langer Regenerationszeiten auf die repetitive Kraftentfaltung in zwei unterschiedlichen Altersgruppen zu bestimmen.

Material & Methoden

Probanden

Untersucht wurden insgesamt 66 beschwerdefreie Männer der dritten (N = 32) und sechsten (N = 34) Altersdekade. Alter und anthropometrische Daten der Untersuchungsteilnehmer sind in der Tabelle 1 dargestellt.

Versuchsaufbau

Gemessen wurde die isometrische Maximalkraft (MVC) der Rückenmuskulatur in neutraler stehender Position (Centaur, BfMC, Abbildung 1). Um die gemessenen Kräfte aufgrund unterschiedlicher Körperproportionen vergleichen zu können

Tabelle 1: Demographische Daten der untersuchten männlichen Personen (MW ± Stabw (Spannweite))

Demographische Daten		*Jung (N = 32)*		*Alt (N = 34)*		*p-Wert*
Alter	[Jahre]	24 ± 2	(20-29)	55 ± 3	(49-60)	–
Größe	[cm]	180 ± 6	(166-192)	178 ± 8	(164-196)	0,317
Gewicht	[kg]	75 ± 8	(62-91)	81 ± 10	(61-106)	**< 0,050**
Body Mass Index	[kg/m²]	23 ± 2	(20-27)	26 ± 3	(19-31)	**< 0,001**
Körperfett (Tanita)	[%]	18 ± 4	(11-27)	23 ± 6	(6-34)	**< 0,001**
Oberkörpergewicht	[kg]	35 ± 4	(27-41)	37 ± 6	(29-56)	**< 0,050**
Taillenumfang	[cm]	81 ± 4	(72-90)	91 ± 8	(74-105)	**< 0,001**
Waist-to-Hip Ratio	[ ]	0,95 ± 0,02	(0,91-0,99)	0,97 ± 0,02	(0,93-1,00)	**< 0,006**
Rückensegment	[cm]	37 ± 2	(33-42)	36 ± 3	(31-45)	0,065

wurde die individuelle Länge des Oberkörpersegmentes (OKS) bestimmt. Das OKS entsprach dem Abstand zwischen Darmbeinkamm und Schulterblattgräte (Abbildung 1). Des Weiteren ist das individuelle Oberkörpergewicht (OKG) bestimmt worden. Die Untersuchung bestand aus 6 einzelnen Versuchen. Nach einem Probeversuch mit ca. 50% der Maximalkraft folgte der erste Maximal- oder auch Initialversuch. Dieser Messung folgten weitere 5 nach unterschiedlichen Erholungszeiten von 1, 2, 3, 4 und 5 Minuten in vorher randomisierter Reihenfolge. In die Auswertung gingen die Drehmomente (Kraft [N] × OKS [m]), sowohl in der Originalreihenfolge als auch in der ent-randomisierten Abfolge für die jeweiligen Erholungszeiten ein.

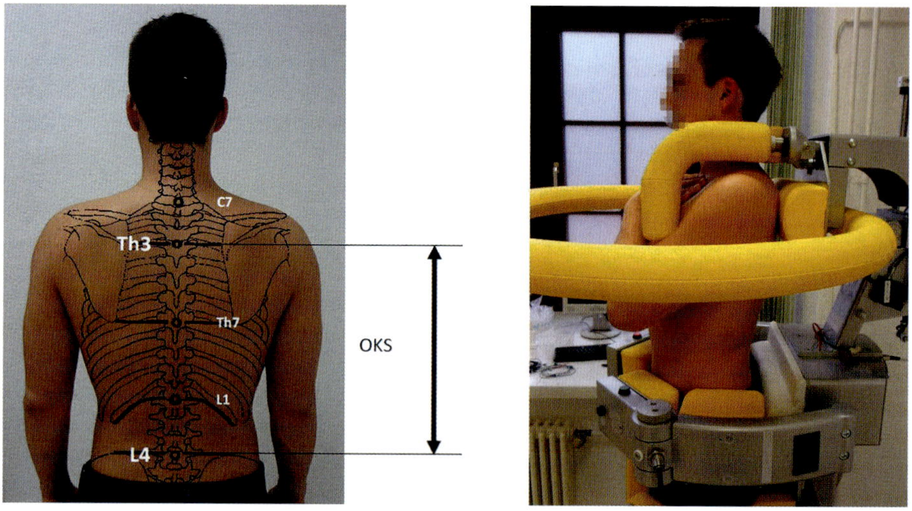

Abbildung 1: Schematische Darstellung der Bestimmung des Oberkörpersegmentes (OKS) und Untersuchungsaufbau im Centaur (BfMC)

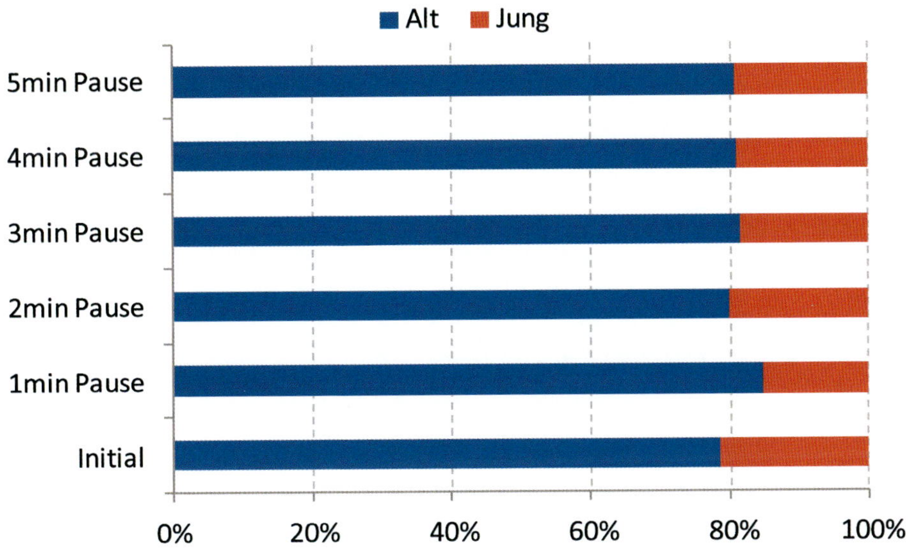

Abbildung 2: Relative Drehmomente der Maximalkrafttests der älteren (blau) bezogen auf die Ergebnisse der jungen (rot) Männer nach Berücksichtigung der Erholungszeiten

Datenanalyse

Die Ergebnisse sind als Mittelwerte (MW) und Standardabweichungen (Stabw) dargestellt. Die Prüfung der Verteilung der Stichproben erfolgte mit dem Kolmogorov-Smirnov Test. Mehrere Varianzanalysen mit Messwiederholung (VAM) verglichen die Mittelwerte der 6 (5) Maximalkrafttests miteinander. Als Post-Hoc-Test wurde die Tukey-HSD-Prozedur verwendet. Die Analyse wurde mit STATISTICA 7.1 (StatSoft Inc.) durchgeführt.

Ergebnisse

Die VAM ergab einen signifikanten Effekt des Faktors Gruppe, mit $F_{1,64} = 13,7$; $p < 0,001$. Beide Altersgruppen wiesen signifikant unterschiedliche Drehmoment-Niveaus in allen MVC-Tests auf ($p < 0,001$; mittlere Werte über alle Versuche jung: 259 ± 54 Nm, alt: 209 ± 57 Nm). Männer der sechsten Dekade wiesen im Vergleich zu denen der dritten Dekade eine im Mittel um 19% geringere MVC auf (Abbildung 2). Des Weiteren zeigten die Initialversuche in beiden untersuchten Gruppen die geringsten Werte (jung: $p > 0,05$, alt: $p < 0,05$). Da beide Altersgruppen konsistent unterschiedliche Drehmoment-Niveaus aufwiesen und der erste Versuch der schwächste war, erfolgten die weiteren Analysen für beide Gruppen getrennt und unter Ausschluss des Initialversuches.

Als einziger signifikanter Effekt für die Betrachtung des Einflusses sowohl der originalen Abfolge als auch der Erholungszeiten konnte für die Drehmomente der älteren Männer (ent-randomisiert, $F_{4,132} = 3,21$; $p = 0,015$) ein Einfluss nachgewiesen werden. Die Posttest Vergleiche der Erholungszeiten der älteren Männer

Tabelle 2: Absolute und relative Maximalwerte (peak MVC, bester Versuch) der untersuchten männlichen Personen (MW ± Stabw (Spannweite), Oberkörpersegment (OKS), Körpergewicht (KG), Oberkörpergewicht (OKG))

peak MVC		Jung (N = 32)		Alt (N = 34)		p-Wert
Absolut[1]	[N]	739 ± 116	(527-907)	639 ± 144	(350-960)	0,003
Rel.-KG[2]	[N/kg]	10 ± 1	(7-13)	8 ± 2	(4-13)	< 0,001
Rel.-OKG[3]	[N/kg]	22 ± 3	(15-27)	18 ± 5	(9-30)	< 0,001
Rel.-BMI[4]	[N/kg/m²]	32 ± 4	(22-38)	25 ± 6	(11-39)	< 0,001
Rel.-OKS[5]	[Nm]	275 ± 53	(184-363)	230 ± 56	(112-374)	0,001
Rel.-OKS/KG[6]	[Nm/kg]	3,7 ± 0,5	(2,6-4,7)	2,9 ± 0,8	(1,4-4,7)	< 0,001

1 vergleichbare Werte finden sich bei Viitasalo et al 1985
2 vergleichbare Werte finden sich bei Era et al 1994, Rantanen et al 1994
3 derzeit noch keine vergleichbaren Werte
4 vergleichbare Werte finden sich bei Era et al 1992
5 vergleichbare Werte finden sich bei Faenger et al 2011
6 vergleichbare Werte finden sich bei Viljanen et al 1991

ergaben signifikante Unterschiede zwischen den mittleren Werten des Versuches nach einer (220 ± 60 Nm) und denen nach zwei (208 ± 57 Nm, p = 0,016) und fünf (208 ± 58 Nm, p = 0,022) Minuten (Abbildung 4).

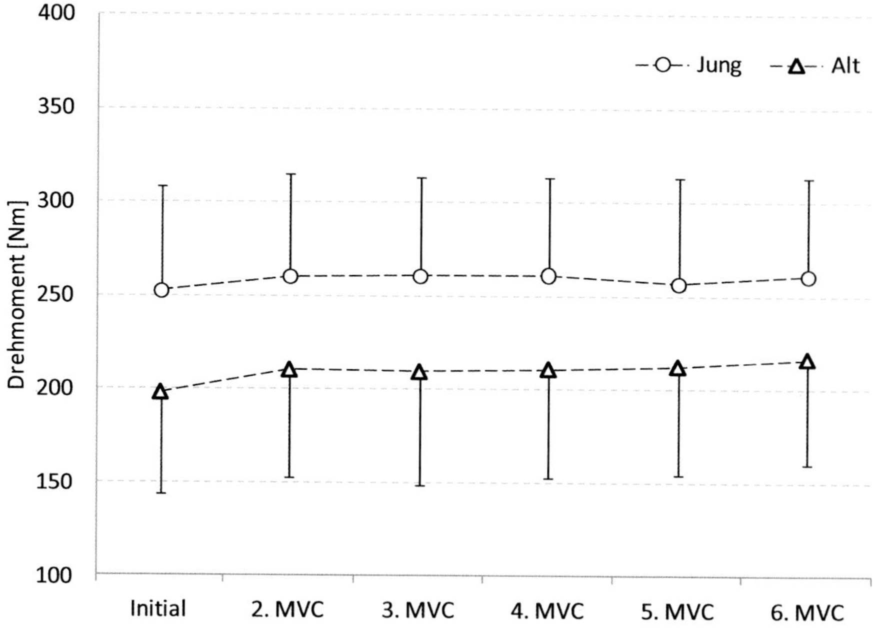

Abbildung 3: Drehmomente der Maximalkrafttests ohne Berücksichtigung der Erholungszeiten (MW ± Stabw)

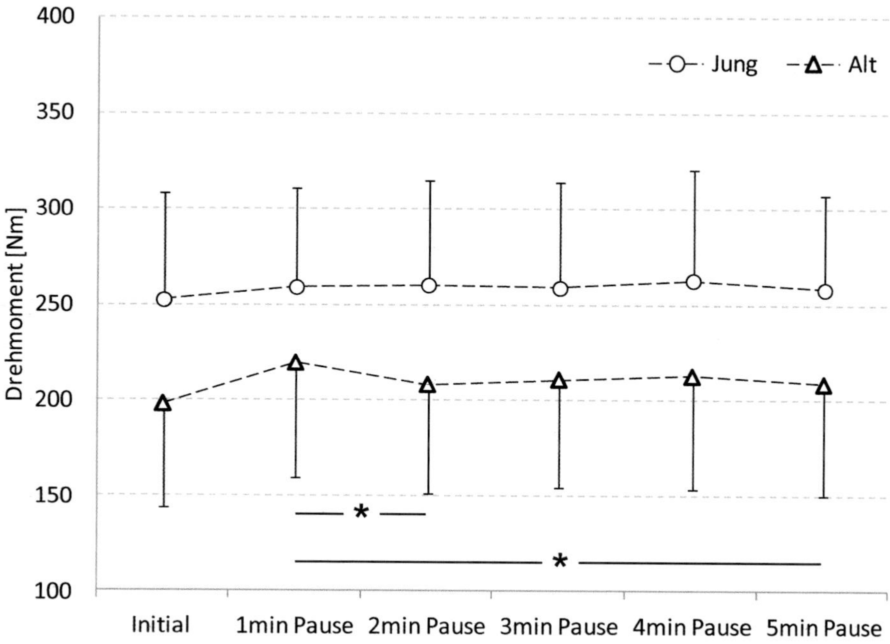

*Abbildung 4: Drehmomente der Maximalkrafttests nach Berücksichtigung der Erholungszeiten (MW ± Stabw). * p < 0,05 nach Post-Hoc-Test (Tukey-HSD)*

Obwohl nicht als signifikant nachweisbar, konnten für beide Gruppen im letzten und als solchen angekündigten Versuch tendenziell höhere Werte erhoben werden (Abbildung 3).

Diskussion

Diese Studie untersuchte den altersabhängigen Einfluss der Erholungszeiten auf die repetitive Maximalkraft der Rückenmuskulatur bei schmerzfreien Männern. Die Maximalkraft ist die größtmögliche (isometrische) Kraft, welche durch das neuromuskuläre System des Menschen willentlich (innerhalb weniger Sekunden) generiert werden kann (vgl. Boutellier & Ulmer 2007, Schmidtbleicher 1987). Bei der Messung von maximalen Willkürkontraktionen spielt die Motivation eine große Rolle (Ikai & Steinhaus 1961, Kroemer & Marras 1980, McNair et al 1996). Des Weiteren spiegelt der Initialversuch ein großes Maß an Erfahrung mit vergleichbaren Belastungen wider (Graves et al 1990) und sollte nicht in die Auswertung einbezogen werden.

Ein Rückgang der MVC im Alter konnte nachgewiesen werden und bestätigt die Ergebnisse anderer Arbeitsgruppen (Viitasalo et al 1985, Cruz-Jentoft et al 2010). Nach Jorgensen (1997) kommt es vom 25. bis zum 60. Lebensjahr zu einer Abnahme der Kraft der Rumpfextensoren um 0,5% pro Jahr. Dies konnte auch mit dieser Studie belegt werden (vgl. Abbildung 2). Obwohl die Jüngeren das niedrigere OKG aufweisen erreichen sie signifikant höhere Drehmoment-Niveaus in den MVC-Tests. Dies ist ein Hinweis auf die im Alter sich manifestierende Sarkopenie (Cruz-Jentoft et al 2010).

Sinaki und Mitarbeiter (2001) untersuchten die Maximalkraft der oberen (Greifkraft) sowie unteren (Kniestreckung) Extremität und der Rückenmuskulatur (liegend) bei 142 Frauen und Männern zwischen 20 und 89 Jahren. Obwohl sie ihre Ergebnisse absolut (Newton) angaben, schlussfolgerten sie aus den Ergebnissen, dass die altersbedingte Abschwächung der Extremitätenmuskeln geringer ist als die der Rückenmuskulatur.

Um die klinische Relevanz der getesteten Unterschiede zwischen den Versuchen der älteren Männer beurteilen zu können, werden Reliabilitätskoeffizienten benötigt. Aufgrund der vorher randomisierten Pausenzeiten sind im Nachhinein keine sicheren Aussagen zur Reliabilität der Messungen möglich. Untersuchungen mit vergleichbarem Messaufbau konnten jedoch eine exzellente (ICC > 0,9) Reliabilität belegen (Hutten & Hermens 1997, Essendrop et al 2001).

Durch die randomisierte Reihenfolge der Pausenzeiten konnten mögliche Lerneffekte weitestgehend ausgeschlossen werden. Erholungszeiten länger als 1 Minute wirken sich insbesondere bei den älteren Probanden wider Erwartung nicht positiv auf die MVC aus – somit benötigen die Älteren keine längeren Erholungszeiten als die Jüngeren. Bei Versuchspersonen der dritten Altersdekade konnten, obwohl an der unteren Extremität untersucht (Whitley & Elliott 1968), ebenfalls keine Effekte unterschiedlicher Pausenzeiten nachgewiesen werden. Aufgrund der Art der gewählten Anforderung ist nicht von einer muskulären Ausbelastung auszugehen. Vielmehr sind die neuro-muskuläre Ansteuerung und die inter-muskuläre Koordination gefordert. Im Alter scheinen also bei repetitiven maximalen Willkürkontraktionen das Zusammenspiel des Nervensystems mit der Muskulatur und das motorische Gedächtnis eine wichtige Rolle zu spielen. Über eventuelle Vorteile kürzerer Erholungszeiten (< 1 Minute) können keine Aussagen getroffen werden.

Schlussfolgerung und Ausblick

Unabhängig vom Alter scheint es für MVC-Messungen der Rumpfextensoren keinen Sinn zu machen, mehr als zwei Versuche (Initialversuch + »letzter Versuch«) durchzuführen. Eine längere Erholungszeit wirkt sich insbesondere bei den älteren Probanden eher nachteilig auf das maximal entwickelte Drehmoment aus.

Da die MVC primär vom Muskelquerschnitt abhängig ist (Boutellier & Ulmer 2007) kann durch die Ergänzung des quantitativen Parameters (Maximalkraft) um einen qualitativen Parameter (Kraft/ Muskelquerschnitt oder Muskelvolumen (Akagi et al 2009)) möglicherweise ein zusätzlicher Erkenntnisgewinn generiert werden (Frontera et al 2000).

Danksagung

Diese Studie wurde gefördert durch die Deutsche Forschungsgemeinschaft (SCHO 451/8-1).

Literatur

Akagi R, Takai Y, Ohta M, Kanehisa H, Kawakami Y, Fukunaga T (2009) Muscle volume compared to cross-sectional area is more appropriate for evaluating muscle strength in young and elderly individuals. Age Ageing 38: 564-569

Asmussen E, Heeboll-Nielsen K (1962) Isometric muscle strength in relation to age in men and women. Ergonomics 5: 167-169

Biering-Sorensen F (1984) Physical measurements as risk indicators for low-back trouble over a one-year period. Spine (Phila Pa 1976) 9: 106-119

Borkan GA, Hults DE, Gerzof SG, Robbins AH, Silbert CK (1983) Age changes in body composition revealed by computed tomography. J Gerontol 38: 673-677

Boutellier U, Ulmer H-V (2007) Sport- und Arbeitsphysiologie. In: Schmidt RF, Lang F (eds) Physiologie des Menschen mit Pathophysiologie. Springer, Heidelberg, pp 928-952

Cruz-Jentoft AJ, Baeyens JP, Bauer JM, Boirie Y, Cederholm T, Landi F, Martin FC, Michel JP, Rolland Y, Schneider SM, Topinkova E, Vandewoude M, Zamboni M (2010) Sarcopenia: European consensus on definition and diagnosis: Report of the European Working Group on Sarcopenia in Older People. Age Ageing 39: 412-423

Doherty TJ, Vandervoort AA, Taylor AW, Brown WF (1993) Effects of motor unit losses on strength in older men and women. J Appl Physiol 74: 868-874

Era P, Lyyra AL, Viitasalo JT, Heikkinen E (1992) Determinants of isometric muscle strength in men of different ages. Eur J Appl Physiol Occup Physiol 64:84-91

Era P, Rantanen T, Avlund K, et al. (1994) Maximal isometric muscle strength and anthropometry in 75-year-old men and women in three Nordic localities. Scand J Med Sci Sports 4:26-31

Essendrop M, Schibye B, Hansen K (2001) Reliability of isometric muscle strength tests for the trunk, hands and shoulders. Int J Ind Ergon 28: 379-387

Faenger B, Hübner A, Anders C, Scholle HC (2011) Leistungsfähigkeit der Rumpfmuskulatur von jungen und älteren gesunden Personen. Vortrag auf der 19. Tagung der Arbeitsgruppe Angewandte und Klinische Physiologie sowie Pathophysiologie der DPG vom 14. bis 15. Oktober 2011 in Leipzig

Frontera WR, Hughes VA, Fielding RA, Fiatarone MA, Evans WJ, Roubenoff R (2000) Aging of skeletal muscle: a 12-yr longitudinal study. J Appl Physiol 88: 1321-1326

Graves JE, Pollock ML, Carpenter DM, Leggett SH, Jones A, MacMillan M, Fulton M (1990) Quantitative assessment of full range-of-motion isometric lumbar extension strength. Spine (Phila Pa 1976) 15: 289-294

Hurley BF (1995) Age, gender, and muscular strength. J Gerontol A Biol Sci Med Sci 50 Spec No: 41-44

Hutten MMR, Hermens HJ (1997) Reliability of lumbar dynamometry measurements in patients with chronic low back pain with test-retest measurements on different days. Eur Spine J 6: 54-62

Hwang JH, Lee YT, Park DS, Kwon TK (2008) Age affects the latency of the erector spinae response to sudden loading. Clin Biomech (Bristol, Avon) 23: 23-29

Ikai M, Steinhaus AH (1961) Some factors modifying the expression of human strength. J Appl Physiol 16: 157-163

Jorgensen K (1997) Human trunk extensor muscles physiology and ergonomics. Acta Physiol Scand Suppl 637: 1-58

Klein CS, Rice CL, Marsh GD (2001) Normalized force, activation, and coactivation in the arm muscles of young and old men. J Appl Physiol 91: 1341-1349

Kroemer KHE, Marras WS (1980) Towards an objective assessment of the »maximal voluntary contraction« component in routine muscle strength measurements. Eur J Appl Physiol Occup Physiol 45: 1-9

Lanza IR, Towse TF, Caldwell GE, Wigmore DM, Kent-Braun JA (2003) Effects of age on human muscle torque, velocity, and power in two muscle groups. J Appl Physiol 95: 2361-2369

McNair PJ, Depledge J, Brettkelly M, Stanley SN (1996) Verbal encouragement: effects on maximum effort voluntary muscle action. Br J Sports Med 30: 243-245

Porter MM, Vandervoort AA, Lexell J (1995) Aging of human muscle: structure, function and adaptability. Scand J Med Sci Sports 5: 129-142

Rantanen T, Era P, Heikkinen E (1994) Maximal isometric strength and mobility among 75-year-old men and women. Age Ageing 23:132-137

Raspe H (2012) Rückenschmerzen. Robert Koch-Institut, Berlin
Richardson C, Hodges P, Hides J (2004) Therapeutic exercise for lumbopelvic stabilization: a motor control approach for the treatment and prevention of low back pain. Churchill Livingstone, London
Schmidtbleicher D (1987) Motorische Beanspruchungsform Kraft. Dtsch Z Sportmed 38: 356-377
Sinaki M, Nwaogwugwu NC, Phillips BE, Mokri MP (2001) Effect of gender, age, and anthropometry on axial and appendicular muscle strength. Am J Phys Med Rehabil 80: 330-338
Taimela S, Kankaanpää M, Luoto S (1999) The effect of lumbar fatigue on the ability to sense a change in lumbar position. A controlled study. Spine (Phila Pa 1976) 24: 1322-1327
Ulmer H-V, Winter G (1984) Reproducibility and other methodical aspects of testing maximal muscular force by a standardized procedure. Pfluegers Arch - Eur J Physiol 402(Suppl.): R 48
Viitasalo JT, Era P, Leskinen AL, Heikkinen E (1985) Muscular strength profiles and anthropometry in random samples of men aged 31-35, 51-55 and 71-75 years. Ergonomics 28: 1563-1574
Viljanen T, Viitasalo JT, Kujala UM (1991) Strength characteristics of a healthy urban adult population. Eur J Appl Physiol Occup Physiol 63:43-47
Whitley JD, Elliott GM (1968) Learning component in repetitive maximal static contractions. Percept Mot Skills 27: 1195-1200
Young A, Stokes M, Crowe M (1985) The size and strength of the quadriceps muscles of old and young men. Clin Physiol 5: 145-154

Intervertebralbewegungen der Lumbalwirbelsäule des trabenden Hundes

Katja Wachs · Ingo Nolte
Martin S. Fischer · Nadja Schilling

Einleitung

Dysfunktionen des axialen muskuloskeletalen Systems sind bei Menschen wie auch bei Hunden häufig im Lumbalbereich der Wirbelsäule lokalisiert. Diese oft sehr schmerzhaften Bewegungsstörungen können von einer teilweisen Reduktion der Beweglichkeit bis zum vollständigen Funktionsverlust des betroffenen Zwischenwirbelgelenkes reichen und mit degenerativen Erkrankungen wie z.B. Bandscheibenvorfällen assoziiert sein (Friberg & Hirsch 1949, Hansen 1951, Luyendijk 1987, Coates 2000, Bull et al. 2008). Unabhängig von der Ursache der Dysfunktion ist das Therapieziel die erfolgreiche Wiederherstellung der Funktionsfähigkeit des betroffenen Segmentes, jedoch ist hierfür die genaue Kenntnis der physiologischen Bewegungen Voraussetzung.

Verglichen mit unserem Wissen über die 3D Bewegungsmuster der Extremitäten ist unser Verständnis der Wirbelsäulenbewegung gering. Sowohl die Erfassung als auch die Analyse von Bewegungen mit einem solch geringen Umfang, wie sie in den Zwischenwirbelgelenken auftreten, weisen zahlreiche technische Limitierungen auf. Bisher erhobene Daten wurden entweder durch Kadavermanipulationen (Benninger et al. 2004, Benninger et al.2006, Hediger et al. 2009) oder, wenn in-vivo Verfahren Anwendung fanden, durch zum Teil hoch invasive Implantat-Vermessungen gewonnen (Wood et al. 1992, Schendel et al. 1995, Faber et al. 2001, Haussler et al. 2001). Bei nicht invasiven in-vivo Verfahren wurden externe Hautmarker verwendet, wobei Messungenauigkeiten z.B. durch Hautverschiebungen berücksichtigt werden müssen (Gradner et al. 2007). Die einzige in-vivo Methode, die es erlaubt, die während der Lokomotion tatsächlich stattfindenden Intervertebralbewegungen aufzuzeichnen, ist die Röntgenvideografie. Mit dieser Technik wurden bereits an verschiedenen Säugetierarten erfolgreich Bewegungsanalysen des axio-skeletalen Systems durchgeführt (Fischer & Lehmann 1998, Schilling & Hackert 2006, Nyakatura & Fischer 2010, Bifulco et al. 2012). In neueren Verfahren hat sich die Verwendung von Joint Coordinate Systems (Grood & Suntay 1983, Wu et al. 2002) zur Beschreibung skelettaler Bewegungen in Kombination mit biplanarer Hochgeschwindigkeits-Röntgenvideographie als anerkanntes Verfahren zur kinematischen Analyse von Gelenksbewegungen etabliert. Diese in-vivo Methode ermöglicht erstmals Aussagen über die während der Lokomotion eines Säugetieres in allen Körperebenen stattfindenden Intervertebralbewegungen entlang der Lumbalwirbelsäule. Damit wird das funktionsmorphologische Verständnis der Wirbelsäulenbewegungen verbessert und dies kann zu neuen Ansätzen für die Therapie von Funktionsstörungen des axialen Systems führen.

Material und Methode

Wir untersuchten mit der nicht invasiven Methode des Scientific Rotoscoping (X-ROMM, Brainerd et al. 2010, Gatesy et al. 2010) die während der Lokomotion auftretenden Zwischenwirbelbewegungen der Lumbalwirbelsäule und die Beckenbewegungen bei drei adulten, orthopädisch gesunden Hunden der Rasse Beagle. Hierfür bewegten sich die Hunde im Trab in ihrer bevorzugten Geschwindigkeit (1,5 ± 0,3 m/s) auf einem Laufband fort. Die stattfindenden Bewegungen des gesamten Rumpfbereiches wurden mit 500B/s in dorso-ventraler und laterolateraler Ansicht durch eine digitale biplanare Hochgeschwindigkeits-Röntgenvideographie-Anlage aufgezeichnet. Der Fokus der Auswertung wird zunächst auf den Intervertebralbewegungen des caudalen Lumbalbereiches liegen (d.h. Höhen S/L7, L7/L6, L6/L5, L5/L4), da hier gehäufter Funktionsstörungen sowohl beim Mensch als auch beim Hund auftreten (Friberg & Hirsch 1949, Luyendijk 1987, Coates 2000, Bull et al. 2008).

In Vorbereitung für das Scientific Rotoscoping wurden aus CT-Datensätzen der Probanden mit der Visualisierungssoftware Amira® 3D Knochenmodelle der Lumbalwirbelsäule und des Beckens rekonstruiert und im Animationsprogramm Autodesk Maya® mittels virtueller Gelenke zu einer hierarchischen Skelettmarionette zusammengefügt. Anschließend wurde jedes Gelenk mit einem rechtshändig orientierten Koordinatensystem ausgestattet, welches die Messung der einzelnen Intervertebralbewegungen und der Beckenbewegung erlaubt. Die 3D Knochenmodelle wurden schrittweise durch Rotations- und Translationsbewegungen in den virtuellen Gelenken (insgesamt sechs Freiheitsgrade) an die im Röntgenvideo aufgezeichneten Bewegungen angepasst. Somit wurden 3D-Animationen der Lumbalwirbel- und Beckenbewegungen während des Trabes nachgestellt, welche dann die Ausgabe kinematischer Parameter erlauben.

Ergebnisse und Diskussion

Aufgrund der straffen Verbindung zwischen Becken und Os Sakrum, die entweder nur minimale (Kadavermanipulationen: Gregory et al. 1986, Breit & Künzel 2001) oder nicht-messbare Bewegungen im Iliosakralgelenk erlaubt (Lokomotion: Fischer et al. 2002, Schilling & Hackert 2006), resultieren Zwischenwirbelbewegungen in Bewegungen des Beckens (Fischer 1994, Schilling & Hackert 2006). Andererseits hängt der beobachtete Bewegungsumfang des Beckens und damit der der präsakralen Intervertebralgelenke aber auch davon ab, wie viel Bewegung für die Fortbewegung und die optimale Positionierung der Hintergliedmaßen von Vorteil ist und deshalb von der Rückenmuskulatur zugelassen wird (Schilling & Carrier 2009, Schilling & Carrier 2010). Aufgrund dieses engen Zusammenhanges zwischen Becken- und Wirbelsäulenbewegungen müssen beide gemeinsam als funktionelle Einheit betrachtet werden. Während der Lokomotion werden Bewegungen des Beckens und der Wirbelkörper in allen drei Körperebenen beobachtet; der Umfang und zeitliche Verlauf der Bewegungen hängt von der Gangart ab. Rotationen um die cranio-caudale Achse führen zum sogenannten »pelvic tilting« (Jenkins &

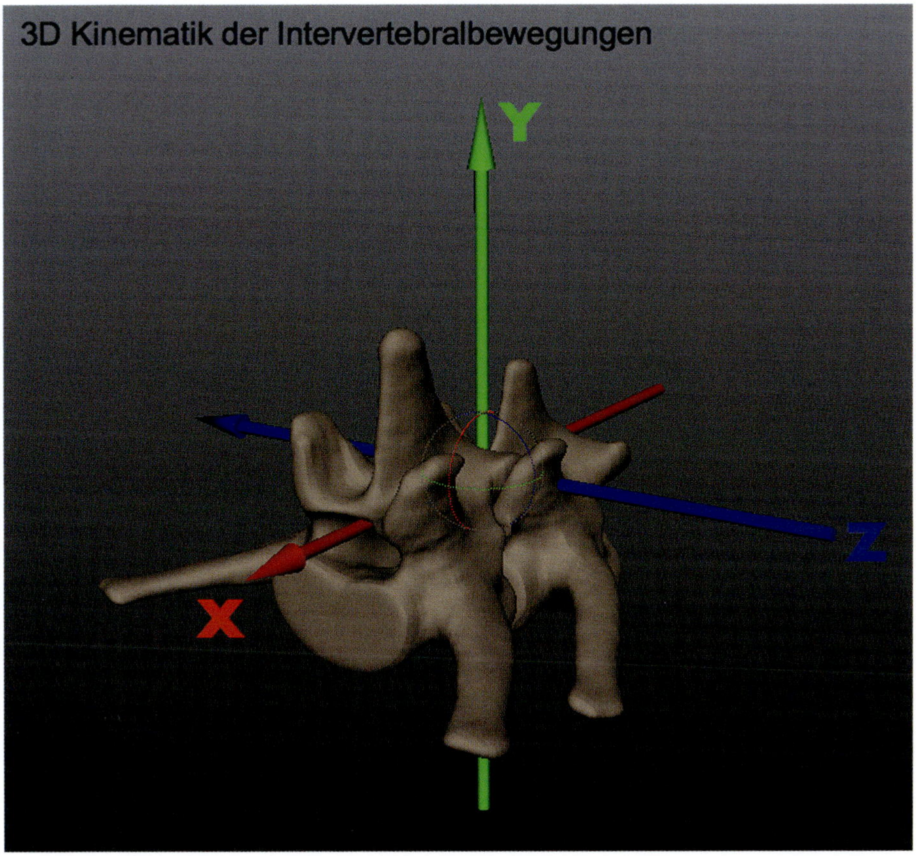

Abbildung 1: 3D Knochenmodell des Bewegungssegmentes L6/L5 eines untersuchten Hundes mit integriertem Joint Coordinate System (modifiziert nach Wachs et al. 2011). In den drei Körperebenen können insgesamt jeweils drei Translations- und Rotationsbewegungen (6 Freiheitsgrade) gemessen werden. Um die cranio-caudale Körperlängsachse (rot, X) finden axiale Rotationsbewegungen statt. In der Horizontalebene treten laterale Rotationen um die ventro-dorsale Achse auf (grün, Y). In der Sagittalebene entstehen um die latero-laterale Achse sagittale Rotationsbewegungen (blau, Z).

Camazine 1977) bzw. einer Rotation der Wirbelsäule um die Körperlängsachse (»axial rotation«). Rotationsbewegungen um die ventro-dorsale Achse resultieren in Rotationen des Beckens in der Horizontalebene sowie in lateralen Biegungen der Wirbelsäule (»lateral bending«). Rotationen um die latero-laterale Achse führen zu Rotationen des Beckens in der Sagittalebene und zu einer Flexion und Extension der Wirbelsäule (Abb. 1).

Die beobachteten Translationsbewegungen zwischen den einzelnen Wirbelgelenken waren sehr gering (< 0,1 mm); daher liegt der Focus im Folgenden allein auf der Analyse der Rotationsbewegungen. Übereinstimmend mit früheren Untersuchungen zur Beckenbewegung an carnivoren Säugetieren (Jenkins &

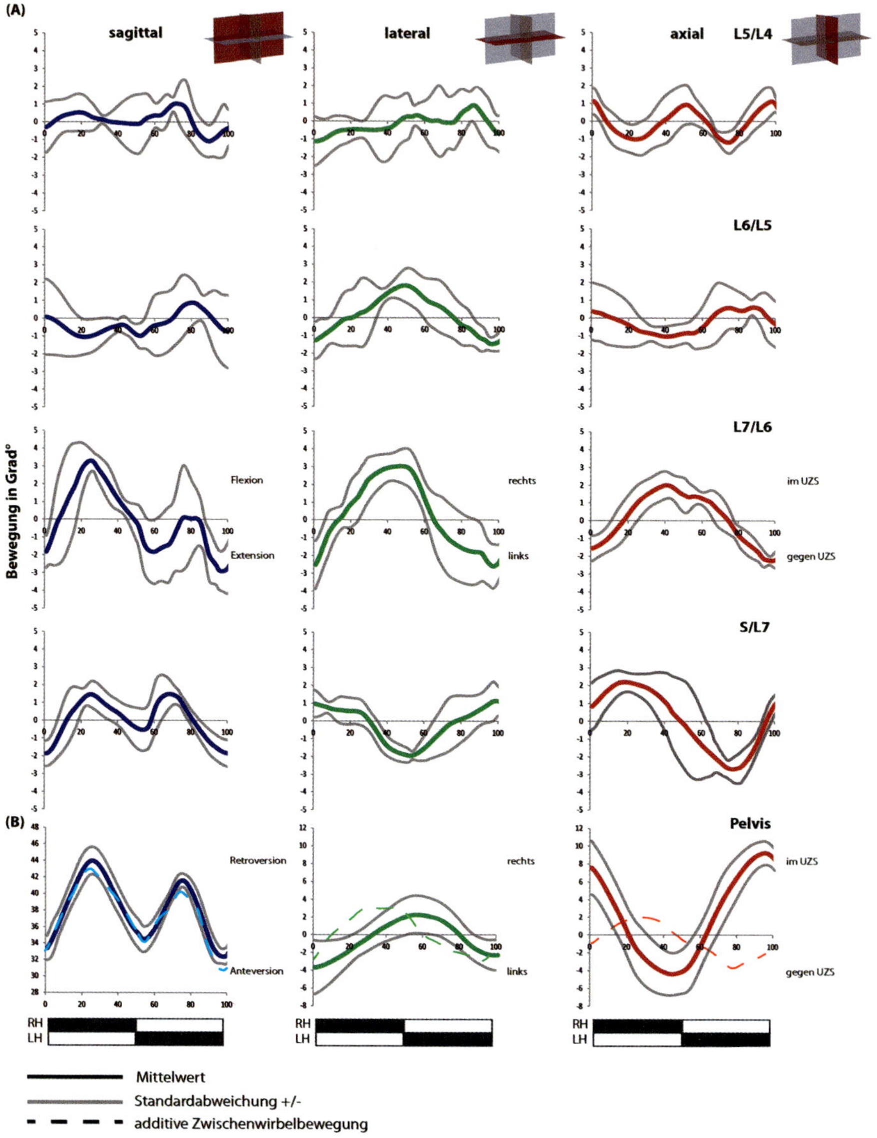

Abbildung 2: Übersicht der Rotationsbewegungen (A) für die Wirbelgelenke S/L7 bis L5/L4 sowie (B) des Beckens. Aufgetragen sind jeweils Mittelwert und Standardabweichung von 5 Schritten eines Hundes im Trab. Die Bewegungen sind zeitnormiert auf den Schrittzyklus der rechten Hintergliedmaße (RH); die Stemmphase ist schwarz, die Schwungphase weiß dargestellt. Vergleich der beobachteten Beckenbewegung (durchgehend) und der additiven Zwischenwirbelbewegung (gestrichelt) von Sakrum bis L6 für die sagittale, sowie zwischen Sakrum bis L4 für die laterale und axiale Rotation. Axiale Rotationsbewegungen werden von caudal betrachtet und verlaufen im positiven Wertebereich im Uhrzeigersinn (UZS), im negativen Wertebereich gegen den Uhrzeigersinn.

Camazine 1977) zeigten auch unsere Ergebnisse für die axialen und lateralen Rotationsbewegungen monophasische Verläufe, deren Minima und Maxima kurz vor dem Auf- bzw. Abfußen der Hintergliedmaßen auftraten. Verglichen mit dem Kurvenverläufen des Beckens ließ sich das Amplitudensignal der axialen und lateralen Rotationsbewegungen der Zwischenwirbelgelenke ca. bis zum vierten präsakralen Gelenk nachvollziehen; weiter cranial verliert sich das Signal auf Höhe L5/L4 (Abb. 2A).

Die Beckenbewegungen in der Sagittalebene zeigten einen biphasischen Verlauf, dessen Minima und Maxima mit dem Auf- bzw. Abfußen und der Mitte der Stemm- bzw. Schwungphase assoziiert waren (Abb. 2B). Der Amplitudenverlauf der sagittalen Rotationsbewegungen ließ sich über zwei Wirbelhöhen nach cranial verfolgen (Abb. 2A). Für einen Vergleich der aus den Zwischenwirbelbewegungen resultierenden Beckenbewegung wurden für die sagittalen Rotationen die Bewegungen der letzten beiden Wirbelgelenke (S/L7, L7/L6) und für die axialen und lateralen Rotationsbewegungen die Bewegungen von S/L7 bis L5/L4 addiert. Zur besseren Veranschaulichung wurde dieser Amplitudenverlauf gemeinsam mit der beobachteten Beckenbewegung aufgetragen (Abb. 2B).

Der Vergleich mit der gemessenen Beckenbewegung zeigt für alle drei Ebenen gute Übereinstimmungen im zeitlichen Verlauf sowie einen vergleichbaren Bewegungsumfang für die sagittalen und lateralen Rotationen. Für die axiale Rotationsbewegung zeigt sich im Vergleich zur Beckenbewegung ein geringerer Amplitudenumfang, addiert man alleine die Zwischenwirbelbewegungen auf (Abb. 2B). Mit der hier angewandten Technik des Scientific Rotoscoping konnten die Intervertebralbewegungen in den letzten vier präsakralen Gelenken in allen drei Körperebenen detailliert aufgelöst und beschrieben werden. Weiter cranial ist der auftretende Bewegungsumfang unterhalb der Auflösungsgrenze (< 2°) dieser Methode erreicht. Im weiteren Verlauf gilt es zu prüfen, welche Gemeinsamkeiten und Unterschiede zwischen dem hier untersuchten Trab und anderen symmetrischen Gangarten wie dem Schritt bestehen.

Danksagung

Diese Arbeit wurde im Rahmen des Kompetenzzentrum für Interdisziplinäre Prävention (KIP) der Friedrich-Schiller-Universität Jena und der Berufsgenossenschaft Nahrungsmittel und Gastgewerbe gefördert. Besonderer Dank gilt B. Hesse, J. Nyakatura und R. Petersohn.

Literatur

Benninger, M. I.; Seiler, G. S.; Robinson, L. E.; Ferguson, S. J.; Bonél, H. M.; Busato, A. R.; Lang, J. (2004): Three-dimensional motion pattern of the caudal lumbar and lumbosacral portions of the vertebral column of dogs. Am. J. Vet. Res. 65, 544–551

Benninger, M. I.; Seiler, G. S.; Robinson, L. E.; Ferguson, S. J.; Bonél, H. M.; Busato, A. R.; Lang, J. (2006): Effects of anatomic conformation on three-dimensional motion of the caudal lumbar and lumbosacral portions of the vertebral column of dogs. Am. J. Vet. Res 67, 43-50

Bifulco, P. et al. (2012) A continuous description of intervertebral motion by means of spline interpolation of kinematic data extracted by videofluoroscopy. Journal of Biomechanics 2012, 45, 634-641

Brainerd, E. L.; Baier, D. B.; Gatesy, S. M.; Hedrick, T. L.; Metzger, K. A.; Gilbert, S. L.; Crisco, J. J. (2010): X-ray reconstruction of moving morphology (XROMM): precious, accuracy and applications in comparative biomechanics research. J. Exp. Zool. 313A, 262-279

Breit, S.; Künzel, W. (2001): On biomechanical properties of the sacroiliac joint in purebred dogs. Ann. Anat. 183 (2), 145-150

Bull, C.; Fehr, M.; Tipold, A. (2008): Bandscheibenvorfälle beim Hund: Retrospektive Studie über den klinischen Verlauf von 238 Hunden (2003–2004). Berl. Münch. Tierärztl. Wochenschr. 121, 159-170

Coates, J. R. (2000): Intervertebral disk disease. Vet. Clin. North Am. Small Anim. Pract. 30, 77-110

Faber, M.; Schamhardt, H.; van Weeren, R.; Johnston, C.; Roepstorff, L.; Barneveld, A. (2000): Basic three-dimensional kinematics of the vertebral column of horses walking on a treadmill. Am. J. Vet. Res. 61, 399-406

Fischer, M. S. (1994): Crouched posture and high fulcrum, a principle in the locomotion of small mammals: The example of the rock hyrax (Procavia capensis) (Mammalia: Hyracoidea). J. Hum. Evol. 26, 501-524

Fischer, M. S.; Lehmann, R. (1998): Application of cineradiography for the metric and kinematic study of in-phase gaits during locomotion of the pika (Ochotona rufescens, Mammalia: Lagomorpha). Zoology. 101, 148-173

Fischer, M. S.; Schilling, N.; Schmidt, M., Haarhaus, D.; Witte, H. (2002): Basic limb kinematics of small therian mammals. J. Exp. Biol. 205, 1315-1338

Friberg, S.; Hirsch, C. (1949): Anatomical and clinical studies on lumbar disc de- generation. Acta ortho. 19 (2), 222-242

Gatesy, S. M.; Baier, D. B.; Jenkins, F. A.; Dial, K. P. (2010): Scientific rotoscoping: a morphology-based method of 3-D motion analysis and visualization. J. Exp. Zool. 313A, 262-279

Gradner, G.; Bockstahler, B. A.; Peham, C.; Henninger, W.; Podbregar, I. (2007): Kinematic study of back movement in clinically sound malinois dogs with consideration of the effect of radiographic changes in the lumbosacral junction. Vet. Surg. 36, 472-481

Gregory, L. M.; Cullen, J. M.; Pool, R.; Vasseur, P. B. (1986): The canine Sacroiliac joint. Spine, Vol. 11, No. 10, 1044-1048

Grood, E. S. Suntay, W. J. (1983): A joint coordinate system for the clinical description of three-dimensional motions: application to the knee. J Biomech Eng. 105, 136-144

Hansen, H. J. (1951): A pathologic-anatomical interpretation of disc degeneration in dogs. Acta ortho. 20 (4), 280-293

Haussler, K. K.; Bertram, J. E.; Gellman, K.; Hermanson, J. W. (2001): Segmental in vivo vertebral kinematics at the walk, trot and canter: a preliminary study. Equine Vet. J. Supp. 133, 160-164

Hediger, K. U.; Ferguson, S. J.; Gedet, P.; Busato, A.; Forterre, F.; Isler, S.; Barme tler, R.; Lang, J. (2009): Biomechanical Analysis of Torsion and shear forces in lumbar and lumbosacral spine segements of nonchondrodystrophic dogs. Vet. Surg. 38, 874-880

Jenkins, F. A.; Camazine, S. M. (1977): Hip structure and locomotion in ambulatory and cursorial carnivores. J. Zool. Lond. 181, 351-370

Luyendijk, W. (1987): The localization of protruded lumbar discs in advancing age. Acta. Neurochi. 85, 168-171

Nyakatura, J. A.; Fischer, M. S. (2010): Functional morphology and three dimensional kinematics of the thoraco-lumbar region of the two-toed sloth. J. Exp. Biol. 213, 4278-4290

Schendel, M. J.; Dekutoski, M. B.; Ogilvie, J. W.; Olsewski, J. M.; Wallace, L. J. (1995): Kinematics of the canine lumbar intervertebral joint. An in vivo study before and after adjacent instrumentation. Spine 20, 2555-2564

Schilling, N.; Carrier, D. R. (2009): Function of the epaxial muscles during trotting. J. Exp. Biol. 212, 1053-1063

Schilling, N.; Carrier, D. R. (2010): Function of the epaxial muscles in walking, trotting and galloping dogs: implications for the evolution of epaxial muscle function in tetrapods. J. Exp. Biol. 213, 1490-1502

Schilling, N.; Hackert, R. (2006): Sagittal spine movements of small therian mammals during asymmetrical gaits. J. Exp. Biol. 209, 3925–3939

Wachs, K.; Fischer, M. S.; Nolte, I.; Wefstaedt, P.; Schilling, N. (2011): Kinematische Analyse der Wirbelsäulenbewegung bei Hunden während der Lokomotion. In: Grieshaber, R.; Stadeler, M.; Scholle, H.-Ch. (eds.): Kongressband 17. Erfurter Tage »Prävention von arbeitsbedingten Gesundheitsgefahren und Erkrankungen«. 523-527

Wood, K. B.; Schendel, M. J.; Pashman, R. S.; Buttermann, G. R.; Lewis, J. L. Ogilvie, J. W.; Bradford, D. S. (1992): In vivo analysis of canine intervertebral and facet motion. Spine 17, 1180-1186

Wu, G.; Siegler, S.; Allard, P.; Kirtley, C.; Leardini, A.; Rosenbaum, D.; Whittle, M.; D`Lima, D. D.; Cristofolini, L.; Witte, H.; Schmid, O.; Stokes, I. (2002) Letter to the editor ISB recommendation of definitions of joint coordinate system of various joints for the reporting of human joint motion-part I: ankle, hip, and spine. J. Biomech. 2002, 35, 543-548

Schlusswort

Schlusswort

Christoph-J. Kirchner

Sehr geehrte Damen und Herren, wir haben uns alle – Sie im Plenum, die Referenten und die Vorsitzenden der Sessions – durch ein umfangreiches Programm dieser 19. Erfurter Tage durchgearbeitet. Als große Überschrift steht bei mir: Danke! Einmal für die ganz hervorragenden Beiträge, die fachlich überzeugend waren und zum Teil sowohl mit Humor gespickt aber auch sehr professionell präsentiert worden sind. Hierzu zunächst allen Referenten einen sehr herzlichen Dank!

Sie haben es vermocht, dass selbst ganz schwierige Inhalte auch zu denjenigen den Funken haben überspringen lassen, die sich nicht vertieft für die einzelnen Fachgebiete spezialisiert haben. Das ist eine beachtliche Leistung, die auch diese 19. Erfurter Tage auszeichnet: Die Brücke zwischen wissenschaftlicher Forschung und praktischer Anwendung in den Unternehmen ist als eingeschlagener Weg auch für die Zukunft zielführend.

Ich möchte mich auch bedanken für das hervorragende Zeitmanagement. Wenn Sie jetzt auf Ihre Uhr schauen, dann dürften die Schlussworte erst in zwei Minuten beginnen. Dieses gute Zeitmanagement hat sich durch die gesamte Tagung hindurchgezogen und dieses, obwohl die jeweiligen Inhalte vollständig vorgestellt werden konnten und auch anschließende Diskussionen nicht begrenzt wurden. Dadurch entstand notwendiger Raum für Pausen und Gelegenheit zum wichtigen fachlichen Austausch, zur Durchführung des Poster-Wettbewerbs und zum Besuch der begleitenden Ausstellung. Dafür auch besonderen Dank an die jeweiligen Sitzungsvorsitzenden.

Fast schon selbstverständlich können wir auch dieses Jahr wieder auf eine hervorragende Organisation und Betreuung der Tagung zurückblicken. Hierzu gehört auch die reibungslos funktionierende Tagungstechnik ebenso wie die freundliche Bewirtung durch das Personal des Kaisersaals. Ich möchte stellvertretend für alle daran Beteiligten die beiden Damen, Frau Thierfelder und Frau Freitag auf das Podium bitten, damit ich unseren Dank für diese Leistung mit einem Blumenstrauß symbolisch anerkennen kann. In diesem Zusammenhang geht mein Dank auch an Frau Dr. Stadeler und Herrn Prof. Scholle, die die wissenschaftliche Leitung der Veranstaltung innehatten.

Zum Abschluss möchte ich Ihnen mitteilen, dass wir für das Jahr 2013 die 20. Erfurter Tage – also eine Jubiläumsveranstaltung – planen. Die Veranstaltung wird am 6. und 7. Dezember 2013 mit vorlaufenden Workshop-Veranstaltungen stattfinden.

Ich wünsche Ihnen und uns allen eine unfallfreie Heimfahrt und freue mich auf ein Wiedersehen zu unseren 20. Erfurter Tagen!

Die Autoren

Autorenverzeichnis

PD Dr. med. habil. Christoph Anders

Klinikum der Friedrich-Schiller-Universität Jena, Klinik für Unfall-, Hand- und Wiederherstellungschirurgie, FB Motorik, Pathophysiologie und Biomechanik

Andreas Baader

Deutsche Gesetzliche Unfallversicherung e. V. (DGUV), Referat Online-Kommunikation im Stabsbereich Kommunikation, Sankt Augustin

M. Sc. Izet Baljić

HELIOS Klinikum Erfurt GmbH, Klinik für Hals-, Nasen- und Ohrenheilkunde, Plastische Operationen

Dr. phil. Peter Bärenz

FSA Forschungsgesellschaft für angewandte Systemsicherheit und Arbeitsmedizin, Mannheim

Alexandra Bayer

Universität Stuttgart, Institut für Sport- und Bewegungswissenschaft

Dr. med. Manfred Betz

Institut für Gesundheitsförderung & -forschung (IGFF), Dillenburg

Prof. Dr. phil. nat. Reinhard Blickhan

Friedrich-Schiller-Universität Jena, Institut für Sportwissenschaft

Prof. Dr. rer. nat. Helmut Blome

Institut für Arbeitsschutz der Deutschen Gesetzlichen Unfallversicherung (IFA), Sankt Augustin

Doz. Dr. sc. nat. Georg Blümel

BfMC Biofeedback Motor Control GmbH, Leipzig

Dipl.-Psych. Constanze Borys

Klinikum der Friedrich-Schiller-Universität Jena, Institut für Psychosoziale Medizin und Psychotherapie

Dr. rer. nat. Kim Joris Boström

Westfälische Wilhelms-Universität Münster, Institut für Sportwissenschaft

Dr. rer. nat. Ingo Bradl

Berufsgenossenschaft Nahrungsmittel und Gastgewerbe, Geschäftsbereich Prävention, Erfurt

Maria Bürger

Westfälische Wilhelms-Universität Münster, Institut für Sportwissenschaft

MPH Gabriele Buruck

Technische Universität Dresden, Fakultät Mathematik und Naturwissenschaften, Fachrichtung Psychologie

M.Sc. Marianne Cleve

Klinikum der Friedrich-Schiller-Universität Jena, Institut für Diagnostische und Interventionelle Radiologie I

Adam Dabrowski

Westfälische Wilhelms-Universität Münster, Institut für Sportwissenschaft

Dipl.-Math. Hans Dähring

Berufsgenossenschaft Nahrungsmittel und Gastgewerbe, Geschäftsbereich Prävention, Erfurt

Isabel Dienstbühl

Berufsgenossenschaft Nahrungsmittel und Gastgewerbe, Präventionsleitung Mannheim

Dr. rer. nat. Edeltraut Emmerich

Friedrich-Schiller-Universität Jena, Institut für Physiologie I (Neurophysiologie)

Dr. phil. Michael Ernst

Friedrich-Schiller-Universität Jena, Lehrstuhl für Bewegungswissenschaften, Institut für Sportwissenschaft

Sportwiss. MA Sandra Fabian

FSA Forschungsgesellschaft für angewandte Systemsicherheit und Arbeitsmedizin, Zentrum für Bewegungstherapie, Erfurt

Dr. rer. nat. Jürgen Fauss

Berufsgenossenschaft Nahrungsmittel und Gastgewerbe, Geschäftsbereich Prävention, Mannheim

Prof. Dr. rer. nat. habil. Martin S. Fischer

Friedrich-Schiller-Universität Jena, Institut für Spezielle Zoologie und Evolutionsbiologie mit Phyletischem Museum

apl. Prof. Dr.-Ing. Martin Fritz

Leibniz-Institut für Arbeitsforschung an der TU Dortmund

Dipl.-Ing. Brunhild Gabriel

Friedrich-Schiller-Universität Jena, Institut für Sportwissenschaft

Prof. Dr. med. Holger Gabriel

Friedrich-Schiller-Universität Jena, Institut für Sportwissenschaft

Dr. phil. Dipl.-Psych. Michael Geiler

Berufsgenossenschaft Nahrungsmittel und Gastgewerbe, Geschäftsbereich Prävention, Mannheim

Silvia Germann
Verwaltungs-Berufsgenossenschaft, Bezirksverwaltung Erfurt

Dr. rer. nat. Ulrich Giese
Siemens Audiologische Technik GmbH, Erlangen

Prof. Dr. med. Dr. med. habil. Gerhard Goebel
Schön Klinik Roseneck, Psychosomatik

Martin Götze
Friedrich-Schiller-Universität Jena, Institut für Sportwissenschaft

Gabriele Graf-Weber
IKK classic, Region Nord- und Mittelhessen

Dr. rer. nat. Roland Graßme
Berufsgenossenschaft Nahrungsmittel und Gastgewerbe, Geschäftsbereich Prävention, Erfurt

Prof. Dr. med. Romano Grieshaber
Professur für Prävention und Gesundheitsförderung an der Friedrich-Schiller-Universität Jena

Dipl.-Ing. Jürgen Grosch
FSA Forschungsgesellschaft für angewandte Systemsicherheit und Arbeitsmedizin, Arbeitsmedizinisches Präventionszentrum, Erfurt

Josefine Groschopp
FSA Forschungsgesellschaft für angewandte Systemsicherheit und Arbeitsmedizin, Zentrum für Bewegungstherapie, Erfurt

Dr. rer. nat. Dipl.-Phys. Michael Günther
Universität Stuttgart, Institut für Sport- und Bewegungswissenschaft

Univ.-Prof. Dr. med. Orlando Guntinas-Lichius
Klinikum der Friedrich-Schiller-Universität Jena, Klinik für Hals-, Nasen- und Ohrenheilkunde

Dr.-Ing. Alexander Gussew
Klinikum der Friedrich-Schiller-Universität Jena, Institut für Diagnostische und Interventionelle Radiologie I

Dipl.-Phys. Markus Haaß
Berufsgenossenschaft Nahrungsmittel und Gastgewerbe, Geschäftsbereich Prävention, Mannheim

Manfred Hannig
Berufsgenossenschaft Nahrungsmittel und Gastgewerbe, Arbeitsmedizinischer und Sicherheitstechnischer Dienst, Kamen-Heeren

Dipl.-Ing. (FH) Daniela Helmsmüller
Stiftung Tierärztliche Hochschule Hannover, Klinik für Kleintiere

Dipl.-Ing. (FH) Patrick Hiepe
Klinikum der Friedrich-Schiller-Universität Jena, Institut für Diagnostische und Interventionelle Radiologie I

Dr. med. Martina Hildebrandt
Deutsche Rentenversicherung Mitteldeutschland, Koordination Reha-Einrichtungen und Sozialmedizin, Leipzig

Prof. Dr. med. Dr. rer. nat. Gunther O. Hofmann
Bergmannstrost Berufsgenossenschaftliche Kliniken Halle, Klinik für Unfall- und Wiederherstellungschirurgie

Prof. Dr. Rupert Hölzl
Universität Mannheim, Otto-Selz-Institut für Angewandte Psychologie

Dipl.-Psych. Iren Horvath
Technische Universität Dresden, Fakultät Mathematik und Naturwissenschaften, Fachrichtung Psychologie

Dipl.-Med. Bettina Hunger
Berufsgenossenschaft Nahrungsmittel und Gastgewerbe, Arbeitsmedizinischer und Sicherheitstechnischer Dienst, Potsdam

Dipl.-Inf.-Wirt. (FH) Jörg Jochims
Universität Mannheim, Otto-Selz-Institut für Angewandte Psychologie

Dipl.-Kfm. M.A. psych. Kevin-Lim Jungbauer
Technische Universität Dresden, Fakultät Mathematik und Naturwissenschaften, Fachrichtung Psychologie

Christoph-J. Kirchner
Berufsgenossenschaft Nahrungsmittel und Gastgewerbe, Präventionsleitung Mannheim

apl. Prof. Dr. phil. Dieter Kleinböhl
Universität Mannheim, Otto-Selz-Institut für Angewandte Psychologie

Dr. phil. Markus Koch
Friedrich-Schiller-Universität Jena, Institut für Sportwissenschaft

Prof. Dr. phil. Thomas Kohlmann
Ernst-Moritz-Arndt-Universität Greifswald, Insitut für Community Medicine

Dipl.-Sportwiss. Eduard Kurz
Klinikum der Friedrich-Schiller-Universität Jena, Klinik für Unfall-, Hand- und Wiederherstellungschirurgie, FB Motorik, Pathophysiologie und Biomechanik

Dipl.-Phys. Janna Lamprecht
FSA Forschungsgesellschaft für angewandte Systemsicherheit und Arbeitsmedizin, Mannheim

PD Dr. med. sc. Wolfgang Laube
Landeskrankenhaus Rankweil, Physikalische Medizin und Rehabilitation

Dr. rer. med. Axel Lohsträter
Verwaltungs-Berufsgenossenschaft, Bezirksverwaltung Erfurt

Dr. med. Johannes Lutz
Zentralklinik Bad Berka

Debora Majunke
BfMC Biofeedback Motor Control GmbH, Leipzig

Dipl.-Psych. Juliane Manteuffel
FSA Forschungsgesellschaft für angewandte Systemsicherheit und Arbeitsmedizin, Potsdam

Ass. Klaus Marsch
Berufsgenossenschaft Nahrungsmittel und Gastgewerbe, Hauptsgeschäftsführung Mannheim

Dr. paed. Dipl. Psych. Manfred Materne
FSA Forschungsgesellschaft für angewandte Systemsicherheit und Arbeitsmedizin, Zentrum für Bewegungstherapie, Erfurt

Dr. phil. MA Falk Mörl
FSA Forschungsgesellschaft für angewandte Systemsicherheit und Arbeitsmedizin, Zentrum für Bewegungstherapie, Erfurt

Dr. rer. nat. Klaus W. Müller
Berufsgenossenschaft Nahrungsmittel und Gastgewerbe, Geschäftsbereich Prävention, Mannheim

Dr. med. Wolf-Dieter Müller
m&i-Fachklinik Bad Liebenstein, Orthopädie/Unfallchirurgie

Prof. Dr. rer. nat. Ingo Nolte
Stiftung Tierärztliche Hochschule Hannover, Klinik für Kleintiere

Constanze Nordbrock
Berufsgenossenschaft Nahrungsmittel und Gastgewerbe, Geschäftsbereich Prävention, Mannheim

Dr. phil. Dirk Nötzel
Friedrich-Schiller-Universität Jena, Institut für Sportwissenschaft

Dr. med. Knut Petereit

HELIOS Klinikum Erfurt GmbH, Klinik für Psychiatrie, Psychotherapie, Psychosomatik

Andreas Pitz

Berufsgenossenschaft Nahrungsmittel und Gastgewerbe, Arbeitsmedizinischer und Sicherheitstechnischer Dienst, Mannheim

Dr. med. Alexandra M. Preisser

Universitätsklinikum Hamburg-Eppendorf, Zentrum für Psychosoziale Medizin, Zentralinstitut für Arbeitsmedizin und Maritime Medizin und Universitätsprofessur für Arbeitsmedizin

Dr. phil. Christian Puta

Friedrich-Schiller-Universität Jena, Institut für Sportwissenschaft

Prof. Dr. Ing. Siegfried Radandt

FSA Forschungsgesellschaft für angewandte Systemsicherheit und Arbeitsmedizin, Mannheim

Andrea Raven

Klinikum der Friedrich-Schiller-Universität Jena, Klinik für Hals-, Nasen- und Ohrenheilkunde

Prof. Dr. rer. nat. med. habil. Jürgen R. Reichenbach

Friedrich-Schiller-Universität Jena, Institut für Diagnostische und Interventionelle Radiologie I

Prof. Dr. med. Frank Richter

Friedrich-Schiller-Universität Jena, Institut für Physiologie I (Neurophysiologie)

Prof. Dr. rer. nat. habil. em. Peter Richter

Technische Universität Dresden, Fakultät Mathematik und Naturwissenschaften, Fachrichtung Psychologie

Dr.-Ing. Peter Rietschel

Berufsgenossenschaft Nahrungsmittel und Gastgewerbe, Geschäftsbereich Prävention, Mannheim

Elke Rogosky

Deutsche Gesetzliche Unfallversicherung e. V. (DGUV), Referat Kampagnenkoordination im Stabsbereich Prävention, Sankt Augustin

Dr. med. Annett Rosner

Deutsche Rentenversicherung Mitteldeutschland, Koordination Reha-Einrichtungen und Sozialmedizin, Leipzig

Dipl.-Ing. (DH) Tille Karoline Rupp

Universität Stuttgart, Institut für Sport- und Bewegungswissenschaft

Dr. rer. nat. Reinhard Rzanny
Klinikum der Friedrich-Schiller-Universität Jena, Institut für Diagnostische und Interventionelle Radiologie I

Barbara Schade
Institut für Gesundheitsförderung & -forschung (IGFF), Dillenburg

Prof. Dr. med. Hans-Georg Schaible
Friedrich-Schiller-Universität Jena, Institut für Physiologie I (Neurophysiologie)

Dipl.-Sportwiss. Philipp Schenk
Klinikum der Friedrich-Schiller-Universität Jena, Klinik für Unfall-, Hand- und Wiederherstellungschirurgie, FB Motorik, Pathophysiologie und Biomechanik

PD Dr. rer. nat. Nadja Schilling
Friedrich-Schiller-Universität Jena, Institut für Spezielle Zoologie und Evolutionsbiologie mit Phyletischem Museum

David Schinowski
Westfälische Wilhelms-Universität Münster, Institut für Sportwissenschaft

Dr. rer. nat. Heinz Schmid
Deutsche Gesetzliche Unfallversicherung e. V. (DGUV), Abteilung Sicherheit und Gesundheit (SiGe), Sankt Augustin

Dipl.-Ing. Tobias Schmidt
Technische Universität Ilmenau, Fakultät Maschinenbau, Fachgebiet Biomechatronik

Jun.-Prof. Dr. rer. nat. Dipl.-Phys. Syn Schmitt
Universität Stuttgart, Institut für Sport- und Bewegungswissenschaft

Prof. Dr. med. Hans-Christoph Scholle
Klinikum der Friedrich-Schiller-Universität Jena, Klinik für Unfall-, Hand- und Wiederherstellungschirurgie, FB Motorik, Pathophysiologie und Biomechanik

Dipl.-Psych. Nadine Schrod
Technische Universität Dresden, Fakultät Mathematik und Naturwissenschaften, Fachrichtung Psychologie

Dr. rer. nat. Claudia Schuh
Berufsgenossenschaft Nahrungsmittel und Gastgewerbe, Geschäftsbereich Prävention, Mannheim

Jürgen Schulin
Berufsgenossenschaft Nahrungsmittel und Gastgewerbe, Hauptgeschäftsführung Mannheim, FSA Forschungsgesellschaft für angewandte Systemsicherheit und Arbeitsmedizin, Mannheim

Dipl.-Psych. Ellen Schwinger

Berufsgenossenschaft Nahrungsmittel und Gastgewerbe, Geschäftsbereich Prävention, Mannheim

Dr. rer. sec. Kai Seiler

Landesinstitut für Gesundheit und Arbeit des Landes Nordrhein-Westfalen, Fachgruppe Betriebliches Gesundheitsmanagement

André Sirch

FSA Forschungsgesellschaft für angewandte Systemsicherheit und Arbeitsmedizin, Arbeitsmedizinisches Präventionszentrum, Erfurt

Dr. med. Martina Stadeler

Berufsgenossenschaft Nahrungsmittel und Gastgewerbe, Geschäftsbereich Prävention, Erfurt

Dr. med. Joachim Stadler

Klinikum der Friedrich-Schiller-Universität Jena, Klinik für Hals-, Nasen- und Ohrenheilkunde

Dr. rer. nat. M. Sc. Heiko Stark

Friedrich-Schiller-Universität Jena, Lehrstuhl für Bioinformatik, Biologisch-Pharmazeutische Fakultät

PD Dr. med. Katarina Stengler

Universitätsklinikum Leipzig, Klinik und Poliklinik für Psychiatrie und Psychotherapie

Prof. Dr. phil. Bernhard Strauß

Klinikum der Friedrich-Schiller-Universität Jena, Institut für Psychosoziale Medizin und Psychotherapie

Dr. sc. hum. Peter Strohbeck-Kuehner

Universitätsklinikum Heidelberg, Institut für Rechtsmedizin und Verkehrsmedizin

Dr. med. Felix Taut

Bergmannstrost Berufsgenossenschaftliche Kliniken Halle, Klinik für Neurologie

Dr. med. Bernhard Ullrich

Bergmannstrost Berufsgenossenschaftliche Kliniken Halle, Klinik für Unfall- und Wiederherstellungschirurgie

Prof. Dr. Günter Valet

Ludwig-Maximilians-Universität München, Medizinische Fakultät, apl. Professor, Experimentelle Medizin am Max-Planck-Institut für Biochemie

Dr. med. Gerd Fabian Volk
Klinikum der Friedrich-Schiller-Universität Jena, Klinik für Hals-, Nasen- und Ohrenheilkunde

Katja Wachs
Friedrich-Schiller-Universität Jena, Institut für Spezielle Zoologie und Evolutionsbiologie mit Phyletischem Museum

Prof. Dr. phil. nat. Heiko Wagner
Westfälische Wilhelms-Universität Münster, Institut für Sportwissenschaft

PD Dr. phil. habil. MPH Andreas Weber
Martin-Luther-Universität Halle-Wittenberg, Medizinische Fakultät, Institut für Gesundheits- und Pflegewissenschaft

Dr. rer. nat. Matthias Weigl
Berufsgenossenschaft Nahrungsmittel und Gastgewerbe, Geschäftsbereich Prävention, Mannheim

Andrea Weimar
Berufsgenossenschaft Nahrungsmittel und Gastgewerbe, Geschäftsbereich Prävention, Mannheim

Frank Weisgerber
Berufsgenossenschaft Holz und Metall, Bezirksverwaltung Mainz

Prof. Dr. med. phil. habil. Thomas Weiß
Friedrich-Schiller-Universität Jena, Lehrstuhl für Biologische und Klinische Psychologie

Dipl.-Psych. Karl-Thomas Wenchel
Berufsgenossenschaft Holz und Metall

cand. med. Robert Wirtz
Klinikum der Friedrich-Schiller-Universität Jena, Klinik für Unfall-, Hand- und Wiederherstellungschirurgie, FB Motorik, Pathophysiologie und Biomechanik

Univ.-Prof. Dipl.-Ing. Dr. med. habil. Hartmut Witte
Technische Universität Ilmenau, Fakultät Maschinenbau, Fachgebiet Biomechatronik

PD Dr. med. habil. Kai Wohlfahrt
Bergmannstrost Berufsgenossenschaftliche Kliniken Halle, Klinik für Neurologie,

Dipl.-Psych. Theresa Wolcke
Jena

Dipl.-Soz. Päd. Dietmar Wolf
Coaching und Training, Nordhausen